# FARMACOLOGIA HUMANA BÁSICA

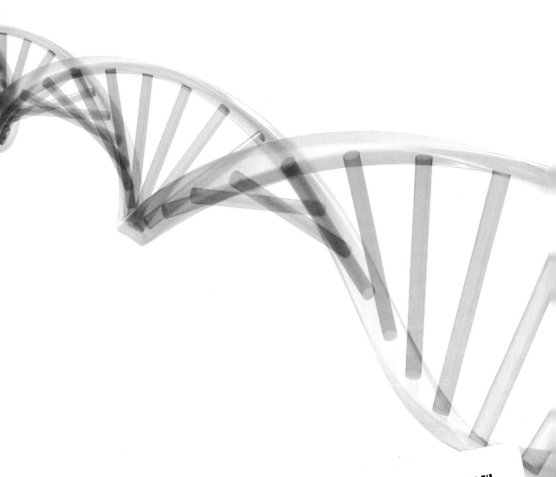

CB026594

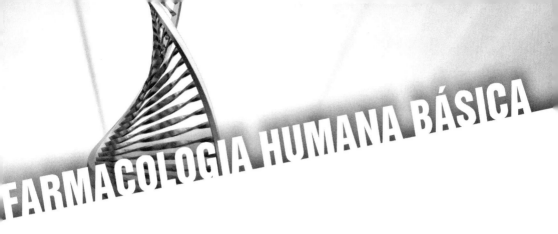

# FARMACOLOGIA HUMANA BÁSICA

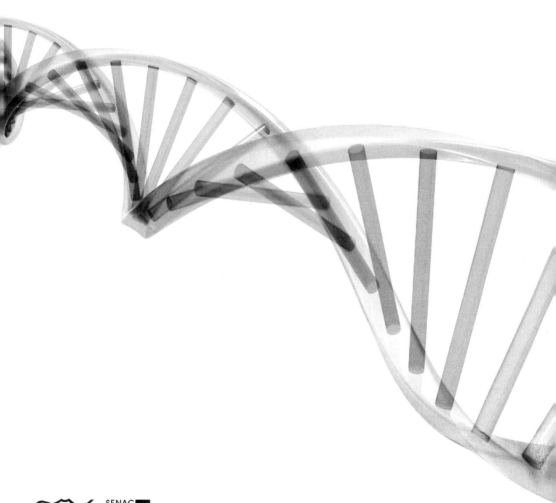

**Vinicius H. P. Soares**

Copyright © 2011 Difusão Editora e Editora Senac Rio. Todos os direitos reservados.

Proibida a reprodução, mesmo que parcial, por qualquer meio e processo, sem a prévia autorização escrita da Difusão Editora e da Editora Senac Rio.

ISBN: 978-85-7808-100-3
Código: FARMT2E1I1

**Editoras:** Michelle Fernandes Aranha e Elvira Cardoso
**Coordenação editorial:** Gabriela Feitoza Torres e Genilda Ferreira Murta
**Assistente editorial:** Leandro Tavares
**Revisão de texto:** Olavo Avalone Filho
**Preparação e cotejo de texto:** Geysa Mathias de Oliveira e Flavia Okumura Bortolon
**Ilustração:** Jéfferson de Oliveira Balduino
**Projeto gráfico e editoração:** Paula S. Peres – Farol Editora e Design
**Capa:** Diogenes Santana – Farol Editora e Design

*Impresso no Brasil em dezembro de 2011*

Dados Internacionais de Catalogação na Publicação (CIP)
(Câmara Brasileira do Livro, SP, Brasil)

Soares, Vinicius H. P.
    Farmacologia humana básica / Vinicius H. P. Soares. — São Caetano do Sul, SP : Difusão Editora; Rio de Janeiro : Editora Senac Rio, 2011.

    Bibliografia
    ISBN 978-85-7808-100-3

    1. Farmacologia I. Título.

11-07206 CDD-615.1

Índices para catálogo sistemático:

1. Farmacologia humana básica 615.1

**SISTEMA FECOMÉRCIO-RJ**
**SENAC RIO**
**Presidente do Conselho Regional:** Orlando Diniz
**Diretor do Senac Rio:** Julio Pedro
**Conselho Editorial:** Julio Pedro, Eduardo Diniz, Vania Carvalho, Wilma Freitas, Manuel Vieira e Elvira Cardoso

**Editora Senac Rio**
Rua Marquês de Abrantes, 99/2º andar – Flamengo
CEP 22230-060 – Rio de Janeiro – RJ
comercial.editora@rj.senac.br – editora@rj.senac.br
www.rj.senac.br/editora

**Difusão Editora**
Rua José Paolone, 72 – Santa Paula – São Caetano do Sul, SP – CEP 09521-370
difusao@difusaoeditora.com.br – www.difusaoeditora.com.br
Fone/fax: (11) 4227-9400

# COLABORADORES

### Luiz Henrique Martins de Oliveira
**(Farmacologia antineoplásica)**
Farmacêutico formado pela Faculdade de Minas. Especialista em Farmacologia Clínica. Farmacêutico da Fundação Cristiano Ferreira Varella – Hospital do Câncer de Muriaé.

### Marcell Luiz Borges Porto
**(Fármacos tireoidianos; fármacos antidiabéticos)**
Farmacêutico formado pela Faculdade de Minas.

### Marianne Romagnoli Silva
**(Fármacos analgésicos, antipiréticos e anti-inflamatórios não esteroidais — AINES; fármacos anticoagulantes)**
Farmacêutica formada pela Faculdade de Minas.

### Melina Vasconcelos Leite
**(Imunofarmacologia)**
Farmacêutica formada pela Faculdade de Minas.

### Niara Maria Braga Siqueira
**(Farmacologia antifúngica; farmacologia antiparasitária; fármacos antivirais)**
Farmacêutica formada pela Faculdade de Minas. Especialista em Farmacologia Clínica. Homeopata pela Universidade Federal de Viçosa (UFV), Departamento de Fitotecnia. Terapeuta Holística — Organização dos Terapeutas e Holísticos de Minas Gerais.

### Ramuel Geovani de Araújo
**(Fisiologia bacteriana; antibacterianos e fármacos que atuam na parede celular bacteriana; fármacos que atuam na síntese proteica bacteriana; fármacos que atuam nos ácidos nucleicos bacterianos)**
Farmacêutico formado pela Faculdade de Minas. Especialista em Farmacologia Clínica.

**Roberta Clarete Pereira Guedes**
**(Farmacologia do sistema nervoso central; farmacologia do trato gastrintestinal)**
Farmacêutica formada pela Faculdade de Minas. Especialista em Análises Clínicas pela Faculdade de Minas e em Ciências da Homeopatia pela Universidade Federal de Viçosa.

**Yolanda Ramos Losqui**
**(Fármacos antianêmicos; analgésicos opioides; glicocorticoides)**
Farmacêutica formada pela Faculdade de Minas. Especialista em Análises Clínicas. Orientadora da equipe de Atenção Farmacêutica e Farmácia Clínica da Clínica-Escola da Faculdade de Minas (2008). Chefe e responsável técnica do Laboratório Clínico Bioanálise, em Eugenópolis, Minas Gerais.

Aos meus pais e irmão, por nunca deixarem de acreditar
em mim e pelo imenso apoio e pela paciência.
À minha afilhada, Isabelle, que foi um
presente de Deus em minha vida.

Em primeiro lugar, agradeço a Deus por ter-me permitido realizar este sonho. Agradeço à minha família, Carlos, Luziane e Fellipe, pela inesgotável paciência e pelo apoio. Aos designers, Jefferson e Yolanda, pela colaboração com as imagens aqui presentes. Agradeço também à Cristiane, pelo carinho e pela atenção nas horas difíceis, e a todos que, direta ou indiretamente, contribuíram para a elaboração deste livro.

# PREFÁCIO

Farmacologia é uma disciplina fascinante, por meio da qual é possível entender como os medicamentos realmente agem em nosso organismo. Por exigir um alto nível de raciocínio, muitos estudantes mostram desinteresse pelo assunto. Além disso, várias publicações especializadas no tema exibem certo grau de complexidade em sua escrita, dificultando o entendimento para um estudo individual. Este livro foi elaborado com o objetivo de proporcionar aos estudantes de Farmácia, Medicina e outras Ciências da Saúde uma visão clara, de fácil compreensão e leitura extremamente agradável da Farmacologia Humana.

Para melhor compreensão do mecanismo de ação dos fármacos e seus efeitos em nosso organismo, abordamos, ao longo dos capítulos, a fisiologia, a fisiopatologia da doença e os fármacos utilizados para seu tratamento. Assim, o leitor poderá seguir uma linha de raciocínio no decorrer do capítulo, facilitando seu aprendizado.

Os medicamentos citados neste livro são os presentes na Relação Nacional de Medicamentos Essenciais (Rename), criada pelo Ministério da Saúde. O objetivo da menção a tais fármacos é sua maior disponibilidade no mercado farmacêutico. Para o leitor, é uma grande ajuda em relação ao reconhecimento dos medicamentos, pois a maioria das drogarias, farmácias de manipulação e hospitais os possuem. Para facilitar a correlação entre o princípio ativo e seu nome comercial, acrescentamos os nomes dos medicamentos de referência em todos os princípios ativos comercializados citados nesta obra, já que essa é uma dificuldade encontrada pela maioria dos estudantes da área de saúde. O livro também é ilustrado de forma extremamente didática para facilitar ainda mais a compreensão do texto.

Espero realmente que esta publicação possa ajudar os leitores em seus estudos e na busca pelo conhecimento em Farmacologia Humana.

**O autor**
**Muriaé, Minas Gerais**
**Dezembro de 2011**

# SUMÁRIO

**UNIDADE I**
INTRODUÇÃO À FARMACOLOGIA .................................... 17
1. FUNDAMENTOS DE FARMACOLOGIA ..................... 17
2. FARMACOCINÉTICA ........................................ 23
3. FARMACODINÂMICA ....................................... 47

**UNIDADE II**
FARMACOLOGIA DO SISTEMA NERVOSO PERIFÉRICO.......... 65
4. NEUROTRANSMISSÃO DO SISTEMA NERVOSO PERIFÉRICO .... 65
5. AGONISTAS DOS RECEPTORES COLINÉRGICOS ...................... 89
6. FÁRMACOS ANTICOLINESTERÁSICOS ......................... 99
7. ANTAGONISTAS COLINÉRGICOS.......................... 109
8. AGONISTAS E ANTAGONISTAS ADRENÉRGICOS.................. 123

**UNIDADE III**
FARMACOLOGIA CARDIOVASCULAR .............................. 137
9. DIURÉTICOS ................................................ 137
10. SISTEMA RENINA-ANGIOTENSINA-ALDOSTERONA ............... 155
11. FÁRMACOS CARDIOTÔNICOS............................. 165
12. FARMACOLOGIA ANTI-HIPERTENSIVA ...................... 177
13. FÁRMACOS ANTIARRÍTMICOS ........................... 197
14. FÁRMACOS ANTIANGINOSOS ........................... 209

**UNIDADE IV**
FARMACOLOGIA DO SISTEMA NERVOSO CENTRAL............227
15. NEUROTRANSMISSÃO DO SISTEMA
    NERVOSO CENTRAL (SNC)............................. 227
16. FÁRMACOS ANSIOLÍTICOS............................. 239
17. FÁRMACOS ANTIDEPRESSIVOS.......................... 251
18. FÁRMACOS USADOS NOS DISTÚRBIOS
    DEGENERATIVOS DO SNC ............................. 263
19. ANTICONVULSIVANTES ............................... 277
20. FÁRMACOS ANTIPSICÓTICOS ......................... 291
21. FÁRMACOS ESTABILIZADORES DE HUMOR ............... 301

22. **FÁRMACOS BLOQUEADORES NEUROMUSCULARES** ............ *309*
23. **ANESTÉSICOS LOCAIS** ...................................................... *317*
24. **ANESTÉSICOS GERAIS** ...................................................... *325*

## UNIDADE V
### FARMACOLOGIA SANGUÍNEA ................................ 339
25. **ANTIANÊMICOS** ................................................................ *339*
26. **ANTICOAGULANTES** .......................................................... *359*
27. **HIPOLIPEMIANTES** ............................................................ *373*

## UNIDADE VI
### FARMACOLOGIA DO TRATO GASTRINTESTINAL ................ 387
28. **FÁRMACOS PROCINÉTICOS E ANTIEMÉTICOS** .................... *387*
29. **FÁRMACOS ANTIULCEROSOS** .............................................. *395*
30. **FÁRMACOS LAXATIVOS E ANTIDIARREICOS** ........................ *405*

## UNIDADE VII
### IMUNOFARMACOLOGIA ...................................................... 411
31. **IMUNOLOGIA BÁSICA** ...................................................... *411*
32. **IMUNOSSUPRESSORES E IMUNOESTIMULADORES** .............. *427*

## UNIDADE VIII
### FARMACOLOGIA DA DOR E INFLAMAÇÃO ........................ 445
33. **ANALGÉSICOS OPIOIDES** .................................................. *445*
34. **FÁRMACOS ANALGÉSICOS, ANTIPIRÉTICOS E ANTI-INFLAMATÓRIOS NÃO ESTEROIDAIS (AINES)** ............ *461*

## UNIDADE XI
### FARMACOLOGIA ENDÓCRINA ................................................ 477
35. **FÁRMACOS CONTRACEPTIVOS** .......................................... *477*
36. **FÁRMACOS TIREOIDIANOS** ................................................ *493*
37. **FÁRMACOS ANTIDIABÉTICOS** ............................................ *509*
38. **GLICOCORTICOIDES** ........................................................ *527*

## UNIDADE X
### FARMACOLOGIA ANTINEOPLÁSICA ...................................... 543
39. **INTRODUÇÃO E FISIOPATOLOGIA DO CÂNCER** ................ *543*
40. **FÁRMACOS ANTINEOPLÁSICOS** .......................................... *547*

## UNIDADE XI
**FARMACOLOGIA ANTIMICROBIANA**......................................557

    *41. FISIOLOGIA BACTERIANA* ..................................... 557

    *42. ANTIBACTERIANOS E FÁRMACOS QUE ATUAM*
       *NA PAREDE CELULAR BACTERIANA*.................................... 569

    *43. FÁRMACOS QUE ATUAM NA SÍNTESE*
       *PROTEICA BACTERIANA*.................................... 587

    *44. FÁRMACOS QUE ATUAM NOS ÁCIDOS*
       *NUCLEICOS BACTERIANOS* .................................... 599

    *45. FARMACOLOGIA ANTIFÚNGICA*.................................... 609

    *46. FARMACOLOGIA ANTIPARASITÁRIA*.................................... 623

    *47. FÁRMACOS ANTIVIRAIS*.................................... 643

## UNIDADE XII
**TÓPICO ESPECIAL** ..................................663

    *48. INTERFERÊNCIA DE FÁRMACOS EM*
       *EXAMES LABORATORIAIS* .................................... 663

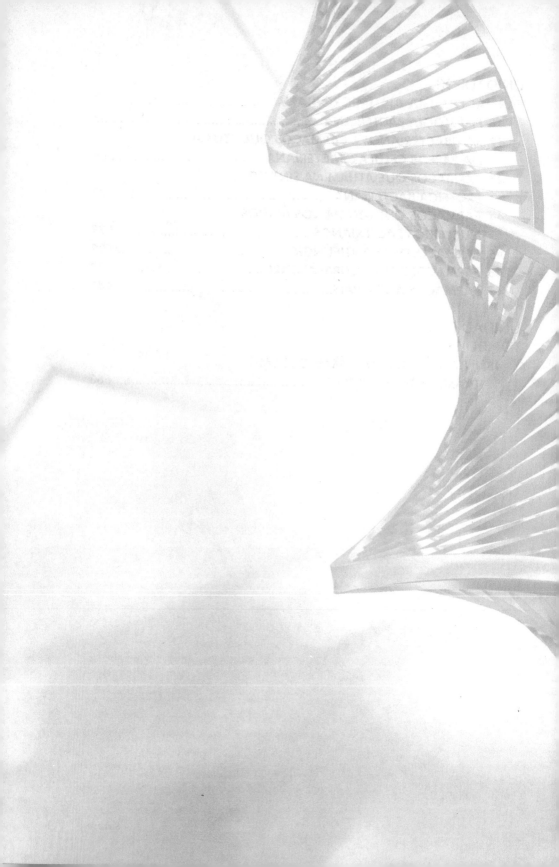

# UNIDADE I
## INTRODUÇÃO À FARMACOLOGIA

### *1. FUNDAMENTOS DE FARMACOLOGIA*

A palavra "farmacologia" é derivada do grego *phármakon*, que significa "fármaco", e *logos*, que significa "estudo". Desse modo, a Farmacologia pode ser considerada o estudo dos efeitos das substâncias químicas sobre a função dos sistemas biológicos. Ela vem sendo utilizada desde o início da civilização: há relatos de que o homem pré-histórico já utilizava e conhecia os efeitos benéficos e tóxicos de materiais de origem vegetal e animal, descritos na China e no Egito.

A primeira farmacopeia conhecida é o Papiro de Ébers, em homenagem a Georg Ébers, que a estudou em 1876. Esse tratado foi escrito no ano 1550 a.C. no Egito, contendo mais de 7 mil substâncias medicinais em mais de 800 fórmulas. Mitrídates VI (120 a 63 a.C.) é considerado, supostamente, o primeiro farmacólogo experimental. Ele era o mais formidável e bem-sucedido inimigo de Roma, tendo enfrentado guerras e massacres com seu exército. Com uma provável suspeita de envenenamento pelos seus inimigos, Mitrídates passou a injetar em seu corpo quantidades cada vez maiores de veneno para que se desenvolvesse uma imunidade e, quando fosse envenenado pelos inimigos, não morresse. Essa prática é chamada até hoje de mitridatismo. Entre os séculos II e I a.C., Pedaneo Dioscórides (Pai da Farmácia) descreveu em seus livros cerca de 600 plantas medicinais, 35 fármacos de origem animal e mais 90 de origem mineral. Foi o fundador da Farmacognosia, uma das divisões da Farmacologia.

O médico grego Claudio Galeno, entre os anos 131 e 201, descobriu vários fundamentos da Medicina, inclusive a Farmacologia. Galeno acreditava que as doenças atacavam mais de um órgão; então, era necessário o uso de vários medicamentos de uma só vez para tratá-las. Contudo, Paracelso, no século XVI, se pôs contra Galeno. Como médico e alquimista, preconizou a importância clínica de observação do paciente e utilizou a química para sintetizar medicamentos. Ele acreditava que um medicamento único poderia curar as doenças de acordo com a norma *contraria contrariis curantur* (os contrários se curam pelos contrários), em oposição à causa produtora da doença.

Por volta do final do século XVII, a observação e a experimentação começaram a se tornar práticas frequentes. Quando o valor desses métodos nos estudos das doenças tornou-se claro, os médicos, em várias regiões da Europa, passaram a aplicá-los aos efeitos de medicamentos tradicionais utilizados em suas práticas clínicas. Assim, com a aplicação de medicamentos mediante experimentação, começou-se a entender a Farmacologia propriamente dita. Um grande avanço nessa área ocorreu entre o final do século XVIII e início do século XIX, período em que o médico neurologista francês François Magendie começou a desenvolver métodos de Fisiologia e Farmacologia experimentais em animais. François introduziu na Medicina substâncias importantes, como a estricnina e o ópio, e também foi o pioneiro nos estudos sobre absorção de fármacos.

Os avanços da química e o desenvolvimento da fisiologia nos séculos XVIII, XIX e início do século XX formaram as bases para o entendimento quanto à atuação dos medicamentos nos tecidos e órgãos. A Farmacologia, antes da propagação e dos estudos da Química Orgânica, visava exclusivamente à compreensão dos efeitos das substâncias naturais, principalmente extratos vegetais. Com o estudo detalhado e a inovação de técnicas em Química Orgânica, estudiosos puderam extrair os princípios ativos dos vegetais e purificá-los, aumentando a área de pesquisa sobre a Farmacologia.

Antes do século XX, só se sabia que o medicamento atuava sobre o organismo e quais eram seus efeitos. Contudo, em 1905, Langley propôs o conceito de receptores para os mediadores químicos, abrindo grandes possibilidades ao entendimento dos mecanismos de ação dos medicamentos. No século XX, inicia-se o período da Química Sintética e, com ela, surgem novas classes de fármacos cada vez mais aprimorados, mais específicos e menos danosos para o organismo.

## Conceitos e definições em Farmacologia

Para o entendimento da Farmacologia, é essencial o conhecimento de conceitos e definições importantes:

DROGA (do francês *drogue* = remédio, produto farmacêutico): qualquer substância química que, em quantidade suficiente, possa agir sobre um organismo vivo, produzindo alterações, as quais podem ser tanto maléficas quanto benéficas.

MEDICAMENTO (do latim *medicamentum*, de *medicare* = curar): qualquer substância química empregada em um organismo vivo, visando a efeitos benéficos.

FARMACOLOGIA HUMANA BÁSICA

FÁRMACO: droga de estrutura química bem definida com ação benéfica ao sistema vivo.

AGENTE TÓXICO: droga de estrutura química bem definida com ação maléfica ao sistema vivo.

VENENO: droga de ação maléfica ao sistema vivo, produzida por animais ou plantas e inoculada acidentalmente, ou não, em humanos ou em animais.

REMÉDIO (do latim *remedium*, de *re* = inteiramente + *mederi* = curar): tudo aquilo que cura, alivia ou evita uma enfermidade. Abrange não só os agentes químicos (medicamentos), mas também os agentes físicos (duchas, massagens etc.).

## Áreas da Farmacologia

Farmacologia é o estudo dos fármacos no seu sentido mais amplo e está dividida em algumas áreas de acordo com o estudo que se quer obter a respeito dos fármacos. As áreas da Farmacologia são farmacodinâmica, farmacocinética, farmacogenética, farmacognosia e toxicologia. Veremos, a seguir, uma breve introdução dessas áreas.

## Farmacodinâmica

Farmacodinâmica (do grego *dynamis* = força) é aquilo que a droga ou o fármaco faz ao organismo. Isso inclui os mecanismos pelos quais os fármacos exercem suas ações. A maioria das drogas interage com proteínas receptoras ou enzimas para exercer suas ações; o estudo desses mecanismos é o principal objetivo do estudo da farmacodinâmica.

Esse conhecimento é essencial para os profissionais de saúde, pois a maioria se importa apenas com o resultado da administração do fármaco. O efeito final é importante, mas o conhecimento do mecanismo pelo qual o fármaco leva a essa resposta é crucial para se estabelecer uma terapia adequada e evitar problemas futuros, como reações de hipersensibilidade (alergias), efeitos adversos graves e interações medicamentosas.

A Farmacodinâmica é muito importante também do ponto de vista da síntese de novos medicamentos. Atualmente existe intensa procura de um fármaco cada vez mais específico ao seu receptor, para minimizar os efeitos adversos e melhorar a qualidade de vida dos pacientes. Para esses pesquisadores, o pleno conhecimento da farmacodinâmica é imprescindível.

*1. Fundamentos de Farmacologia*

## Farmacocinética

A palavra "farmacocinética" vem do grego *kinetós* (móvel). É o estudo do movimento da droga no corpo e do que o organismo faz com ela. Essa área da Farmacologia estuda os processos de liberação do fármaco de determinado medicamento, a absorção, a distribuição, o metabolismo (biotransformação) e a excreção da droga. É um processo muito importante, pois o fármaco precisa chegar e permanecer em uma concentração ideal no sítio de ação para se obter resposta terapêutica adequada. A concentração ideal nesse sítio dependerá intimamente do seu grau de absorção e da via de administração pela qual ele é utilizado, além de sua taxa de distribuição pelos tecidos. Sua permanência dependerá da taxa de seu metabolismo e de sua excreção. Queremos deixar bem claro que essa divisão é didática, pois todos os processos ocorrem simultaneamente e influenciam tanto a chegada quanto a permanência do fármaco no local de ação.

## Farmacogenética

Farmacogenética é área da Farmacologia que estuda as influências genéticas relacionadas ao uso de medicamentos, principalmente no que diz respeito aos efeitos adversos decorrentes do seu uso. Há muito tempo se sabe que pacientes tratados com as mais diversas drogas apresentam variabilidade de resposta e de suscetibilidade à toxicidade a medicamentos. De fato, uma proporção considerável de pacientes, ao ingerir uma dose padronizada de determinado medicamento, não reage, responde apenas parcialmente ou experimenta reações adversas ao medicamento.

O conhecimento da farmacogenética possibilita otimizar o tratamento por meio da personalização terapêutica, de acordo com as diferenças das características genéticas de cada indivíduo. Normalmente, a farmacogenética estuda e identifica genes que predisponham às doenças, genes que modulem as respostas aos medicamentos, principalmente relacionadas ao metabolismo farmacológico, e genes que alterem a farmacocinética e a farmacodinâmica.

## Farmacognosia

Farmacognosia, uma das mais antigas áreas da Farmacologia, estuda as formas de obtenção, identificação e isolamento de substâncias ativas derivadas dos vegetais, animais e minerais. Como citado anteriormente, na Pré-História o homem já utilizava plantas para tratar suas doenças, o que acontece até hoje. Os pesquisadores tentam obter substâncias ativas de vegetais pelo fato de serem naturais e de fácil obtenção, reduzindo os custos para a indústria farmacêutica.

## Toxicologia

Parte da Farmacologia que aborda os efeitos adversos do fármaco, a toxicologia visa não só aos fármacos usados no tratamento, mas também às inúmeras outras substâncias químicas ou agentes físicos (radiações) capazes de produzir efeito nocivo em um ser vivo. A toxicologia é um fator determinante para a regularização de fármacos. Testes pré-clínicos de toxicidade são realizados em animais para só então serem liberados em humanos. Fármacos que não são aprovados nos testes de toxicidade são vetados pelos órgãos regulamentadores de medicamentos – no caso do Brasil, a Anvisa (Agência Nacional de Vigilância Sanitária).

# REFERÊNCIAS BIBLIOGRÁFICAS

BRODY, Theodore M. et al. *Farmacologia humana: da molecular à clínica.* Rio de Janeiro: Guanabara Koogan, 1997.

FUCHS, F. D.; WANNMACHER, L. *Farmacologia clínica: fundamentos da terapêutica racional.* Rio de Janeiro: Guanabara Koogan, 1998.

GILLIES, H. C. et al. *Farmacologia clínica.* Rio de Janeiro: Guanabara Koogan, 1989.

HARDMAN, Joel G.; LIMBIRD, Lee E.; GILMAN, Alfred Goodman. *As bases farmacológicas da terapêutica.* Rio de Janeiro: McGraw-Hill, 2003.

KATZUNG, Bertram G. *Farmacologia básica e clínica.* Rio de Janeiro: Guanabara Koogan, 2005.

PAGE, C. et al. *Farmacologia integrada.* São Paulo: Manole, 2004.

RANG, H. P.; DALE, M. M.; RITTER, J. M. *Farmacologia.* Rio de Janeiro: Guanabara Koogan, 2001.

ROWLAND, M.; TOZER, T. N. *Clinical pharmacokinetics: concepts and applications.* Philadelphia: Williams & Wilkins, 1995.

# 2. FARMACOCINÉTICA

Farmacocinética é uma das áreas da Farmacologia que estuda os processos cinéticos do fármaco, isto é, estuda o movimento do fármaco no organismo. O processo farmacocinético de um determinado fármaco corresponde ao movimento desse pelo organismo, principalmente sua movimentação pelas membranas celulares, corrente sanguínea e movimento para fora do organismo (excreção).

Para que um fármaco possa exercer sua ação adequadamente, é indispensável que ele esteja em uma concentração suficiente no tecido-alvo, e que essa concentração permaneça por um determinado tempo. Os fatores que interferem nesse processo são: a absorção do fármaco, sua distribuição pelo organismo (mediada principalmente pela ligação dos fármacos a proteínas plasmáticas), sua biotransformação (metabolismo) e sua excreção. Nesse capítulo abordamos os quatro processos (absorção, distribuição, metabolismo e excreção) em que os fármacos são submetidos, assim como suas vias de administração. Uma representação esquemática dos quatro processos é mostrada na figura 2.1, na qual os quatro processos estão interligados.

Com relação à figura 2.1 pode-se perceber que apenas o fármaco na sua forma livre pode ultrapassar as membranas celulares para exercer suas ações nas células, e também ser metabolizado e excretado do organismo. Sendo assim, fármacos ligados aos componentes plasmáticos não possuirão nenhuma ação no organismo, permanecendo "inativos" no plasma sanguíneo.

As propriedades físico-químicas de cada fármaco, como a solubilidade, o grau de ionização (para fármacos de caráter ácido ou básico fraco) e seu coeficiente de partição, são determinantes para seu processo farmacocinético. Para que os fármacos possam ser absorvidos é necessário que passem pela membrana celular. Com relação à lipossolubilidade, os fármacos mais lipossolúveis serão mais bem absorvidos e distribuídos pelos órgãos em comparação aos fármacos mais hidrossolúveis, pelo fato de ultrapassarem melhor a membrana celular. A hidrossolubilidade dos fármacos confere a eles uma maior taxa de excreção em relação aos fármacos lipossolúveis, principalmente se for excreção renal (ver adiante).

A estrutura química do fármaco também é determinante na sua fase farmacocinética, pois um fármaco com uma estrutura química maior irá passar mais lentamente pelas membranas devido ao seu tamanho, enquanto fármacos com estruturas químicas menores irão atravessar mais rapidamente. É importante ressaltar que os fármacos podem exercer suas ações mediante a sua estrutura química – denominados fármacos estruturalmente específicos, ou podem exercer suas ações mediante as suas propriedades físico-químicas – denominados fármacos estruturalmente inespecíficos. Saber se o fármaco é estruturalmente específico ou inespecífico é de grande importância para a síntese de novos fármacos.

**FIGURA 2.1: Representação esquemática dos quatro processos farmacocinéticos inter-relacionados. Nota-se que apenas a fração livre do fármaco pode exercer ação, ser metabolizada e excretada.**

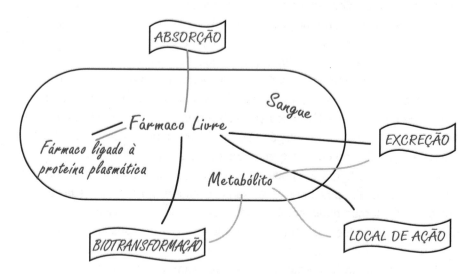

Fonte: Proposta do autor.

## Membranas celulares

Todas as células possuem uma membrana celular que separa o meio interno (citoplasma) do meio externo, também chamado de líquido intersticial. A membrana celular é constituída principalmente por uma dupla camada de fosfolipídios disposta como mostra a figura 2.2. Também são encontradas proteínas na membrana que possuem o papel de receptores, canais iônicos e transportadores; essas proteínas de membrana são alvos muito importantes para os fármacos.

**FIGURA 2.2:** Representação esquemática da membrana plasmática. A membrana plasmática é formada por uma bicamada de fosfolipídios anfipáticos.

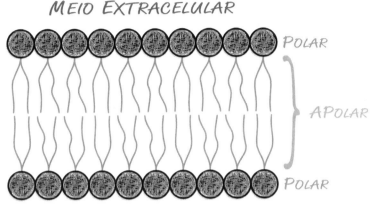

Fonte: Proposta do autor.

Um aspecto importante das membranas celulares é sua capacidade de seleção de substâncias que entram e que saem da célula. Substâncias polares e carregadas são impermeáveis à membrana; a água é um exemplo. Substâncias apolares se espalham facilmente pelas membranas celulares. A água se difunde para dentro e para fora das células por difusão e diferença de gradiente osmótico. Muitos fármacos saem da corrente sanguínea e entram nas células junto com a água devido a esse processo. Porém, para moléculas acima de 100 a 200 Da esse processo é limitado.

Sabe-se que, em células de tecidos especializados existe uma família de proteínas integrais de membrana (proteínas que atravessam a membrana conectando o meio externo ao citoplasma), denominada aquaporina (A ), que permite o fluxo rápido de água através da membrana celular.

## Transporte através das membranas

Todo processo farmacocinético de um fármaco depende de sua passagem pelas membranas celulares, sendo assim de fundamental importância o conhecimento dos mecanismos de transporte através da membrana. O transporte pode ser de dois tipos principais:
- Transporte passivo
- Transporte ativo

## Transporte passivo

Transporte passivo de substâncias através das membranas é caracterizado pelo movimento de substâncias a favor de um gradiente de concentração ou eletrolítico, não tendo assim gasto de energia. Existem dois tipos principais de transporte passivo: Difusão simples e Difusão facilitada.

Após um determinado tempo, as concentrações nas duas faces da membrana entram em equilíbrio, ficando iguais as concentrações da substância dentro e fora da célula. Os fatores que influenciam o transporte passivo são a concentração da substância no local, seu coeficiente de partição lipídeo/água (no caso de difusão simples) e a dimensão da área de contato com a membrana celular. Se o coeficiente de partição lipídio/água de um fármaco for alto, haverá um acúmulo do fármaco na membrana celular, proporcionando assim uma maior difusão para dentro ou para fora da célula.

Um caso particular é a difusão de um eletrólito fraco. Essa difusão depende do pH do meio em que o fármaco se encontra e do seu coeficiente de dissociação (pKa). O pKa corresponde ao coeficiente de dissociação de uma substância, isto é, ele indica em qual pH essa substância está 50% dissociada. Por exemplo, um fármaco com pKa igual a 3,5 significa que no pH 3,5 ele está 50% dissociado. Fármacos fracamente ácidos ou básicos normalmente só se difundem para dentro ou para fora da célula na sua forma molecular e não ionizada. A equação de Henderson-Hasselbalch demonstrada a seguir informa em qual pH predomina a forma não ionizada e ionizada de cada fármaco.

$$pKa = pH + log \frac{[moléculas]}{[íons]}$$

Uma abordagem clínica sobre a difusão de eletrólitos demonstra que o Ácido Acetilsalicílico (pKa 3,5) é bem melhor absorvido no duodeno do que no íleo, por exemplo. Isso se deve ao fato de que o AAS é um ácido fraco, sendo ionizado mais facilmente em meio mais básico (íleo), diminuindo sua taxa de absorção. Em caso de intoxicação com AAS, a medida aconselhável é a alcalinização da urina com a administração de um inibidor da Anidrase Carbônica, por exemplo. Com isso, quando o AAS for filtrado pelos rins, ele irá se dissociar mais facilmente no túbulo renal, ficando retido e assim excretado na urina.

O transporte facilitado é mediado por proteínas transmembranas que transportam substâncias através da membrana plasmática. Esse processo

**FARMACOLOGIA HUMANA BÁSICA**

ocorre como na difusão simples, a favor de um gradiente de concentração ou eletrolítico e sem gasto de energia.

## Transporte ativo

O transporte ativo é mediado por proteínas transmembranas que transportam substâncias contra um gradiente de concentração; isso, consequentemente, ocorre com gasto de energia (ATP). Um transportador que está sendo estudado é a glicoproteína P, que está presente nas células dos túbulos renais, nos astrócitos, em microvasos do cérebro, na barreira hematoencefálica e no trato gastrintestinal. Esse transportador é o grande responsável pela resistência aos fármacos quimioterápicos antineoplásicos pelo motivo de retirar os fármacos de dentro das células tumorais. A glicoproteína P também pode estar envolvida na diminuição da biodisponibilidade de certos fármacos administrados oralmente. Sabe-se que esse transportador realiza o transporte ativo e a difusão facilitada em tecidos distintos.

## Absorção de fármacos

A absorção é a passagem do fármaco através das membranas celulares do local de administração para a corrente sanguínea. Clinicamente, a absorção não é de interesse médico, pois ela não indica a taxa em que o fármaco foi absorvido e atingiu o seu local de ação.

Biodisponibilidade é o termo que indica a taxa em que o fármaco atinge o sítio de ação ou o líquido biológico que o conduz ao local de ação.

A biodisponibilidade é alterada de acordo com a via de administração do fármaco. Por exemplo, um fármaco administrado oralmente pode interagir com os alimentos presentes no trato gastrintestinal e assim diminuir a sua biodisponibilidade, ou pode ser absorvido normalmente e sofrer o metabolismo de primeira passagem, que é a passagem do fármaco pelo fígado antes de atingir a circulação sistêmica, o que levará a uma inativação de parte da tração do fármaco, reduzindo assim a sua biodisponibilidade.

## Vias de administração de fármacos

Como já foi elucidada anteriormente, a via de administração dos fármacos afeta sua biodisponibilidade; porém, a escolha da via de administração também afeta o tempo de início da ação do fármaco. É fundamental na área médica o conhecimento das vantagens e desvantagens das vias de administração. Na tabela 2.1 estão descritas as vantagens e desvantagens das principais vias de administração de fármacos.

## Via oral

Administração por via oral é sem dúvida a mais utilizada na terapêutica; isso se dá por ser uma via segura, confortável, cômoda e econômica. Em contrapartida, a via oral possui algumas desvantagens, como a necessidade de cooperação do paciente, irritabilidade gástrica, inativação dos fármacos por enzimas digestivas e da flora intestinal, degradação do fármaco pelo suco gástrico, absorção irregular, baixa biodisponibilidade e ocorrência do metabolismo de primeira passagem.

A absorção por essa via é feita principalmente no epitélio intestinal, pois é o órgão de maior superfície de contato do trato digestivo. Vários fatores afetam a absorção intestinal, como o fluxo sanguíneo no órgão, a forma farmacêutica do fármaco (comprimidos, soluções e suspensões), a solubilidade do fármaco em água e suas propriedades físico-químicas. No caso do fármaco ser um ácido ou uma base fraca, sua absorção depende do pH do meio, assim como o pKa do fármaco, sendo que apenas a fração molecular do fármaco será absorvida.

Os fatores físico-químicos são muito relevantes para a absorção dos fármacos, ocorrendo principalmente interações medicamentosas. Por exemplo, a tetraciclina liga-se facilmente a íons cálcio; assim, se ela for administrada concomitantemente com alimentos ricos em cálcio, como o leite, a sua absorção será retardada ou não acontecerá.

Uma estratégia terapêutica muito utilizada é a administração de antibióticos fracamente absorvidos pelo epitélio intestinal por via oral para tratar infecções na luz do trato digestivo, pois assim permanecerá uma grande concentração do fármaco diretamente no seu local de ação. Um exemplo é a vancomicina, que é administrada para tratar a infecção provocada por Clostridium difficile, encontrado principalmente na luz gástrica e intestinal.

Fármacos que são degradados pelo suco gástrico são preparados em cápsulas gastrorresistentes, sendo assim liberados quando chegam ao intestino.

**Tabela 2.1: Algumas informações sobre as principais vias de administração de fármacos.**

| VIAS | ABSORÇÃO | VANTAGEM | DESVANTAGEM |
|---|---|---|---|
| Oral | Mucosa Gastrintestinal | Maior comodidade, segurança e economia. | Náuseas, vômitos e diarreia pela irritação da mucosa. Variação do grau de absorção. Necessita da cooperação do paciente. |
| Sublingual | Mucosa oral | Absorção rápida de substâncias lipossolúveis. Não possui metabolismo de primeira passagem. | Imprópria para fármacos irritantes ou com sabores desagradáveis. |
| Retal | Mucosa retal | Administração em pacientes inconscientes. | Absorção irregular e incompleta. Irritação da mucosa retal. |
| Intramuscular | Endotélio dos capilares vasculares e linfáticos | Absorção rápida (dependendo da forma). Administração em pacientes inconscientes. | Dor. Lesões musculares devido a substâncias irritantes ou substâncias de pH distante da neutralidade. Processos inflamatórios pela injeção de substâncias irritantes ou mal absorvidas. |
| Intravenosa | Não há absorção | Obtenção rápida dos efeitos. Aplicação de substâncias irritantes diluídas. | Riscos de embolia, ação de pirogênio, infecções por bactérias e reações anafiláticas. Imprópria para solventes oleosos e substâncias insolúveis. |
| Subcutânea | Endotélio dos capilares vasculares e linfáticos | Absorção boa e constante para soluções. Absorção lenta para suspensões e pallets. | Facilidade de sensibilização do paciente. Dor e necrose por substâncias irritantes. |

Fonte: Proposta do autor.

## Administração sublingual

Administração sublingual é utilizada para casos em que se espera uma resposta farmacológica rápida ou em que o fármaco em questão seja instável no pH gástrico e intestinal. A região sublingual é altamente irrigada pelos vasos sanguíneos e a drenagem do fármaco administrado por essa via é realizada diretamente para a circulação sistêmica, evitando assim o metabolismo de primeira passagem. A nitroglicerina, que é um fármaco utilizado para o tratamento da Angina Pectoris, é administrada por essa via, principalmente em casos de emergência, tendo assim um início rápido de ação.

## Administração retal

Fármacos administrados por essa via podem exercer ação local ou sistêmica, mas sua absorção é bastante irregular e sofrem o efeito do metabolismo de primeira passagem (cerca de 50% do fármaco). A utilização dessa via é aconselhável quando o paciente está inconsciente ou vomitando, e é muito utilizada em crianças portadoras do estado de mal epiléptico, em que é difícil administrar uma medicação intravenosa. Porém, essa via de administração pode provocar irritação local. Hoje em dia é muito utilizada em pacientes com cuidados paliativos.

## Administração injetável

A administração injetável pode ser feita através de cinco vias: intravenosa, intramuscular, subcutânea, intra-arterial e intratecal.

A via intravenosa constitui uma das vias mais rápidas em que o fármaco atinge o local de ação. Os fármacos administrados por essa via podem sofrer o metabolismo pulmonar, pois o fármaco é carreado para o coração direito, para os pulmões e posteriormente para a circulação sistêmica. Se o fármaco for volátil e predominar sua forma molecular no sangue, parte dele consequentemente será excretada pelos pulmões através da expiração. As vantagens dessa via são a obtenção de uma resposta farmacológica rápida, maior controle da administração e a possibilidade de usar fármacos irritantes, pois as paredes dos vasos sanguíneos são relativamente insensíveis (mas há casos de irritação da parede vascular – flebites). Contudo, existem desvantagens como dificuldade de obtenção de uma via de acesso e probabilidade de reações adversas exacerbadas, pois o fármaco atinge concentração alta no plasma em pouco tempo. Por isso deve-se administrar o fármaco lentamente, do contrário pode haver complicação para reverter um quadro de intoxicação, ou hipersensibilidade, pois não existe recuperação depois que o fármaco foi injetado.

A via subcutânea é uma via em que a absorção ocorre por difusão simples; é uma absorção constante e lenta. Pode-se retardar a absorção do fármaco por essa via administrando-se um vasoconstritor: assim diminui o fluxo sanguíneo local e consequentemente se reduz a taxa de difusão do fármaco. É contraindicado o uso de fármacos irritantes por essa via, pois eles podem provocar irritação local seguida de necrose tecidual.

O fluxo sanguíneo local também interfere na absorção pela via intramuscular: quanto maior o fluxo sanguíneo maior será a taxa de absorção do fármaco. Fármacos lipossolúveis são bem absorvidos por tal via e fármacos contidos em soluções aquosas são absorvidos desde que o fluxo sanguíneo local esteja aumentado. Podem-se administrar fármacos pouco irritantes por essa via (intramuscular); trata-se de uma vantagem comparando-a com a via subcutânea.

Para se obter um efeito local em determinado órgão, como em tumores hepáticos, por exemplo, é aconselhável a administração pela via intra-arterial. É a via em que o fármaco atinge mais rapidamente seu local de ação e a administração de fármacos é muito perigosa, sendo contraindicada para pessoas inexperientes no ramo. Os fármacos são 100% biodisponíveis através dessa via, aumentando assim os seus possíveis efeitos adversos. Mais um motivo para se ter cautela ao administrar fármacos por via intra-arterial.

O sistema nervoso central (SNC) possui uma barreira (barreira hematoencefálica) que impede a passagem de certos fármacos, sendo necessário administrar os fármacos pela via intratecal em casos de infecção nas meninges e demais áreas do SNC, aumentando assim a biodisponibilidade do fármaco no local de ação.

## Administração inalatória

Fármacos não irritantes podem ser administrados por inalação: a absorção pulmonar confere ao fármaco uma passagem direta para a circulação sistêmica com intensa rapidez, pois a superfície de contato pulmonar é muito grande (cerca de 70m² em adultos). Essa via de administração é muito utilizada para a terapia com gases terapêuticos e para o tratamento da asma brônquica, sendo que os fármacos assim administrados atuam diretamente no pulmão, aliviando os sintomas da asma. Devido ao fato de a superfície de

*2. Farmacocinética*

contato ser muito grande, os fármacos são facilmente absorvidos e vão para a circulação sistêmica, exercendo suas ações em todo organismo, como no caso do óxido nitroso, um anestésico geral inalatório.

A absorção pulmonar é limitada em relação ao tamanho das partículas, como mostra a tabela 2.2. Partículas com tamanho menor que 1 micrômetro são facilmente absorvidas, sendo que parte delas são retidas e fagocitadas pelos macrófagos alveolares. Partículas de 2 a 5 micrômetros são retidas na região traqueobronquiolar e excretadas junto ao muco através dos movimentos ciliares, e partículas com tamanho superior a 5 micrômetros são retidas na própria nasofaringe, sendo excretadas pelo processo da tosse ou espirro.

Uma novidade lançada recentemente é a insulina inalatória, que facilita muito a administração desse fármaco pelas pessoas portadoras de Diabetes tipo I. Porém, foi observado que a insulina inalatória estaria provocando irritações pulmonares graves nos pacientes, tendo esses que abandonar a terapia inalatória e retornar à terapia tradicional.

Muitas drogas ilícitas e produtos tóxicos contidos em ambientes de trabalho são absorvidos por essa via, provocando assim muitos efeitos deletérios para o organismo.

**Tabela 2.2: Algumas características da absorção pulmonar em relação ao tamanho das partículas do fármaco.**

| TAMANHO | RETENÇÃO | DESTINO |
|---|---|---|
| ‹ 1 μm | Alvéolos pulmonares | Absorção pelo sistema linfático e sanguíneo. Fagocitose pelos macrófagos alveolares. |
| 2 a 5 μm | Região Traqueobronquiolar | Eliminação com muco através de movimentos ciliares. |
| › 5 μm | Região Nasofaringea | Remoção por assopro, espirro ou limpeza. |

**Fonte:** Proposta do autor.

## Administração tópica

A administração tópica pode ser realizada principalmente em mucosas e na pele. As mucosas possuem uma taxa de absorção muito rápida, podendo levar à toxicidade sistêmica. Muitos anestésicos locais utilizados em cirurgias dentárias, como a lidocaína, são facilmente absorvidos pela mucosa oral, tendo uma ação bastante superficial ou sistêmica, dependendo da dose.

Na administração de fármacos na pele íntegra normalmente não se obtém uma absorção considerável, exceto se o fármaco for altamente lipossolúvel para atravessar a epiderme. Por outro lado, a derme é muito permeável aos fármacos; assim, a absorção pela pele irritada, queimada ou exposta, é bem maior do que pela pele íntegra. O fluxo sanguíneo cutâneo pode alterar a absorção do fármaco pela pele. Muitos inseticidas à base de solventes orgânicos são bem absorvidos pela pele íntegra, levando à toxicidade por contato prolongado. Ultimamente, inseticidas estão sendo preparados à base de água, diminuindo assim sua absorção por contato.

Os fármacos oftálmicos são utilizados principalmente para se obter um efeito local, como no caso do glaucoma de ângulo aberto. Os produtos oftálmicos são manipulados em ambiente estéril para manter a qualidade microbiológica do produto.

## Distribuição dos fármacos

Após o processo de absorção, os fármacos são distribuídos para todos tecidos pela corrente sanguínea. As propriedades físico-químicas do fármaco são de fundamental importância para que ele possa se difundir para os tecidos e exercer suas ações adequadamente. O endotélio capilar é muito permeável aos fármacos, não sendo assim uma barreira considerável. A distribuição dos fármacos para os tecidos está diretamente relacionada com o fluxo sanguíneo tecidual. Órgãos que são amplamente irrigados, como o fígado, rins, coração e cérebro, são mais vulneráveis à distribuição dos fármacos, sendo que o cérebro é um caso particular (ver adiante) para a difusão de fármacos. Os tecidos cujo fluxo sanguíneo é menor, como os músculos esqueléticos e a pele, são menos vulneráveis a essa difusão. Um fator limitante na distribuição dos fármacos é a ligação desses às proteínas plasmáticas.

## Proteínas plasmáticas

As proteínas plasmáticas constituem a maior limitação para a distribuição dos fármacos. Os fármacos se ligam principalmente à albumina plasmática e à alfa-glicoproteína ácida; essa ligação é normalmente reversível e saturável.

Os fármacos atravessam as membranas celulares somente na forma livre, sendo que um fármaco ligado às proteínas plasmáticas ficará retido na corrente sanguínea. Isso consequentemente irá retardar seu início de ação, diminuir seu metabolismo e diminuir sua taxa de excreção. Como a ligação dos fármacos às proteínas plasmáticas é reversível, depois de um determinado tempo o fármaco se desliga da proteína para poder exercer sua ação, ser metabolizado e excretado. A fração livre do fármaco, depois de certo tempo, entra em equilíbrio entre o meio intracelular e o meio extracelular, já que os fármacos atravessam as membranas celulares principalmente por difusão simples.

Já era de se esperar que, se um fármaco possuir uma alta ligação com as proteínas plasmáticas, ele permanecerá por mais tempo no organismo, aumentando-se assim os riscos de toxicidade. Ter conhecimento da proporção em que um determinado fármaco se liga às proteínas plasmáticas é muito útil para se determinar o tempo de meia-vida do fármaco e a sua posologia.

Qualquer anormalidade relacionada às proteínas plasmáticas, principalmente albumina e alfa-glicoproteína ácida, pode levar a problemas graves de toxicidade farmacológica. Os pacientes com hipoalbuminemia podem sofrer efeitos adversos graves de fármacos que se ligam à albumina, pois o baixo teor da proteína irá levar a uma maior concentração do fármaco livre circulante, aumentando os efeitos farmacológicos e tóxicos desse fármaco. Um outro fato importante é que os fármacos não são seletivos para as proteínas plasmáticas, podendo assim competir entre si pelo sítio da proteína, ocasionando uma interação medicamentosa. Por exemplo, a varfarina (anticoagulante oral) é muito facilmente deslocada das proteínas por outros fármacos, levando a um aumento da fração livre da varfarina e, consequentemente, à elevação do risco de hemorragias.

## Depósitos teciduais

Alguns fármacos são depositados em tecidos decorrentes às suas propriedades físico-químicas ou transportes ativos para os tecidos. Os corticosteroides se depositam no tecido adiposo devido principalmente à sua extrema lipossolubilidade, ficando por um longo período no organismo. A maioria das ligações teciduais, como nas proteínas, é reversível e saturável. Para ácidos e bases fracas, a ligação tecidual é determinada pelo pH do tecido e o pKa do fármaco; se predominar sua forma ionizada em certo tecido, o fármaco normalmente ficará aí armazenado. Fármacos depositados em tecidos continuam exercendo suas ações por um longo período de tempo, sendo retirados dos tecidos lentamente.

FARMACOLOGIA HUMANA BÁSICA

Um fato relevante sobre os depósitos teciduais é que certos fármacos se depositam no leite materno durante a lactação, sendo contraindicados para lactantes.

## Barreira hematoencefálica

O sistema nervoso central (SNC) possui uma barreira natural que impede a passagem de certas substâncias, o que é essencial para que fique protegido de agentes tóxicos e biológicos (toxinas bacterianas). A barreira hematoencefálica é constituída por células endoteliais unidas por zônulas de oclusão, o que torna muito limitada a passagem de fármacos para o SNC. As características físico-químicas do fármaco são decisivas para sua passagem pela barreira hematoencefálica. Fármacos muito lipossolúveis conseguem atravessar a barreira; já os fármacos hidrossolúveis e carregados não se difundem através da barreira hematoencefálica. Uma confirmação clínica desse efeito é que fármacos anti-histamínicos lipossolúveis provocam maior sedação no indivíduo do que fármacos da mesma classe mais hidrossolúveis. Isso ocorre porque a alta lipossolubilidade dos fármacos anti-histamínicos de primeira geração confere a eles maior facilidade para atravessar a barreira hematoencefálica, exercendo suas ações também no SNC.

Além da barreira hematoencefálica, as células endoteliais também possuem a glicoproteína P, que transporta alguns fármacos do SNC para a corrente sanguínea, diminuindo a sua biodisponibilidade central; nesses casos é aconselhável administrar o fármaco por via intratecal. Quando ocorrem inflamações em regiões do SNC, a barreira hematoencefálica se torna mais permeável a certos fármacos, possibilitando a administração de Ceftriaxona para o tratamento de meningite, por exemplo. Algumas regiões do SNC, como a zona de gatilho quimiorreceptora e o centro do vômito, são permeáveis aos fármacos, podendo-se aí administrar fármacos antieméticos por via oral, como a metoclopramida (Plasil®).

## Metabolismo (biotransformação) dos fármacos

Fármacos com alto grau de lipossolubilidade são retidos no organismo, pois quando são filtrados pelos rins para serem excretados são amplamente reabsorvidos ao longo do túbulo renal, voltando a corrente sanguínea e, consequentemente, continuando a exercer suas ações.

O metabolismo dos fármacos normalmente produz metabólitos mais hidrossolúveis e polares para serem mais facilmente excretados do organismo. Os

*2. Farmacocinética*

fármacos podem sofrer metabolismo produzindo metabólitos ativos, inativos e/ou tóxicos, sendo mais comuns os metabólitos inativos. Os metabólitos tóxicos são produzidos principalmente em reações intermediárias do metabolismo dos fármacos, como no caso do paracetamol, em que seu metabólito intermediário é extremamente hepatotóxico. Alguns fármacos são ativados pelo metabolismo orgânico; esses fármacos, denominados pró-fármacos, são administrados na sua forma inativa e são ativados metabolicamente no organismo.

Os fármacos são metabolizados principalmente no fígado; porém, outros órgãos também os metabolizam, como os pulmões, rins, intestino e pele. O metabolismo dos fármacos compreende uma série de reações químicas catalisadas por enzimas inespecíficas. Essas enzimas são inespecíficas por serem responsáveis também por metabolizar compostos endógenos, como neurotransmissores, vitaminas e esteróis. Essas enzimas metabólicas são encontradas principalmente no retículo endoplasmático das células e são chamadas enzimas microssomiais ou microssômicas; também são encontradas enzimas metabólicas no citosol da célula.

Fármacos administrados por via oral sofrem o metabolismo de primeira passagem, que compreende a passagem do fármaco pelo fígado, antes de atingir a circulação sistêmica. Essa passagem pelo fígado irá metabolizar parte do fármaco, normalmente inativando-o. Esse é um grande problema da administração por via oral, pois grande parte do fármaco é inativada antes de atingir seu local de ação, diminuindo-se assim sua biodisponibilidade.

O metabolismo dos fármacos compreende metabolismo de fase I e metabolismo de fase II, como mostra a tabela 2.3. O metabolismo de fase I são reações químicas catalisadas por enzimas microssômicas que introduzem na estrutura química do fármaco grupos funcionais mais polares e reativos, como hidroxila, aminas e grupos sulfídricos. A intenção de colocar grupos mais polares e reativos nos fármacos é que eles são mais facilmente excretados pelas fezes e pela urina, sendo a reatividade importante para o caso do fármaco não ser prontamente excretado depois de sofrer o metabolismo de fase I; essa reatividade irá facilitar a reação de conjugação da fase II (ver adiante). Normalmente, os metabólitos da fase I são inativos, podendo também aí ocorrer a produção de metabólitos ativos ou tóxicos.

**Tabela 2.3: Representação esquemática do processo de metabolismo dos fármacos. Nota-se que o fármaco pode ser metabolizado diretamente na fase II sem ter passado pela fase I, ou ser eliminado na sua forma inalterada sem ser metabolizado.**

| ABSORÇÃO | METABOLISMO | | | ELIMINAÇÃO |
|---|---|---|---|---|
| Fase 1 | | | | Fase 2 |
| Fármaco | →→→→→→→→ | | Conjugado | →→→→→→→→ |
| Fármaco | Metabolismo ativo/inativo | →→→→→→→→ | Conjugado | →→→→→→→→ |
| Fármaco | →→→→→→→→→→→→→→→→→→→→→→→→→→→→→→→→→→→→ | | | |
| LIPOFÍLICO | →→→→→→→→→→→→→→→→→→→→→→→→→→→→ | | | HIDROFÍLICO |

**Fonte:** Proposta do autor.

O metabolismo de fase II, ou conjugação, compreende reações realizadas por enzimas citosólicas que formam ligações covalentes entre os metabólitos da fase I ou grupos funcionais dos fármacos inalterados com substâncias endógenas, como o ácido glicurônico, aminoácidos, glutationa, sulfatos e acetatos endógenos. O conjugado formado é altamente hidrossolúvel e polar, sendo prontamente excretado na urina e fezes.

## Reações de fase I

As reações de fase I, como já abordamos anteriormente, são realizadas por enzimas microssômicas; essas enzimas fazem parte de um complexo enzimático denominado citocromo P-450. O citocromo P-450 realiza principalmente reações de oxidação, podendo também realizar algumas reações de redução. As famílias enzimáticas são denominadas "CYP" e sabe-se que três famílias (CYP 1, 2, e 3) estão relativamente associadas ao metabolismo de fármacos em humanos. A tabela 2.4 fornece alguns substratos (fármacos) para essas três famílias de enzimas.

**Tabela 2.4: Relação entre alguns fármacos e suas enzimas metabolizadoras.**

| CITOCROMO P-450 | FÁRMACO |
|---|---|
| CYP1A1 | Teofilina |
| CYP1A2 | Cafeína, paracetamol, teofilina |
| CYP2A6 | Metoxiflurano |
| CYP2C8 | Taxol |
| CYP2C9 | Ibuprofeno, fenitoína, varfarina |
| CYP2C19 | Omeprazol |
| CYP2D6 | Clozapina, codeína, metoprolol, antidepressivos tricíclicos |
| CYP2E1 | Álcool, enflurano, halotano |
| CYP3A4/5 | Ciclosporina, eritromicina, etinilestradiol, losartan, lignocaína, midazolam, nifedipina |

**Fonte:** Proposta do autor.

## Oxidação dos fármacos pelo citocromo P-450

Para que a oxidação dos fármacos ocorra normalmente é necessária a presença de oxigênio molecular, NADPH, uma flavoproteína (NADPH P-450 redutase), o substrato (fármaco) e a enzima (citocromo P-450). O mecanismo está simplificado na figura 2.3.

A enzima possui um átomo de ferro na sua forma férrica ($Fe^{+3}$). Após a ligação do fármaco à enzima ocorre uma redução do átomo de ferro para $Fe^{+3}$; em decorrência, há a transferência de um elétron do NADPH para a enzima através da NADPH P-450 redutase. Uma molécula de oxigênio se liga ao complexo enzimático e, após essa ligação, a NADPH P-450 redutase transfere mais um elétron e um próton ($H^+$) para o complexo, formando um complexo peróxido. Esse complexo é quebrado pela adição de mais um próton, gerando uma molécula de água e um complexo enzimático oxidado. Ocorre então a transferência do oxigênio ligado ao ferro para o fármaco, que será liberado como fármaco oxidado, e a enzima retorna ao seu estado inicial para novamente começar o ciclo.

**FIGURA 2.3:** Mecanismo simplificado de oxidação farmacológica realizado pelo citocromo P-450.

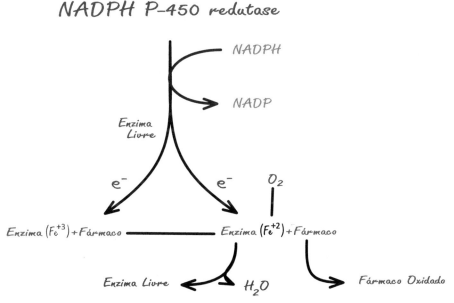

Fonte: Proposta do autor.

## Reações de fase II ou conjugação

As reações de fase II são aquelas em que são formadas ligações covalentes entre os metabólitos da fase I ou grupos funcionais do fármaco inalterado com substratos endógenos, como o ácido glicurônico e glutationa, principalmente.

A conjugação com o ácido glicurônico ocorre através da enzima glicuroniltransferase. As reações de glicuronilação ocorrem principalmente no citosol celular e os glicuronatos conjugados formados são altamente polares e prontamente excretados pela urina e fezes.

A conjugação com o substrato glutationa é catalisada pela enzima glutationa S-transferase, localizada principalmente no citosol da célula. Quando é formado o metabólito tóxico do paracetamol, ele é rapidamente conjugado com a glutationa para ser rapidamente excretado. Sendo assim, qualquer anormalidade relacionada com os níveis de glutationa nos hepatócitos poderá ocasionar a toxicidade de certos fármacos, como o paracetamol, por exemplo.

## Indução enzimática

Muitos fármacos podem induzir a atividade do citocromo P-450, o que ocasiona um aumento da taxa de metabolismo, com consequente diminuição da concentração do fármaco no plasma e de sua atividade farmacológica. Esse processo de indução é observado com o fenobarbital. O fenobarbital é um anticonvulsivante que induz o metabolismo do clonazepam, que é um fármaco ansiolítico, diminuindo assim sua concentração plasmática e seus efeitos farmacológicos. Alguns fármacos induzem seu próprio metabolismo, como acontece com a carbamazepina, um anticonvulsivante amplamente utilizado na terapêutica.

Para fármacos que são ativados pelo metabolismo e para fármacos que geram metabólitos tóxicos, a indução enzimática pode provocar toxicidade para o indivíduo. Um exemplo é o enalapril, que é um fármaco inibidor da Enzima Conversora de Angiotensina (ECA), utilizado para tratamento da hipertensão e insuficiência cardíaca congestiva. O enalapril é um pró-fármaco que é metabolizado e gera seu metabólito ativo enalaprilat, sendo esse o responsável pelas ações farmacológicas do enalapril no organismo.

**FIGURA 2.4: Resumo das consequências relacionadas com a indução e inibição enzimática do citocromo P-450.**

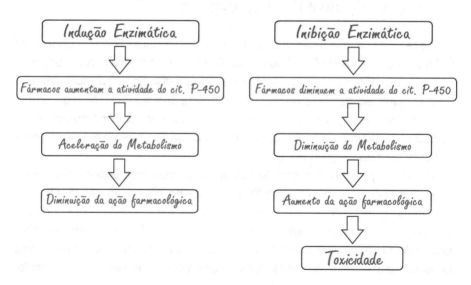

Fonte: Proposta do autor.

## Inibição enzimática

As consequências para a inibição enzimática são a diminuição da taxa de metabolismo do fármaco, levando ao aumento da concentração plasmática e ao consequente aumento do risco de toxicidade farmacológica. Muitos fármacos inibem a CYP3A, como o cetoconazol, ritonavir (inibidor da protease do HIV), a eritromicina e outros, diminuindo assim o metabolismo dos fármacos metabolizados por essa família de enzimas e aumentando suas concentrações plasmáticas e o risco de toxicidade. A figura 2.4 representa resumidamente as consequências da indução e da inibição enzimática do citocromo P-450.

## Excreção dos fármacos

O processo de excreção compreende a eliminação do fármaco do organismo, sendo diferente da eliminação, que é o processo de inativação do fármaco. Na eliminação, o fármaco permanece no organismo na forma de metabólitos inativos sem exercer ação. Para que ocorra a excreção dos fármacos normalmente, eles precisam se transformar, através do metabolismo, em substâncias mais hidrossolúveis e polares. O processo de excreção dos fármacos é realizado por três órgãos principais: os rins, o trato digestivo e os pulmões.

## Excreção renal

Os rins desempenham um papel muito importante na excreção de xenobióticos do organismo, sendo que o sangue é filtrado e as substâncias polares e hidrossolúveis são retidas no túbulo renal para serem excretadas. Substâncias lipossolúveis também são filtradas pelos rins, porém são reabsorvidas ao longo do túbulo renal, retornando para a corrente sanguínea. A filtração ocorre nos capilares glomerulares encontrados na cápsula de Bowman, localizada no início dos néfrons. Os capilares glomerulares possuem poros por onde passam os elementos do sangue, exceto grandes proteínas e células sanguíneas. Por esse motivo é que fármacos ligados a proteínas plasmáticas não são filtrados pelos rins, ficando retidos na corrente sanguínea até se desligarem das proteínas.

A excreção renal de ácidos e bases fracas é mais complicada, pois dependem do pH da urina e do pKa do fármaco. Fármacos com características ácidas fracas, como o Ácido Acetilsalicílico, são mais excretados na urina básica, pois predomina sua forma ionizada em meio básico, impedindo assim sua passagem pelas membranas e a consequente reabsorção para a corrente sanguínea. Ao contrário, fármacos fracamente básicos são mais facilmente excretados em urina ácida. Esse conhecimento é de total importância para o tratamento de intoxicações por tais tipos de substância.

## Excreção pelo trato digestivo

Fármacos que são administrados por via oral são absorvidos pelo intestino e a parte não absorvida é excretada junto às fezes. Fármacos com um elevado coeficiente de partição óleo/água ficarão retidos nas membranas epiteliais do intestino e serão facilmente absorvidos. No entanto, substâncias com um baixo coeficiente de partição óleo: água serão menos absorvidas e, consequentemente, mais excretadas com as fezes. O curare é um composto contendo vários alcaloides com estrutura química de amônio quaternário utilizado na caça pelos índios. É altamente hidrossolúvel e carregada, por isso não é absorvida pelo trato intestinal, explicando um dos motivos pelos quais os índios não se intoxicam comendo a carne do animal morto pelo curare.

Muitos fármacos são conjugados principalmente com o ácido glicurônico pelo fígado e armazenados na vesícula biliar, sendo assim secretados para a luz intestinal junto com a bile. A flora intestinal pode metabolizar os fármacos conjugados com o ácido glicurônico, liberando o fármaco livre novamente. Essa reação é catalisada por bactérias que contêm a enzima β-glicuronidase, a qual quebra a ligação covalente do ácido glicurônico com o fármaco. O fármaco, estando novamente livre, pode ser facilmente reabsorvido pela circulação entero-hepática, voltando assim para a circulação sanguínea e podendo exercer suas ações novamente. Esse fator é observado com os fármacos digitálicos digoxina e digitoxina. A digoxina possui uma excreção renal e um tempo de meia-vida menor que a digitoxina. A digitoxina é excretada por via biliar e possui um tempo de meia-vida muito maior que a digoxina. Esse fato se deve ao metabolismo da flora intestinal, que quebra a ligação entre a digitoxina e o ácido glicurônico, possibilitando a reabsorção da digitoxina pela circulação entero-hepática, aumentando seu tempo de permanência no organismo e seus efeitos tóxicos. Por esse motivo, a digoxina é mais amplamente usada na terapia de insuficiência cardíaca congestiva.

## Excreção pelos pulmões

Poucos fármacos são excretados pelos pulmões; entre eles estão os gases terapêuticos e os fármacos voláteis. O etanol é uma substância volátil que é facilmente detectada na respiração do indivíduo alcoolizado, por esse motivo se usa o bafômetro para medir a concentração de álcool no sangue. Substâncias pouco solúveis no sangue são rapidamente excretadas pela expiração; já substâncias muito solubilizadas no sangue são excretadas mais lentamente. Um importante determinante nessa excreção pulmonar é a perfusão sanguínea e a ventilação alveolar.

# REFERÊNCIAS BIBLIOGRÁFICAS

BRODY, Theodore M. et al. *Farmacologia humana: da molecular à clínica.* Rio de Janeiro: Guanabara Koogan, 1997.

CINGOLANI, E. Horácio; HOUSSAY, B. Alberto & Cols. *Fisiologia humana de Houssay.* Porto Alegre: Artmed, 2004.

DAVIS, Andrew; BLAKELEY, G. H. Asa.; KIDD, Cecil. *Fisiologia humana.* Porto Alegre: Artmed, 2002.

GUYTON, C. Arthur. *Fisiologia humana.* Rio de Janeiro: Guanabara Koogan, 1988.

HARDMAN, Joel G.; LIMBIRD, Lee E.; GILMAN, Alfred Goodman. *As bases farmacológicas da terapêutica.* Rio de Janeiro: McGraw-Hill, 2003.

JACOB, Leonard S. *Farmacologia: national medical series para estudo independente.* Rio de Janeiro: Guanabara Koogan, 1998.

KATZUNG, Bertram G. *Farmacologia básica e clínica.* Rio de Janeiro: Guanabara Koogan, 2005.

KOROLKOVAS, A.; BURCKHALTER, H. Joseph. *Química farmacêutica.* Rio de Janeiro: Guanabara Koogan, 1988.

MASAOKA, Y.; TANAKA, Y.; KATAOKA, M.; SAKUMA, S.; YAMASHITA, S. Site of drug absorption after oral administration: Assessment of membrane permeability and luminal concentration of drugs in each segment of gastrintestinal tract. European Journal of Pharmaceutical Sciences, v. 29, 2006. p. 240-250.

NELSON, L. David; COX, Michael M. *Princípios de bioquímica de Lehninger.* São Paulo: Sarvier, 2002.

RANG, H. P.; DALE, M. M.; RITTER, J. M. *Farmacologia.* Rio de Janeiro: Guanabara Koogan, 2001.

RUPERT, W. L. Leong; FRANCIS, K. L. Chan. Drug-induced side effects affecting the gastrintestinal tract. *Expert opinion on Drug Safety*, v. 5, 2006. p. 585-592.

VELKOV, T. et al. The interaction of lipophilic drugs with intestinal fatty acid-binding protein. *The Journal of biological chemistry*, v. 280, 2005. p. 17769–17776.

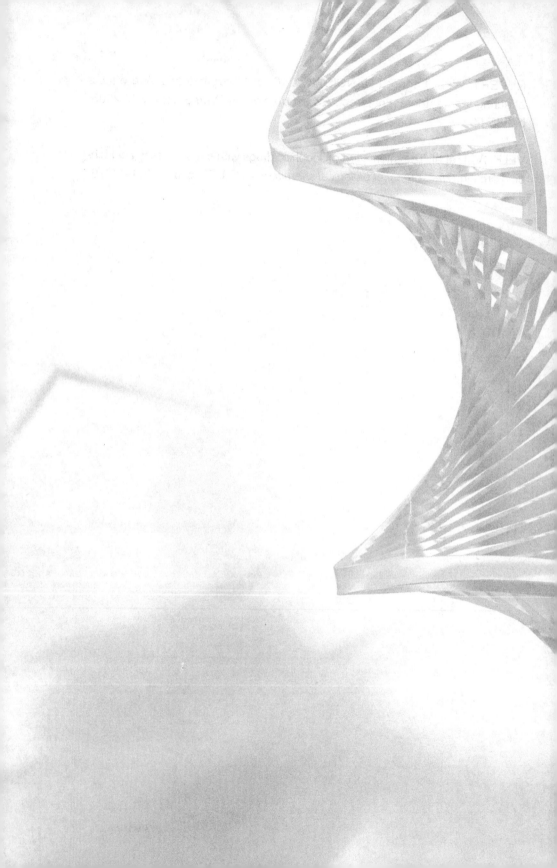

# 3. FARMACODINÂMICA

Farmacodinâmica é uma área da Farmacologia que estuda os mecanismos de ação dos fármacos no organismo. O conhecimento da farmacodinâmica é fundamental para estabelecer esquemas posológicos racionais, prevenir interações medicamentosas e, sem dúvida, para estabelecer uma terapia adequada. Nesse capítulo, tratamos principalmente dos locais onde os fármacos interagem, os mecanismos de transdução de sinais dos receptores proteicos, assim como os mecanismos de taquifilaxia ou dessensibilização e alguns conceitos importantes para a compreensão dos mecanismos de ação dos fármacos.

## Alvos de ação dos fármacos

Os fármacos exercem suas ações no organismo mediante interação com receptores endógenos: quanto maior a interação, maior será o efeito farmacológico ou tóxico. O conceito de "receptor" para a Farmacologia é bastante genérico, sendo qualquer estrutura à qual um fármaco se ligue e exerça sua ação. O termo para receptores biológicos (fisiológicos) são proteínas que possuem um ou mais sítios, que quando ativadas por uma substância endógena, produzem um efeito fisiológico. Os receptores fisiológicos, em sua maioria, também são receptores farmacológicos, como por exemplo, receptores de neurotransmissores, canais iônicos, transportadores, entre outros. Sabe-se atualmente que quase todas as funções do nosso organismo estão relacionadas a interações das substâncias endógenas com seus receptores específicos, provocando, assim, um efeito fisiológico. A chave para a compreensão das ações do fármaco é saber que ele não irá criar um efeito no organismo, e sim modular um efeito ou uma resposta já existente, resposta essa mediada por substâncias endógenas.

Um aspecto que atualmente vem sendo extensivamente estudado é a tentativa de se descobrirem novos receptores endógenos para a ação de novos fármacos. Pois assim como a fisiologia está praticamente relacionada com receptores, as patologias de certas doenças também podem estar relacionadas com defeitos em alguns receptores endógenos específicos. A grande maioria dos fármacos atua em receptores proteicos, sendo esses, como citado anteriormente, responsáveis pelos efeitos fisiológicos e/ou patológicos observados no organismo. São quatro os principais tipos de alvo farmacológico:

- Proteínas
- DNA
- RNA
- Membranas biológicas

## Proteínas

As proteínas exercem funções variadas no organismo e por isso são os principais alvos de ação dos fármacos. As principais funções das proteínas são: (1) receptores, (2) canais iônicos, (3) transportadores, (4) enzimas e (5) proteínas estruturais. A importância farmacológica dessas funções proteicas será discutida ao longo desse capítulo, assim como outros alvos de ação dos fármacos (DNA, RNA e membranas biológicas).

## Canais iônicos

Os canais iônicos são proteínas integrais de membrana que possuem um poro ou sítio e que quando ativadas, passam do seu estado fechado para seu estado aberto possibilitando a passagem de íons. Como o potencial de membrana das células em repouso é negativo, a entrada de íons positivos irá provocar um aumento do potencial de membrana e consequente despolarização celular. Já a entrada de íons negativos ou saída de íons positivos da célula irá desencadear o processo de hiperpolarização e consequente inibição celular. Os canais iônicos podem ser classificados em cinco tipos principais: (1) canais iônicos ativados por ligantes ou receptores ionotrópicos, (2) canais iônicos ativados por voltagem, (3) canais iônicos ativados por metabólitos, (4) canais iônicos de repouso e (5) canais iônicos ativados por pressão. Os receptores ionotrópicos serão discutidos no tópico adiante sobre proteínas receptoras.

## Canais iônicos ativados por voltagem

Esses tipos de canal iônico são ativados (abertos) por uma voltagem presente na célula. Essa voltagem normalmente é definida como a despolarização que ocorre na célula devido a algum estímulo. Os neurônios possuem milhares desses canais iônicos presentes em seu axônio e terminações nervosas. No axônio neuronal estão presentes canais de $Na^+$ ativados por voltagem que são abertos pelo potencial de ação neuronal gerado por al-

FARMACOLOGIA HUMANA BÁSICA

gum estímulo extracelular ou intracelular. Essa abertura de canais de $Na^+$ é essencial para que o potencial de ação alcance o terminal axônico neuronal. Outro tipo de canal iônico ativado por voltagem, muito importante para a neurotransmissão, são os canais de $Ca^+$ presentes nas terminações axônicas, sendo o $Ca^+$ fundamental para a liberação do neurotransmissor.

Estudos por clonagem molecular identificaram a estrutura dos canais de $Ca^{+2}$ dependentes de voltagem. Eles consistem, basicamente, em uma subunidade $\alpha_1$ com quatro domínios contendo seis segmentos transmembranas cada um, associados a uma subunidade $\beta$intracelular. Possivelmente, a abertura desses canais está relacionada com a ativação dessa subunidade $\beta$intracelular. Tal subunidade também pode ser modulada pela proteína G (G$\beta\gamma$).

Exemplo de fármaco que age nesses canais iônicos são os anestésicos locais (p. ex., lidocaína), que bloqueiam os canais de $Na^+$ ativados por voltagem nos axônios neuronais, impedindo a continuação da propagação do potencial de ação até os terminais axônicos para liberação de neurotransmissores. Bloqueando-se a neurotransmissão local espera-se que não ocorra nenhuma sensação dolorosa no local.

## Canais iônicos ativados por metabólitos

Vários metabólitos formados pelas reações bioquímicas da célula podem ativar esses tipos de canal. O termo "ativação", nesse caso, pode significar tanto abertura quando bloqueio dos canais. Um exemplo desse tipo de canal iônico é o canal de $K^+$ presente nas células $\beta$-pancreáticas, o qual também pode ser classificado como canais iônicos de repouso, que se encontram sempre abertos para a passagem de íons. Esses canais são inibidos pelo metabólito ATP, resultando em uma despolarização da célula devido ao aumento da concentração de $K^+$ intracelular. Essa despolarização irá abrir canais de $Ca^{+2}$ ativados por voltagem na membrana dessa célula, e o $Ca^{+2}$, de forma indireta, promove a liberação de grânulos de insulina por exocitose para a corrente sanguínea.

## Canais iônicos ativados por pressão

Esse tipo de canal, também denominado barorreceptor, é ativado mediante uma mudança de pressão. Os principais barorreceptores são os encontrados no seio carotídeo e arco aórtico, os quais são importantes para a realização do controle da pressão arterial. Esses barorreceptores são sensí-

*3. Farmacodinâmica*

veis à mudança de pressão na corrente sanguínea: se a pressão aumenta, eles são ativados e enviam uma informação para o centro cardíaco, localizado no bulbo encefálico; o centro cardíaco, então, induz uma resposta fisiológica para diminuir a pressão arterial, como, por exemplo, a diminuição da contratilidade cardíaca. O mesmo mecanismo ocorre com a diminuição da pressão arterial, porém, o efeito induzido pelo centro cardíaco será o aumento da contratilidade cardíaca.

## Transportadores

Os transportadores são proteínas integrais de membrana que possuem a função de transportar substâncias entre as faces da membrana celular. Os transportadores podem ser de dois tipos: ativo e passivo. Os transportadores passivos transportam substâncias a favor de um gradiente de concentração, portanto, sem gasto de energia. Vários transportadores passivos são alvos de fármacos. Por exemplo, diuréticos de alça, como a furosemida, inibem os transportadores passivos de $Na^+$ / $Cl^-$ encontrados na alça de Henle, que são responsáveis pela reabsorção de $Na^+$ e $Cl^-$ para a corrente sanguínea. O efeito observado por essa inibição é a maior concentração de $Na^+$ no túbulo renal, que leva a um maior fluxo de água para a urina por osmose, aumentando assim o fluxo urinário.

Transportadores ativos transportam substâncias contra um gradiente de concentração com gasto de energia (ATP). Os fármacos cardiotônicos da classe dos digitálicos (p. ex., digoxina) inibem os transportadores $Na^+$ / $K^+$ ATPase presentes nas células cardíacas, levando a uma maior concentração de $Na^+$ intracelular, seguida de um aumento da contratilidade cardíaca, devido a abertura de canais de $Ca^{+2}$ ativados por voltagem presentes na membrana do miocárdio.

## Enzimas

As enzimas são proteínas que possuem um ou mais sítios catalíticos que aceleram a velocidade das reações nos meios biológicos, transformando substratos em produtos. As enzimas são alvos de muitos fármacos, pois a sua regulação irá interferir significativamente na velocidade das reações biológicas. A enzima ciclo-oxigenase-2 (COX-2) é responsável pela catalisação da reação que gera substâncias denominadas *prostaglandinas*. Essas substâncias são as principais responsáveis pelo processo inflamatório e doloroso. Vários fármacos da classe dos anti--inflamatórios não esteroidais (AINEs) possuem a capacidade de inibir a COX-2, diminuindo assim a formação de prostaglandinas, controlando o processo inflamatório e doloroso.

Outra enzima que também é alvo de ação dos fármacos é a Acetilcolinesterase, que degrada a Acetilcolina (Ach) nas fendas sinápticas. Fármacos como a *neostigmina* inibem essa enzima reversivelmente, provocando um aumento da concentração de Ach na fenda sináptica e consequente aumento dos efeitos parassimpáticos no organismo.

## Proteínas estruturais

As principais proteínas estruturais que são alvos de ação dos fármacos são os microtúbulos presentes no núcleo celular. Os microtúbulos são responsáveis pela separação dos pares de cromossomos no momento da divisão celular; sem essa divisão a célula não consegue se replicar. Fármacos da classe dos quimioterápicos antineoplásicos, como a *vinblastina* e a *vincristina*, inibem a polimerização dos polímeros de tubulina que são responsáveis pela formação dos microtúbulos. O efeito será a interrupção do crescimento celular – uma medida utilizada para o tratamento de neoplasias malignas (câncer) –, pois as células tumorais estão em constante replicação desordenada e infinita.

## Proteínas receptoras

As proteínas receptoras são estruturas que, quando ativadas por uma substância (agonista), desencadeiam um mecanismo intracelular (transdução de sinal) que irá provocar um efeito fisiológico ou farmacológico na célula. Sabe-se atualmente que muitos dos processos fisiológicos são decorrentes de interações de uma substância com um receptor específico. Por exemplo, o neurotransmissor *noradrenalina* só exerce sua ação devido à sua ligação com receptores específicos, o que irá desencadear os efeitos celulares característicos *desse receptor*. É importante enfatizar que as respostas observadas em uma célula não estão relacionadas com a substância, e sim com o receptor que ela ativa. Isso pode ser comprovado com os efeitos que a noradrenalina exerce na musculatura brônquica e no coração. Na musculatura brônquica, a noradrenalina ativa seu receptor provocando um relaxamento dessa musculatura; já no coração a noradrenalina ativa outro tipo de

*3. Farmacodinâmica*

receptor que irá provocar contração do miocárdio. Portanto, uma mesma substância pode provocar vários tipos de reação nos tecidos, dependendo do receptor a que ela se ligue.

Várias funções do nosso organismo dependem de uma resposta rápida (cerca de milissegundos), como os receptores nicotínicos presentes na musculatura esquelética que medeiam o rápido influxo de $Na^+$ para dentro da célula e provocam uma rápida contração muscular. Os hormônios endócrinos, por outro lado, não necessitam de tanta rapidez para exercer uma ação celular; sendo assim, eles ativam um outro tipo de receptor, que possui um mecanismo de transdução de sinal mais lento. Portanto, os receptores são divididos em quatro famílias diferentes:

- Receptores ionotrópicos (canais iônicos ativados por ligantes)
- Receptores metabotrópicos
- Receptores tirosinoquinases
- Receptores intracelulares

## Receptores ionotrópicos

Os receptores ionotrópicos são proteínas integrais de membrana que possuem um sítio de ligação ou sítio ativo. Quando uma substância se liga a esse sítio, a proteína muda sua conformação passando do estado fechado para o estado aberto, permitindo a passagem de íons, definindo-se como um canal iônico. Essa classe de receptores é utilizada para casos em que se necessitam respostas rápidas como, por exemplo, a contração da musculatura esquelética.

Os receptores colinérgicos nicotínicos são exemplos desse tipo de receptor, e quando ocorre sua ativação pela Acetilcolina (Ach) há uma entrada de $Na^+$ na célula, provocando assim uma despolarização e excitação celular. Outro tipo de receptor ionotrópico é o receptor GABA-A do ácido gama-aminobutírico (GAB-A); porém, esse receptor, quando ativado, permite a passagem de íons cloreto ($Cl^-$) para dentro da célula, levando a uma hiperpolarização e inibição celular.

Vários fármacos exercem suas ações em receptores ionotrópicos, seja como antagonistas ou agonistas. A *tubocurarina* é um alcaloide que possui a capacidade de bloquear os receptores nicotínicos presentes na musculatura esquelética. Esse bloqueio irá provocar uma diminuição da entrada de $Na^+$ na célula muscular esquelética, ocasionando seu relaxamento.

FARMACOLOGIA HUMANA BÁSICA

## Receptores metabotrópicos

Os receptores metabotrópicos são proteínas integrais de membrana que, quando ativados por um agonista (substâncias endógenas ou exógenas), ativam uma proteína denominada *Proteína G*. A proteína G ativa algumas enzimas intracelulares que produzem *segundos mensageiros*; esses desencadeiam cascatas bioquímicas intracelulares que promovem as respostas fisiológicas ou farmacológicas. Na figura 3.1 estão representados esquematicamente os mecanismos decorrentes da ativação dos receptores metabotrópicos.

O primeiro receptor metabotrópico a ser caracterizado foi o receptor β-adrenérgico, em 1986; a partir daí, vários outros receptores metabotrópicos foram identificados: receptores muscarínicos da Ach, adrenérgicos, dopaminérgicos, opioides, entre outros. Esses receptores, quando ativados, medeiam uma resposta mais lenta do que as observadas com a ativação dos receptores ionotrópicos. Atualmente, mais da metade dos fármacos utilizados agem modulando esses receptores; assim sendo, é indispensável o conhecimento desses receptores para a prática terapêutica.

As proteínas G são ativadas pelos receptores metabotrópicos e exercem uma ação intermediária no mecanismo de transdução de sinal de tais receptores.

*3. Farmacodinâmica*

**FIGURA 3.1: Mecanismo de transdução de sinal mediado pela ativação dos receptores metabotrópicos.**

NOTA: PKA = Proteinaquinase A; PKC = Proteinaquinase C; PKG = Proteinaquinase G; DAG =Diacilglicerol; IP3 = Trifosfato de inositol; AMPc = Monofosfato de adenosina cíclico; GMPc = Guanosina monofosfato cíclico.

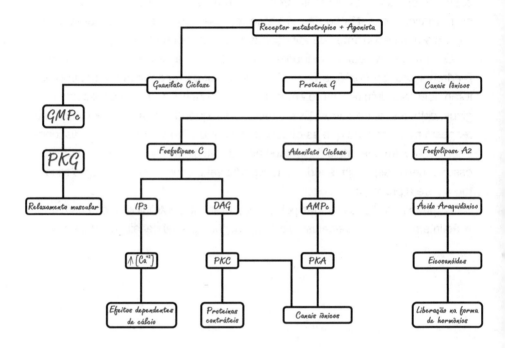

**Fonte:** Proposta do autor.

Foram identificados por clonagem molecular alguns subtipos de proteína G, como mostra a tabela 3.1. As proteínas G são denominadas assim pelo fato de se ligarem aos nucleotídeos de guanina (GTP e GDP) como fonte de energia para a realização de suas ações. Essas proteínas são complexos formados por três subunidades, como mostra a figura 3.2: subunidade α, β e γ sendo a subunidade α dividida em subunidade α estimulatória (G$α_S$) e inibitória (G$α_i$).

Quando em repouso, a proteína G está na sua forma de trímero, ou seja, as subunidades α, β e γ estão unidas (figura 3.2). Após a ativação do receptor metabotrópico por um agonista, a subunidade Gα se dissocia das subunidades β e γ transformando GTP em GDP como fonte de energia. A subunidade Gα ativa enzimas efetoras que produzirão os segundos mensageiros para a resposta celular, ou podem ativar diretamente canais iônicos na membrana celular. Após a ativação das enzimas ou canais iônicos, a subunidade Gα se associa às subunidades β e γ formando novamente o complexo; com isso, a proteína G volta ao seu estado de repouso (inativa). As subunidades β e γ (Gβγ) também possuem papéis intracelulares, como a ativação de canais de $Ca^{+2}$ (principalmente do tipo L), presentes nos terminais neuronais. As principais enzimas ativadas podem ser a *Adenilato Ciclase*, a *Fosfolipase C* e a *Fosfolipase A2*.

Tabela 3.1: Tipos de Proteína G e suas respectivas sinalizações.

| Proteína G | Via de sinalização |
|---|---|
| Gs | ↑Adenilato Ciclase; ↑AMPc |
| Gi | ↓Adenilato Ciclase; ↓AMPc; Abertura de canais de $K^+$ |
| Gq | ↑Fosfolipase C; ↑$IP_3$ e DAG; ↑Cálcio citoplasmático |
| Go | Não está esclarecido |

Fonte: Proposta do autor.

A tabela 3.1 mostra os três tipos diferentes de proteína G: Gs, Gi e Gq. Por esse motivo é que as proteínas G ativam várias enzimas diferentes em uma célula. A Gs ($α_S$) estimula a ativação da enzima Adenilato Ciclase com consequente produção de AMPc.

FIGURA 3.2: Representação do acoplamento dos receptores metabotrópicos com a proteína G. Nota-se que a proteína G possui três subunidades distintas (α, β e γ).

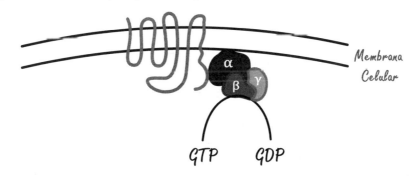

Fonte: Proposta do autor.

3. Farmacodinâmica

Estudos indicam que a Gs também ativa diretamente canais de $Ca^{+2}$ na membrana celular, produzindo os efeitos celulares dependentes de $Ca^{+2}$. A Gi ($\alpha_i$) provoca a inibição da adenilato ciclase e fosfolipase C, e subsequente ativação de canais de $K^+$ na membrana celular. Sabe-se que as subunidades $\beta$ da proteína G inibem a ação dos canais de $Ca^{+2}$ tipo N presentes nos terminais axônicos neuronais, desencadeando uma hiperpolarização e inibição celular. A toxina da cólera atua como ativador persistente da Gs com um aumento da ativação da adenilato ciclase; isso, consequentemente, irá produzir um aumento dos efeitos provocados pela ativação dessa enzima, como excesso de secreção gástrica produzida pelas células parietais do estômago. A fosfolipase C é ativada pela proteína G do tipo Gq ($\alpha_q$), produzindo como segundo mensageiro o IP3, que irá desencadear uma cascata bioquímica intracelular. Várias substâncias endógenas exercem suas ações mediante segundos mensageiros. Na Tabela 3.2 estão correlacionadas algumas substâncias endógenas com seus respectivos segundos mensageiros.

**Tabela 3.2: Relação de algumas substâncias com seus respectivos segundos mensageiros.**

| Substância | Segundo mensageiro |
|---|---|
| Acetilcolina (receptores muscarínicos) | Cascata IP3 |
| Angiotensina | Cascata IP3 |
| Glucagon | AMPc |
| Hormônio paratireoidiano | AMPc |
| Catecolaminas (receptores beta) | AMPc |
| Catecolaminas (receptores alfa) | Cascata IP3 |
| Histamina (receptor H2) | AMPc |
| ACTH | AMPc |
| Prostaciclina, prostaglandina E2 | AMPc |
| Tireotropina | AMPc |

**Fonte:** Proposta do autor.

## SEGUNDOS MENSAGEIROS INTRACELULARES

### AMPc (3',5'-adenosina-monofosfato cíclico)

O AMPc é produzido a partir do ATP pela ação da enzima Adenilato Ciclase. Essa enzima é ativada pela subunidade Gs ($\alpha_s$) da proteína G, que é estimulada pela ativação dos receptores metabotrópicos. O AMPc é constitutivamente produzido por células e degradado pelas enzimas denominadas fosfodiesterases. Vários fármacos exercem suas ações mediante o aumento ou a diminuição da concentração de AMPc intracelular, seja pela inibição da Adenilato Ciclase ou pela ativação das fosfodiesterases.

A adenilato ciclase pode ser estimulada ou inibida pelas proteínas G, dependendo do receptor metabotrópico ativado. Por exemplo, receptores $\alpha_2$-adrenérgicos ativam a proteína G inibitória ($G_i$) que, por sua vez, inativa a adenilato ciclase, levando a uma diminuição da concentração de AMPc intracelular. Porém, receptores $\beta$-adrenérgicos ativam a proteína G estimulatória ($G_s$), que estimula a adenilato ciclase, aumentando assim a concentração de AMPc citosólico.

O papel do segundo mensageiro AMPc é bastante variado, sendo ele o responsável pela ativação de diferentes proteinaquinases intracelulares. Essas proteinaquinases ativadas exercem inúmeras funções celulares, como alteração do metabolismo energético (degradação de carboidratos e lipídios), abertura de canais iônicos membranosos, regulação da produção de esteroides suprarrenais e inativação de enzimas responsáveis pela contração da musculatura lisa (p. ex., Miosina quinase de cadeia leve). Pelo fato de as funções intracelulares do AMPc serem bastante variadas, espera-se que a modulação da concentração de AMPc intracelular seja alvo de muitos fármacos usados atualmente.

## Inositol-1,4,5-Trifosfato (IP3) e Diacilglicerol (DAG)

Várias substâncias como neurotransmissores (p. ex., Ach) ativam vias de sinalização que produzem esse segundo mensageiro. O IP3 e DAG são produzidos pela enzima fosfolipase C, que é ativada pelo subtipo Gq da proteína G (tabela 2.1). A fosfolipase C quebra o fosfatidilinositol-4,5-bifosfato (PIP2) presente nas membranas celulares em IP3 e DAG. O IP3 se difunde para o citoplasma e ativa canais iônicos de $Ca^{+2}$ presentes no retículo sarcoplasmático celular, resultando em um aumento da concentração intracelular de $Ca^{+2}$. O $Ca^{+2}$ se liga a uma proteínaquinase C (Calmodulina) que ativa várias outras enzimas citoplasmáticas. Os efeitos observados nas células são os efeitos dependentes de $Ca^{+2}$-calmodulina, como contração muscular e secreção glandular, por exemplo. O DAG, por ser lipofílico, permanece na membrana celular e ativa outras proteínaquinases C que exercem inúmeras funções celulares através de fosforilações proteicas.

3. Farmacodinâmica

Existem mecanismos celulares para interromper as ações do IP3, $Ca^{+2}$ e DAG. O IP3 é desfosforilado e inativado, o DAG é convertido em ácido fosfatídico e volta a ser componente da membrana celular. O $Ca^{+2}$ é bombeado ativamente para dentro do retículo sarcoplasmático por transportadores específicos. O lítio é uma substância que é usada para o tratamento de doenças psiquiátricas e seu mecanismo de ação está relacionado com o metabolismo desses segundos mensageiros.

## Monofosfato de guanosina cíclico (GMPc)

Algumas células do organismo, como as células da mucosa intestinal e células do endotélio vascular, possuem receptores que ativam diretamente a enzima *Guanilato Ciclase*. Essa enzima transforma GTP em GMPc que ativa proteinaquinases dependentes de GMPc (Proteinaquinase G). As proteinaquinases G exercem suas ações fosforilando proteínas contráteis e canais iônicos.

Na musculatura lisa vascular, a alta concentração de GMPc gera uma vasodilatação mediante inativação de proteínas contráteis pela proteinaquinase G. O óxido nítrico (NO) é um potente vasodilatador endógeno que exerce suas ações mediante ativação da guanilato ciclase. Como acontece com o AMPc, o GMPc também é degradado pela família das fosfodiesterases.

## Receptores tirosinoquinases

Os receptores tirosinoquinases são receptores transmembranas que medeiam as ações de hormônios (p. ex. insulina), fatores de crescimento e citocinas (p. ex., interleucinas). Todos os receptores tirosinoquinases, quando ativados por um agonista, geram uma cascata de fosforilação e ativação de proteínas e enzimas intracelulares. Essa cascata gera produtos que são carreados para o núcleo celular e modulam a transcrição genética. Por exemplo, os fatores de crescimento se ligam a seu receptor específico (do tipo tirosinoquinase) e modulam a transcrição genética para que a célula possa se replicar. Já se sabe que os receptores tirosinoquinases podem estar relacionados com a ativação de oncogenes, responsáveis por uma possível proliferação celular anormal.

Várias citocinas usam receptores tirosinoquinases para promover a diferenciação celular das células progenitoras mieloides e linfoides na medula óssea, resultando na síntese de células imunes.

FARMACOLOGIA HUMANA BÁSICA

# RECEPTORES INTRACELULARES

Os hormônios esteroides e os hormônios tireoideos exercem suas ações mediante a ativação de receptores intracelulares. Esses estão localizados principalmente no núcleo celular, porém, podem ser encontrados no citoplasma. Quando um agonista se liga a esses receptores forma-se um complexo agonista-receptor, o qual irá se ligar a segmentos específicos do DNA celular. Dependendo do local onde o complexo se liga, pode aumentar ou diminuir a atividade da RNA polimerase. Assim, o complexo possui a capacidade de modular a síntese proteica pela modulação da síntese de RNAm.

Os fármacos corticosteroides (p. ex., prednisona) possuem uma estrutura muito semelhante à dos hormônios esteroides (presença do anel esteroide) e conseguem se ligar a esses receptores intracelulares. Os corticosteroides inibem a síntese de RNAm responsável pela produção da enzima *ciclo-oxigenase-2* (COX-2) pela célula. Essa enzima é responsável pela síntese de mediadores responsáveis pelo processo inflamatório.

## DNA e RNA

O DNA e o RNA constituem alvos de ação de um pequeno grupo de fármacos. Os fármacos antineoplásicos, como *clorambucil*, *melfalan e ciclofosfamida*, ligam-se às bases nucleotídicas do DNA provocando erros na leitura e impedimento da replicação celular. Alguns grupos de antibacterianos, como as tetraciclinas, os aminoglicosídeos e o cloranfenicol, inibem a síntese proteica bacteriana pela interferência da ligação do RNA nos ribossomos bacterianos.

## Regulação dos receptores

A regulação dos receptores é realizada por vários mecanismos distintos. A regulação positiva (*up-regulation*) pode ser desencadeada pela falta de agonista, tendo a célula que produzir mais receptores para compensar essa falta. Um exemplo é a regulação positiva dos receptores $\beta_1$-adrenérgicos com a terapia anti-hipertensiva feita com bloqueadores $\beta$-adrenérgicos (p. ex., propranolol). O propranolol bloqueia os receptores $\beta$-adrenérgicos fazendo com que a célula produza mais receptores para compensar os que estão bloqueados. O conhecimento desse mecanismo de regulação positiva é fundamental para a retirada desse medicamento. Nesse caso, a célula terá

*3. Farmacodinâmica*

expressado um número maior de receptores b-adrenérgicos devido ao bloqueio deles, porém, a quantidade de noradrenalina liberada pelos neurônios simpáticos será a mesma. Com a interrupção brusca do propanolol, vários receptores que estavam bloqueados serão desbloqueados rapidamente, sendo que já existia mais receptores devido ao *up-regulation*. Isso levaria a um excesso de ativação dos receptores pela noradrenalina, sendo que essa não foi alterada com o bloqueio dos receptores, levando a uma taquicardia extrema e riscos de parada cardíaca.

## Dessensibilização

O processo de dessensibilização é o que leva à diminuição da eficácia de um medicamento. A dessensibilização pode ser desencadeada por vários mecanismos: (1) alteração dos receptores, (2) perda de receptores, (3) exaustão de mediadores e (4) extrusão do fármaco das células.

A alteração dos receptores acontece normalmente nos receptores ionotrópicos. Esses receptores passam do seu estado fechado para um estado inativo (dessensibilizado), não permitindo a passagem de íons. Esse mecanismo de dessensibilização pode ser mediado por um excesso de agonista. Já a perda de receptores (*down-regulation*) é desencadeada pela exposição prolongada a um agonista. Tal mecanismo é o principal responsável pela tolerância apresentada aos fármacos ansiolíticos. A tolerância é um termo usado para a diminuição gradual dos efeitos de um fármaco.

A dessensibilização provocada pela exaustão de mediadores é desencadeada pela falta de uma substância essencial para a síntese de um agonista. Por exemplo, níveis baixos de tirosina (precursor na síntese de noradrenalina) irão diminuir a ação da anfetamina, sendo que a anfetamina exerce suas ações mediante a liberação de noradrenalina pelos neurônios adrenérgicos.

Algumas células tumorais possuem a capacidade de extrusão dos fármacos antineoplásicos. Acredita-se que esse mecanismo esteja relacionado com a glicoproteína P presente nessas células. Com a extrusão do fármaco das células, o efeito terapêutico desse fármaco irá diminuir consideravelmente.

## Classificação dos fármacos conforme interação fármaco-receptor

Os fármacos podem ser classificados em cinco tipos diferentes em relação à sua interação com os receptores farmacológicos: (1) agonista total,

(2) agonista parciais; (3) antagonista competitivo reversível, (4) antagonista competitivo irreversível e (5) antagonistas irreversíveis.

Os agonistas totais são fármacos que atingem 100% da resposta farmacológica. São fármacos altamente específicos para seus receptores. Todas as substâncias endógenas são agonistas totais de seus receptores. Os agonistas parciais são fármacos que não atingem 100% de sua resposta farmacológica mesmo ocupando 100% dos receptores. Muitos fármacos são considerados agonistas parciais, não produzindo 100% de sua atividade farmacológica.

Os antagonistas não possuem ação intrínseca em uma célula; eles simplesmente bloqueiam os receptores impedindo a ligação dos agonistas. O antagonismo pode ser de dois tipos: antagonismo competitivo e antagonismo não competitivo. O antagonismo competitivo baseia-se na concentração do agonista, sendo que para se caracterizar um antagonismo competitivo é necessário que o antagonista esteja em maior concentração do que o agonista. O princípio básico do antagonismo competitivo é a competição entre o antagonista e agonista pelo receptor; quem estiver em maior número se ligará ao receptor. Esse tipo de antagonismo pode ser reversível ou irreversível.

O antagonismo não competitivo baseia-se na ligação de um antagonista em um sítio alostérico de um receptor, mudando sua conformação. Essa mudança de conformação irá impedir a ligação do agonista e a consequente ativação celular.

*3. Farmacodinâmica*

# REFERÊNCIAS BIBLIOGRÁFICAS

BRODY, Theodore M. et al. *Farmacologia humana: da molecular à clínica*. Rio de Janeiro: Guanabara Koogan, 1997.

BUNEMANN, Moritz.; HOSEY, M. Marlene. G-protein coupled receptor kinases as modulators of G-protein signaling. *J. Physiol*, v. 517, 1999. p. 5-23.

CERIONE, Richard A. et al. Mechanism of guanine nucleotide regulatory protein-mediated inhibition of adenylate Cyclase. *The Journal of Biological Chemistry*, v. 261, 1986. p. 9514-9520.

CHUEH, Sheau-Huei.; GILL, Donald L. Inositol 1,4,5-trisphosphate and guanine nucleotides activat calcium release from endoplasmic reticulum via distinct mechanisms. *The Journal of Biological Chemistry*, v. 261, 1986. p. 13883-13886.

CINGOLANI, E. Horácio; HOUSSAY, B. Alberto & Cols. *Fisiologia humana de Houssay*. Porto Alegre: Artmed, 2004.

DAVIS, Andrew; BLAKELEY, G. H. Asa.; KIDD, Cecil. *Fisiologia humana*. Porto Alegre: Artmed, 2002.

DOLPHIN, Annette C. Mechanisms of modulation of voltage-dependent calcium channels by G proteins. *J. Physiol*, v. 506, 1998. p. 3-11.

GILMAN, Alfred G. et al. The regulatory component of adenylate cyclase. *The Journal of Biological Chemistry*, v. 256, 1981. p. 11517-11526.

GILMAN, Alfred G. et al. The inhibitory guanine nucleotide-binding regulatory component of adenylate cyclase. *The Journal of Biological Chemistry*, v. 259, 1984. p. 3576-3585.

GUYTON, C. Arthur. *Fisiologia humana*. Rio de Janeiro: Guanabara Koogan, 1988.

HAMM, Heidi E. The many faces of G protein signaling. *The Journal of Biological Chemistry*, v. 273, 1998. p. 669-672.

FARMACOLOGIA HUMANA BÁSICA

HARDMAN, Joel G.; LIMBIRD, Lee E.; GILMAN, Alfred Goodman. *As bases farmacológicas da terapêutica*. Rio de Janeiro: Mc Graw-Hill, 2003.

JACOB, Leonard S. *Farmacologia:* national medical series para estudo independente. Rio de Janeiro: Guanabara Koogan, 1998.

KATZUNG, Bertram G. *Farmacologia básica e clínica*. Rio de Janeiro: Guanabara Koogan, 2005.

KOROLKOVAS, A.; BURCKHALTER, H. Joseph. *Química farmacêutica*. Rio de Janeiro: Guanabara Koogan, 1988.

LIMBIRD, Lee E. Receptors linked to inhibition of adenylate cyclase: additional signaling mechanisms. *The FASEB Journal*, v. 2, 1988. p. 2686-2695.

NELSON, L. David.; COX, M. Michael. *Princípios de bioquímica*. São Paulo: Sarvier, 2002.

RANG, H. P.; DALE, M. M.; RITTER, J. M. *Farmacologia*. Rio de Janeiro : Guanabara Koogan, 2001.

ROBISHAW, Janet D.; SMIGEL, Murray D.; GILMAN, Alfred G. Molecular basis for two forms of the G protein that stimulates adenylate cyclase. *The Journal of Biological Chemistry*, v. 261, 1986. p. 9587-9590.

SMRCKA, Alan V.; STERNWEIS, Paul C. Regulation of purified subtypes of phosphatidylinositol-specific phospholipase C by G protein $\alpha$ and $\beta\gamma$ subunits. *The Journal of Biological Chemistry*, v. 268, 1993. p. 9667-9674.

SOBEL, BURTON E.; MAYER, STEVEN E. Cyclic adenosine monophosphate and cardiac contractility. *Circ. Res*. 1973. p. 407-414.

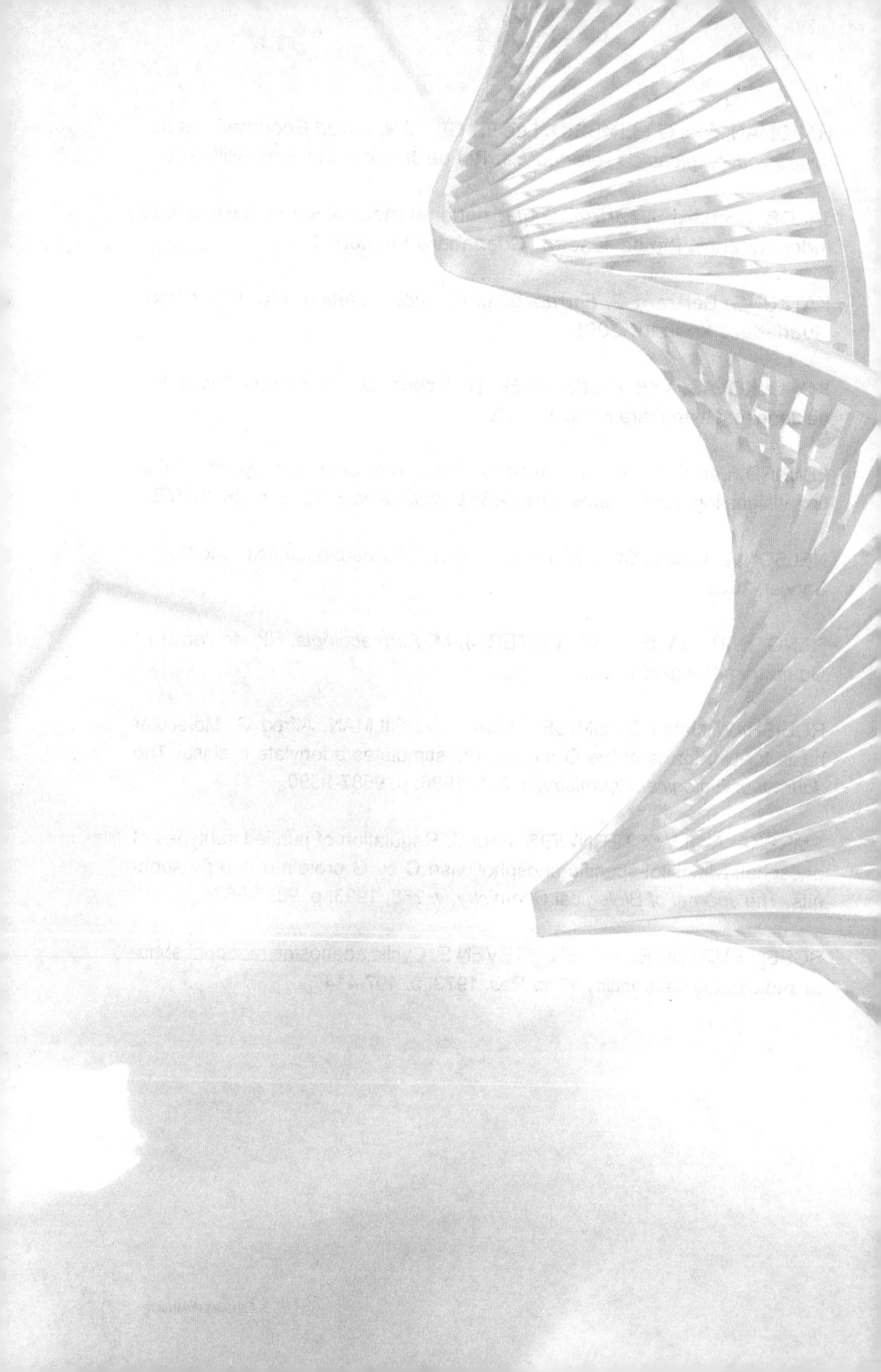

# UNIDADE II

## FARMACOLOGIA DO SISTEMA NERVOSO PERIFÉRICO

### 4. NEUROTRANSMISSÃO DO SISTEMA NERVOSO PERIFÉRICO

O sistema nervoso periférico (SNP) é constituído por uma rede de milhares de neurônios aferentes e eferentes. Os neurônios aferentes transmitem impulsos dos órgãos periféricos para o Sistema Nervoso Central (SNC). Também chamados de neurônios sensoriais, estão presentes em todas as células do organismo. Por exemplo, existem neurônios sensoriais situados no arco aórtico e nos seios carotídeos, chamados barorreceptores, que são sensíveis à mudança da pressão sanguínea; e qualquer alteração da pressão arterial ativa esses neurônios. Essa ativação levará a uma propagação de um impulso para o SNC, que por meio de neurônios eferentes irá tentar normalizar a pressão sanguínea. Outros exemplos de neurônios sensoriais são os quimiorreceptores, nociceptores (dor), fotorreceptores, etc.

Os neurônios eferentes, também chamados de neurônios motores, são aqueles que transmitem impulsos vindos do SNC para os órgãos periféricos e as células efetoras. O sistema nervoso motor é dividido em sistema nervoso autonômico e sistema nervoso somático. O sistema nervoso autonômico controla as funções vitais do nosso organismo, como os batimentos cardíacos, por exemplo. O sistema nervoso autonômico inerva três tipos de tecidos principais: musculatura lisa, musculatura cardíaca e glândulas endócrinas e exócrinas. A ação que o sistema nervoso autonômico exerce em cada um desses tecidos depende do tipo de receptor encontrado no tecido e do tipo de neurotransmissor liberado pelo neurônio eferente, assunto a ser abordado mais adiante. O sistema nervoso somático compreende as fibras neuronais que enviam a informação do SNC para a musculatura esquelética, incluindo o músculo respiratório (diafragma). Essa ação é totalmente voluntária, ao contrário das ações exercidas pelo sistema nervoso autonômico.

Muitos fármacos usados na terapêutica afetam a transmissão autonômica e somática por vários mecanismos distintos, e alteram significativamente a homeostasia interna do organismo. Nesse capítulo são abordadas a anatomia, a fisiologia e a bioquímica do sistema nervoso periférico, assim como os principais receptores farmacológicos que medeiam as ações do sistema nervoso autonômico e somático no organismo.

## Anatomia do sistema nervoso autonômico e somático

O sistema nervoso autonômico pode ser dividido em duas partes principais: sistema nervoso simpático (toracolombar) e sistema nervoso parassimpático (craniossacral). Os neurônios pertencentes ao sistema nervoso autonômico se originam do SNC como neurônios pré-ganglionares realizando sinapses com neurônios pós-ganglionares fora do SNC (figura 4.1). Os neurônios pré-ganglionares do sistema nervoso simpático saem do SNC pelas porções lombares e torácicas da medula espinhal, enquanto os neurônios pré-ganglionares do sistema nervoso parassimpático saem do SNC através dos nervos craniais e nervos sacrais da medula espinhal.

FIGURA 4.1: Representação esquemática da organização do SNP com seus respectivos neurotransmissores. É importante destacar que os neurotransmissores liberados pelo neurônio que inervam as glândulas sudoríparas e a musculatura vascular renal não incluem a noradrenalina, mas a Ach e a dopamina, respectivamente.

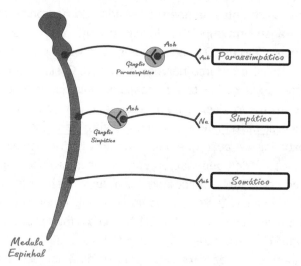

NOTA: Ach = Acetilcolina; NA = Noradrenalina.
Fonte: Proposta do autor.

**Tabela 4.1: Características das respostas autônomas nos diferentes órgãos do organismo.**

| Órgãos efetores | Sistema Nervoso Simpático | Sistema Nervoso Parassimpático |
|---|---|---|
| Olho Íris, Músculo radial Glândulas lacrimais | Contração (miose) Secreção | ---- Secreção |
| Coração | Aumento da frequência cardíaca Aumento da contratilidade cardíaca Aumento da velocidade de condução | Diminuição da frequência cardíaca Diminuição da contratilidade cardíaca Diminuição da velocidade de condução |
| Arteríolas | Constrição | Dilatação |
| Veias sistêmicas | Constrição | Dilatação |
| Pulmão | Relaxamento da musculatura brônquica e traqueal | Contração da musculatura brônquica e traqueal |
| Estômago | Diminuição (geralmente) da motilidade Inibição (?) da secreção gástrica Contração (geralmente) dos esfíncteres | Aumento da motilidade Estimulação da secreção gástrica Relaxamento dos esfíncteres |
| Intestino | Diminuição (geralmente) da motilidade Inibição (?) da secreção gástrica Contração (geralmente) dos esfíncteres | Aumento da motilidade Estimulação da secreção gástrica Relaxamento dos esfíncteres |
| Rim | Diminuição e aumento da secreção de renina | ---- |
| Útero | Grávida: contração e relaxamento Não grávida: relaxamento | Variável |
| Pele | Secreção de glândulas sudoríparas localizada | Secreção de glândulas sudoríparas generalizada |

*4. Neurotransmissão do sistema nervoso periférico*

| Medula suprar-renal | ---- | Secreção de adrenalina e noradrenalina |
| --- | --- | --- |
| Fígado | Glicogenólise e gliconeogênese | ---- |

**Fonte:** Proposta do autor.

Os neurônios pré-ganglionares do sistema nervoso autonômico fazem sinapses com os neurônios pós-ganglionares em uma região formada por uma massa de células nervosas denominadas gânglio. Os neurônios antecedentes ao gânglio são denominados pré-ganglionares, e os sucessores são denominados pós-ganglionares. A ligação do sistema nervoso autonômico com as células efetoras ocorre através dos neurotransmissores liberados pelos neurônios pós-ganglionares, sendo eles os que inervam os tecidos periféricos. A tabela 4.1 mostra os diferentes órgãos afetados pelo sistema nervoso autonômico e a ação neles exercida.

O sistema nervoso somático é constituído por neurônios que saem do SNC e inervam diretamente a musculatura esquelética, não possuindo gânglios. É importante destacar que a transmissão autonômica ocorre através de dois neurônios (pré-ganglionares e pós-ganglionares) e a transmissão somática é mediada por um único neurônio motor.

## Neurotransmissão do sistema nervoso autônomo e somático

As ações do sistema nervoso autonômico e somático são mediadas pela liberação de substâncias transmissoras de informações denominadas neurotransmissores. O neurotransmissor é uma substância química que possui a capacidade de transmitir informações entre neurônios e desses para as células efetoras; cada neurotransmissor exerce suas ações devido à sua ligação a receptores específicos nas células efetoras (ver adiante). É importante enfatizar que um neurônio libera somente um tipo de neurotransmissor na sua terminação axônica, porém, um neurônio pode possuir milhares de receptores para todos os tipos de neurotransmissores. Esse princípio é denominado Princípio de Dale.

O sistema nervoso somático possui como único neurotransmissor a acetilcolina (figura 4.1). Neurônios que liberam acetilcolina são denominados neurônios colinérgicos, pois secretam apenas acetilcolina na fenda sinápti-

**FARMACOLOGIA HUMANA BÁSICA**

ca. Com isso pode-se concluir que existem apenas receptores de acetilcolina em nossa musculatura esquelética, já que esses músculos são somente inervados pelo sistema nervoso somático.

Os principais neurotransmissores secretados pelo sistema nervoso autonômico são a acetilcolina e noradrenalina. Todos os neurônios pré-ganglionares liberam acetilcolina em suas sinapses, tanto do sistema nervoso simpático quanto do sistema nervoso parassimpático. A diferença fisiológica entre o sistema nervoso simpático e o parassimpático é que os neurônios pós-ganglionares simpáticos liberam principalmente noradrenalina; porém, em alguns casos liberam também acetilcolina (glândulas sudoríparas). Os neurônios simpáticos são denominados neurônios adrenérgicos pelo fato de liberarem noradrenalina. Os neurônios pós-ganglionares do sistema nervoso parassimpático liberam em suas fendas sinápticas somente o neurotransmissor acetilcolina, e são denominados neurônios colinérgicos.

O processo de neurotransmissão ocorre em cinco etapas principais: (1) síntese do neurotransmissor, (2) armazenamento do neurotransmissor em vesículas sinápticas, (3) liberação do neurotransmissor na fenda sináptica, (4) ativação dos receptores específicos nas células efetoras, e (5) degradação rápida dos neurotransmissores por enzimas específicas. Os fármacos que atuam no sistema nervoso periférico interferem em um ou mais desses processos, sendo indispensável o conhecimento de todos.

Síntese – Os neurotransmissores são sintetizados nas próprias células nervosas por enzimas específicas encontradas normalmente no terminal axônico, tendo como precursores substâncias endógenas. Por exemplo, a Acetil coenzima-A (AcetilCoA) é um precursor para a síntese de acetilcolina. Os precursores são transportados para dentro dos neurônios através de transportadores ativos localizados na membrana pré-sináptica dos neurônios.

Armazenamento – Após a síntese, o neurotransmissor é transportado para dentro de uma vesícula encontrada no terminal axônico dos neurônios, denominada vesícula sináptica ou botão sináptico. Esse transporte é realizado por proteínas transportadoras (cerca de 20-40 por vesícula), sendo um alvo importante para os fármacos. A reserpina é um fármaco que age nas terminações adrenérgicas inibindo a função desses transportadores, diminuindo o armazenamento de noradrenalina nos neurônios, afetando assim a neurotransmissão simpática.

Liberação – O processo de liberação do neurotransmissor está demonstrado na figura 4.2. Para que um neurotransmissor seja liberado é necessário um longo processo fisiológico de ativação do neurônio: (A) um estímulo celular gera a abertura de canais iônicos na membrana do neurônio, ocasionando um influxo maciço de íons positivos para dentro da célula; (B) esse influxo gera um potencial de ação, ocorrendo o processo de despolarização e consequente ativação do neurônio. Esse potencial de ação abre milhares de canais de sódio ativados por voltagem ao longo do axônio; (C) o potencial de ação atinge o terminal axônico, abrindo canais de cálcio ativados por voltagem na membrana plasmática, levando a um influxo de cálcio para dentro da célula; (D) o cálcio ativa uma enzima denominada CAM/quinase II, que quebra a proteína sinapsina, que é a responsável pela ligação das vesículas sinápticas com o citoesqueleto celular, possibilitando a fusão da vesícula à membrana; e (E) a vesícula se funde à membrana pré-sináptica liberando o neurotransmissor na fenda sináptica. Esse processo de fusão é mediado pela proteína vesiculosa sinaptobrevina (VAMP), que reúne as proteínas SNAP-25 e sintaxina 1 da membrana plasmática para formar um complexo nuclear que inicia o processo de fusão da vesícula na membrana pré-sináptica. A liberação de neurotransmissores é regulada através de receptores pré-sinápticos, os quais irão diminuir o potencial de membrana neuronal. Por exemplo, a noradrenalina pode interagir com seu receptor específico $\alpha_2$-adrenérgico pré-sináptico para inibir a sua própria liberação ("feedback" negativo).

Ativação dos receptores – Os neurotransmissores liberados na fenda sináptica interagem com seus receptores específicos encontrados nas células efetoras, exercendo assim uma ação nessa célula. Existem também receptores localizados nas membranas pré-sinápticas que regulam a liberação dos neurotransmissores (ver liberação). Inúmeros fármacos possuem a capacidade de antagonizar ou ativar os receptores dos neurotransmissores, podendo impedir ou aumentar a ação do neurotransmissor, respectivamente. Por exemplo, o propranolol é um fármaco antagonista dos receptores b-adrenérgicos muito utilizado para o tratamento da hipertensão arterial, pois bloqueia a ação da noradrenalina no coração e rins.

Degradação – Após a interação com o receptor, o neurotransmissor é degradado rapidamente por enzimas específicas. Essa degradação é importante para que o neurotransmissor não fique na fenda sináptica por muito tempo, pois quanto maior seu tempo na fenda, maior a possibilidade de interagir com o receptor novamente e provocar efeitos indesejáveis. Fármacos como a fisiostigmina inibem a enzima acetilcolinesterase, que degrada a acetilcolina nas fendas sinápticas; com isso, irá aumentar a concentração de acetilcolina na fenda sináptica e, consequentemente, seus efeitos fisiológicos.

FIGURA 4.2: Esquema representativo da liberação de um neurotransmissor. 1) Ocorre um estímulo que desencadeia um potencial de ação ao longo do neurônio em direção ao terminal axônico. 2) Ao chegar ao terminal axônico, ocorre uma abertura dos canais de $Ca^{+2}$ dependentes de voltagem, resultando em uma entrada mássica desse íon para dentro do neurônio. 3) O $Ca^{+2}$ interage com o citoesqueleto celular, liberando as vesículas contendo o neurotransmissor (N). 4) As vesículas se fundem à membrana pré-sináptica e o neurotransmissor é liberado na fenda sináptica. 5) O neurotransmissor interage com seus receptores específicos.

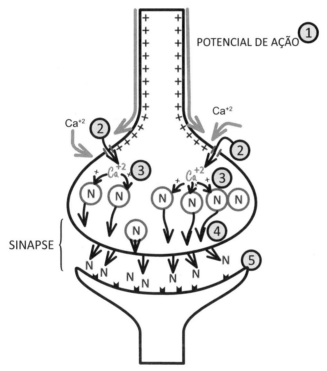

Fonte: Proposta do autor.

## NEUROTRANSMISSÃO COLINÉRGICA

Como já foi discutido anteriormente, o principal neurotransmissor da transmissão colinérgica é a Acetilcolina (Ach). A Ach é sintetizada nas terminações nervosas pela enzima Colina Acetiltransferase (CAT), como mostra a figura 4.3.

**FIGURA 4.3: Eventos simplificados do metabolismo neuronal da Ach e transmissão colinérgica.**
**NOTA: Ach = Acetilcolina; CAT = Colina Acetiltransferase; AchE = Acetilcolinesterase.**

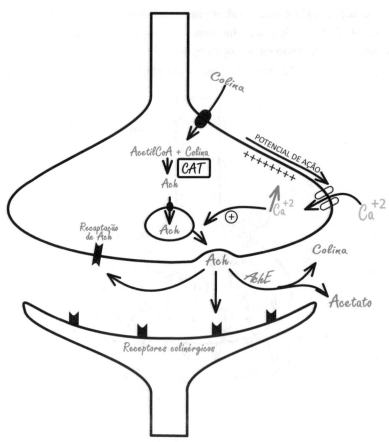

Fonte: Proposta do autor.

## Biossíntese da acetilcolina

A acetilcolina é sintetizada a partir do substrato endógeno colina, sendo a enzima Colina Acetiltransferase responsável pela realização da etapa final da síntese da Ach (acetilação da colina com Acetil Coenzima A).

A colina acetiltransferase é sintetizada no pericárion e transportada ao longo do axônio para as terminações nervosas. A Acetil Coenzima A é produzida principalmente pela via glicolítica, sendo o piruvato transformado em Acetil Coenzima A pela enzima piruvato desidrogenase em condições de aerobiose.

A colina é transportada para dentro das terminações nervosas por transporte ativo. Estudos sugerem que o transportador de colina é semelhante aos transportadores de $Na^+$ dependentes de glicose encontrados nas terminações nervosas. A maior parte de colina transportada provém da hidrólise da Ach pela enzima Acetilcolinesterase presente nas fendas sinápticas colinérgicas. A Ach sintetizada é transportada para dentro das vesículas sinápticas por transportadores específicos.

## Degradação da acetilcolina

Logo após ser liberada pelas vesículas, parte da Ach se ligará a seus receptores e parte será degradada pela enzima Acetilcolinesterase (AchE) em acetato e colina livre (figura 4.3).

A AchE realiza a hidrólise da Ach em um tempo inferior a 1 milissegundo. Esse curtíssimo período de tempo de permanência da Ach na fenda sináptica é essencial para garantir a homeostasia interna. Essa degradação é importante, pois enquanto existir Ach na fenda sináptica os receptores serão ativados, provocando efeitos indesejáveis (p. ex., hipotensão) e o fenômeno de dessenssibilização.

A inibição da enzima AchE acarreta um aumento da concentração de Ach nas fendas sinápticas, acentuando seus efeitos nos órgãos efetores. Os inibidores da AchE (p. ex., neostigmina) são muito utilizados para o tratamento da *Miastenia gravis*, uma doença autoimune em que os receptores nicotínicos musculares são bloqueados por anticorpos específicos.

## Armazenamento e liberação de acetilcolina

A Ach é armazenada nas vesículas por transporte ativo mediado por transportadores específicos. Sabe-se que cada vesícula possui entre 1.000 e 50.000 moléculas de Ach e que cada neurônio motor possui cerca de 300.000 ou mais vesículas em seus terminais axônicos.

A liberação de Ach ocorre através do processo de exocitose, em que a vesícula se funde à membrana pré-sináptica e libera seu conteúdo na fenda. Esse processo é dependente de $Ca^{+2}$, pois o cálcio é responsável pela quebra da ligação da vesícula ao citoesqueleto celular.

A toxina botulínica liberada pela bactéria *Clostridium botulinum* inibe a exocitose de vesículas de neurônios colinérgicos resultando em uma depleção do nível de Ach na fenda sináptica, reduzindo, consequentemente, as ações desse neurotransmissor nos órgãos efetores. Essa toxina é o princípio ativo do medicamento Botox®, utilizado na medicina estética para remoção de alterações cutâneas, principalmente rugas faciais. Acredita-se que as rugas são formadas pelo excesso de contração da musculatura esquelética facial. A administração da toxina botulínica leva a um relaxamento da musculatura, pois a Ach é o neurotransmissor responsável pela contração da musculatura esquelética, diminuindo assim as rugas faciais.

## Receptores colinérgicos

As respostas fisiológicas da Ach nos órgãos efetores são devidas à sua interação com receptores específicos. Os efeitos observados nos órgãos autônomos não estão diretamente relacionados com o neurotransmissor, e sim com seus receptores. Por exemplo, a Ach pode estimular a contração da musculatura lisa pelo fato de se ligar aos receptores muscarínicos do subtipo M3. Porém, a Ach também provoca relaxamento da musculatura cardíaca pela interação com receptores muscarínicos do subtipo M2.

Henry Dale observou que certos alcaloides naturais atuavam como agonistas dos receptores de Ach. Dale constatou que o alcaloide nicotina ativava receptores de Ach presentes na musculatura esquelética e gânglios autônomos; esses receptores foram denominados receptores nicotínicos.

Dale observou também que o alcaloide muscarina ativava os receptores de Ach; a diferença é que esses receptores, denominados receptores muscarínicos, localizam-se na musculatura lisa, nos nervos e no coração. As características dos tipos e subtipos de receptores colinérgicos estão demonstradas na tabela 4.2.

## Receptores nicotínicos

Os receptores nicotínicos pertencem à classe dos receptores ionotrópicos. São encontrados principalmente na placa motora da musculatura esquelética, nos gânglios autônomos e na glândula suprarrenal, sendo diferenciados como receptores nicotínicos musculares (Nm) e receptores nicotínicos neuronais periféricos (Nn), respectivamente.

O mecanismo de transdução de sinal dos receptores nicotínicos se inicia com a ligação do agonista (p. ex., Ach) ao receptor. Após a ligação do agonista, o receptor muda sua conformação passando do estado fechado para o estado aberto, possibilitando um rápido influxo de íons sódio ($Na^+$) para dentro da célula. Em decorrência a isto, a célula é despolarizada e ocorre excitação celular.

Os efeitos decorrentes da excitação celular na musculatura esquelética será a contração muscular. No caso dos gânglios autônomos acarretará a propagação do impulso nervoso no neurônio pós-ganglionar. Já na glândula suprarrenal irá ativar a liberação de catecolaminas, mais precisamente noradrenalina e adrenalina.

## Receptores muscarínicos

Os receptores muscarínicos estão agrupados na classe dos receptores metabotrópicos. Essa classe de receptores é acoplada à proteína G. As respostas fisiológicas observadas nos receptores muscarínicos são mais lentas que as dos receptores nicotínicos. Estudos indicam que essa diferença está relacionada com o mecanismo de transdução de sinal realizado pelos receptores.

**Tabela 4.2: Características gerais dos tipos e subtipos de receptores colinérgicos.**

| Receptor | Tecido | Resposta | Mecanismo intracelular |
|---|---|---|---|
| Nicotínico Muscular (Nm) | Junção neuromuscular (JNM) | Despolarização e ativação do neurônio pós-ganglionar; despolarização e liberação de catecolaminas | Abertura de canais de sódio; rápido influxo de sódio para dentro da célula; despolarização celular |
| Nicotínico neuronal periférico (Nn) | Gânglios autonomos; medula suprarrenal | Despolarização das células musculares e contração da musculatura esquelética | Abertura de canais de sodio; rapido influxo de sódio para dentro da célula; despolarização celular |
| Muscarínico | | | |
| M1 | Nervos | Despolarização | Ativação da PG; estimulação da PLC; formação de IP3 e DAG; aumento de cálcio intracelular |

| | | | |
|---|---|---|---|
| M2 | Coração | Diminuição das atividades cardíacas | Ativação da PG; abertura de canais de potássio; efluxo de potássio; hiperpolarização; inibição celular |
| M3 | Musculatura lisa Endotélio Vascular Glândulas secretoras | Contração Dilatação dos vasos Aumento da secreção | Ativação da PG; estimulação da PLC; formação de IP3 e DAG; aumento de cálcio intracelular |
| M4 | ---- | ---- | Ativação da PG; abertura de canais de potássio; efluxo de potássio; hiperpolarização; inibição celular |
| M5 | SNC* | ---- | Ativação da PG; estimulação da PLC; formação de IP3 e DAG; aumento de cálcio intracelular |

\* O SNC contém todos os tipos de receptores muscarínicos.

NOTA: PG = Proteína G; DAG = Diacilglicerol; PLC = Fosfolipase C

**Fonte:** Proposta do autor.

Estudos com clonagem molecular caracterizaram cinco subtipos diferentes de receptores muscarínicos (M1 a M5). Os receptores M1 são encontrados principalmente nos gânglios autônomos; os receptores M3 e M4 se localizam nos músculos lisos e glândulas secretoras e os receptores M2 estão presentes principalmente no miocárdio. A localização do subtipo M5 não está totalmente esclarecida, mas sabe-se que pode estar relacionada com as regiões do SNC. Especula-se que receptores muscarínicos do subtipo M2 também possam estar presentes nas membranas pré-sinápticas dos neurônios autônomos.

Todos os receptores muscarínicos são acoplados à proteína G. Os subtipos M1, M3 e M5 ativam a proteína G (Gs) com subsequente ativação da enzima Fosfolipase C. A fosfolipase C realiza a hidrólise dos fosfolipídios de membrana resultando na liberação de Inositol-1,4,5-Trifosfato (IP3). O IP3 liberado ativa canais de $Ca^{+2}$ na membrana do retículo sarcoplasmático (retículo endoplasmático liso) liberando $Ca^{+2}$ intracelular. Os efeitos celulares são os dependentes de $Ca^{+2}$, como contração muscular e secreção glandular.

Um outro produto formado pela reação da enzima fosfolipase C é o Diacilglicerol (DAG), que promove a ativação da proteinocinase C (calmodulina). Porém, esse processo não é farmacologicamente importante. Do ponto de vista fisiológico, o DAG é importante para o mecanismo de relaxamento da musculatura endotelial. O DAG ativa a enzima óxido nítrico sintetase, que sintetiza óxido nítrico, um potente vasodilatador.

Receptores muscarínicos do subtipo M2 e M4, quando desencadeados por um agonista, ativam um outro tipo de proteína G que abre diretamente canais de $K^+$ na membrana plasmática. Essa ativação leva a um maciço efluxo de $K^+$ para fora da célula, ocasionando uma hiperpolarização e consequente inibição celular.

## Transmissão adrenérgica

A noradrenalina é o neurotransmissor liberado pelas terminações nervosas dos neurônios pós-ganglionares do sistema nervoso simpático. Ela faz parte do grupo de substâncias denominadas catecolaminas. As principais catecolaminas estão representadas na figura 4.4. A estrutura química das catecolaminas compreende um anel catecol e uma cadeia lateral contendo o grupamento amina.

Vários fármacos atuam na transmissão adrenérgica com o objetivo de inibi-la ou estimulá-la. Por exemplo, o propranolol é um antagonista dos receptores β-adrenérgicos, inibindo assim as ações da noradrenalina nesses receptores.

**FIGURA 4.4: Estrutura química das catecolaminas endógenas. O grupamento catecol compreende um anel aromático com um grupo susbtituinte hidroxila.**

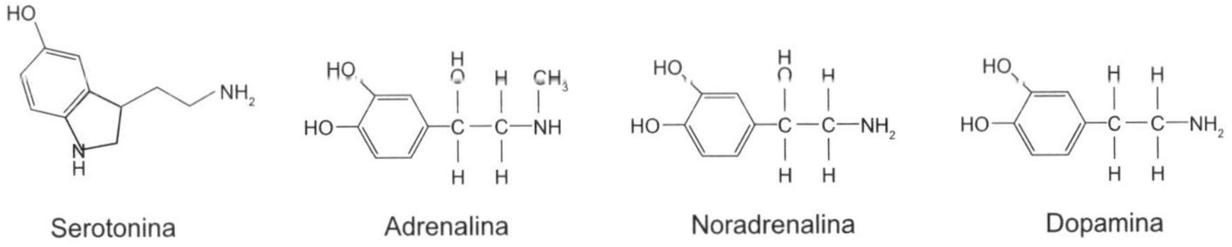

| Serotonina | Adrenalina | Noradrenalina | Dopamina |

Fonte: Proposta do autor.

## Síntese de noradrenalina

A síntese de noradrenalina, como mostra a figura 4.5, ocorre em várias etapas e são necessárias três enzimas para a catalisação das reações.

O precursor da síntese de noradrenalina é o aminoácido tirosina, que está presente nos líquidos corporais. A tirosina é levada para dentro dos neurônios por transportadores específicos. A enzima tirosina hidroxilase catalisa a primeira etapa para a síntese de noradrenalina. A tirosina hidroxilase é responsável pela hidroxilação do anel catecol, formando a diidroxifenilalamina (DOPA). Essa etapa na síntese de noradrenalina é a etapa limitante para o processo, sendo a tirosina hidroxilase inibida pela noradrenalina por retroalimentação negativa.

A DOPA sofre uma a-descarboxilação pela DOPA descarboxilase, gerando a dopamina, que também é uma catecolamina. Todo esse processo ocorre no axoplasma neuronal, sendo essas enzimas encontradas no citosol dos neurônios.

A noradrenalina é formada a partir da dopamina pela ação da enzima Dopamina β-hidroxilase, uma enzima presente nas vesículas sinápticas. Ou seja, a noradrenalina é formada dentro da vesícula sináptica, sendo necessário o transporte de dopamina para dentro das vesículas. A dopamina β-hidroxilase é inibida pelo fármaco dissulfiram, que é usado para tratamento do alcoolismo. O efeito da inibição da Dopamina β-hidroxilase é uma depleção das reservas de noradrenalina nas vesículas, resultando assim na diminuição dos efeitos simpáticos no organismo.

Uma enzima presente na medula suprarrenal, denominada feniletanolamina-N-metil transferase (PNMT), catalisa a conversão da noradrenalina em adrenalina devido a uma N-metilação na cadeia lateral da noradrenalina.

**FIGURA 4.5: Síntese de noradrenalina e demais catecolaminas.**

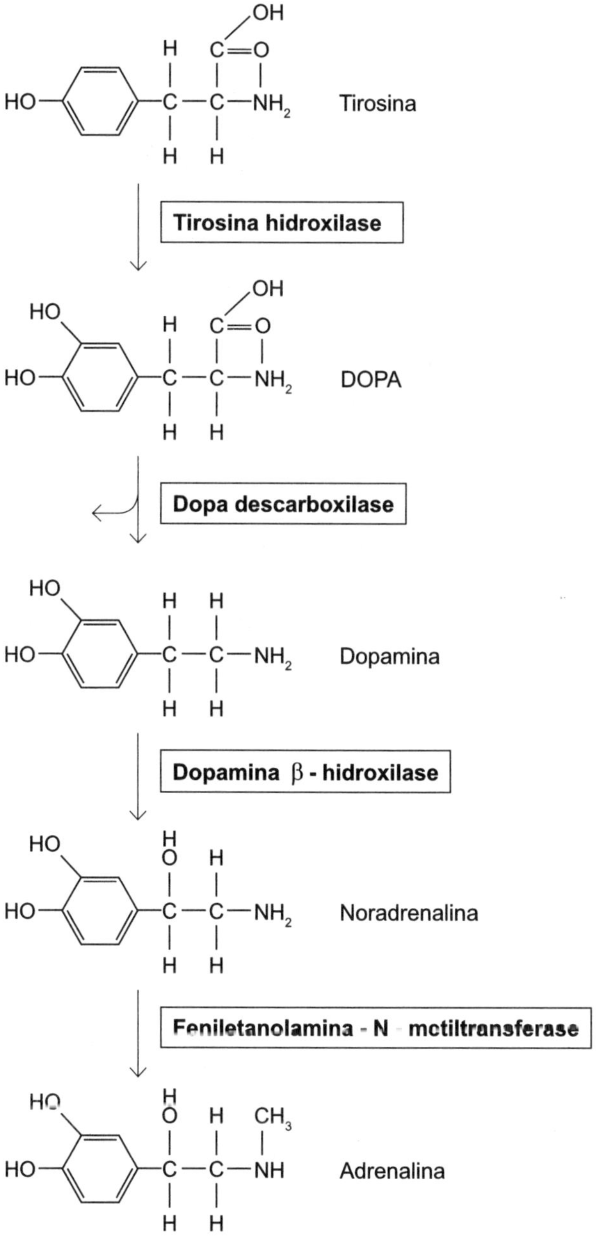

Fonte: Proposta do autor.

## Armazenamento de catecolaminas

As catecolaminas (figura 4.4) são armazenadas nas vesículas sinápticas. São transferidas por transportadores inespecíficos para dentro das vesículas. A reserpina é um fármaco que inativa esses transportadores inespecíficos, diminuindo a liberação de catecolaminas na periferia e no SNC. Esse efeito é corroborado pela hipotensão provocada após a administração intravenosa de reserpina, que diminui o tônus simpático.

Na membrana pré-sináptica neuronal estão presentes transportadores ativos que recaptam as catecolaminas liberadas na fenda sináptica para dentro do axoplasma. Esses transportadores pré-sinápticos são alvos de muitos fármacos, como a imipramina, por exemplo. A imipramina é um fármaco da classe dos antidepressivos tricíclicos que bloqueia os transportadores de catecolaminas. Isso, consequentemente, provoca uma alta concentração dessas catecolaminas na fenda sináptica.

## Liberação das catecolaminas

As catecolaminas (exceto a adrenalina) são liberadas pelos neurônios pelo mesmo mecanismo de liberação da Ach. Ou seja, é necessário que ocorra a despolarização neuronal levando à abertura de canais de $Na^+$ ativados por voltagens presentes no axônio. Canais de $Ca^{+2}$ ativados por voltagem (principalmente do tipo N) são abertos nos terminais axônicos, resultando em um influxo de $Ca^{+2}$. O $Ca^{+2}$ ativa uma enzima citoplasmática denominada CAM/quinase II, que cliva a proteína sinapsina pertencente ao citoesqueleto neuronal. As vesículas livres do citoesqueleto se fundem à membrana pré-sináptica pela interação das proteínas VAMP e SNAP (ver anteriormente), liberando a catecolamina na fenda sináptica. A adrenalina é liberada pelas células cromafínicas da medula suprarrenal. Essa liberação ocorre devido à interação da Ach com seu receptor nicotínico presente nessas células, gerando uma despolarização. Essa despolarização ativa canais de $Ca^{+2}$ dependentes de voltagem nessas células. O $Ca^{+2}$ promove indiretamente a liberação de adrenalina para a corrente sanguínea.

## Degradação das catecolaminas

A degradação das catecolaminas é realizada por duas enzimas principais: monoamino oxidase (MAO) e catecol-o-metil transferase (COMT). Porém, a ad-

FARMACOLOGIA HUMANA BÁSICA

ministração das concentrações das catecolaminas nas fendas sinápticas está diretamente relacionada com sua recaptação pré-sináptica. Estudos clínicos observaram que a inibição dos transportadores pré-sinápticos leva a uma maior concentração das catecolaminas comparando-se com a inibição da MAO e COMT.

A MAO está presente em todos os órgãos do corpo, porém é mais concentrada nas terminações nervosas. Já a COMT não é encontrada nas terminações nervosas: é predominante na circulação sanguínea, metabolizando catecolaminas endógenas circulantes (p. ex., adrenalina).

Foram identificados dois tipos de MAO por clonagem molecular: MAO-A e MAO-B. Ambas as enzimas são encontradas abundantemente no SNC e nas terminações nervosas periféricas. Os inibidores da MAO provocam um aumento das catecolaminas nas terminações nervosas e são utilizados para o tratamento da doença de Parkinson e depressão mental. Porém, na maioria das vezes são usados como adjuvantes no tratamento dessas doenças, pois a inibição da MAO não aumenta a concentração de catecolaminas o suficiente para uma eficácia terapêutica significativa se utilizados sozinhos.

A COMT é responsável pela biotransformação (degradação) principalmente da adrenalina liberada pelas células cromafins da medula suprarrenal e noradrenalina que eventualmente caia na corrente sanguínea após sua liberação neuronal. A inibição da COMT não acarreta efeitos farmacologicamente consideráveis.

## Receptores adrenérgicos

Os receptores adrenérgicos são classificados em dois grupos principais: receptores β-adrenérgicos e receptores α-adrenérgicos, sendo os receptores α-adrenérgicos mais suscetíveis à ação da noradrenalina do que a adrenalina. Já os receptores β-adrenérgicos são mais seletivos à ação da adrenalina do que da noradrenalina. Porém, todos os receptores adrenérgicos são ativados pela noradrenalina e adrenalina, mas com intensidades diferentes. A tabela 4.3 mostra as características gerais dos receptores adrenérgicos.

Estudos de clonagem molecular concluíram que todos os receptores adrenérgicos pertencem à classe de receptores metabotrópicos, que são acoplados à superfamília da Proteína G.

**Tabela 4.3: Características gerais dos tipos e subtipos de receptores adrenérgicos.**

| Receptor* | Tecido | Resposta | Mecanismo intracelular |
|---|---|---|---|
| $\alpha_1$ | Vasos sanguíneos Brônquios | Constrição Constrição | Ativação da PCL; aumento de IP3 e DAG; Aumento da concentração de cálcio intracelular |
| $\alpha_2$ | Terminações nervosas | Diminui liberação de neurotransmissores | Diminuição de AMPc; abertura de canais de potássio; hiperpolarização e inibição celular |
| $\beta_1$ | Coração | Taquicardia | Ativação da Adenilato Ciclase; aumento de AMPc; ativação da PKA; abertura de canais de cálcio** |
| $\beta_2$ | Brônquios | Dilatação, relaxamento | Ativação da Adenilato Ciclase; aumento de AMPc; ativação da PKA; abertura de canais de potássio |
| $\beta_3$ | Tecido adiposo | Lipólise | Ativação da Adenilato Ciclase; aumento de AMPc; ativação da PKA; abertura de canais de potássio |

*Todos os receptores adrenérgicos são do tipo metabotrópico, ativando assim a proteína G (não mostrada no mecanismo intracelular).

** Estudos indicam que a proteína G também pode ativar diretamente os canais de cálcio na membrana celular.

NOTA: PCL = Fosfolipase C; DAG = Diacilglicerol; IP3 = Inositol-1,4,5-trifosfato; PKA = Proteínaquinase A.

Fonte: Proposta do autor.

## Receptores α-adrenérgicos

Os receptores α-adrenérgicos são divididos em dois subtipos principais: $\alpha_1$ e $\alpha_2$. Os receptores α-adrenérgicos estão localizados principalmente na musculatura lisa vascular e no miocárdio. Os receptores $\alpha_2$-adrenérgicos são localizados principalmente nas terminações nervosas, ilhotas pancreáticas e plaquetas (tabela 4.3).

FARMACOLOGIA HUMANA BÁSICA

O mecanismo de transdução de sinal dos receptores α-adrenérgicos são bem distintos em relação aos subtipos $\alpha_1$ e $\alpha_2$. Os receptores $\alpha_1$ ativam a proteína G, que ativa a enzima citoplasmática Fosfolipase C. Essa enzima cliva os fosfolipídios de membrana, gerando IP3 e DAG. O IP3 ativa canais de $Ca^{+2}$ localizados na membrana do retículo sarcoplasmático celular, aumentando a concentração de $Ca^{+2}$ intracelular. Os efeitos decorrentes da ativação dos receptores $\alpha_1$ são relacionados com as funções celulares dependentes de $Ca^{+2}$. Para os vasos sanguíneos, o efeito é a contração da musculatura lisa vascular, que pode elevar a pressão arterial. Os receptores $\alpha_1$ são alvos dos descongestionantes nasais, pois esses fármacos são agonistas dos receptores $\alpha_1$, ocasionando uma vasoconstrição local e diminuição do edema produzido por uma alergia, por exemplo. Os fármacos que alteram as funções simpáticas serão discutidos mais adiante.

Os receptores $\alpha_2$-adrenérgicos, quando ativados por um agonista, promovem a ativação da proteína G (tipo Gi), que abre diretamente canais de $K^+$ na membrana celular, promovendo hiperpolarização e consequente inibição celular. Receptores $\alpha_2$-adrenérgicos também podem ativar um outro tipo de proteína G (Go) que inibe canais de $Ca^{+2}$ dependentes de voltagem (tipos L e N). O efeito farmacológico observado nos neurônios adrenérgicos pela administração de um agonista $\alpha_2$ (p. ex., clonidina) é a diminuição acentuada na liberação de noradrenalina. Em consequência, as funções simpáticas do organismo tendem a diminuir.

## Receptores β-adrenérgicos

São conhecidos atualmente três subtipos de receptores β-adrenérgicos ($\beta_1$, $\beta_2$ e $\beta_3$). Todos os receptores β-adrenérgicos estimulam a proteína G (Gs), que ativa a enzima citoplasmática Adenilato Ciclase. Esse mecanismo acarreta uma alta concentração de AMPc intracelular. Os receptores $\beta_1$ se encontram principalmente no coração, onde, mediante sua ativação, promovem efeitos cronotrópicos e inotrópicos positivos. Esse fato se deve à fosforilação da troponina mediante a proteinaquinase A ativada pelo AMPc. Porém, estudos indicam que a Gs pode ativar diretamente canais de $Ca^{+2}$ na membrana celular, elevando assim a concentração de $Ca^{+2}$ intracelular e induzindo a contração cardíaca.

Receptores $\beta_2$ e $\beta_3$ promovem uma hiperpolarização celular devido à ativação de canais de $K^+$ pela proteinaquinase A, resultando em uma saída maciça de $K^+$ da célula. Os receptores $\beta_2$ são encontrados principalmente na musculatura lisa brônquica e gastrintestinal. Já os receptores $\beta_3$ são encontrados principalmente nos tecidos adiposos, promovendo a lipólise.

## Outros transmissores autônomos

Existem substâncias presentes nas terminações nervosas que medeiam atividades autônomas (tabela 4.4). Essas substâncias, como eicosanoides, óxido nítrico (NO), peptídeos, 5-hidroxitriptamina (5-HT; serotonina), GABA e dopamina, exercem ações significativas nos órgãos autônomos e são liberadas pelos neurônios pós-ganglionares autônomos. Os eicosanoides, como as prostaglandinas, são fundamentais para o controle da secreção gástrica e possivelmente são liberados pelos neurônios entéricos. Outras substâncias, como a substância P, estão relacionadas com a propagação do impulso doloroso através de Nocirceptores (receptores da dor) para o SNC. O óxido nítrico possui um papel muito importante na vasodilatação, sendo ele um potente agente vasodilatador liberado pelos neurônios e células endoteliais vasculares.

**Tabela 4.4: Lista dos principais transmissores autonômicos, assim como suas localizações e efeitos.**

| Transmissor | Localização | Efeito |
|---|---|---|
| ATP | Neurônios simpáticos pós-ganglionares | Despolarização rápida |
| GABA, 5-HT | Neurônios entéricos | Reflexo peristáltico |
| Dopamina | Alguns neurônios simpáticos (rins) | Vasodilatação |
| Óxido nítrico | Nervos gástricos; nervos pélvicos | Enchimento gástrico; ereção |
| Substância P | Corno dorsal da medula espinhal | Propagação do impulso doloroso |

**Fonte:** Proposta do autor.

# REFERÊNCIAS BIBLIOGRÁFICAS

BURSTEIN, T. A. et al. Pharmacology of muscarinic receptor subtypes constitutively activated by G proteins. *Molecular Pharmacology*, v. 51, 1997. p. 312-319.

CINGOLANI, E. Horácio.; HOUSSAY, B. Alberto & Cols. *Fisiologia humana de Houssay*. Porto Alegre: Artmed, 2004.

DANI, J. A.; De BIASI, M. Cellular mechanisms of nicotine addiction. *Pharmacol Biochem Behav.*, v. 70, 2001. p. 439-446.

DAVIS, Andrew; BLAKELEY, G. H. Asa.; KIDD, Cecil. *Fisiologia humana*. Porto Alegre: Artmed, 2002.

DIANNE M. Perez. Structure–function of $\alpha_1$-adrenergic receptors. *Biochemical Pharmacology*, v. 73, 2007. p. 1051-1062.

ENRIQUEZ-DE-SALAMANCA, Amália; CALONGE, Margarita. Muscarinic receptors in the ocular surface. *Current Opinion in Allergy & Clinical Immunology,* v. 6, 2006. p. 379-382.

GUYTON, C. Arthur. *Fisiologia humana*. Rio de Janeiro: Guanabara Koogan, 1988.

HARDENS, T. Kendall. et al. Agonist-induced alteration in the membrane form of muscarinic colinergic receptors. *J. Biol. Chem.,* v. 260, 1985. p. 13060-13066.

HARDMAN, Joel G.; LIMBIRD, Lee E.; GILMAN, Alfred Goodman. *As bases farmacológicas da terapêutica.* Rio de Janeiro: Mc Graw-Hill, 2003.

ISHII, Masaru; KURACHI, Yoshihisa. Muscarinic acetylcholine receptors. *Current Pharmaceutical Design,* v. 12, 2006. p. 3573-3581.

JACOB, Leonard S. *Farmacologia: national medical series para estudo independente*. Rio de Janeiro: Guanabara Koogan, 1998.

*4. Neurotransmissão do sistema nervoso periférico*

JOHN D. ALTMAN. et al. Abnormal regulation of the sympathetic nervous system in a2A-Adrenergic receptor knockout mice. *Molecular Pharmacology*, v. 56, 1999. p. 154-161.

KATZUNG, Bertram G. *Farmacologia básica e clínica*. Rio de Janeiro: Guanabara Koogan, 2005.

KENDALL HARDEN, T. et al. Agonist-induced alteration in the membrane form of muscarinic cholinergic receptor. *The journal of biological chemistry*, v. 260, 1985. p. 13060-13066.

KOROLKOVAS, A.; BURCKHALTER, H. Joseph. *Química farmacêutica*. Rio de Janeiro: Guanabara Koogan, 1988.

NELSON, L. David.; COX, M. Michael. *Princípios de bioquímica*. São Paulo: Sarvier, 2002.

PAUL M. VANHOUTTE. Inhibition by acetylcholine of adrenergic neurotransmission in vascular smooth muscle. *Circ. Res.,* v. 34, 1974. p. 317-326.

RANG, H. P.; DALE, M. M.; RITTER, J. M. *Farmacologia*. Rio de Janeiro: Guanabara Koogan, 2001.

ROBERT A. BUCCINO. et al. *Direct positive inotropic effect of acetylcholine on myocardium. Circ. Res.*, v. 19, 1966. p. 1097-1108.

SANDERS, K. M.; WARD, S. M. Nitric oxide as a mediator of nonadrenergic noncholinergic neurotransmission. *Am. J. Physiol. Gastrointest. Liver Physiol.*, v. 262, 1992. p. 379-392.

SCOTT K. Gibson; ALFRED G. Gilman. Gi{alpha} and G{beta} subunits both define selectivity of G protein activation by{alpha}2-adrenergic receptors. *PNAS*, v. 103, 2006. p. 212–217.

WILSON, W. Rowe. et al. Facilitation of acetylcholine release and cognitive performance by an M-muscarinic receptor antagonist in aged memory-impaired rats. *The Journal of Neuroscience*, v. 15, 1995. p. 1455-1462.

WEI-ZHONG ZHU. et al. Heterodimerization of ß1- and ß2-adrenergic receptor subtypes optimizes ß-adrenergic modulation of cardiac contractility. *Circ. Res.*, v. 97, 2005. p. 244-251.

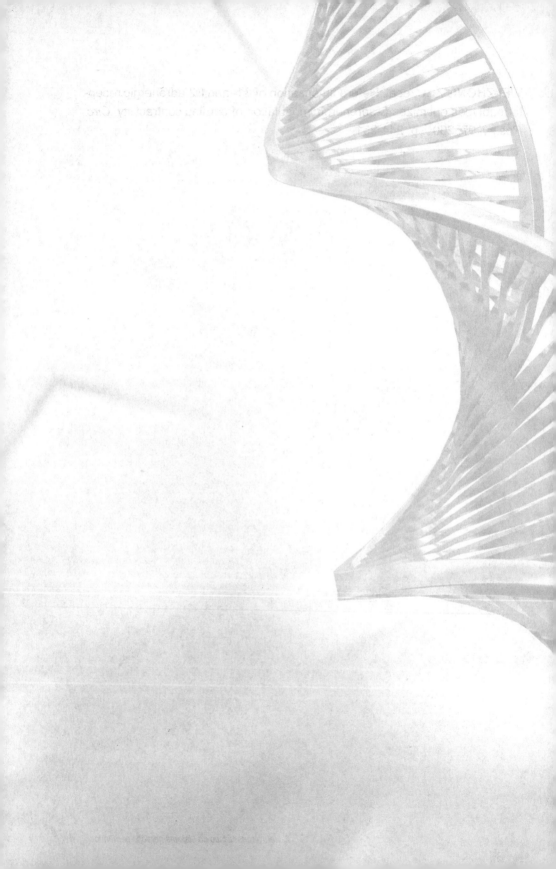

# 5. AGONISTAS DOS RECEPTORES COLINÉRGICOS

Fármacos agonistas dos receptores colinérgicos mimetizam as ações da Acetilcolina (Ach), ligando-se a seus receptores ou aumentado a concentração de Ach nas fendas sinápticas pela inibição de sua degradação (fármacos anticolinesterásicos). Os fármacos anticolinesterásicos serão estudados no próximo capítulo.

Nesse capítulo tratamos dos fármacos colinomiméticos de ação direta, ou seja, os fármacos que ativam diretamente os receptores colinérgicos (nicotínicos e muscarínicos). Para entendermos os efeitos provocados por esses fármacos é indispensável o conhecimento dos efeitos mediados pela Ach no organismo, já que os fármacos mimetizam suas ações.

## Acetilcolina

A Ach é o principal neurotransmissor liberado pelas terminações nervosas parassimpáticas e por neurônios colinérgicos presentes no SNC. Suas ações dependem dos tipos de receptor em que se liga, sendo esses amplamente distribuídos pelo organismo. Os tipos e subtipos de receptor colinérgico, assim como suas ações, já foram citados no capítulo anterior.

A Ach não possui aplicações terapêuticas devido ao fato de ser rapidamente hidrolisada pela acetilcolinesterase (AchE) e pela butirilcolinesterase plasmática, não conseguindo chegar a seus locais de ação em concentrações adequadas para exercer um efeito farmacológico. Porém, vários fármacos naturais e sintéticos mimetizam suas ações, sendo esses fármacos mais resistentes à hidrólise pela AchE do que a acetilcolina.

## EFEITOS DA ACETILCOLINA

### Efeitos no trato gastrintestinal e urinário

O efeito parassimpático no trato gastrintestinal é o aumento do tônus muscular liso mediante a ativação de receptores muscarínicos do tipo M3, aumentando o peristaltismo gástrico e intestinal e o relaxamento do esfíncter esofágico. Ocorre também um aumento da atividade das glândulas parótidas, sublingual e submandibular levando ao processo de salivação. As células parietais contêm receptores M3 em suas superfícies que, quando ativados pela Ach, induzem a célula a secretar ácido clorídrico.

A estimulação parassimpática derivada dos segmentos sacrais promovem a contração do músculo detrusor da bexiga, levando a um aumento da peristalse uretral e ao consequente esvaziamento da bexiga.

## Efeitos respiratórios

Receptores do subtipo M3 estão presentes na musculatura lisa da árvore brônquica. Com a ativação desses receptores pela Ach, a musculatura lisa brônquica tende a contrair-se, além de estimular a secreção de muco para a luz brônquica.

## Efeitos cardiovasculares

Os efeitos cardiovasculares observados após a liberação de Ach são: (1) efeito cronotrópico negativo, (2) efeito inotrópico negativo, (3) efeito dromotrópico negativo e (4) vasodilatação.

A vasodilatação provocada pela Ach está relacionada com sua ligação aos receptores M3. Os receptores M3 localizados nas células endoteliais, quando ativados, estimulam a célula a liberar óxido nítrico, o qual se difunde para a vizinhança provocando vasodilatação. Outro mecanismo provável que resulta em vasodilatação é a ligação da Ach com receptores M2 localizados nas terminações nervosas simpáticas, provocando diminuição na liberação de catecolaminas responsáveis pela vasoconstrição.

A Ach exerce suas ações no miocárdio principalmente por sua ligação a receptores M2 localizados no nodo sinoatrial (SA), fibras de Purkinje e nodo atrioventricular (AV). A alta permeabilidade ao $K^+$ induzida pela ativação dos receptores M2 provoca uma hiperpolarização celular e a consequente diminuição das funções cardíacas, ou seja, diminuição da contratilidade (inotropismo negativo), diminuição da frequência cardíaca (cronotropismo negativo) e diminuição da velocidade de condução do impulso nervoso (dromotropismo negativo). Além desses mecanismos diretos, a Ach também inibe a liberação de noradrenalina pelos neurônios simpáticos cardíacos via receptores M2.

## Efeitos musculares esqueléticos

A Ach é o principal neurotransmissor responsável pela contração da musculatura esquelética. Essa contração é mediada por receptores nicotínicos musculares, que são da família dos receptores ionotrópicos. A ativação dos receptores nicotínicos provoca um influxo maciço de $Na^+$ para dentro da célula, com consequente despolarização e contração muscular.

## Agonistas colinérgicos de ação direta

Dale descobriu através de experimentos que um alcaloide denominado muscarina ativava receptores específicos da Ach, receptores esses denominados muscarínicos. Porém, Dale notou que a muscarina não provocava efeitos na musculatura esquelética; foi então que se descobriu outro alcaloide denominado nicotina. Observou-se que a nicotina ativava receptores localizados na musculatura esquelética, provocando sua contração. Mas também se observou que a nicotina ativava outros receptores localizados nos gânglios autônomos, provocando aumento da propagação dos impulsos nervosos dos neurônios pós-ganglionares.

Como já citamos anteriormente, nesse capítulo tratamos dos fármacos colinomiméticos de ação direta, ou seja, fármacos que ativam diretamente os receptores de Ach. Os fármacos colinomiméticos de ação direta podem ser classificados em Ésteres de colina e Alcaloides naturais. Todos os ésteres de colina são muito semelhantes à Ach, com pequenas alterações funcionais que lhe conferem maior resistência à hidrólise realizada pela Acetilcolinesterase e melhor absorção através da mucosa gastrintestinal.

### Estrutura

Os ésteres de colina são compostos por grupamentos amônios quaternários carregados positivamente. Essas características os tornam muito pouco solúveis em lipídeos com consequente diminuição de suas ações no SNC devido à presença da barreira hematoencefálica. Por outro lado, os ésteres de colina são menos tóxicos devido à baixa lipossolubilidade, justamente pelo fato de não ultrapassarem a barreira hematoencefálica facilmente.

### Farmacocinética

A absorção dos ésteres de colina é bastante irregular, sendo todos metabolizados na mucosa intestinal, diminuindo assim sua biodisponibilidade oral. Por serem carregados positivamente, os ésteres de colina não apresentam boa distribuição no SNC devido à presença da barreira hematoencefálica.

Os ésteres do acido carbâmico, como o carbacol e betanecol, são extremamente resistentes a hidrólise pelas colinesterases, portanto, persistem por mais tempo no organismo. O betanecol possui atividades muscarínicas, enquanto o carbacol é mais seletivo para receptores nicotínicos ganglionares, como mostra a tabela 5.1. A metacolina possui ações predominantemente muscarínicas, sendo menos metabolizada pela AchE em relação à acetilcolina.

**Tabela 5.1: Algumas características dos ésteres de colina.**

| Fármaco | Taxa de hidrólise | Ação muscarínica | Ação nicotínica |
|---|---|---|---|
| Cloreto de acetilcolina | Muito Alta | Seletivo | Seletivo |
| Cloreto de metacolina | Muito Baixa | Muito Seletivo | Não possui |
| Cloreto de carbacol | Desprezível | Pouco Seletivo | Seletivo |
| Cloreto de betanecol | Desprezível | Pouco Seletivo | Não possui |

Fonte: Proposta do autor.

Os alcaloides naturais ativam os dois tipos de receptor colinérgico. A muscarina é seletiva para os receptores muscarínicos e não é utilizada clinicamente; apenas em estudos experimentais.

A oxotremorina é um potente agonista muscarínico, porém, é um composto sintético. A pilocarpina (Pilocarpina®) é o alcaloide mais utilizado clinicamente e possui ações muscarínicas. É usado como agente miótico e antiglaucoma.

## Mecanismo de ação

O mecanismo de ação dos fármacos colinomiméticos de ação direta corresponde, em sua ligação direta, aos receptores colinérgicos, mimetizando os efeitos da Ach nos órgãos efetores. Alguns fármacos são mais seletivos conforme o tipo de receptor colinérgico. A muscarina e a pilocarpina são fármacos seletivos para os receptores muscarínicos, sendo a nicotina e a lobelina seletivos para os receptores nicotínicos.

# PROPRIEDADES FARMACOLÓGICAS

Algumas propriedades farmacológicas dos agonistas colinérgicos estão apresentadas na tabela 5.2.

**Tabela 5.2: Efeitos dos fármacos colinomiméticos em alguns órgãos.**

| Órgão | Resposta |
|---|---|
| Olho | Contração do músculo esfíncter da íris; contração para visão de perto |
| Coração | Inotropismo, cronotropismo e dromotropismo negativos |
| Vasos sanguíneos | Dilatação (mediante óxido nítrico) |
| Pulmão | Broncoconstrição |
| Trato gastrintestinal | Aumento da motilidade; relaxamento dos esfíncteres e estimulação das glândulas secretoras |
| Glândulas exócrinas | Secreção |
| Bexiga | Contração do músculo detrusor e relaxamento do esfíncter |

Fonte: Proposta do autor.

## Trato gastrintestinal

Os agonistas colinérgicos aumentam a motilidade intestinal e a secreção gástrica devido a suas ações muscarínicas (M3 e M1). Podem aumentar a motilidade a ponto de produzir espasmos intestinais (cólicas abdominais). A secreção salivar também aumenta com a administração dos agonistas colinérgicos.

## Sistema respiratório

Observa-se um aumento da secreção de muco pelas células da árvore brônquica e uma considerável contração muscular lisa brônquica e traqueolar. Sendo assim, tais fármacos são contraindicados para pessoas que possuem asma brônquica ou bronquite.

## Olho

O principal fármaco colinomimético utilizado para uso oftálmico é a pilocarpina. A pilocarpina provoca, mediante ativação de receptores M3, a contrição dos músculos da pupila (miose) e do músculo ciliar. Esse provoca um aumento da drenagem de humor aquoso para o canal de Schlemm.

## Trato urinário

Os fármacos colinomiméticos provocam contração do músculo detrusor da bexiga pela ação muscarínica (M3), aumentando a peristalse uretral e o consequente esvaziamento da bexiga.

## Sistema cardiovascular

Os principais efeitos cardíacos provocados pela administração de fármacos colinomiméticos são os efeitos inotrópicos, cronotrópicos e dromotrópicos negativos. Esses efeitos ocorrem pela ativação dos receptores muscarínicos M2 localizados nos nodo AS, AV e nas fibras de Purkinje. Os receptores M2 são receptores metabotrópicos que ativam a proteína G (Gi), que inibe a adenilato ciclase. A proteína G (Gi) ativa canais de $K^+$ localizados na membrana celular, provocando efluxo de $K^+$ e hiperpolarização celular. Essa hiperpolarização fecha os canais de $Ca^{+2}$ ativados por voltagem presentes no miocárdio, relaxando assim a musculatura cardíaca.

A vasodilatação é outro efeito importante observado pela ação agonista colinérgica. O mecanismo é mediado por receptores M3 localizados nas células endoteliais lisas da parede vascular. A ativação dos receptores leva à ativação da enzima óxido nítrico sintetase (NOs), a qual produz óxido nítrico (NO). O NO é um potente vasodilatador endógeno, sendo então difundido para outras células e provocando a sua vasodilatação.

## Glândulas exócrinas

A administração de fármacos colinomiméticos provoca uma diaforese (produção de suor) extrema devido à ativação de receptores M3 localizados nas glândulas sudoríparas. Observam-se também excesso de salivação e alta ativação das glândulas lacrimais.

## Glândula suprarrenal

O excesso de agonista pode levar a um aumento da liberação de catecolaminas da medula suprarrenal, elevando a pressão arterial, pois as catecolaminas liberadas (noradrenalina e adrenalina) produziem forte vaso-constrição e efeitos inotrópicos, cronotrópicos e dromotrópicos positivos no coração. Outro motivo do aumento da pressão arterial é que os agonistas em alta concentração, além de aumentar a secreção de catecolaminas da medu-la suprarrenal, produzem vasodilatação (principalmente veias), aumentando o retorno venoso para o coração e podendo elevar a pressão arterial.

## USOS CLÍNICOS

### Xerostomia

A xerostomia é caracterizada pela diminuição das secreções salivar e lacri-mal, deixando a boca seca e causando dificuldade de deglutição. A xerostomia pode ocorrer após a radioterapia de cabeça e pescoço ou pode ser desencade-ada por reação autoimune. Essa acomete principalmente o sexo feminino.

A pilocarpina está disponível para uso oral na forma de comprimidos para o tratamento da xerostomia. Com a administração da pilocarpina obtém-se um aumento da produção de saliva mediante ação nos receptores M3 locali-zados nas glândulas salivares. Outros agonistas diretos colinérgicos podem ser utilizados, porém observam-se melhores resultados com a pilocarpina.

### Distúrbios urinários

A retenção urinária não obstrutiva constitui a principal indicação para o uso de agonistas colinérgicos. O betanecol encontra-se na forma de com-primidos em solução injetável subcutânea. Usa-se o betanecol por via oral antes das refeições, pois se for utilizado depois podem ocorrer efeitos inde-sejáveis, como náuseas e vômito, devido à ação muscarínica.

O betanecol aumenta as contrações do músculo detrusor da bexiga, aju-dando no esvaziamento em caso de retenção. É contraindicado no caso de retenção urinária obstrutiva, pois pode provocar rompimento da bexiga por alta pressão.

### Distúrbios gastrintestinais

O betanecol é utilizado para o tratamento da atonia, paralisia gástrica ou intestinal, aumentando o tônus intestinal mediante receptores M3. Em caso de retenção intestinal parcial é aconselhável a administração por via oral; porém, se a retenção for completa, utiliza-se a via subcutânea, pois o comprimido não passará para o intestino para ser absorvido.

## Oftalmológicos

A pilocarpina é o fármaco colinomimético de ação direta de escolha para o tratamento do glaucoma de ângulo aberto. A pilocarpina é usada localmente na forma de solução 0,5% - 4,0% diretamente no globo ocular. A ação muscarínica (M3) exercida pela pilocarpina favorece a drenagem do humor aquoso para o canal de Schlemm, diminuindo a pressão intraocular. Alguns fármacos são administrados concomitantemente com a pilocarpina, como os β-bloqueadores e fármacos anticolinesterásicos (ver próximo capítulo), para exercer um efeito aditivo ao tratamento.

## Efeitos adversos

Os efeitos adversos apresentados pelos agonistas colinérgicos são: hipotensão, sudorese intensa, excesso de salivação, cólicas abdominais, náuseas, vômitos e hipersecreção gástrica.

Os efeitos hipotensores ocorrem mediante a ativação dos receptores M2 cardíacos, levando a uma diminuição das funções cardíacas (ver anteriormente). Os demais efeitos são provocados pela ativação dos receptores muscarínicos M3; em doses terapêuticas, poucos desses efeitos adversos são observados, como sudorese e aumento da atividade das glândulas salivares.

É importante ressaltar que tais efeitos são normalmente decorrentes da administração oral e parenteral, sendo que o uso local (oftálmico) raramente leva a uma absorção sistêmica do fármaco.

## Interações medicamentosas

Os agonistas colinérgicos possuem interações medicamentosas com a adrenalina ou outras aminas simpaticomiméticas (mimetizam ação da noradrenalina), provocando antagonismo em locais onde a estimulação simpática e parassimpática exercem efeitos opostos (p. ex., olho). A associação com bloqueadores ganglionares pode levar a uma extrema queda da pressão arterial sistêmica, desencadeando um choque circulatório.

# REFERÊNCIAS BIBLIOGRÁFICAS

BRODY, Theodore M. et al. *Farmacologia humana: da molecular à clínica.* Rio de Janeiro: Guanabara Koogan, 1997.

CINGOLANI, E. Horácio; HOUSSAY, B. Alberto & Cols. *Fisiologia humana de Houssay.* Porto Alegre: Artmed, 2004.

DAVIS, Andrew; BLAKELEY, G. H. Asa.; KIDD, Cecil. *Fisiologia humana.* Porto Alegre: Artmed, 2002.

GUYTON, C. Arthur. *Fisiologia humana.* Rio de Janeiro: Guanabara Koogan, 1988.

HARDENS, T. Kendall.; PETCH, A. Leslie.; TRATNELIS, F. Stephen.; WALDO L. Gary. Agonist-induced alteration in the membrane form of muscarinic colinergic receptors. *J. Biol. Chem.,* v. 260, 1985. p. 13060-13066.

HARDMAN, Joel G.; LIMBIRD, Lee E.; GILMAN, Alfred Goodman. *As bases farmacológicas da terapêutica.* Rio de Janeiro: McGraw-Hill, 2003.

JACOB, Leonard S. *Farmacologia: national medical series para estudo independente.* Rio de Janeiro: Guanabara Koogan, 1998.

KATZUNG, Bertram G. *Farmacologia básica e clínica.* Rio de Janeiro: Guanabara Koogan, 2005.

KOROLKOVAS, A.; BURCKHALTER, H. Joseph. *Química farmacêutica.* Rio de Janeiro: Guanabara Koogan, 1988.

NELSON, L. David.; COX, M. Michael. *Princípios de bioquímica.* São Paulo: Sarvier, 2002.

RANG, H. P.; DALE, M. M.; RITTER, J. M. *Farmacologia.* Rio de Janeiro: Guanabara Koogan, 2001.

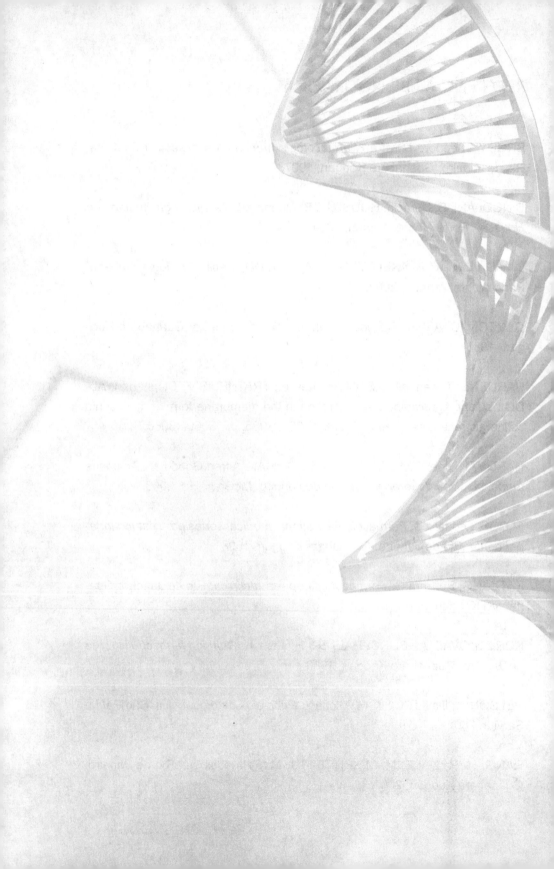

# 6. FÁRMACOS ANTICOLINESTERÁSICOS

Nesse capítulo abordamos os fármacos colinomiméticos de ação indireta ou *anticolinesterásicos*, assim como suas propriedades farmacodinâmicas e farmacocinéticas.

Os fármacos anticolinesterásicos exercem sua ação mediante a inibição da enzima Acetilcolinesterase, diminuindo a taxa de degradação da Acetilcolina (Ach) nas fendas sinápticas. Porém, alguns fármacos anticolinesterásicos também podem inibir a Butirilcolinesterase plasmática, diminuindo a degradação da Ach no plasma. A inibição da acetilcolinesterase irá, consequentemente, aumentar a concentração de Ach nas fendas sinápticas levando a uma maior ativação dos receptores colinérgicos. O efeito provocado pela administração desses fármacos é a potencialização das funções parassimpáticas e, menos comumente, as simpáticas do organismo.

Os anticolinesterásicos podem ser classificados em anticolinesterásicos de ação curta, média e irreversíveis. Os anticolinesterásicos irreversíveis (p. ex., organofosforados) foram muito utilizados durante a Segunda Guerra Mundial como arma química, denominada "gás dos nervos". As suas ações inibitórias prolongadas da acetilcolinesterase provocam hipotensão severa, parada respiratória, além de outras reações no SNC por excesso de Ach nas fendas sinápticas.

## ACETILCOLINESTERASE

A Acetilcolinesterase (AchE) é uma enzima presente nas fendas sinápticas colinérgicas do SNC e do Sistema Nervoso Periférico Parassimpático. Ela hidrolisa a Ach em Acetato e Colina; é uma enzima eficiente, hidrolisando $6 \times 10^5$ moléculas de Ach em aproximadamente 150 microssegundos.

A AchE possui um sítio catalítico que contém três aminoácidos principais: *serina, histidina e glutamato*. A serina possui uma hidroxila que realiza uma ponte de hidrogênio com o nitrogênio *imidazólico* pertencente ao resíduo de histidina e, dessa forma, a enzima se torna e permanece ativa. A hidrólise da Ach começa com a formação de um complexo *AchE-Ach*, em que o oxigênio da serina ataca a carbonila da Ach. Esse ataque gera a quebra da molécula de Ach, na qual o grupamento *Acetil* fica ligado ao resíduo de serina formando uma enzima *Acetilada (Acetil-enzima)* e a *Colina* se liga ao nitrogênio imidazólico do resíduo de histidina. Com a adição de água ocorre a quebra (hidrólise) da ligação imidazólica-colina gerando o primeiro produto da reação: a colina livre. Após a saída de colina, o oxigênio da hidroxila formada no resíduo de histidina ataca a carbonila do grupo Acetil ligado a serina, formando o *acetato* e a enzima restaurada. É muito importante ter o conhecimento desse mecanismo, pois os fármacos anticolinesterásicos irão "mimetizar" a Ach no sítio catalítico da enzima.

## Estrutura dos anticolinesterásicos

Os fármacos anticolinesterásicos de ação curta, como o *edrofônio*, são classificados como alcoóis simples, possuindo um grupamento amônio quaternário. Os fármacos de ação intermediária, como a *neostigmina* são pertencentes ao grupo dos carbamatos, que são ésteres do ácido carbâmico, também possuindo grupamento amônio quaternário. Os anticolinesterásicos de ação curta e intermediária estão apresentados na figura 6.1. Já os fármacos classificados como irreversíveis são derivados do ácido fosfórico (organofosforados). Nesse grupo se encontram o *ecotiofato, paration, malation e soman* ("gás dos nervos"). Os organofosforados estão representados na figura 6.2.

**FIGURA 6.1: Representação das estruturas químicas dos principais fármacos anticolinesterásicos.**

Ecotiofato

Soman

Malation

Paration

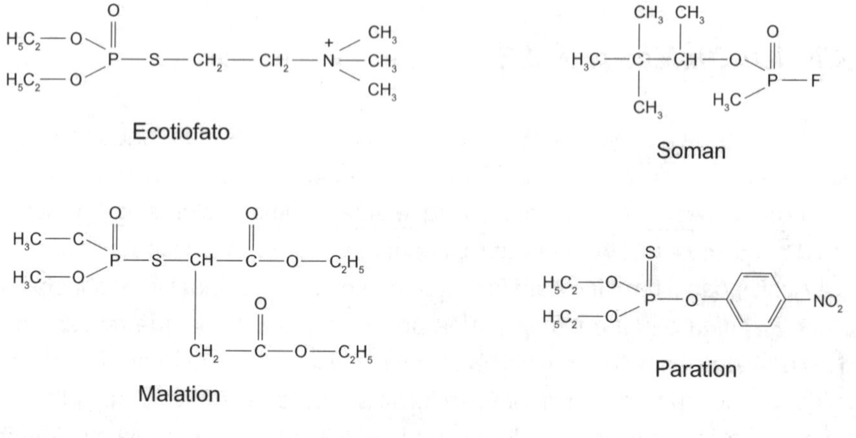

Fonte: Proposta do autor.

Outro carbamato é a *fisostigmina*, que também é um derivado do ácido carbâmico; porém, possui um grupamento amônio terciário com um caráter mais lipofílico. Os organofosforados, em sua maioria, são extremamente lipossolúveis, sendo absorvidos rapidamente e altamente distribuídos no SNC, aumentando assim sua toxicidade.

**FIGURA 6.2: Estrutura química dos principais fármacos organofosforados.**

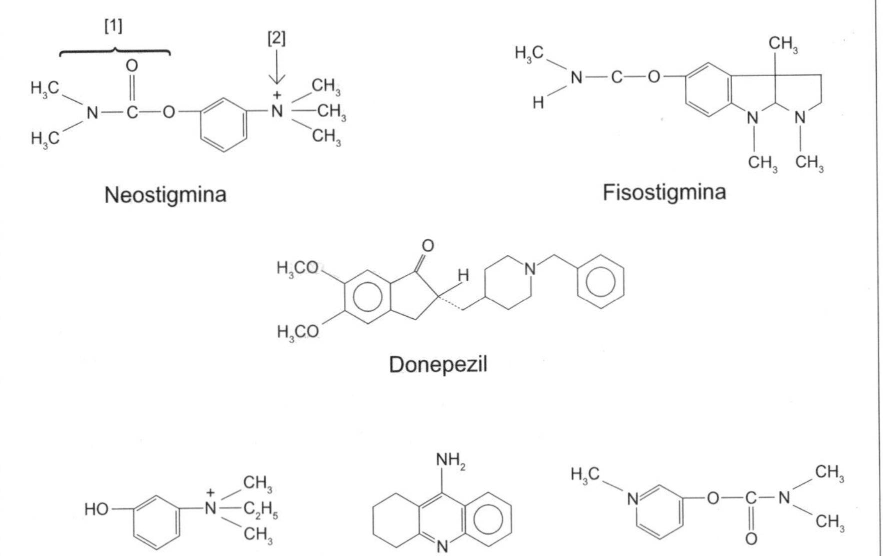

Fonte: Proposta do autor.

## Farmacocinética – Mecanismo de ação

O alvo principal de ação dos anticolinesterásicos é a enzima Acetilcolinesterase (AchE). A butirilcolinesterase também é alvo de ação para alguns desses fármacos. Os fármacos inibem a AchE elevando a concentração de Ach nas fendas sinápticas. O mecanismo de inibição compreende a ligação do fármaco ao sítio catalítico da enzima, principalmente no resíduo de serina, impedindo a ligação da Ach e sua consequente hidrólise.

O principal fator determinante para o tempo de ação dos fármacos anticolinesterásicos é sua taxa de hidrólise pela enzima, sendo que quanto mais estável for a ligação fármaco-enzima, maior será o tempo para ocorrer a sua hidrólise. O edrofônio, que é classificado como inibidor de ação curta da AchE, liga-se através de ligações fracas (eletrostáticas) ao resíduo de serina, sendo hidrolisado rapidamente (cerca de 2 a 10 minutos).

Os ésteres do ácido carbâmico classificados como inibidores de ação média da AchE ligam-se à enzima deixando o grupo *carbamil* ligado ao resíduo de serina. Essa ligação é mais resistente à hidrólise do que a ligação do edrofônio, sendo a enzima *carbamilada* hidrolisada em aproximadamente 6 horas. É importante relembrar que a hidrólise é o último processo para que a enzima retorne ao seu estado inicial para se ativar novamente.

O mecanismo de ação dos organofosforados compreende a fosforilação do resíduo de serina. A enzima *fosforilada* é extremamente estável e altamente resistente à hidrólise. A ligação dura centenas de horas, sendo necessária nova síntese de AchE para retornar a homeostase da transmissão colinérgica. Os carbamatos com grupamento amônio quaternário são pouco absorvidos por via oral e não são distribuídos consideravelmente no SNC, devido à sua carga positiva. A neostigmina e a piridostigmina são metabolizadas por esterases plasmáticas inespecíficas, sendo eliminadas por excreção renal. Possuem um tempo de meia-vida de aproximadamente 1 a 2 horas.

A fisostigmina, que é um carbamato amônio terciário, é melhor absorvida por via oral do que os demais carbamatos. Sua distribuição no SNC também é maior devido à sua maior lipossolubilidade, sendo assim mais tóxico do que outros carbamatos de amônio quaternário.

Os compostos organofosforados são altamente lipossolúveis (exceto ecotiofato) e são rapidamente absorvidos pelo trato gastrintestinal, pela pele e mucosas. Muitos compostos organofosforados são utilizados como inseticida na agricultura (*malation*, *paration*), sendo muito comum a intoxicação devido a sua alta lipossolubilidade e fácil absorção pela pele. O ecotiofato é menos lipossolúvel do que os outros organofosforados, sendo assim menos tóxico. O ecotiofato é utilizado na forma de colírio para o tratamento do glaucoma de ângulo aberto. Os organofosforados possuem um grande volume de distribuição, isto é, difundem-se facilmente para os tecidos. Um dos principais efeitos tóxicos dos organofosforados são suas ações no SNC, que compreendem uma excitação inicial, podendo levar a crises epilépticas. Porém, essa excitação pode ser seguida de depressão profunda do SNC, podendo ocasionar perda de consciência e insuficiência respiratória. Devido a tais características tóxicas, os organofosforados, principalmente *o tabun*, *soman* e *Sarin*, foram utilizados na Segunda Guerra Mundial como arma química, sendo chamados de "gás dos nervos".

O metabolismo hepático dos organofosforados desencadeado pelas enzimas do citocromo P-450 gera metabólitos ativos oxigenados (fosforatos). Porém, esterases plasmáticas realizam a hidrólise dos compostos ativos em compostos inativos que são eliminados pela urina. Os insetos não possuem essas enzimas que inativam os compostos oxigenados, ocorrendo um acúmulo de metabólitos ativos seguido de intoxicação. O principal organofosforado utilizado como inseticida para fins agrícolas é o *malation*.

O processo de ruptura de uma ligação oxigênio-fósforo do fármaco, resultando em uma maior estabilidade inibidor-enzima, é denominado "envelhecimento" (tipo tempo dependente).

A *pralidoxima* é um fármaco reativador da AchE que possui a capacidade de quebrar a ligação inibidor-enzima *antes do envelhecimento*. Esse fármaco é muito utilizado em caso de intoxicação por inseticida organofosforado.

## Propriedades farmacológicas

As propriedades farmacológicas dos agentes anticolinesterásicos são as respostas provenientes da ação da Ach em diversos locais, sendo que esses fármacos aumentam a concentração da Ach nas fendas sinápticas. Os anticolinesterásicos podem provocar estimulação dos receptores muscarínicos nos órgãos autônomos, estimulação com consequente depressão dos receptores nicotínicos encontrados nos gânglios autônomos e músculo esquelético, e excitação seguida de depressão dos receptores colinérgicos presentes no SNC.

### Olho

Os agentes anticolinesterásicos produzem constrição da pupila e do músculo ciliar, podendo também provocar hiperemia conjuntival. Esses efeitos são mais observados na aplicação tópica dos fármacos, na forma de colírio, por exemplo.

### Trato gastrintestinal

Observa-se um aumento da motilidade intestinal e secreção gástrica após a administração de anticolinesterásicos. Esses efeitos ocorrem devido às ações da Ach em seus receptores muscarínicos do tipo M3 localizados nas células musculares lisas e parietais. Além do aumento da motilidade intestinal, os anticolinesterásicos também aumentam a atividade das glândulas salivares.

### Efeitos cardiovasculares

O efeito dos anticolinesterásicos no coração é bradicardia com diminuição do débito cardíaco, podendo levar à diminuição da pressão arterial sistêmica. Porém, doses tóxicas podem provocar taquicardia devido à inibição da propagação vagal e ao aumento na liberação de adrenalina pela glândula suprarrenal mediante ativação dos receptores nicotínicos. A inibição da propagação vagal é decorrente da dessensibilização dos receptores colinérgicos nicotínicos ganglionares, diminuindo a liberação de Ach pelos neurônios pós-ganglionares do nervo vago.

## Junção neuromuscular

Os anticolinesterásicos provocam uma excitação dos músculos esqueléticos pela inibição da AchE na placa motora. Porém, em doses excessivas podem provocar bloqueio por dessensibilização, resultando em relaxamento da musculatura esquelética com consequente parada respiratória, visto que o diafragma é composto por músculos esqueléticos. Sabe-se que a neostigmina pode exercer ação direta sobre os receptores nicotínicos musculares além de inibir a AchE, sendo, por isso, muito usada no tratamento da *Miastenia gravis*.

## Uso clínico

A tabela 6.1 apresenta algumas formas de uso clínico dos agentes anticolinesterásicos.

**Tabela 6.1: Uso clínico de alguns fármacos anticolinesterásicos.**

| Fármaco | Uso | Duração de ação |
|---------|-----|-----------------|
| Edrofônio | Miastenia grave, íleo paralítico | 5-15 min |
| Neostigmina | Miastenia grave, íleo paralítico | 0,5-2 horas |
| Piridostigmina | Miastenia grave | 3-6 horas |
| Fisostigmina | Glaucoma | 0.5-2 horas |
| Demecário | Glaucoma | 4-6 horas |
| Ecotiofato | Glaucoma | 100 horas |

Fonte: Proposta do autor.

## Trato gastrintestinal

Os anticolinesterásicos são utilizados em caso de diminuição da motilidade e atividade do músculo liso gastrintestinal e urinário, *sem obstrução*. Essa diminuição da função muscular pode ser decorrente de um período pós-operatório devido à manipulação cirúrgica (após a cirurgia também pode ocorrer retenção urinária). O agente anticolinesterásico mais utilizado nesses casos é a neostigmina (Prostigmine®), administrada, se possível, por via oral na concentração de 15mg ou, se não for possível oralmente, administrada na dose de 0,5-1mg por via subcutânea. É de essencial importância antes da aplicação do fármaco, conhecer o motivo da atonia ou paralisia muscular, sendo ele estritamente contraindicado em caso de obstrução, podendo provocar ruptura dos órgãos obstruídos.

## Oftalmológicos

O principal uso clínico oftalmológico dos agentes anticolinesterásicos é no tratamento do glaucoma de ângulo aberto (glaucoma crônico) e glaucoma agudo de ângulo fechado.

O glaucoma é um distúrbio caracterizado por um aumento da pressão intraocular superior a 21 mmHg. Esse aumento pode estar relacionado com a deficiência da drenagem do humor aquoso para o canal de Schlemm (glaucoma de ângulo aberto ou simples). Se não for tratado corretamente, o glaucoma simples pode levar à cegueira pela lesão do nervo óptico por causa da alta pressão intraocular. O glaucoma de ângulo fechado é mais perigoso, pois o tratamento medicamentoso é apenas na fase aguda, sendo normalmente necessária a intervenção cirúrgica (iridectomia).

Os anticolinesterásicos são aplicados localmente como colírio, e induzem a uma maior drenagem do humor aquoso para o canal de Schlemm devido ao aumento da ação colinérgica nos receptores M3 localizados no corpo ciliar.

## Miastenia gravis

A *Miastenia gravis* é uma doença autoimune em que o corpo produz anticorpos específicos contra os receptores nicotínicos musculares, resultando em sua destruição e/ou bloqueio competitivo. Acredita-se que essa doença seja congênita e o órgão timo pode estar relacionado com a maturação de células autoimunes. Os sintomas observados em indivíduos miastênicos são principalmente fraqueza e fadiga muscular esquelética; o relaxamento das pálpebras é um dos sinais dessa doença.

O tratamento é sintomático, isto é, combatem-se os sintomas apresentados pela doença, mas não há cura. Os principais anticolinesterásicos utilizados no tratamento da *Miastenia gravis* são a neostigmina e a piridostigmina. Esses fármacos inibem a AchE na placa motora, aumentando assim a quantidade de Ach na fenda sináptica. É parte do antagonismo dos anticorpos competitivos uma maior concentração de Ach desencadear uma maior competição e ativação dos receptores nicotínicos. A neostigmina é muito utilizada no tratamento dessa doença pelo motivo de que ela também ativa *diretamente* os receptores nicotínicos, além de inibir a AchE.

Os efeitos adversos desses fármacos ocorrem devido às ações da Ach nos receptores muscarínicos amplamente disseminados pelo organismo. Alguns dos efeitos adversos são: cólicas abdominais, bradicardia, hipersecreção das glândulas salivares e sudoríparas, e vasodilatação. Essa última, junto à bradicardia, pode levar a uma diminuição da pressão arterial sistêmica seguida de taquicardia reflexa.

## Intoxicação por anticolinérgicos

Quadros de intoxicação por fármacos anticolinérgicos, como a *atropina* e outros que exercem alguma atividade anticolinérgica, as *fenotiazinas*, *anti-histamínicos* e *antidepressivos* tricíclicos podem ser revertidos pela administração de fármacos anticolinesterásicos. Esses fármacos exercem ações anticolinérgicas centrais e periféricas. A fisostigmina é o principal fármaco utilizado em casos de intoxicação por anticolinérgicos, pois sua estrutura química permite que atravesse a barreira hematoencefálica e atinja o SNC em concentração adequada para reverter o quadro de intoxicação. A dose de fisostigmina é de 2mg por via intravenosa ou intramuscular, podendo ser modulada de acordo com o caso. Um efeito adverso importante da fisostigmina é que ela pode desencadear crise convulsiva, sendo então necessário avaliar o risco/benefício para a sua administração.

## Mal de Alzheimer

Estudos neuropatológicos demonstram diminuição da concentração de Ach devido à degeneração de neurônios colinérgicos presentes nas regiões subcorticais do cérebro em pacientes com a doença de Alzheimer. Como a maioria das doenças degenerativas do SNC, a terapia farmacológica do mal de Alzheimer é sintomática e parte do princípio da tentativa de suprir a deficiência do neurotransmissor nas regiões do SNC.

Alguns fármacos anticolinesterásicos, como a *tacrina*, foram aprovados para serem utilizados no tratamento da doença de Alzheimer. Entretanto, a tacrina possui efeitos hepatotóxicos muito acentuados, limitando assim o seu uso. Outro fármaco utilizado para o tratamento do Alzheimer é o *do-*

**106** FARMACOLOGIA HUMANA BÁSICA

*nepezil* (Eranz®). Esse fármaco vem mostrando um excelente resultado clínico, tendo retardado a progressão sintomática da doença por mais de um ano, sendo administrado a longo prazo. Outros fármacos que possuem ação e eficácia semelhantes ao donepezil são a *rivastigmina* (Exelon®) e a *galantamina* (Reminyl®).

# REFERÊNCIAS BIBLIOGRÁFICAS

ALMEIDA, Osvaldo P. Tratamento da doença de Alzheimer: avaliação crítica sobre o uso de anticolinesterásicos. *Arquivo Neuropsiquiatria*, v. 56, 1998. p. 688-696.

CUMMINGS, Jeffrey L. Cholinesterase Inhibitors: a new class of psychotropic compounds. *Am. J. Psychiatry*, v. 157, 2000. p. 4-15.

GOMES, Alexandre de Mattos; KOSZUOSKI, Ricardo. Evidências atuais do impacto terapêutico dos inibidores da acetilcolinesterase no transtorno cognitivo leve e na demência vascular. *Rev. Psiquiátrica RS*, v. 27, 2005. p. 197-205.

HARDMAN, Joel G.; LIMBIRD, Lee E.; GILMAN, Alfred Goodman. *As bases farmacológicas da terapêutica*. Rio de Janeiro: McGraw-Hill, 2003.

KATZUNG, Bertram G. *Farmacologia básica e clínica*. Rio de Janeiro : Guanabara Koogan, 2005.

KOROLKOVAS, A.; BURCKHALTER, H. Joseph. *Química farmacêutica*. Rio de Janeiro: Guanabara Koogan, 1988.

SOPER, B. D.; TEPPERMAN, B. L. The effect of adrenergic, cholinergic and peptidergic salivary stimulants on gastric mucosal integrity in the rat. *J. Physiol.*, v. 380, 1986. p. 329-340.

VASCONCELLOS, Luiz Felipe R.; LEITE, Ana Cláudia.; NASCIMENTO, Osvaldo J. M. Organophosphate-induced delayed neuropathy. *Arquivo Neuropsiquiatria*, v. 60, 2002. p. 1003-1007.

# 7. ANTAGONISTAS COLINÉRGICOS

No presente capítulo são tratados os aspectos farmacológicos dos antagonistas dos receptores colinérgicos, também chamados *fármacos anticolinérgicos*. Os fármacos anticolinérgicos são divididos em três grupos principais: *antagonistas muscarínicos, bloqueadores ganglionares* e *bloqueadores neuromusculares*. Nesse capítulo consideraremos a farmacologia dos antagonistas muscarínicos e bloqueadores ganglionares.

## ANTAGONISTAS MUSCARÍNICOS

Os fármacos antagonistas muscarínicos exercem suas ações mediante o bloqueio dos receptores muscarínicos. Como já visto anteriormente, os receptores muscarínicos são divididos em cinco subtipos (M1 a M5) amplamente distribuídos pelo organismo. Os receptores M1 estão localizados principalmente nas membranas pós-ganglionares do SNC, os receptores M2 são distribuídos principalmente no miocárdio e membranas pré-sinápticas dos neurônios autônomos e centrais. Já os receptores M3 estão localizados nas glândulas secretoras e em praticamente toda a musculatura lisa do organismo. Os demais receptores (M4 e M5) não têm importância farmacológica.

Os antagonistas muscarínicos *atropina* (Atropion®) e *escopolamina* (Buscopan®) são alcaloides naturais extraídos da planta conhecida como *beladona* e são os protótipos da classe de antagonistas muscarínicos. Foram introduzidos na medicina ocidental no início do século XIX, sendo a atropina extraída na sua forma pura no ano de 1831.

### Química

Os antagonistas muscarínicos são divididos em três classes: *alcaloides naturais, compostos semissintéticos* e *congêneres sintéticos*. Os alcaloides naturais, como a atropina (hiosciamina) e a escopolamina (hioscina), são ésteres de amina terciária do ácido trópico. Os isômeros l(-) da atropina e escopolamina são aproximadamente 100 vezes mais potentes do que os isômeros d(+), sendo os receptores muscarínicos bastante estereoseletivos. Compostos semissintéticos, como a *homatropina*, são sintetizados pela associação da base tropina com o ácido mandélico. Os congêneres sintéticos, como o *glicopirrolato* e a *pirenzepina*, são aminas quaternárias e terciárias, respectivamente, sendo mais utilizados em doenças do trato gastrintestinal. Sabe-se que uma das principais características químicas responsáveis pelas ações muscarínicas é a integridade dos grupamentos ésteres da tropina e o ácido trópico, assim como a hidroxila (OH) livre na parte *acil* do éster.

**Figura 7.1**

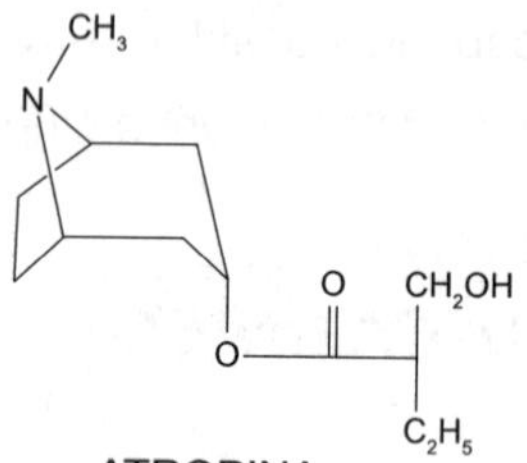

ATROPINA

Fonte: Proposta do autor.

Os antagonistas muscarínicos exercem sua ação pelo antagonismo *competitivo reversível* com a Ach pelos receptores muscarínicos. Acredita-se que o aminoácido *aspartato* seja o principal local de ligação dos antagonistas muscarínicos, sendo a parte aminoterminal desse aminoácido responsável pela formação de uma ligação iônica com o nitrogênio terciário ou quaternário dos antagonistas muscarínicos. Pelo fato de o antagonismo dos fármacos antimuscarínicos ser competitivo e reversível, eles podem ser facilmente revertidos pelo aumento da concentração de Ach nas fendas sinápticas. Um antídoto muito utilizado para o tratamento da intoxicação por antimuscarínicos é a fisostigmina, pois ela aumenta a concentração de Ach na fenda sináptica pela inibição da enzima Acetilcolinesterase.

Alguns tecidos possuem maior sensibilidade à atropina, como as glândulas salivares, brônquicas e sudoríparas, sendo as células parietais as de menor suscetibilidade com relação à atropina. A atropina não possui seletividade para os subtipos de receptores muscarínicos. Os fármacos semissintéticos e sintéticos possuem maior seletividade com os receptores, sendo preferível seu uso para certas patologias específicas (p. ex., úlcera péptica).

## Farmacocinética

Os fármacos antagonistas muscarínicos terciários, como os alcaloides naturais da *Atropa beladona* e a pirenzepina, são bem absorvidos pelo trato gastrintestinal após administração oral. Também ocorre uma boa absorção conjuntival através de instilação local. Fármacos compostos por amônio quaternário, como o glicopirrolato, não são bem absorvidos pelo trato gastrintestinal (cerca de 10-30%) após administração oral, tendo sua biodisponibilidade muito diminuída. Essa absorção é devida principalmente à baixa lipossolubilidade decorrente de sua carga positiva.

Compostos quaternários não possuem distribuição significante no SNC devido à baixa lipossolubilidade, não atravessando a barreira hematoencefálica. Os alcaloides naturais e compostos terciários possuem um alto volume de distribuição, atingindo concentrações terapêuticas e tóxicas no SNC em menos de uma hora, sendo esse motivo um fator limitante para a administração aguda desses fármacos.

O metabolismo dos fármacos antimuscarínicos é realizado principalmente pelo fígado, resultando em compostos hidrolisados e conjugados. Mais da metade da dose de atropina biodisponível é excretada inalterada pela urina, possuindo um tempo de meia vida de aproximadamente quatro horas. Compostos quaternários são excretados mais lentamente do que os terciários, permanecendo assim por maior tempo no organismo, podendo levar a maior toxicidade.

## Propriedades farmacológicas

As propriedades farmacológicas dos antimuscarínicos são mediadas pelo bloqueio competitivo das ações da Ach nos órgãos efetores, sendo observada uma diminuição da função parassimpática do organismo. É importante relembrar que todas as propriedades farmacológicas dos fármacos antimuscarínicos podem ser revertidas com a administração de fármacos colinomiméticos, devido ao fato de o antagonismo ser competitivo.

## Olho

Devido à presença de receptores M3 no músculo constritor da pupila, a administração de fármacos antimuscarínicos provoca uma dilatação da pupila (midríase), levando à fotofobia. Outro efeito observado é o enfraquecimento do músculo ciliar (cicloplegia), ocasionando perda da capacidade de acomodação e dificuldade para focar objetos de perto. O uso de antimuscarínicos pode precipitar o glaucoma agudo em pacientes predispostos.

*7. Antagonistas colinérgicos*

## Sistema Nervoso Central (SNC)

Os efeitos dos fármacos antimuscarínicos no SNC são decorrentes do antagonismo dos receptores M1. A atropina em doses terapêuticas (0,5-1mg) não promove efeitos significativos no SNC, porém, em doses altas, a atropina pode provocar agitação, irritabilidade, insônia e nervosismo. Em doses tóxicas, a atropina pode levar à depressão do SNC, podendo ocorrer insuficiência respiratória seguida de morte por hipóxia severa. A escopolamina atravessa facilmente a barreira hematoencefálica, sendo observados efeitos no SNC com doses terapêuticas do fármaco. Os efeitos farmacológicos da escopolamina são iguais aos da atropina; a diferença está na dose.

## Trato gastrintestinal

As células musculares lisas do trato gastrintestinal são estimuladas a contrair-se pela ação da Ach nos receptores M3 localizados na membrana. Os antagonistas muscarínicos promovem um relaxamento da musculatura lisa gastrintestinal devido ao bloqueio desses receptores e são muito utilizados na terapêutica como fármacos antiespasmódicos. A administração de antimuscarínicos diminui parcialmente a secreção de ácido clorídrico pelas células parietais. Isso se deve ao fato de as células parietais serem estimuladas pela Ach mediante receptores M3. As células que secretam enzimas proteolíticas e mucinas são mais sensíveis às ações dos antimuscarínicos do que as células parietais.

Ocorre uma diminuição da ação secretora das glândulas salivares com a administração de antimuscarínicos, resultando em menor liberação de enzimas digestivas (amilase) e água, ocorrendo ressecamento bucal, dificuldade para deglutição de alimentos e problemas temporários relacionados à fala.

## Sistema cardiovascular

A principal ação dos fármacos antimuscarínicos no coração ocorre no nodo sinoatrial (SA), que é bastante inervado pelos neurônios colinérgicos vagais. Com a administração de doses terapêuticas moderadas a altas (0,5 a 1mg) de atropina ocorre uma taquicardia relativa. Esses efeitos são explicados pela presença de receptores muscarínicos inibitórios M2 no nodo sinoatrial e átrios, que, quando bloqueados, suprimem a atividade parassimpática no coração. Entretanto, doses baixas de atropina (menor que 0,5mg) normalmente ocasionam bradicardia inicial antes de ocorrer a taquicardia relativa. Um mecanismo provável para esse efeito é a inibição dos receptores M2 pré-sinápticos dos neurônios pós-gan-glionares vagais, sendo que a função desses receptores é a limitação da liberação de Ach para as células efetoras.

O bloqueio dos receptores M3 localizados nas células endoteliais por agentes antimuscarínicos leva a uma vasoconstrição periférica, sendo que os receptores M3 são responsáveis indiretamente pela liberação de óxido nítrico, que é um potente vasodilatador.

## Sistema respiratório

A musculatura lisa e as glândulas secretoras de todas as partes das vias aéreas possuem receptores M3, que são inervados intensamente pelas fibras colinérgicas. O bloqueio desses receptores pelos fármacos antimuscarínicos ocasiona diminuição da secreção de muco pelas glândulas secretoras e uma pequena broncodilatação. Os fármacos antimuscarínicos são bastante utili-zados como preparatórios pré-anestésicos, diminuindo a secreção de muco e evitando o broncoespasmo no momento da cirurgia.

## Trato geniturinário

As células do aparelho geniturinário são amplamente inervadas pelos neurônios colinérgicos, ocorrendo contração muscular mediante receptores M3 ativados pela Ach. Os efeitos dos antimuscarínicos são o relaxamento da musculatura lisa dos ureteres, relaxamento da bexiga e diminuição da mic-ção. Vários antimuscarínicos são utilizados atualmente na terapêutica para aliviar cólicas menstruais, que são originadas principalmente pelo excesso de contração da musculatura lisa geniturinária.

# USO CLÍNICO

Atualmente, os agentes antimuscarínicos são amplamente utilizados na terapêutica, sempre visando a suprimir as respostas parassimpáticas nos ór-gãos efetores. Entretanto, existe uma limitação para o uso desses fármacos devido à presença de efeitos adversos indesejáveis. Felizmente, tais efeitos não são graves em doses terapêuticas.

*7. Antagonistas colinérgicos*

## Sistema Nervoso Central

Os fármacos antimuscarínicos foram a primeira linha para o tratamento da doença de Parkinson, sendo que os tremores observados nessa doença são, em parte, ocasionados pelo aumento da atividade colinérgica no corpo estriado. Esse aumento pode estar relacionado com a destruição dos neurônios dopaminérgicos da substância nigra compacta. A ascenção da estimulação colinérgica gera uma maior ativação de neurônios glutamatérgicos no núcleo subtalâmico, elevando a taxa de inibição do tálamo, responsável pelo controle motor voluntário. Consequentemente, essa inibição gera uma disfunção motora, sendo evidenciada com tremores involuntários principalmente nos membros, caracterizando a doença de Parkinson. Atualmente, fármacos como a *levodopa* são mais indicados para o tratamento parkinsoniano, mas muitos médicos costumam associar a levodopa com algum agente antimuscarínico (p. ex., benztropina).

A escopolamina é o fármaco de escolha para a profilaxia da cinetose. Todos os fármacos utilizados para esse fim são profiláticos, não sendo úteis para o tratamento. A forma de administração da escopolamina para o controle da cinetose é por via transdérmica em forma de adesivos quatro horas antes do possível distúrbio, sendo os efeitos observados durante 72 horas.

## Distúrbios gastrintestinais e geniturinários

A pirenzepina já foi muito utilizada para o tratamento de hipersecreção gástrica devido às suas propriedades seletivas para os receptores muscarínicos M1. Porém, esses fármacos produzem alguns efeitos adversos indesejáveis, como xerostomia = boca seca, sendo determinantes para a não obediência do paciente ao tratamento prolongado. Há algum tempo, a pirenzepina foi substituída por fármacos inibidores da bomba de prótons (p. ex., omeprazol) e antagonistas dos receptores de histamina H2 (p. ex., ranitidina), fármacos esses mais eficazes para o tratamento de doenças pépticas e que possuem menor índice de efeitos adversos. A escopolamina na forma de N-butilescopolamina é muito utilizada atualmente na concentração de 6,67mg para os distúrbios de hipermotilidade gastrintestinal e geniturinário. A hipermotilidade gastrintestinal é normalmente a causa das cólicas abdominais ("dor de barriga"), podendo gerar diarreias prolongadas.

A hiperatividade da bexiga em crianças, idosos e pessoas com problemas neurológicos gera, normalmente, uma micção involuntária. A *oxibutini-*

*na* (Retemic®) é o fármaco de escolha para o seu tratamento. A *darifenacina* é um antagonista muscarínico M3 seletivo que está em testes clínicos para a terapia contra a hiperatividade da bexiga. O N-butilescopolamina também é muito utilizado para o tratamento sintomático das cólicas menstruais.

## Distúrbios cardiovasculares

Após infarto agudo do miocárdio, o tônus vagal é aumentado e isso, consequentemente, leva a uma bradicardia sinusal. A atropina pode ser utilizada para o tratamento dessa afecção, sendo a bradicardia sinusal uma das arritmias mais predominantes em pessoas que sofreram infarto agudo do miocárdio. O tratamento com atropina faz com que o coração volte ao ritmo normal melhorando o estado hemodinâmico geral do organismo. É muito importante administrar a dose certa de atropina, pois em pequenas doses ela pode provocar bradicardia (ver anteriormente), exacerbando os efeitos parassimpáticos, e em doses elevadas pode provocar taquicardia, agravando o estado do paciente devido ao aumento da demanda de oxigênio.

## Distúrbios respiratórios

A atropina e a escopolamina são utilizadas para fins pré-anestésicos com a finalidade de diminuir as secreções brônquicas e induzir broncodilatação para evitar episódios espasmódicos, como laringoespasmos e broncoespasmos durante a cirurgia. Os sintomas observados em indivíduos em crise asmática são, em parte, devido às ações vagais, ocorrendo liberação de Ach e sua interação com receptores M3 amplamente distribuídos na musculatura lisa e glândulas secretoras brônquicas. Esses fenômenos agravam a crise asmática e são parcialmente inibidos pela administração de antimuscarínicos. O *ipatrópio*, um análogo da atropina, é o antimuscarínico mais utilizado para o tratamento da asma, sendo administrado em forma de aerossóis. Essa via de administração é a melhor escolha para o tratamento da asma, pois o fármaco irá entrar em contato diretamente com o tecido-alvo.

## Intoxicação por agentes colinomiméticos

A atropina é o principal fármaco utilizado para o tratamento de intoxicação por fármacos colinomiméticos de ação direta e indireta (anticolinesterásicos), porém, a escopolamina também é utilizada. A atropina é preferível em relação a outros antimuscarínicos pelo fato de ser composta por grupamento amônio terciário, e não quaternário; é necessária uma ação central rápida para o tratamento de inseticidas organofosforados, por exemplo. Como o antagonismo da atropina é competitivo, é necessária uma concentração elevada para reverter a intoxicação por colinomiméticos, podendo-se administrar 1-2mg de atropina intravenosa a cada 10-15 min.

## EFEITOS ADVERSOS E CONTRAINDICAÇÕES

A maior parte dos tratamentos com atropina e seus análogos para se obter efeito em um determinado órgão gera efeitos indesejáveis em outros órgãos devido à falta de seletividade muscarínica. Por exemplo, um paciente em quem se administra atropina para problemas de hipermotilidade intestinal: além dos efeitos no trato gastrintestinal, a atropina exerce efeitos oftalmológicos, como midríase e cicloplegia, que não são os efeitos desejados pelo paciente.

Alguns efeitos adversos relatados por pessoas que utilizam antimuscarínicos cronicamente são boca seca, midríase, cicloplegia, taquicardia moderada, agitação e ruborização facial. Efeitos hipertérmicos ocasionados pela atropina são mais observados em crianças do que em adultos.

Uma concentração tóxica de antimuscarínicos quaternários (p. ex., pirenzepina) inibe quase completamente as funções parassimpáticas periféricas, devido à baixa lipossolubilidade e incapacidade de atravessar a barreira hematoencefálica. O efeito adverso mais acentuado é a hipotensão, devido ao bloqueio de receptores M2 no nodo sinoatrial. Essa hipotensão é mais acentuada na posição ortostática ("em pé"), sendo chamada de hipotensão ortostática ou postural.

Os fármacos antimuscarínicos estão contraindicados para indivíduos com glaucoma de ângulo fechado, pois a midríase provocada por esses fármacos pode diminuir ainda mais o ângulo da câmara anterior do globo ocular. Pessoas com histórico ou predisposição ao glaucoma de ângulo fechado também não devem usar antimuscarínicos, além de indivíduos com úlcera gástrica, devido ao efeito de retardamento do esvaziamento gástrico por eles gerado.

## INTERAÇÕES MEDICAMENTOSAS

Os fármacos antimuscarínicos possuem uma gama de interações medicamentosas, sendo relatadas aqui as mais significantes e de importância clínica. Os antimuscarínicos em geral associados com antiarrítmicos, como *disopiramida, procainamida e quinidina*, podem gerar efeitos aditivos anticolinérgicos. A interação com antidepressivos tricíclicos, como *amitriptilina* e *imipramina*, produz sinergismo entre os fármacos. Uma interação muito importante é a dos antimuscarínicos com a *digoxina*, um cardiotônico utilizado na insuficiência cardíaca congestiva (ICC). A interação entre esses dois fármacos leva a uma alta concentração de digoxina plasmática, podendo ocorrer intoxicação digitálica grave.

## FÁRMACOS BLOQUEADORES GANGLIONARES

A principal ação de tais fármacos é o bloqueio da condução neuronal nos gânglios autônomos pelo bloqueio dos receptores nicotínicos presentes nos neurônios pós-ganglionares. Esse bloqueio é feito tanto nos neurônios parassimpáticos quanto simpáticos, ocasionando uma inibição generalizada das funções autônomas do organismo. Os fármacos bloqueadores ganglionares não são seletivos: acarretam vários efeitos adversos de tal forma que não são utilizados na terapêutica atual. São fármacos muito usados em pesquisa, pois possuem a capacidade de bloquear acentuadamente as funções autônomas do organismo.

## QUÍMICA E FARMACOCINÉTICA

Os agentes bloqueadores ganglionares são aminas sintéticas. O primeiro fármaco a ser desenvolvido foi o *tetraetilamônio* (TEA), sendo o tempo de sua ação muito curto no organismo. Químicos medicinais desenvolveram outro fármaco com as mesmas ações do TEA, mas com maior tempo de ação no organismo; esse fármaco foi denominado *hexametônio*. O hexametônio foi um dos primeiros fármacos liberados para o tratamento da hipertensão; devido aos seus efeitos adversos, ele foi banido da terapêutica. Esses principais fármacos não eram absorvidos significantemente pelo trato gastrintestinal devido à carga positiva, sendo necessária a síntese de novos fármacos análogos. A *mecamilamina* é uma amina secundária, rapidamente absorvida pelo trato gastrintestinal, utilizada atualmente na terapêutica para crises emergenciais de hipertensão.

*7. Antagonistas colinérgicos*

## MECANISMO DE AÇÃO

O mecanismo de ação dos fármacos bloqueadores ganglionares compreende o bloqueio não despolarizante dos receptores nicotínicos e canais iônicos nos neurônios pós-ganglionares do sistema nervoso autônomo tanto parassimpático como simpático. Estudos indicam que o hexametônio bloqueia o canal iônico ligado ao receptor nicotínico, mas não o receptor propriamente dito.

## PROPRIEDADES FARMACOLÓGICAS

### Sistema nervoso central

A maioria dos fármacos bloqueadores ganglionares é composta por aminas quaternárias e eles não são distribuídos significantemente no SNC devido ao fato de não atravessarem a barreira hematoencefálica. O principal fármaco dessa classe que possui distribuição no SNC é a mecamilamina, provocando sedação, tremores e distúrbios mentais.

### Sistema cardiovascular

A inervação predominante nos vasos sanguíneos é do sistema nervoso simpático, sendo observada uma vasodilatação após a administração de bloqueadores ganglionares. Essa vasodilatação pode levar a uma quebra abrupta da pressão arterial sistêmica, sendo mais evidenciada na posição ortostática. O nodo SA cardíaco é inervado principalmente pelo sistema nervoso parassimpático através de receptores M2. Os efeitos cardíacos são diminuições da contratilidade (inotropismo negativo) e taquicardia moderada. Por esse motivo, alguns fármacos dessa classe foram utilizados como terapia inicial no tratamento da hipertensão arterial.

### Olho

A cicloplegia é o efeito característico após administração de bloqueadores ganglionares, visto que o músculo ciliar é intensamente inervado pelos neurônios colinérgicos. Os músculos responsáveis pela dilatação e constrição da pupila são inervados tanto pelo sistema simpático como pelo parassimpático, sendo imprevisível teoricamente determinar os efeitos dos bloqueadores ganglionares sobre a pupila. Porém, clinicamente observa-se uma moderada dilatação pupilar.

## Trato gastrintestinal e outros sistemas

A principal ação farmacológica dos bloqueadores ganglionares sobre o trato gastrintestinal é a inibição profunda da motilidade devido à interrupção da condução colinérgica nos neurônios do plexo entérico. Ocorre uma diminuição da micção e da função sexual devido ao bloqueio autônomo no trato geniturinário, sendo o primeiro fenômeno importante em homens com hiperplasia prostática.

## USO CLÍNICO

Antigamente, como já foi citado, os bloqueadores ganglionares eram utilizados para o tratamento da hipertensão. Porém, devido à sua falta de seletividade e alta toxicidade, esses fármacos atualmente não são muito utilizados. O *trimetafan* é utilizado hoje em dia para o tratamento de emergências hipertensivas com muita cautela. Um outro fármaco que está sendo estudado para o tratamento de dependentes de nicotina é a mecamilamina. A toxicidade desses fármacos é facilmente previsível, sendo os efeitos mediados pela inibição da função autônoma do organismo.

*7. Antagonistas colinérgicos*

# REFERÊNCIAS

BURSTEIN, T. A. et al. Pharmacology of muscarinic receptor Subtypes constitutively activated by G proteins. *Molecular Pharmacology,* v. 51, 1997. p. 312–319.

CINGOLANI, E. Horácio; HOUSSAY, B. Alberto & Cols. *Fisiologia humana de Houssay.* Porto Alegre: Artmed, 2004.

DAVIS, Andrew; BLAKELEY, G. H. Asa.; KIDD, Cecil. *Fisiologia humana.* Porto Alegre: Artmed, 2002.

ENRIQUEZ-DE-SALAMANCA, Amália.; CALONGE, Margarita. Muscarinic receptors in the ocular surface. *Current Opinion in Allergy & Clinical Immunology,* v. 6, 2006. p. 379-382.

GUYTON, C. Arthur. *Fisiologia humana.* Rio de Janeiro: Guanabara Koogan, 1988.

HARDMAN, Joel G.; LIMBIRD, Lee E.; GILMAN, Alfred Goodman. *As bases farmacológicas da terapêutica.* Rio de Janeiro: McGraw-Hill, 2003.

ISHII, Masaru; KURACHI, Yoshihisa. Muscarinic acetylcholine receptors. *Current Pharmaceutical Design,* v. 12, 2006. p. 3573-3581.

JACOB, Leonard S. *Farmacologia: national medical series para estudo independente.* Rio de Janeiro: Guanabara Koogan, 1998.

KATZUNG, Bertram G. *Farmacologia básica e clínica.* Rio de Janeiro: Guanabara Koogan, 2005.

KENDALL HARDEN, T. et al. Agonist-induced alteration in the membrane form of muscarinic cholinergic receptor. *The journal of biological chemistry,* v. 260, 1985. p. 13060-13066.

KOROLKOVAS, A.; BURCKHALTER, H. Joseph. *Química farmacêutica.* Rio de Janeiro: Guanabara Koogan, 1988.

NELSON, L. David.; COX, M. Michael. *Princípios de bioquímica.* São Paulo: Sarvier, 2002.

RANG, H. P.; DALE, M. M.; RITTER, J. M. *Farmacologia.* Rio de Janeiro: Guanabara Koogan, 2001.

ROBERT A. Buccino. et al. Direct positive inotropic effect of acetylcholine on myocardium. *Circ. Res.,* v. 19, 1966. p. 1097-1108.

WILSON, W. Rowe. et al. Facilitation of acetylcholine release and cognitive performance by an M-muscarinic receptor antagonist in aged memory-impaired rats. *The Journal of Neuroscience,* v. 15, 1995. p. 1455-1462.

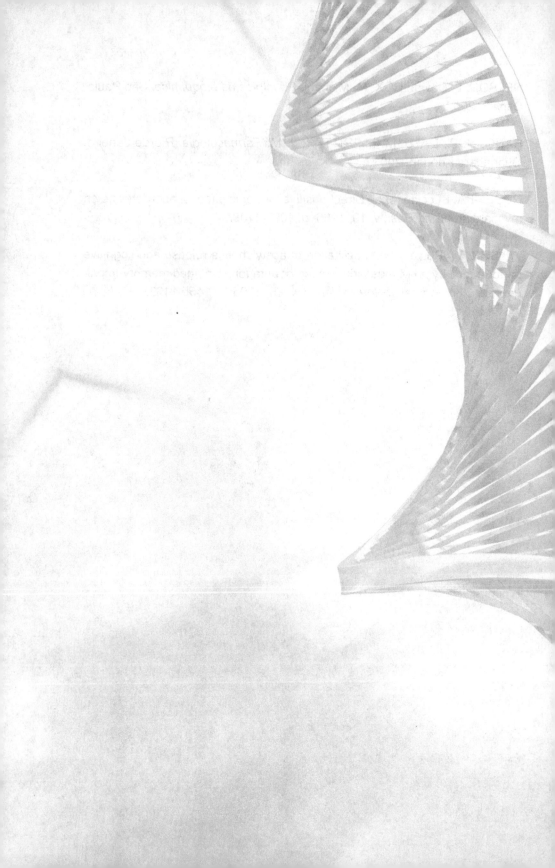

# 8. AGONISTAS E ANTAGONISTAS ADRENÉRGICOS

O sistema nervoso simpático exerce várias funções em nosso organismo, como regulação da frequência e força de contração cardíaca, liberação de hormônios e controle da pressão arterial, entre outras. A noradrenalina é o principal neurotransmissor liberado pelos neurônios simpáticos (adrenérgicos), sendo a adrenalina o hormônio liberado pelas glândulas suprarrenais mediante ativação do sistema nervoso simpático. As drogas que exercem suas ações mimetizando, alterando ou antagonizando as respostas adrenérgicas possuem vários usos clínicos devido à diversidade de funções que o sistema simpático controla em nosso organismo.

Os efeitos metabólicos e fisiológicos observados após a estimulação dos neurônios simpáticos são decorrentes da ação da noradrenalina. A noradrenalina exerce várias funções em nosso organismo, como foi abordado no capítulo 4. A adrenalina é liberada pelas glândulas suprarrenais em resposta ao estresse e mediante ativação direta da noradrenalina via receptores $\beta_1$, possuindo efeitos similares ao da noradrenalina. Muitas ações dos fármacos agonistas e antagonistas adrenérgicos podem ser facilmente entendidas pelo simples conhecimento dos efeitos fisiológicos da noradrenalina e da adrenalina, já que irão mimetizar ou antagonizar seus efeitos.

Esse capítulo aborda os fármacos agonistas e antagonistas adrenérgicos, não sendo elucidada a fisiologia da neurotransmissão simpática, uma vez que essa foi descrita no capítulo 3. Os agonistas e antagonistas adrenérgicos são classificados segundo sua especificidade pelos receptores α e β, assim como seus subtipos.

## Agonistas adrenérgicos

Os agonistas adrenérgicos ou simpaticomiméticos são fármacos que mimetizam ou aumentam a ação da noradrenalina e da adrenalina no organismo. Podem ser classificados de acordo com sua especificidade pelos receptores adrenérgicos em agonistas β-adrenérgicos (seletivos ou não seletivos) e agonistas α-adrenérgicos, também seletivos ou não seletivos.

## Agonistas β-adrenérgicos

Os agonistas β-adrenérgicos são mais utilizados atualmente no tratamento da asma (broncoconstrição), bronquite e doença pulmonar obstrutiva crônica (DPOC). Antigamente utilizavam-se agonistas adrenérgicos não seletivos, como a epinefrina (adrenalina), para o tratamento dessas patologias, porém, os efeitos indesejáveis de tais fármacos eram pouco toleráveis pelos pacientes. Na década de 1940 foi desenvolvido um agonista β-seletivo, o *isoproterenol*. O *isoproterenol* foi então implementado no tratamento dessas patologias, diminuindo os efeitos adversos indesejáveis.

Além das doenças pulmonares, os agonistas β-adrenérgicos são utilizados também para estimular a frequência e a força da contração miocárdica, estímulo esse necessário para situações como choque cardíaco, arritmias cardíacas e bradicardia.

### Isoproterenol

O isoproterenol é um potente agonista β-adrenérgico não seletivo, com pouca afinidade pelos receptores α-adrenérgicos.

### Ações farmacológicas

O isoproterenol relaxa quase todas as variedades de músculo liso, porém possui mais especificidade pela musculatura orgânica e intestinal. Os efeitos cardiovasculares do isoproterenol incluem taquicardia, inotropismo positivo, vasodilatação periférica e diminuição da pressão arterial.

### Farmacocinética

Possui alta absorção quando administrado por via parenteral ou inalatória em forma de aerossol. É metabolizado no tecido hepático e pela COMT nos demais tecidos. Possui um tempo de ação maior que a epinefrina devido à incapacidade de ser metabolizado pela MAO, pois não é captado para dentro dos neurônios.

### Efeitos adversos

O uso de isoproterenol pode provocar palpitações, cefaleia, taquicardia e ruborização da pele, pela vasodilatação da musculatura esquelética provocada por ele. Podem ocorrer arritmias cardíacas em pacientes com coronariopatias subjacentes.

# AGONISTAS $\beta_2$-SELETIVOS

A vantagem dos fármacos agonistas $\beta_2$-seletivos em relação aos não seletivos é a ausência de efeitos indesejáveis como taquicardia no tratamento de doenças pulmonares, como asma e bronquite. É importante destacar que essa seletividade $\beta_2$ é correspondente a dose, ou seja, em doses muito elevadas tal seletividade diminui.

O metoproterenol e o fenoterol (Berotec®) são agonistas $\beta_2$-seletivos que possuem certa resistência à degradação pela COMT. Apenas 40% é absorvido após administração oral e excretado na forma conjugada ao ácido glicurônico. O metoproterenol é utilizado mais para tratamentos crônicos de doenças pulmonares obstrutivas.

O salbutamol (Aerolin®) é administrado preferencialmente por inalação para o alívio do broncoespasmo. Quando inalado atinge efeitos significantes em 15 minutos com duração de 4 horas. Possui menos efeitos adversos que o isoproterenol, principalmente os cardiovasculares.

Os efeitos adversos comuns dos agonistas $\beta_2$-seletivos incluem tremor da musculatura esquelética (efeito sujeito a tolerância), sensação de inquietação, ansiedade e apreensão (podem interromper o tratamento). Os efeitos cardíacos são observados apenas quando ocorre uma superdosagem dos fármacos, fato comum entre os pacientes com asma. Esses pacientes, quando em crise, utilizam o fármaco várias vezes consecutivas sem esperar o tempo necessário para que ocorra o efeito broncodilatador; isso acarreta taquicardia e incômodo ao paciente.

# AGONISTAS $\alpha_1$-SELETIVOS

Os agonistas $\alpha_1$-seletivos exercem sua ação farmacológica por mimetizar a noradrenalina na ativação dos receptores $\alpha_1$ presentes principalmente nos vasos sanguíneos. São utilizados normalmente no choque e na hipotensão, mas estão presentes em diversas associações para aliviar os sintomas da gripe e do resfriado.

O principal fármaco dessa classe, a fenilefrina, é um agonista $\alpha_1$-seletivo. Em altas concentrações, ele ativa parcialmente o receptor

$\alpha_2$-adrenérgico. O fármaco provoca vasoconstrição direta e aumenta a resistência vascular periférica, elevando a pressão arterial sistêmica. A fenilefrina é muito utilizada em descongestionantes nasais pelo seu efeito vasoconstritor direto.

## AGONISTAS $\alpha_2$-SELETIVOS

Os agonistas $\alpha_2$-seletivos são muito utilizados no tratamento da hipertensão arterial. Eles agem principalmente ativando os receptores $\alpha_2$ pré-sinápticos localizados no centro do controle cardíaco no SNC. Essa ativação provoca uma hiperpolarização dos neurônios adrenérgicos, diminuindo a descarga simpática proveniente do SNC. O principal fármaco dessa classe é a clonidina.

### Clonidina

A clonidina (Atensina®) foi sintetizada na década de 1960 e descobriu-se que ela provocava hipotensão, sedação e bradicardia.

Os principais efeitos farmacológicos da clonidina são as alterações da pressão arterial e da frequência cardíaca, provocados, principalmente, pela inibição da ação simpática nos tecidos periféricos.

A absorção da clonidina após administração oral é ótima, possuindo quase 100% de biodisponibilidade. Após 1-3 horas podem-se observar os efeitos farmacológicos da clonidina, como hipotensão e bradicardia. Possui um tempo de meia-vida de aproximadamente 6-24 horas. O fármaco é excretado na urina na forma inalterada, sendo importante observar a existência de problemas renais, pois pode aumentar o tempo de meia-vida da clonidina, resultando em maior risco de toxicidade.

Sedação e boca seca representam os efeitos adversos mais comuns da clonidina. A sedação pode ser tão exacerbada que aproximadamente 50% dos casos abandonam a terapia farmacológica; porém, o paciente pode adquirir tolerância e o efeito indesejável diminuir com o tempo. É importante destacar que os efeitos adversos da clonidina são relacionados à dose. Devido ao fato de ela atuar diretamente no SNC, 20% dos pacientes apresentam síndrome de abstinência após interrupção abrupta do fármaco.

# OUTROS AGONISTAS ADRENÉRGICOS

## Anfetamina

A anfetamina é uma substância muito utilizada devido aos seus efeitos estimulantes no SNC. Várias pessoas utilizam esse fármaco para reduzir o peso, pelos seus efeitos supressores do apetite. Porém, seu uso é muitas vezes indiscriminado, como, por exemplo, para aumentar o estado de vigília em caminhoneiros (rebites). Outro uso indiscriminado da anfetamina é para aumentar a atenção e a disposição em atletas, sendo considerado *doping* pelos órgãos competentes.

Algumas pessoas realmente necessitam do uso da anfetamina, como no caso de obesidade severa em que há um risco para a saúde. A anfetamina e seus derivados devem ser utilizados com grande cautela e prescritos por médicos especialistas.

### Efeitos cardiovasculares

Após a administração de anfetamina por via oral ocorre elevação da pressão arterial e efeito cronotrópico negativo por mecanismo reflexo. Arritmias cardíacas são comuns em altas doses de anfetamina.

### Efeitos no sistema nervoso central

Entre as aminas simpaticomiméticas, a anfetamina é a que exerce maior poder excitatório no SNC. Ocorre estimulação do centro respiratório bulbar e redução do grau de depressão central provocado por alguns fármacos. É importante enfatizar que os efeitos da anfetamina no SNC dependem da dose e variam de acordo com o grau de excitabilidade do paciente, personalidade e estado mental. Em doses de 10-30 mg por via oral observa-se um aumento no estado da vigília, menor sensação de fadiga, elevação do humor, aumento da capacidade de concentração, aumento da atividade motora e da fala.

O uso de anfetamina provoca supressão do apetite, principalmente por atuar no centro da fome no hipotálamo lateral. Esse fato é corroborado por testes realizados em que se administrou parenteralmente uma quantidade de anfetamina em roedores diretamente nesse local, resultando na supressão da fome.

## Mecanismo de ação

A anfetamina parece exercer seus efeitos no SNC através da estimulação da liberação das aminas biogênicas, principalmente noradrenalina e dopamina. Parece que a anfetamina aumenta a exocitose das vesículas sinápticas por um mecanismo não conhecido.

## Efeitos adversos

Os efeitos adversos centrais da anfetamina incluem inquietação, tontura, reflexos hiperativos, loquacidade, tremor, irritabilidade, tensão, ansiedade, fraqueza, insônia e hipertermia. Podem ocorrer, também, confusão, agressividade, alterações na libido, delírios, alucinações paranoides, pânico, tendências homicidas e suicidas. Esses efeitos psicóticos são apresentados em pessoas com problemas mentais subjacentes ou em longo período de exposição à droga.

Os efeitos cardiovasculares são comuns: cefaleia, calafrios, rubor ou palidez, arritmia cardíaca, palpitação, hipertensão, dor anginosa, hipotensão e colapso circulatório.

Os sintomas gastrintestinais incluem boca seca, gosto metálico, anorexia, náusea, vômito, diarreia e cólica intestinal. A intoxicação fatal é caracterizada por convulsões e coma, provocando hemorragia cerebral. É importante ressaltar que a dose tóxica de anfetamina varia muito de indivíduo para indivíduo, sendo que pode ocorrer o óbito com doses de 30mg em alguns indivíduos e não ocorrer fatalidade em outros que administram 200mg.

A anfetamina e seus derivados possuem um alto poder de provocar dependência psicológica e física. A tolerância é observada na maioria dos pacientes, mais no que diz respeito à supressão do apetite.

## Efedrina

A efedrina (AFEDRIN®), além de ser um agonista α e β adrenérgico, promove a liberação de noradrenalina das vesículas sinápticas dos neurônios simpáticos.

Esse fármaco possui boa biodisponibilidade após administração oral. Exerce efeito cronotrópico positivo e aumenta o débito cardíaco, além de exacerbar a resistência vascular periférica, resultando em elevação considerável da pressão arterial sistêmica. Ocorre um aumento da estimulação do SNC após administração de efedrina. Possui tempo de meia-vida de aproximadamente cinco horas e é eliminada predominantemente sob a forma inalterada pela urina.

Os principais efeitos adversos da efedrina incluem hipertensão súbita após administração parenteral, insônia devido ao seu alto poder estimulante do SNC, e podem ocorrer efeitos graves em pacientes com afecções cardiovasculares subjacentes, como arritmia, insuficiência cardíaca congestiva e angina *pectoris*.

O uso terapêutico da efedrina é bastante limitado devido à gama de efeitos adversos indesejáveis. Porém, é frequentemente utilizada em cirurgias com anestesia geral ou raquianestesia, quando a pressão arterial diminui para valores extremamente baixos durante o procedimento cirúrgico.

## ANTAGONISTAS ADRENÉRGICOS

Os antagonistas adrenérgicos são fármacos amplamente utilizados, principalmente no tratamento dos distúrbios cardiovasculares. Eles inibem, de forma competitiva e reversível, a interação da noradrenalina, adrenalina e compostos relacionados com os receptores $\alpha$ e $\beta$. A fenoxibenzamina é uma exceção, pois ela inibe irreversivelmente os receptores $\alpha$-adrenérgicos por ligação covalente. A classe dos antagonistas adrenérgicos é bastante ampla, possuindo vários fármacos com seletividade diferente para cada receptor adrenérgico. Esse fato é muito importante para a prática clínica; por exemplo, fármacos com seletividade para receptores $\beta_1$ bloqueiam as ações da noradrenalina e adrenalina no músculo cardíaco e rins, não interferindo na ação simpática nos receptores $\beta_2$, $\alpha_1$ e $\alpha_2$, diminuindo os efeitos indesejáveis.

### Antagonistas dos receptores α-adrenérgicos

Os receptores $\alpha$-adrenérgicos são responsáveis por ações importantes da noradrenalina e adrenalina, principalmente no que diz respeito ao sistema cardiovascular. Os receptores $\alpha_1$ são responsáveis pela vasoconstrição arterial e venosa, sendo os receptores $\alpha_2$ responsáveis pela supressão da descarga simpática e parassimpática, promoção da agregação plaquetária e regulação de processos metabólicos (diminuição da secreção de insulina e inibição da lipólise). Estudos sugerem que há uma vasoconstrição relacionada a ativação de receptores $\alpha_2$. Para maiores detalhes sobre os efeitos do sistema nervoso autônomo, consulte o capítulo 4.

## Fenoxibenzamina

A fenoxibenzamina é um antagonista $\alpha_1$ e $\alpha_2$ irreversível. Sendo assim, seus efeitos no organismo são persistentes, uma vez que as células necessitam promover nova síntese proteica para compensar os receptores bloqueados.

Os efeitos farmacológicos principais da fenoxibenzamina resultam do bloqueio dos receptores $\alpha$ na musculatura lisa. Ela provoca diminuição progressiva da Resistência Periférica Total (RPT) e eleva o débito cardíaco devido provavelmente à estimulação simpática reflexa. É comum a ocorrência de taquicardia severa devido ao bloqueio $\alpha_2$. Ainda não se conhecem todas as propriedades farmacológicas da fenoxibenzamina.

Sua meia-vida é de 24 horas, não sendo proporcional aos seus efeitos devido ao bloqueio irreversível. Pode demorar vários dias para que a célula-alvo expresse novos receptores desse fármaco.

O principal uso terapêutico da fenoxibenzamina é no tratamento do feocromacitoma. O feocromacitoma caracteriza-se por tumores da medula suprarrenal e neurônios simpáticos, resultando em alta expressão dos efeitos simpáticos no organismo.

Os efeitos adversos da fenoxibenzamina são hipotensão postural com taquicardia reflexa, arritmia e inibição irreversível da ejaculação; pode provocar tumores funcionais e sarcomas peritoneais (teste realizado em animais).

## Prazosina

A prazosina (Minipress sr®) é um potente antagonista dos receptores $\alpha_1$. Essa seletividade é cerca de mil vezes maior pelos receptores $\alpha_1$ do que pelos receptores $\alpha_2$. Esse fármaco é bastante utilizado no tratamento da hipertensão e angina pectoris.

Os efeitos da prazosina resultam no bloqueio dos receptores $\alpha_1$ nas veias e arteríolas, provocando queda da resistência vascular periférica e diminuição do retorno venoso e ao coração. É importante ressaltar que a prazosina não provoca taquicardia reflexa, fato esse que pode ser explicado pela quase ausência de ação $\alpha_2$ e pela dilatação venosa, ao contrário de outros vasodilatadores (por exemplo, hidralazina). Foram observados diminuição dos níveis séricos de LDL e aumento da HDL em pacientes tratados com prazosina.

A biodisponibilidade oral da prazosina é cerca de 60% e suas concentrações plasmáticas máximas são alcançadas dentro de 1 a 3 horas após administração oral. Liga-se fortemente às proteínas plasmáticas ($\alpha$-glicoproteína ácida). Possui meia-vida de três horas e é excretada pelos rins. Seus efeitos farmacológicos para o tratamento da hipertensão duram cerca de 7 a 10 horas. O principal efeito adverso da prazosina é a hipotensão postural.

## ANTAGONISTAS DOS RECEPTORES $\beta$-ADRENÉRGICOS

Em virtude de sua eficácia no tratamento da hipertensão, insuficiência cardíaca congestiva (ICC), arritmias e cardiopatias isquêmicas, os antagonistas $\beta$-adrenérgicos, também chamados de $\beta$-bloqueadores, têm recebido considerável atenção no meio clínico. São amplamente utilizados na clínica médica devido aos seus efeitos cardiovasculares.

As propriedades farmacológicas dos $\beta$-bloqueadores podem ser explicadas, como nos antagonistas $\alpha$, pela diminuição da resposta simpática, isto é, redução da ação da noradrenalina e adrenalina em seus receptores $\beta$.

Os $\beta$-bloqueadores exercem seus principais efeitos no sistema cardiovascular. Já que a noradrenalina e a adrenalina exercem ações cronotrópicas e inotrópicas positivas, os $\beta$-bloqueadores diminuem a frequência e a força de contração cardíaca. É importante destacar que os $\beta$-bloqueadores diminuem o débito cardíaco, resultando em um aumento da resistência periférica por mecanismos reflexos, para manter a pressão arterial em níveis normais. Entretanto, o uso prolongado dos $\beta$-bloqueadores proporciona uma estabilização da RPT. Os $\beta$-bloqueadores exercem efeitos consideráveis no ritmo e na automaticidade cardíaca. Eles reduzem a frequência sinusal, diminuem a despolarização de marca-passos ectópicos, retardam a condução nos átrios e no nodo A-V, e aumentam o período refratário funcional do nodo A-V.

Os $\beta$-bloqueadores não seletivos bloqueiam os receptores $\beta_2$ localizados na musculatura brônquica, levando a uma broncoconstrição. Em pacientes saudáveis, tal efeito não é significativo, porém, deve-se tomar cuidado ao administrar esses fármacos em pacientes asmáticos ou com bronquite, podendo essa broncoconstrição ser fatal.

O metabolismo é alterado pelos $\beta$-bloqueadores, ocorrendo ativação da glicogenólise; em pacientes diabéticos, devem-se utilizar esses fármacos com cautela. Ocorre um aumento da liberação de ácidos graxos para a corrente sanguínea mediada pelos receptores $\beta$-adrenérgicos.

# β-BLOQUEADORES NÃO SELETIVOS

## Propranolol

O propranolol (Propranolol®) é o protótipo da classe dos antagonistas β-adrenérgicos. Ele interage com os receptores β e $\beta_2$ com afinidade similar, não bloqueando receptores α-adrenérgicos.

Sofre absorção completa após administração oral em decorrência de sua alta lipofilicidade. Porém, sofre extenso metabolismo de primeira passagem através da circulação porta, tendo biodisponibilidade de apenas 25%. Sua metabolização hepática diminui com o uso prolongado e aumento da dose. Seu volume de distribuição é alto e penetra facilmente na barreira hemato-encefálica, atingindo o SNC. Liga-se consideravelmente às proteínas plasmáticas (cerca de 90%). Existem atualmente no mercado formulações de propranolol de liberação prolongada, mantendo estáveis os níveis séricos do fármaco por 24 horas.

O uso temporário do propranolol é particularmente cardiovascular, sendo utilizado no tratamento da hipertensão arterial sistêmica, ICC, cardiopatias isquêmicas e arritmias cardíacas.

## Nadolol

O nadolol é um antagonista de ação longa, não possuindo seletividade pelos receptores β.

Sua absorção é incompleta após administração oral por ser altamente hidrossolúvel; possui biodisponibilidade de 35%. Suas concentrações no SNC são baixas devido à relativa incapacidade de atravessar a barreira hematoencefálica. É altamente metabolizado e é excretado pelos rins. Possui meia-vida de 20 horas, o que confere longo período de ação farmacológica e tóxica.

## Caverdilol

O caverdilol (Coreg®) é um antagonista dos receptores β-adrenérgicos; porém, também bloqueia receptores $\alpha_1$.

Possui biodisponibilidade de 30% devido ao metabolismo de primeira passagem. Sua meia-vida é de 10 horas e é excretado principalmente pela urina.

# ANTAGONISTAS $\beta_1$-SELETIVOS

## Metoprolol

O metoprolol (Selozok®) é um antagonista $\beta_1$-seletivo. Fármacos $\beta_1$-seletivos possuem menor possibilidade de efeitos adversos pulmonares, principalmente em pacientes asmáticos e com bronquite.

Sua absorção é quase completa após administração oral, tendo uma biodisponibilidade relativamente baixa (40%). Possui metabolismo hepático e excreção renal, sendo sua meia-vida de 3-4 horas.

É utilizado principalmente no tratamento da hipertensão arterial sistêmica. Porém, também é utilizado no tratamento de cardiopatias isquêmicas e ICC.

## Atenolol

O atenolol (Atenol®) é muito hidrofílico e parece não atravessar a barreira hematoencefálica; possui meia-vida maior que a do metoprolol.

Sua absorção é incompleta (cerca de 50%), entretanto, atinge quase completamente a circulação sistêmica. É dotado de meia-vida de aproximadamente 5-8 horas e é excretado de forma inalterada na urina.

## Efeitos adversos

Os efeitos adversos dos $\beta$-bloqueadores são decorrentes do bloqueio desses receptores em diversos tecidos corporais.

## Sistema cardiovascular

Os $\beta$-bloqueadores podem induzir a um quadro de ICC em pacientes suscetíveis. A bradicardia é um efeito comum no tratamento com $\beta$-bloqueadores. Nesse caso é necessário avaliar o risco/benefício em pacientes que utilizam concomitantemente antagonistas dos canais de cálcio, principalmente verapamil.

Pode ocorrer parada cardíaca fatal com a interrupção abrupta dos $\beta$-bloqueadores. Esse efeito é devido ao mecanismo de up-regulation realizado pelas células do miocárdio: essas células terão mais receptores em sua superfície para tentar compensar o bloqueio pelos $\beta$-bloqueadores. Com a parada abrupta da medicação, a descarga simpática continuará normal, porém, terá mais receptores expostos e irá provocar taquicardia normalmente fatal.

## Função pulmonar

Os principais efeitos adversos dos β-bloqueadores na função pulmonar são decorrentes do bloqueio dos receptores $\beta_2$ localizados na musculatura brônquica, efeitos esses minimizados com administração de β-bloqueadores seletivos para os receptores $\beta_1$ Em pacientes com asma e bronquite, esses efeitos são potencialmente fatais devido à constrição brônquica provocada.

## Sistema nervoso central

Os antagonistas β-adrenérgicos podem provocar fadiga, insônia, pesadelos e depressão. Seus efeitos adversos no SNC podem estar relacionados com o grau de lipofilicidade, porém, nenhum estudo comprovou tal suposição.

# REFERÊNCIAS BIBLIOGRÁFICAS

CINGOLANI, E. Horácio; HOUSSAY, B. Alberto & Cols. *Fisiologia humana de Houssay.* Porto Alegre: Artmed, 2004.

DAVIS, Andrew; BLAKELEY, G. H. Asa.; KIDD, Cecil. *Fisiologia humana.* Porto Alegre: Artmed, 2002.

GIBSON, Scott K.; GILMAN, Alfred G. G{alpha} and G{beta} subunits both define selectivity of G protein activation by{alpha}2-adrenergic receptors. *PNAS,* v. 103, 2006. p. 212–217.

GUYTON, C. Arthur. *Fisiologia humana.* Rio de Janeiro: Guanabara Koogan, 1988.

HARDMAN, Joel G.; LIMBIRD, Lee E.; GILMAN, Alfred Goodman. *As bases farmacológicas da terapêutica.* Rio de Janeiro: McGraw-Hill, 2003.

JACOB, Leonard S. *Farmacologia: national medical series para estudo independente.*Rio de Janeiro: Guanabara Koogan, 1998.

JOHN D. ALTMAN. et al. Abnormal regulation of the sympathetic nervous system in a 2A-adrenergic receptor knockout mice. *Molecular Pharmacology,* v. 56, 1999. p. 154-161.

KATZUNG, Bertram G. *Farmacologia básica e clínica.* Rio de Janeiro: Guanabara Koogan, 2005.

KOROLKOVAS, A.; BURCKHALTER, H. Joseph. *Química farmacêutica.* Rio de Janeiro: Guanabara Koogan, 1988.

NELSON, L. David.; COX, M. Michael. *Princípios de bioquímica.* São Paulo: Sarvier, 2002.

PEREZ, Dianne M. Structure–function of $\alpha_1$-adrenergic receptors. *Biochemical Pharmacology,* v. 73, 2007. p. 1051-1062.

RANG, H. P.; DALE, M. M.; RITTER, J. M. *Farmacologia*. Rio de Janeiro: Guanabara Koogan, 2001.

SANDERS, K. M.; Ward, S. M. Nitric oxide as a mediator of nonadrenergic noncholinergic neurotransmission. *Am. J. Physiol. Gastrointest. Liver Physiol.*, v. 262, 1992. p. 379-392.

VANHOUTTE, Paul M. Inhibition by acetylcholine of adrenergic neurotransmission in vascular smooth muscle. *Circ. Res.,* v. 34, 1974. p. 317-326.

ZHU, Wei-Zhong. et al. Heterodimerization of ß1- and ß2-adrenergic receptor subtypes optimizes ß-adrenergic modulation of cardiac contractility. *Circ. Res.*, v. 97, 2005. p. 244-251.

# UNIDADE III

## FARMACOLOGIA CARDIOVASCULAR

### 9. DIURÉTICOS

Os rins desempenham um papel fundamental em nosso organismo, controlando o volume dos líquidos corporais, preservando nutrientes importantes através da reabsorção tubular e eliminando substâncias indesejáveis (p. ex., ureia). A unidade funcional dos rins são os néfrons, responsáveis pelo controle homeostático dos solventes e solutos do organismo.

O filtrado, que corresponde a aproximadamente 175 litros/dia, é constituído principalmente de água e contém substâncias como glicose, sais minerais, xenobióticos e metabólitos tóxicos ao organismo. Apenas partículas pequenas conseguem ser filtradas no glomérulo devido ao diâmetro dos poros nele presentes. No decorrer do túbulo renal, as substâncias importantes para nosso organismo que foram filtradas, como glicose, água, sais minerais e aminoácidos, são quase que totalmente reabsorvidas. Essa reabsorção ocorre principalmente através de transportadores passivos, ativos e canais iônicos presentes na membrana das células epiteliais renais. Cerca de 50% de todo oxigênio consumido pelos rins é destinado à função de reabsorção de cloreto de sódio (NaCl), ficando clara a importância desse nutriente para o organismo.

Para compreendermos os mecanismos de ação dos diuréticos é essencial o conhecimento prévio da fisiologia renal, principalmente de reabsorção tubular realizada durante a passagem da urina pelo néfron. A primeira parte desse capítulo é dedicada à explicação dos mecanismos fisiológicos do transporte de substâncias ao longo do túbulo renal. Na segunda parte, explicamos as classes de diuréticos atualmente disponíveis, seus respectivos mecanismos de ação e uso clínico.

### Fisiologia renal

Todo o sangue do organismo passa por uma estrutura dos rins denominada glomérulo, que está presente na Cápsula de Bowman. O glomérulo é a estrutura renal responsável pela filtração do sangue e esse processo é denominado filtração glomerular. Os poros presentes entre as células endoteliais glomerulares medem aproximadamente 100 mm de diâmetro, e são responsáveis por possibilitar a passagem de substâncias de baixo peso molecular, como água, glicose, aminoácidos e sais minerais. Porém, esses poros apresentam um impedimento para a passagem de substâncias com alto peso molecular, como proteínas plasmáticas e células sanguíneas.

Após a filtração pelo glomérulo, o filtrado começa a percorrer os segmentos do néfron, até ser excretado. O néfron é dividido genericamente em quatro segmentos: túbulo contorcido proximal, alça de Henle, túbulo contorcido distal e ducto coletor. Nesse percurso ocorre a reabsorção de nutrientes essenciais que foram filtrados para o organismo. Os mecanismos de reabsorção são mediados principalmente por transportadores localizados na membrana das células epiteliais do néfron. Entretanto, também ocorre reabsorção por difusão simples e osmose. A figura 9.1 mostra os tipos de transporte realizados nos túbulos renais.

**FIGURA 9.1: Principais tipos de transporte realizados nos túbulos renais. 1.) Transporte facilitado (simporte). 2.) Transporte facilitado (antiporte). 3.) Transporte ativo. 4.) Transporte por canais (difusão simples).**

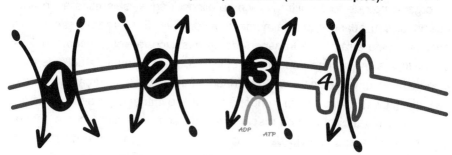

Fonte: Proposta do autor.

Alguns solutos com certo grau de lipossolubilidade capazes de se dissolver na membrana celular são reabsorvidos ou secretados por difusão simples ao longo do túbulo renal. Já os solutos com baixa lipossolubilidade são reabsorvidos ou secretados através de proteínas integrais de membrana. Essas proteínas podem formar pequenos orifícios na membrana (poros) ou podem transportar o soluto a favor de um gradiente de concentração (transporte facilitado). A água também pode servir como um carreador de solutos através da membrana celular. Esse mecanismo é denominado dragagem de solvente e ocorre por movimento de convecção do soluto junto à água através da membrana.

Outro mecanismo de transporte pela membrana realizado ao longo do túbulo renal é o transporte do soluto contra um gradiente de concentração. Esse transporte é considerado ativo e se caracteriza pelo gasto de energia (ATP), sendo classificado em dois tipos: primário e secundário. O ativo primário é o transporte de apenas um soluto contra um gradiente de concentração. Já o ativo secundário é o transporte de dois solutos, sendo um soluto transportado contra um gradiente de concentração e o outro a favor do (figura 9.1). Esse transporte pode ser dividido entre cotransporte (simporte) e contratransporte (antiporte). O simporte é caracterizado pelo movimento dos dois solutos para a mesma face da membrana, e o antiporte pelo transporte dos dois solutos para faces opostas.

Em cada segmento do néfron existem tipos de transporte distintos, que são importantes para a compreensão dos efeitos farmacológicos e adversos dos diuréticos. Cada classe de diuréticos atua sobre um determinado segmento do néfron, consequentemente, em transportadores diferentes.

## Túbulo contorcido proximal

O túbulo contorcido proximal é o primeiro segmento do néfron após o glomérulo. Logo no início desse segmento ocorre a maior parte da reabsorção de água (60%), bicarbonato de sódio (85%), cloreto de sódio (40%), glicose (~100%), aminoácidos e outros solutos por transportadores específicos. A água é reabsorvida e secretada por osmose, mantendo a osmolaridade no túbulo renal.

O principal soluto que influencia a diurese é o cloreto de sódio e o que menos influencia é o bicarbonato de sódio. Esses solutos, quando mantidos dentro do lúmen renal, geram maior gradiente osmótico no local; sendo assim, a água é secretada por transporte passivo (osmose) e retida no lúmen para restabelecer a osmolaridade, aumentando o volume de urina.

A membrana luminal da célula do túbulo proximal possui um antiportador (trocador) $Na^+$ / $H^+$ que retira o $Na^+$ do lúmen e secreta $H^+$ em troca. O $H^+$ livre no lúmen reage com o bicarbonato ($HCO_3^-$) formando ácido carbônico ($H_2CO_3$), que é desidratado em ($H_2O$ e $CO_2$) pela enzima anidrase carbônica. O $O_2$ é difundido para o interior da célula, onde reage com $H_2O$ formando novamente ácido carbônico. Esse é dissociado em $H^+$ e $HCO_3^-$, sendo o bicarbonato reabsorvido para o interstício por um transportador específico e o $H^+$ trocado novamente com o $Na^+$, recomeçando o ciclo. Esse mecanismo está elucidado esquematicamente na figura 9.2. O $Na^+$ transportado para o interior da célula é bombeado pela $Na^+$ / $K^+$ ATPase para o interstício. A reabsorção do bicarbonato ocorre dessa maneira complexa simplesmente pelo fato de esse elemento não se difundir através de membranas e de a membrana luminal dessas células não possuir transportadores de bicarbonato. O importante nesse mecanismo é que a reabsorção do bicarbonato só ocorre devido à atividade da enzima anidrase carbônica, a qual enzima pode ser inibida por diuréticos, como a acetazolamida.

**FIGURA 9.2: Esquema do transporte iônico no Túbulo Contorcido Proximal.**
**NOTA: AC = Anidrase Carbônica; TCP = Túbulo Contorcido Proximal.**

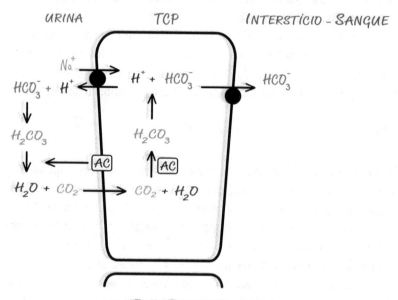

Fonte: Proposta do autor.

A reabsorção de NaCl ocorre na porção final do túbulo proximal; começa pelo antiportador $Na^+$ / $H^+$ explicado anteriormente. Porém, o $H^+$ secretado para o lúmen não vai ter mais bicarbonato para reagir, acarretando diminuição do pH luminal. Essa diminuição do pH leva à ativação do antiportador $Cl^-$ / Base, no qual o $Cl^-$ é transportado para dentro da célula e reabsorvido para o interstício. Sabe-se que as células do túbulo proximal possuem transportadores que secretam ácidos orgânicos, diuréticos e AINEs para o lúmen renal. O fato de esses transportadores secretarem diuréticos para o lúmen renal pode ser o mecanismo pelo qual os diuréticos chegam ao seu sítio de ação, que é normalmente na face luminal da membrana celular.

## Alça de Henle

A alça de Henle é o segmento posterior ao túbulo proximal, e é formada por uma porção descendente e outra ascendente. A porção descendente é o local onde ocorre uma parte da reabsorção da água por forças osmóticas. Já o ramo ascendente é impermeável à água e é responsável pela reabsorção de aproximadamente 35% do NaCl filtrado pelo glomérulo. A reabsorção de NaCl é mediada por um simporte $Na^+ / K^+ / 2\ Cl^-$, como mostra a figura 9.3. Esse transporte aumenta acentuadamente a concentração de $K^+$ no interior da célula, pois, além de ocorrer o transporte do $K^+$ juntamente com o $Na^+$ pelo simporte $Na^+ / K^+ / 2\ Cl^-$, a bomba $Na^+ / K^+$ ATPase localizada na membrana basolateral troca o $Na^+$ intracelular pelo $K^+$ intersticial, favorecendo ainda mais o acúmulo de $K^+$ no interior da célula. Esse aumento da concentração de $K^+$ dentro da célula leva a uma saída desse íon através de poros para o lúmen renal. Isso acarreta um aumento do potencial elétrico no lúmen e uma reabsorção dos íons $Ca^{+2}$ e $Mg^{+2}$ por entre as células da alça ascendente de Henle.

**FIGURA 9.3:** Mecanismo esquemático de transporte de íons realizados pelas células do ramo ascendente espesso da alça de Henle, principal local de ação dos diuréticos de alça.

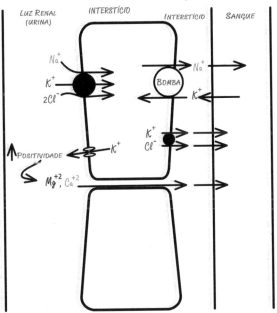

Fonte: Proposta do autor.

## Túbulo contorcido distal

O mecanismo de reabsorção de NaCl no túbulo contorcido distal é realizado por um simporte $Na^+ / Cl^-$ localizado na membrana luminal. Entretanto, apenas 10% no NaCl é absorvido no túbulo distal. O sódio, como em outros segmentos do néfron, é bombeado pela $Na^+ / K^+ / ATPase$ basolateral para o interstício. A figura 9.4 mostra esquematicamente todo o processo de reabsorção de NaCl pelo túbulo contorcido distal.

**FIGURA 9.4:** Mecanismo de transporte de íons realizados pelas células do túbulo contorcido distal. Nota-se que o $Ca^{+2}$ é reabsorvido por canais iônicos localizados na membrana luminal e por transportadores de $Na+/Ca^{+2}$ basolaterais, sendo essa reabsorção regulada pelo hormônio paratireoidiano (PTH), que se liga ao seu receptor também localizado na membrana basolateral das células do túbulo distal.

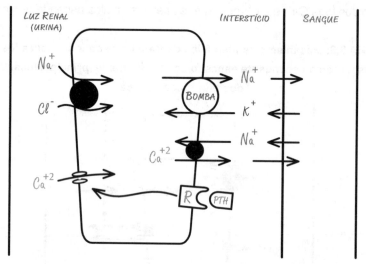

Fonte: Proposta do autor.

A reabsorção de $Ca^{+2}$ é realizada pela difusão simples desse íon por canais de $Ca^{+2}$ presentes na membrana luminal (figura 9.4). Logo em seguida, o $Ca^{+2}$ é trocado pelo antiporte $Ca^{+2} / Na^+$ basolateral, sendo assim reabsorvido para o interstício. O hormônio paratireoidiano (PTH) regula esse processo de reabsorção de $Ca^{+2}$. Estudos comprovam que o PTH ativa canais de $Ca^{+2}$ localizados na membrana luminal, aumentando assim o influxo do $Ca^{+2}$ para a célula.

## Ducto coletor

O ducto coletor é a porção final do néfron e é relativamente impermeável à água. Essa impermeabilidade à água pode ser modificada pela ação do hormônio antidiurético (ADH), também chamado de vasopressina. Tal segmento reabsorve aproximadamente 5% do NaCl filtrado pelo rim e é o local de maior secreção de $K^+$ para o lúmen renal.

As células principais são responsáveis pela reabsorção de $Na^+$ e $H_2O$, assim como pela secreção de $K^+$. A diferença desse transporte em relação aos demais segmentos é que as substâncias passam por canais integrados à membrana luminal, e não através de transportadores. O transporte é passivo e ocorre sempre a favor de um gradiente de concentração. É importante ressaltar que o transporte de $H_2O$ está intimamente relacionado com a ação do ADH. Podemos concluir que quanto maior a concentração de $Na^+$ no lúmen renal, maior será a secreção de $K^+$. Isso se deve ao fato da presença da bomba $Na^+ / K^+ / ATPase$ na membrana basolateral: quanto maior a concentração de $Na^+$ no interior da célula, mais intensamente a bomba irá trocá-lo pelo $K^+$, resultando na maior secreção desse para o lúmen renal. Esse mecanismo é o principal fator que leva ao aumento da eliminação de $K^+$ durante o uso dos diuréticos.

Outro mecanismo que aumenta acentuadamente a secreção de $K^+$ é o uso de diuréticos inibidores da anidrase carbônica (acetazolamida). Esses fármacos aumentam a eliminação de bicarbonato ($HCO^-_3$), possuem carga negativa e aumentam o potencial negativo no lúmen renal. Consequentemente, o $K^+$ irá se deslocar para o lúmen devido a forças eletrostáticas, aumentando assim sua eliminação.

O hormônio mineralocorticoide aldosterona atua no ducto coletor em resposta a uma baixa no volume sanguíneo, por exemplo, pela ação dos diuréticos. A aldosterona age modificando a transcrição genética da célula principal, aumentando a síntese e a expressão da bomba $Na^+ / K^+ / ATPase$ basolateral. Com isso, ocorre aumento da reabsorção de $Na^+$ e secreção de $K^+$. Esse mecanismo compensatório é importante para que o volume sanguíneo não caia para valores extremos.

A membrana basolateral possui um receptor para o ADH, que quando ativado, aumenta a expressão de canais de $H_2O$ na membrana luminal, fazendo com que ocorra maior reabsorção de $H_2O$ e diminuição da diurese. A liberação de ADH pela neuro-hipófise é regulada pela osmolaridade sanguínea, sendo essa liberação inversamente proporcional à osmolaridade sérica.

*9. Diuréticos*

# FÁRMACOS DIURÉTICOS

Os diuréticos caracterizam-se por promover aumento do volume de água excretada. Outros compostos denominados natriuréticos promovem, além da excreção aumentada de água, o aumento da excreção de $Na^+$ e ânions como $Cl^-$ pela urina. Podemos afirmar que todos os natriuréticos são naturalmente diuréticos. Nesse capítulo, tratamos de todos natriuréticos como diuréticos para melhor entendimento do conteúdo.

O NaCl é o principal soluto que determina o volume extracelular do organismo, sendo indispensável haver um equilíbrio restrito entre sua excreção e reabsorção. Um aumento da concentração de NaCl no organismo pode levar a patologias como edema pulmonar, edema generalizado e aumento da pressão sanguínea, entre outros. Já sua baixa concentração pode acarretar colapso cardiovascular.

Os diuréticos aqui citados são classificados pelo seu local e mecanismo de ação (diuréticos de alça e diuréticos osmóticos), pela sua estrutura química (diuréticos tiazídicos), e pela sua influência no equilíbrio do $K^+$ (diuréticos poupadores de potássio). Os diuréticos, além de aumentar a excreção de $Na^+$ e $H_2O$, também podem influenciar na excreção de outras substâncias, como $K^+$, $HCO^-_3$, $Ca^{+2}$, $H^+$, $Mg^{+2}$ e ácido úrico pela urina.

# DIURÉTICOS OSMÓTICOS

O manitol é o principal diurético osmótico essencial utilizado atualmente na terapêutica. Os diuréticos osmóticos não possuem efeito farmacológico próprio e são praticamente impermeáveis à membrana celular. Por essa característica, eles não são reabsorvidos durante sua passagem pelos túbulos renais, aumentando assim a osmolaridade dentro do lúmen renal.

A biodisponibilidade oral do manitol é desprezível devido ao fato de ele não atravessar as barreiras biológicas, sendo então administrado por via intravenosa. Possui tempo de meia-vida entre 0,25 e 1,7 horas e é eliminado 80% na sua forma inalterada pela urina.

## Mecanismo de ação

O principal local de ação dos diuréticos osmóticos é a alça de Henle, sendo o túbulo contorcido proximal um local de ação secundário. Como os diuréticos osmóticos não são reabsorvidos pelas células dos túbulos renais, ficam retidos no lúmen e aumentam a osmolaridade do local. Esse aumento da osmolaridade faz com que a água filtrada fique retida dentro do lúmen, além de promover sua maior secreção pelas células. Esse aumento da secreção de água é devido também à elevação da osmolaridade extracelular, fazendo com que a água intracelular se mova para o interstício e consequentemente para o lúmen renal.

## Efeitos farmacológicos

Os diuréticos osmóticos aumentam o volume de urina, além da excreção de eletrólitos, como $Na^+$, $K^+$, $HCO^-_3$, $Ca^{+2}$, $Mg^{+2}$ e $Cl^-$. Porém, em doses terapêuticas, essa excreção não é clinicamente importante.

## Uso clínico

Os diuréticos osmóticos são utilizados em crises agudas de glaucoma e redução em curto prazo da pressão intraocular para a realização de cirurgia ocular. Isso se deve ao fato de os diuréticos osmóticos aumentarem a pressão osmótica do plasma, retirando a água do olho e do cérebro. Também são utilizados para tratamento do edema cerebral.

## Efeitos adversos

Os efeitos adversos observados ocorrem devido ao aumento da osmolaridade extracelular, que, em pacientes com insuficiência cardíaca, pode levar ao edema pulmonar. Outros efeitos adversos são cefaleia, vômito e náusea, ocasionados pela possível hiponatremia consequente à extração de água. Os diuréticos osmóticos são contraindicados para pacientes com doença renal grave, hepatopatas e pacientes com sangramento craniano ativo.

## Diuréticos de alça

Os diuréticos de alça, também denominados diuréticos de alto limiar, são assim chamados pelo fato de inibirem a simporte de $Na^+$ / $K^+$ / $2Cl^-$ presente no ramo ascendente espesso da alça de Henle. Os diuréticos de alça impedem a reabsorção do NaCl remanescente do túbulo proximal (cerca de 25%) e, além disso, os outros segmentos distais não possuem a capacidade de reabsorver

*9. Diuréticos*

completamente o NaCl remanescente do ramo ascendente espesso da alça de Henle, aumentando significantemente a eliminação do cloreto de sódio. Por esses motivos, os diuréticos de alça também são chamados de diuréticos de alto limiar.

A furosemida (Lasix®) é o principal diurético dessa classe e sua estrutura química possui um grupamento sulfonamida, fator esse que pode levar pessoas com hipersensibilidade aos antibióticos da classe das sulfonamidas (p. ex., sulfadiazina) a apresentarem as mesmas reações com o uso de furosemida. A biodisponibilidade oral da furosemida é de aproximadamente 60%, possuindo um tempo de meia-vida de cerca de 1 hora e meia. Sua eliminação é de 65% pelos rins na forma inalterada e 35% pela forma de metabolismo.

**Figura 9.5**

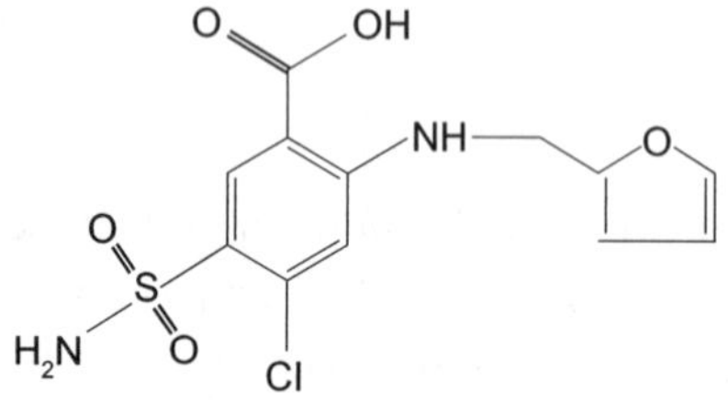

FUROSEMIDA

Fonte: Proposta do autor.

## Mecanismo de ação

Os diuréticos de alça atuam inibindo a função do simporte $Na^+ / K^+ / 2Cl^-$ localizado nas membranas luminais das células do ramo ascendente espesso da alça de Henle, impedindo assim a reabsorção desses íons. Em consequência, o $Ca^{+2}$ e $Mg^{+2}$ não são reabsorvidos devido à ausência do aumento do potencial elétrico provocado pela saída retrógrada do $K^+$.

## Efeitos farmacológicos

Os efeitos farmacológicos gerados pela administração de diuréticos de alça são o aumento da eliminação de $Na^+$, $Cl^-$ e $K^+$ devido ao bloqueio do simporte $Na^+ / K^+ / 2Cl^-$, aumentando assim o volume de urina. Além disso, ocorre aumento da eliminação de $Ca^{+2}$ e $Mg^{+2}$ pelo motivo de ausência do potencial elétrico gerado pela saída retrógrada do $K^+$.

Ocorre um aumento intensificado na eliminação de $K^+$ devido à grande carga de $Na^+$ que passa pelo ducto coletor, fazendo com que ocorra assim uma maior secreção de $K^+$ e $H^+$ pelas células desse ducto. Em pacientes que receberam de forma aguda os diuréticos de alça observou-se uma maior excreção de ácido úrico. Mas em paciente com uso crônico desses diuréticos observou-se um aumento de ácido úrico sérico. Estudos sugerem que isso ocorre devido a uma competição do diurético com o ácido úrico pelo transportador de ácidos orgânicos localizado no túbulo proximal, que possui a função de secretar os ácidos para o lúmen renal.

A furosemida aumenta agudamente a capacitância venosa sistêmica, diminuindo a pressão de enchimento do ventrículo esquerdo (diástole ventricular) isso é benéfico para pacientes com edema pulmonar.

## Uso terapêutico

Os diuréticos de alça são utilizados principalmente em casos de edema pulmonar agudo devido à sua capacidade de aumentar rapidamente a capacitância venosa e diminuir a pressão de enchimento ventricular esquerda. Outra aplicação é no tratamento da insuficiência cardíaca congestiva (ICC), diminuindo o volume do líquido extracelular e minimizando a congestão venosa e pulmonar.

O primeiro estágio para o tratamento farmacológico da hipertensão é o uso de diuréticos, sendo os de alça bastante utilizados para esse fim. O motivo para isso é que eles diminuem o volume do líquido extracelular e aumentam a diurese, reduzindo assim a pressão arterial. Porém, não são muito eficazes como monoterapia pelo fato de o organismo possuir mecanismos compensatórios que incluem ação simpática e ativação do sistema renina-angiotensina-aldosterona. Os diuréticos de alça também são utilizados para tratamento de edemas generalizados e ascite.

## Efeitos adversos

Os efeitos adversos dos diuréticos de alça são decorrentes principalmente ao seu mecanismo de ação, levando a um desequilíbrio eletrolítico. Esses efeitos incluem alta depleção de $Na^+$ (hiponatremia) e consequente diminuição da pressão sanguínea, podendo levar ao colapso cardiovascular. O aumento da eliminação de $K^+$ e $H^+$ pode levar à alcalose hipoclorêmica e hipocalemia, o que pode causar arritmia cardíaca. Esse último efeito é exacerbado em pacientes com uso de digitálicos. A excreção aumentada de

$Ca^{+2}$ e $Mg^{+2}$ pode ocasionar hipocalcemia e hipomagnesemia. A hipocalcemia relacionada aos diuréticos de alça pode aumentar os riscos de fratura óssea, principalmente nos quadris.

Os diuréticos de alça podem provocar hiperuricemia (uso crônico), hiperglicemia e aumento das taxas de LDL e triglicerídios sanguíneo, enquanto reduzem a taxa de HDL. Esses efeitos lipêmicos podem precipitar o surgimento de placas de ateroma (aterosclerose) e aumentar o risco de doenças cardíacas, como infarto do miocárdio e angina pectoris, problemas esses mais perigosos em indivíduos predispostos a tais afecções.

## Interações medicamentosas

Podem ocorrer interações nos medicamentos dos diuréticos de alça com digitálicos (aumento de arritmia cardíaca), antibióticos aminoglicosídeos (sinergismo da ototoxicidade), anticoagulantes (aumento da ação anticoagulante), propranolol (aumento dos níveis séricos de propranolol), sulfonilureias (hiperglicemia), AINEs (diminuição dos efeitos diuréticos) e diuréticos tiazídicos (sinergismo, levando a uma diurese profunda).

# DIURÉTICOS TIAZÍDICOS

Os diuréticos benzotiazídicos aumentam a excreção de NaCl, agindo principalmente no túbulo distal. Os diuréticos tiazídicos são assim chamados pelo fato de serem derivados da benzotiadiazina e o principal fármaco dessa classe é a hidroclorotiazida (Clorana®). A hidroclorotiazida possui uma biodisponibilidade oral de 70% com tempo de meia-vida de aproximadamente 2,5 horas. Sua eliminação é exclusivamente renal sob a forma inalterada.

**Figura 9.6**

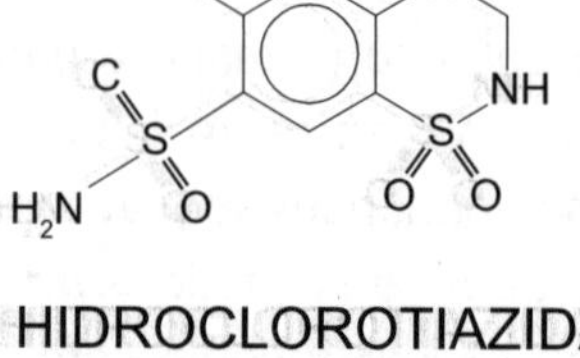

HIDROCLOROTIAZIDA

Fonte: Proposta do autor.

## Mecanismo de ação

O principal local de ação dos diuréticos tiazídicos é o túbulo contorcido distal, inibindo seletivamente o simporte $Na^+$ / $Cl^-$. Estudos indicam que essa inibição pode ser mediada pelo antagonismo do local de ligação do $Cl^-$. Esse simporte está localizado na membrana apical das células epiteliais do túbulo contorcido distal e parece sofrer influência da aldosterona em sua expressão. Alguns diuréticos tiazídicos possuem a capacidade de inibir muito fracamente a enzima anidrase carbônica no túbulo contorcido proximal.

Estudos mais recentes afirmam que os diuréticos tiazídicos possuem ação vasodilatadora direta sobre os vasos sanguíneos renais e sistêmicos.

## Efeitos farmacológicos

Ao inibir o simporte $Na^+$ e $Cl^-$, os diuréticos tiazídicos aumentam a excreção de $Na^+$ e $Cl^-$, elevando a diurese. Porém, não são muito eficazes devido ao fato de eliminarem somente 5% do NaCl filtrado; cerca de 90% do NaCl já pode ter sido reabsorvido antes de chegar no túbulo distal. Pelo fato de alguns diuréticos tiazídicos inibirem fracamente a anidrase carbônica, eles aumentam também a eliminação de bicarbonato ($HCO^-_3$), alcalinizando a urina.

Devido ao aumento da concentração de $Na^+$ no túbulo distal provocado pelos diuréticos tiazídicos, ocorre uma intensificação na secreção de $K^+$, podendo levar ao quadro de hipocalemia. Com o uso agudo dos diuréticos tiazídicos, pode ocorrer aumento na excreção de ácido úrico; entretanto, com o uso crônico o quadro pode se inverter e gerar hiperuricemia. Os efeitos sobre o equilíbrio do $Ca^{+2}$ são contraditórios, sendo observada uma diminuição na excreção de $Ca^{+2}$ com o uso crônico de tiazídicos. O mecanismo pelo qual isso ocorre ainda não está definido.

## Uso clínico

Atualmente, os diuréticos tiazídicos são utilizados para o tratamento de edemas relacionados a insuficiência cardíaca congestiva, cirrose hepática e doenças renais (glomerulonefrite aguda, insuficiência renal crônica e síndrome nefrótica). Também são utilizados para o tratamento inicial da hipertensão como monoterapia ou em associação com outros anti-hipertensivos. Podem ser utilizados para profilaxia e tratamento da osteoporose pelo motivo de diminuírem a excreção de $Ca^{+2}$.

*9. Diuréticos*

## Efeitos adversos

Em geral, os diuréticos tiazídicos são bem tolerados, não possuindo efeitos adversos significantes no SNC (cefaleia, vertigem), gastrintestinais (vômitos, náuseas), hematológicos (discrasias sanguíneas) e dermatológicos (erupções cutâneas). Problemas como disfunção sexual, são mais observados com os diuréticos tiazídicos, raramente levando à interrupção do tratamento em homens com vida sexual ativa.

Os efeitos adversos mais importantes estão relacionados ao equilíbrio eletrolítico. Esses efeitos podem levar a quadros de hipocalemia, hiponatremia (podendo ser fatal), hipocloremia, alcalose metabólica, hipercalcemia, hiperuremia e hipotensão. Esse último pode provocar colapso cardiovascular. Os diuréticos tiazídicos podem aumentar os níveis de colesterol total, triglicerídios e LDL, e diminuir os níveis de HDL plasmáticos, além de elevar os níveis de cálcio no plasma (hipercalcemia).

## Interações medicamentosas

Os diuréticos tiazídicos podem diminuir os efeitos dos agentes para tratamento da gota, dos anticoagulantes, das sulfanilureias e da insulina sendo, portanto, contraindicados para pacientes com diabetes. Os tiazídicos aumentam a atividade dos anestésicos, dos digitálicos, do lítio, de diuréticos de alça e vitamina D.

A interação dos diuréticos tiazídicos com a quinidina é potencialmente fatal, pois a quinidina aumenta as chances de fibrilação ventricular fatal. A hipocalemia junto à quinidina também está relacionada com fibrilação ventricular fatal, sendo imprudente utilizar diuréticos tiazídicos.

# DIURÉTICOS POUPADORES DE POTÁSSIO

Um dos grandes problemas dos dois diuréticos citados anteriormente é a capacidade de aumentar a excreção de $K^+$, levando à hipocalemia. Em 1957, um grupo de pesquisadores observou que alguns compostos derivados das espirolactonas tinham a capacidade de bloquear o receptor para a aldosterona no ducto coletor. Atualmente, o análogo sintético espirinolactona (aldactone®) é o único fármaco dessa classe disponível e comercializado.

**Figura 9.7**

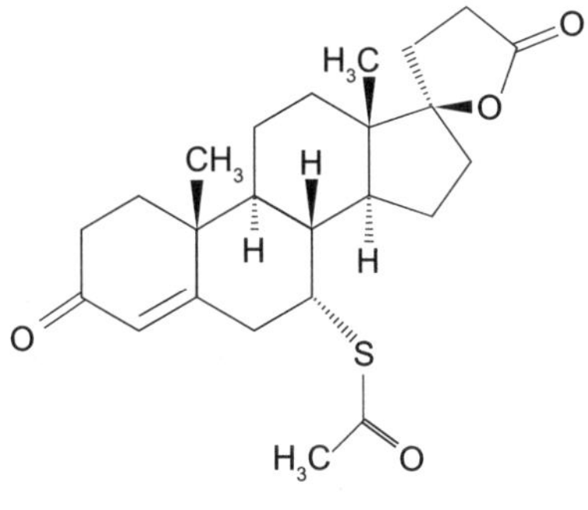

ESPIRONOLACTONA

Fonte: Proposta do autor.

## Mecanismo de ação

A aldosterona, como citamos anteriormente, é um hormônio mineralocorticoide liberado pelas glândulas suprarrenais em decorrência de hipovolemia casual. As células do ducto coletor possuem um receptor intracelular específico para a aldosterona que, quando ativado, aumenta a síntese e expressão da bomba $Na^+ / K^+ / ATPase$. Dessa forma, ocorre aumento da reabsorção de $Na^+$ e troca da secreção de $K^+$. A intensidade dessa troca é proporcional à concentração de $Na^+$ disponível no lúmen renal do ducto coletor.

A espirinolactona bloqueia competitivamente o receptor de aldosterona impedindo o aumento da síntese e expressão da bomba de $Na^+ / K^+ / ATPase$, diminuindo assim a secreção de $K^+$. Por esse motivo, esses fármacos também são denominados antagonistas da aldosterona.

## Efeitos farmacológicos

O efeito sobre a excreção renal é uma ligeira natriurese com diminuição significativa da excreção de $K^+$, $Ca^{+2}$, $H^+$ e $Mg^{+2}$. Um fator determinante para os efeitos da espirinolactona é a concentração de aldosterona plasmática, sendo seus efeitos diuréticos diretamente proporcionais à quantidade de aldosterona plasmática. Observa-se em pacientes com insuficiência cardíaca congestiva tratados com espironolactona uma diminuição da remodelagem miocárdica decorrente dessa patologia.

## Uso clínico

A espirinolactona é principalmente utilizada em associação com diuréticos tiazídicos ou de alça para tratamento de edemas. Essa associação é eficaz, pois reduz o edema pela natriurese realizada pelos diuréticos tiazídicos ou de alça, além de diminuir a excreção de potássio pela ação da espirinolactona. Pode-se utilizar também a espirinolactona para tratamento do hiperaldosteronismo relativo a adenomas ou carcinomas suprarrenais.

## Efeitos adversos

A espirinolactona pode provocar hipercalemia fatal em pacientes predispostos ou que possuem quadro de hipercalemia. Pode ocorrer acidose metabólica em pacientes com cirrose hepática. Como a espirinolactona possui uma estrutura esteróide, ela pode provocar impotência, perda de libido, engrossamento da voz e irregularidades menstruais. Além disso, ela também pode provocar diarreia, gastrite, sangramento gástrico e úlcera péptica. Os efeitos no SNC incluem letargia, confusão, sonolência e cefaleia. Estudos comprovam que foi observado o aparecimento de câncer de mama em mulheres com uso crônico de espirinolactona.

# REFERÊNCIAS BIBLIOGRÁFICAS

BAZZINI, C. et al. Thiazide-sensitive NaCl-cotransporter in the intestine. *The Journal of Biological Chemistry*, v. 280, 2005. p. 19902–19910.

BRODY, Theodore M. et al. *Farmacologia humana: da molecular à clínica.* Rio de Janeiro: Guanabara Koogan, 1997.

CINGOLANI, E. Horácio; HOUSSAY, B. Alberto & Cols. *Fisiologia humana de Houssay.* Porto Alegre: Artmed, 2004.

DAVIS, Andrew; BLAKELEY, G. H. Asa.; KIDD, Cecil. *Fisiologia humana.* Porto Alegre: Artmed, 2002.

HARDMAN, Joel G.; LIMBIRD, Lee E.; GILMAN, Alfred Goodman. *As bases farmacológicas da terapêutica.* Rio de Janeiro: McGraw-Hill, 2003.

JACOB, Leonard S. *Farmacologia: national medical series para estudo independente.* Rio de Janeiro: Guanabara Koogan, 1998.

KATZUNG, Bertram G. *Farmacologia básica e clínica.* Rio de Janeiro: Guanabara Koogan, 2005.

KOROLKOVAS, A.; BURCKHALTER, H. Joseph. *Química farmacêutica.* Rio de Janeiro: Guanabara Koogan, 1988.

NELSON, L. David.; COX, M. Michael. *Princípios de bioquímica.* São Paulo: Sarvier, 2002.

RANG, H. P.; DALE, M. M.; RITTER, J. M. *Farmacologia.* Rio de Janeiro: Guanabara Koogan, 2001.

REJNMARK, L. et al. Effects of long-term treatment with loop diuretics on bone mineral density, calcitropic hormones and bone turnover. *J. Intern. Med.*, 257, 2005. p 176-184.

REJNMARK, L., et al. Loop diuretics increase bone turnover and decrease BMD in osteopenic postmenopausal women: results from a randomized controlled study with bumetanide. *J. Bone Miner. Res.*, v. 21, 2006. p. 163-170

SALVETTI, A.; GHIADONI, L. Thiazide diuretics in the treatment of hypertension: an update. *J. Am. Soc. Nephrol.*, v. 17, 2006. p. S25-S29.

WELKER, P., et al. Role of lipid rafts in membrane delivery of renal epithelial Na+-K+-ATPase, thick ascending limb. *AJP - Regu Physiol March,* 2007. vol. 292 no. 3 R1328-R1337.

# 10. SISTEMA RENINA-ANGIOTENSINA-ALDOSTERONA

O organismo humano possui um importante sistema regulador da pressão arterial: o renina-angiotensina-aldosterona (SRAA), que faz controle a longo e a curto prazos. O SRAA é ativado quando ocorre uma queda da pressão arterial sistêmica.

A renina foi descoberta pelos pesquisadores Tiegerstedt e Bergman em meados de 1898 e foi assim denominada pelo fato de ser liberada pelos rins. Em 1940, pesquisadores argentinos e norte-americanos postularam que a renina era um tipo de enzima que clivava um substrato plasmático dando origem a um produto que possuía propriedades vasoconstritoras. Após alguns anos, essas substâncias foram renomeadas como *angiotensinogênio;* o substrato, e *angiotensina,* o produto vasoconstritor. Na década de 1950 foram descobertas duas iso-formas de angiotensina, a *angiotensina I* (decapeptídeo) e a *angiotensina II* (octapeptídeo).

Os distúrbios nesse sistema estão relacionados a patologias, como hipertensão arterial e insuficiência cardíaca, além de problemas renais.

## PROCESSOS DO SRAA

A figura 10.1 apresenta o sistema renina-angiotensina-aldosterona. A renina é uma enzima sintetizada e secretada pelas células justaglomerulares granulosas que se encontram nas paredes das arteríolas aferentes renais. O armazenamento de renina ocorre nas mesmas células, porém, ela é armazenada na sua forma inativa como *pró-renina.* Após a liberação, a pró-renina é clivada por uma enzima, ainda não identificada, formando a renina, que é secretada e vai para a corrente sanguínea.

A liberação de renina é controlada por mecanismos intrínsecos renais e por mecanismos mediados pelo SNC. Um dos mecanismos que aumentam a liberação de renina é a capacidade de a *mácula densa* reabsorver NaCl do filtrado renal. Se a reabsorção de NaCl pela mácula densa for aumentada, emitirá sinais às células justaglomerulares para inibirem a liberação de renina; quando a reabsorção de NaCl for diminuída ocorrerá o processo contrário, ou seja, a sinalização da mácula densa aumentará a liberação de renina pelas células justaglomerulares. O outro mecanismo intrínseco de liberação de renina é controlado pelos barorreceptores nas paredes dos vasos pré-glomerulares. Esse mecanismo ocorre pela sensibilidade dos barorreceptores à variação da pressão arterial renal: quando ocorre aumento da pressão arterial, a liberação de renina é inibida; quando diminui, ocorre o aumento da liberação.

O mecanismo extrínseco que controla a liberação de renina é mediado pelos receptores β-adrenérgicos. Um aumento da liberação de noradrenalina dos neurônios pós-ganglionares renais resulta na ativação dos receptores β-adrenérgicos nas células justaglomerulares, o que estimula a secreção de renina.

A renina, quando secretada para a corrente sanguínea, age sobre um peptídeo plasmático denominado angiotensinogênio, clivando-o. A clivagem do angiotensinogênio gera o produto angiotensina I, que, através da *enzima conversora de angiotensina* (ECA) é convertido em angiotensina II. A ECA é uma enzima constituída de aproximadamente 1.277 aminoácidos e é bastante inespecífica, isto é, atua em outros substratos além da angiotensina I. A ECA é encontrada mais abundantemente nos pulmões, mas possui uma distribuição regular entre os demais órgãos. A *bradicinina* (peptídeo vasodilatador) é outro substrato da enzima.

**FIGURA 10.1:** Diagrama do sistema renina-angiotensina-aldosterona com seus efeitos sobre a pressão arterial e o local onde alguns fármacos atuam.

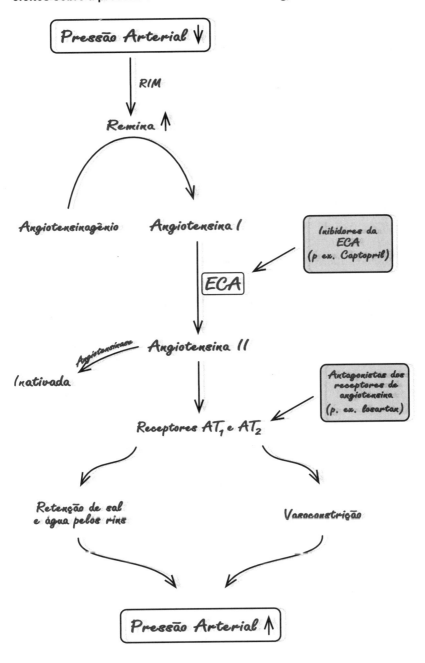

Fonte: Proposta do autor.

# EFEITOS DA ANGIOTENSINA II

A angiotensina II é um octapeptídeo que possui uma potente ação vasoconstritora, sendo suas atuações mediadas por receptores específicos de membrana. Seu tempo de ação varia em torno de 1 a 2 minutos devido à ação rápida de enzimas sanguíneas denominadas angiotensinases. A angiotensina II exerce vários efeitos na elevação da pressão arterial: o primeiro é a rápida ação vasoconstritora direta através da interação com receptores AT1 e indiretamente pela ativação do sistema nervoso simpático, sendo tal efeito maior sobre as arteríolas do que sobre as veias e levando a um aumento da resistência vascular periférica (RVP) e consequente elevação da pressão arterial sistêmica. Seus efeitos vasoconstritores venosos aumentam o retorno venoso para o coração, elevando assim o débito cardíaco (DC). O segundo efeito da angiotensina II é sobre a excreção de NaCl pelos rins; é a longo prazo, diferente do primeiro. A angiotensina II eleva a liberação do mineralocorticoide aldosterona pela glândula suprarrenal, o que acarretará em um aumento na reabsorção de NaCl pelas células do ducto coletor. Além dessa ação indireta sobre a retenção de sódio e água, a angiotensina II também retém esses componentes no néfron. Ocorre também uma estimulação direta desse peptídeo sobre a hipófise, estimulando-a a liberar ADH. O efeito posterior é um aumento gradativo do volume sanguíneo, elevando a pressão arterial. Esse mecanismo, a longo prazo é um dos principais causadores da hipertensão arterial crônica, sendo mais perigoso do que o mecanismo a curto prazo gerado pela vasoconstrição.

O aumento da neurotransmissão adrenérgica periférica ocorre pelo motivo da angiotensina II inibir a recaptação de noradrenalina pelos neurônios pós-ganglionares periféricos, aumentando assim a resposta noradrenérgica nos tecidos. Ela também facilita a interação da noradrenalina com seus receptores vasculares, elevando a resistência vascular periférica com consequente estágio de hipertensão.

Os efeitos da angiotensina II sobre a estrutura cardiovascular são fatores importantes para o aparecimento de patologias desse sistema. Alguns dos efeitos são: (1) hipertrofia cardíaca, (2) fibrose cardíaca, e (3) hipertrofia das paredes vasculares, diminuindo o diâmetro da luz vascular. A angiotensina II influencia esses processos pelo fato de estimular a proliferação (hiperplasia) e hipertrofia das células lisas vasculares, aumentar a produção de matriz extracelular pelas células vasculares e fibroblastos cardíacos, além de provocar hipertrofia os miócitos cardíacos, podendo levar a complicações das patologias previamente estabelecidas, como hipertensão e insuficiência cardíaca congestiva.

## Receptores de angiotensinas

As angiotensinas possuem receptores específicos de membrana que são responsáveis pelos seus efeitos no organismo. São eles: AT1 e AT2. Estudos indicam que os receptores AT1 são os principais responsáveis pelos efeitos gerados pela angiotensina II. Os efeitos gerados pelos receptores AT2 ainda não foram descobertos. Os dois receptores de angiotensina são metabotrópicos, ou seja, realizam a transdução de sinal mediante a família das proteínas G. Atualmente, alguns fármacos inibem seletivamente os receptores AT1, como o losartan (cCzaar®), sendo esse uma importante ferramenta farmacológica no tratamento da hipertensão arterial sistêmica.

O mecanismo de transdução de sinal dos receptores AT1 compreende a ativação da proteína G (Gq), que, através da quebra do GTP, ativa a enzima membranosa fosfolipase C. A fosfolipase C tem a função de hidrolisar fosfolipídios de membrana, mais especificamente o fosfatidilinositol-4,5-difosfato, produzindo dois segundos mensageiros: o inositol-1,4,5-trifosfato (IP3) e o diacilglicerol (DAG). Posteriormente, o IP3 se liga a canais de $Ca^{+2}$ específicos do retículo sarcoplasmático ou retículo endoplasmático liso, que é o reservatório de $Ca^{+2}$ das células. Com isso, ocorre a secreção de $Ca^{+2}$ por esse reservatório, aumentando o potencial de membrana celular e gerando a abertura dos canais de $Ca^{+2}$ dependentes de voltagem localizados na membrana celular. O $Ca^{+2}$ intracelular se liga à proteína calmodulina (CAM/quinase II) e esse complexo ativa uma série de enzimas sensíveis à $Ca^{+2}$/calmodulina, resultando nos efeitos celulares finais. O DAG, em conjunto com o $Ca^{+2}$ intracelular, ativa a família de enzimas proteinocinase C, gerando assim maior liberação de $Ca^{+2}$ intracelular e IP3.

## Farmacologia dos inibidores do sraa

Atualmente, existem vários fármacos que impedem o funcionamento normal do SRAA. As principais classes de fármacos são os inibidores da ECA e os antagonistas dos receptores de angiotensina II.

## Inibidores da enzima conversora de angiotensina (ECA)

O captopril (Capoten®) e o enalapril (Renitec®) são os principais fármacos dessa classe farmacológica. O captopril foi o primeiro fármaco inibidor da

ECA a ser comercializado, sendo atualmente muito prescrito para o tratamento da hipertensão arterial. Sua biodisponibilidade oral é cerca de 75%, com tempo de meia-vida de aproximadamente duas horas. Sua eliminação é predominantemente renal, sendo excretado na sua forma inalterada (40-50%) e sob a forma de dissulfeto.

**Figuras 10.2 e 10.3**

ENALAPRIL

CAPTOPRIL

Fonte: Proposta do autor.

O enalapril é um pró-fármaco que não possui ações farmacológicas, sendo necessária sua hidrólise por esterases hepáticas para produzir seu metabólito ativo enalaprilat, um potente inibidor da ECA. O enalapril é administrado por via oral e rapidamente absorvido, possuindo uma biodisponibilidade de 60%. Possui tempo de meia-vida de 1-3 horas, porém, seu metabólito ativo possui o tempo de meia-vida de aproximadamente 11 horas. Essa diferença de tempo de meia-vida é devido à potente capacidade do enalapril de inibir a ECA, realizando uma forte ligação com a enzima.

## Propriedades farmacológicas

Os principais efeitos dos fármacos inibidores da ECA estão relacionados com a atividade da angiotensina II no organismo. Pelo fato de inibir a conversão da angiotensina I em angiotensina II, eles diminuem a resistência vascular periférica mediada, direta e indiretamente, pela angiotensina II. Diminuem também o débito cardíaco pela depleção da liberação de noradrenalina pelos neurônios simpáticos pós-ganglionares cardíacos e pela diminuição da vasoconstrição nos vasos de capacitância (vênulas pós-capilares), resultando em menor retorno venoso.

Em relação às alterações renais, os inibidores da ECA diminuem a taxa de reabsorção de NaCl pelas células do ducto coletor e pela inibição da liberação de aldosterona. Por outro lado, eles aumentam a liberação de renina pela glândula suprarrenal por mecanismo reflexo. Pelo fato de a pressão arterial diminuir, o organismo que já está "acostumado" com a pressão alta aumenta a liberação de renina para tentar compensar essa queda, ocorrendo maior formação de angiotensina I. Esse motivo é a principal causa de tolerância os inibidores da ECA.

## Uso clínico

Os inibidores da ECA são utilizados principalmente em patologias cardiovasculares, como hipertensão, insuficiência cardíaca congestiva e infarto do miocárdio. Os inibidores da ECA reduzem a pressão arterial sistêmica e a resistência vascular periférica pela inibição da formação de angiotensina II. Estudos postularam que a hipertensão pode estar relacionada primariamente com os níveis elevados de angiotensina II, resultando em vasoconstrição periférica e retenção de NaCl. Os inibidores da ECA podem ser administrados em tratamento crônico ou em crise emergencial hipertensiva, visto que seus efeitos a longo prazo estão mais relacionados com inibição da liberação de aldosterona pelas suprarrenais. O uso em emergências é devido aos rápidos efeitos vasodilatadores pela inibição da síntese de angiotensina II e sua consequente vasoconstrição imediata.

O uso dos inibidores da ECA na insuficiência cardíaca congestiva (ICC) impede a progressão da doença devido aos seus efeitos hemodinâmicos, que incluem a redução da pressão arterial sistêmica e pressão sistólica, diminuindo assim o estresse cardíaco. Tal diminuição gera menor tensão na parede ventricular esquerda, amenizando os efeitos e a progressão da doença. Esses fármacos diminuem a incidência de morte súbita e infarto do miocárdio em pacientes com ICC e melhoram a sua qualidade de vida.

O infarto do miocárdio pode ser evitado com o uso de inibidores da ECA em pacientes hipertensos e com ICC. Podem ser associados com bloqueadores β-adrenérgicos, ácido acetilsalicílico (AAS) e agentes antiplaquetários, como a *varfarina*.

## Efeitos adversos

Os inibidores da ECA são, na maioria, bem tolerados pelos usuários e as reações adversas graves são raras. A *hipotensão* pode ocorrer quando se usam pela primeira vez os inibidores da ECA, sendo de extrema importância o uso cauteloso desses fármacos em pacientes que utilizam outros fármacos anti-hipertensivos. A *tosse* é um dos efeitos observados em aproximadamente 15% dos pacientes em tratamento com inibidores da ECA. Esses efeitos se devem à inibição da ECA, que também é responsável pela inativação da bradicinina, um potente agente vasodilatador. Sendo assim, a bradicinina se acumula principalmente nos pulmões, onde a ECA é mais encontrada (ver anteriormente), ocasionando crises de tosse que podem levar os pacientes ao abandono da terapia.

Os inibidores da ECA podem provocar *distúrbios fetais a partir do segundo trimestre de gravidez*. Os efeitos são hipoplasia da calota craniana fetal, hipoplasia pulmonar fetal, atraso do crescimento, morte fetal, morte neonatal. Esses fármacos são contraindicados para mulheres grávidas e é importante interromper seu uso logo no *início* da gravidez.

Com o uso dos inibidores da ECA, podem ocorrer erupções cutâneas com ou sem prurido (coceira), glicosúria (perda de glicose da urina), neutropenia (diminuição do número de neutrófilos circulantes). A neutropenia é um efeito adverso raro, mas pode ser muito perigoso em indivíduos hipertensos.

# REFERÊNCIAS BIBLIOGRÁFICAS

BREGAGNOLLO, Edson A. et al. Effects of the prolonged inhibition of the angiotensin-converting enzyme on the morphological and functional characteristics of left ventricular hypertrophy in rats with persistent pressure overload. *Arq. Bras. Cardiol.*, 2005, v.84. p.225-232.

BRODY, Theodore M. et al. *Farmacologia humana: da molecular à clínica.* Rio de Janeiro: Guanabara Koogan, 1997.

GONÇALVES, G. et al. O bloqueio do sistema renina-angiotensina atenua a remodelação cardíaca de ratos submetidos à estenose aórtica. *Arq. Bras. Cardiol.*, 2005, v.84. p. 304-308.

GUYTON & HALL. *Tratado de fisiologia médica.* Rio de Janeiro: Guanabara Koogan, 2002.

HARDMAN, Joel G.; LIMBIRD, Lee E.; GILMAN, Alfred Goodman. *As bases farmacológicas da terapêutica.* Rio de Janeiro: McGraw-Hill, 2003.

KATZUNG, Bertram G. *Farmacologia básica e clínica.* Rio de Janeiro: Guanabara Koogan, 2005.

RANG, H. P., DALE, M. M., RITTER, J. M. *Farmacologia.* 4. ed. Rio de Janeiro: Guanabara Koogan, 2001.

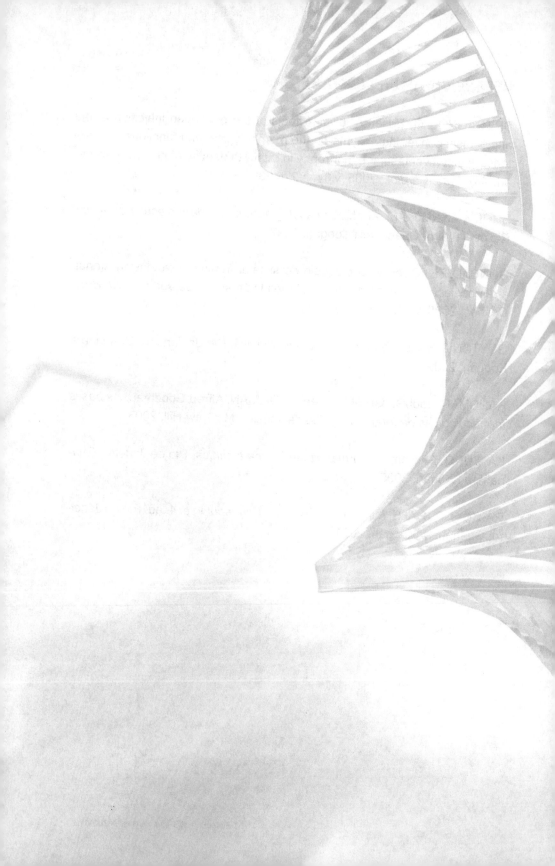

# 11. FÁRMACOS CARDIOTÔNICOS

A insuficiência cardíaca congestiva (ICC) é a principal patologia que requer o uso terapêutico dos fármacos cardiotônicos. Para melhor compreensão do mecanismo de ação desses fármacos é necessário entender como ocorre a contração do músculo cardíaco e o mecanismo fisiopatológico da insuficiência cardíaca congestiva.

Sendo assim, começamos esse capítulo com uma descrição fisiológica da contração do miocárdio e, em seguida, descrevemos o processo fisiopatológico da insuficiência cardíaca congestiva, assim como os mecanismos neuro-humorais de compensação. A Farmacologia dos cardiotônicos é explicada na terceira e última parte.

## FISIOLOGIA DA CONTRAÇÃO CARDÍACA

A unidade básica funcional para a contração do miócito cardíaco é o *sarcômero*. O sarcômero é composto por grupamentos de miofibrilas que são formadas por proteínas denominadas miofilamentos, os verdadeiros responsáveis pela contração do miocárdio. Basicamente, a contração celular é realizada pelo deslizamento dos miofilamentos *actina* e *miosina* uns sobre os outros.

Esse deslizamento promove o encurtamento do sarcômero, gerando a contração da célula cardíaca. O mecanismo de *Frank-Starling* explica alguns efeitos na intensidade da contração cardíaca; sugere que, quando uma fibra muscular se alonga (hipertrofia), levando a um alongamento do sarcômero, consequentemente, a força de contração aumenta, visto que a intensidade do encurtamento do sarcômero (contração) se eleva. O comprimento ideal do sarcômero para que ocorra uma "ótima" contração muscular é entre $2,0\mu$ e $2,2\mu$; passando de $2,2\mu$ a intensidade de contração declina acentuadamente.

O mecanismo de contração das células cardíacas está elucidado na figura 11.1. Para que ocorra a contração cardíaca, isto é, deslizamento dos miofilamentos, é necessária uma concentração ideal de $Ca^{+2}$ citosólico. O $Ca^{+2}$ que ativa esse deslizamento é liberado pelo retículo sarcoplasmático (RS) da célula mediante a quantidade de $Ca^{+2}$ que nela entra por canais dependentes de voltagem do tipo L localizados na membrana celular dos miócitos cardíacos.

O $Ca^{+2}$ que entra na célula ativa receptores *rianodínicos* cardíacos (RyR2) de $Ca^{+2}$ localizados no RS celular, elevando a concentração desse íon no interior da célula. O $Ca^{+2}$ livre interage com a troponina (proteína reguladora da contração muscular), mudando sua conformação e permitindo que ocorra o deslizamento entre os miofilamentos actina e miosina. Assim, a intensidade da contração cardíaca está relacionada com a quantidade de $Ca^{+2}$ reservado no RS e a quantidade de $Ca^{+2}$ que entra na célula.

A membrana celular das células cardíacas possui certos transportadores para garantir e regular a homeostasia celular. O transportador $Na^+$ / $Ca^{+2}$ é um antiporte que transporta o $Ca^{+2}$ citosólico para o espaço extracelular em troca do $Na^+$ que é transportado para dentro da célula. A intensidade dessa troca está totalmente relacionada com as concentrações desses íons no interior da célula. O $Na^+$ transportado para o interior da célula em troca do $Ca^{+2}$ é então bombeado pela bomba de $Na^+$ / $K^+$ para fora da célula. Ambos os transportadores controlam o equilíbrio desses íons nas células cardíacas.

**FIGURA 11.1: Diagrama esquemático do processo que envolve a contração da célula cardíaca.**

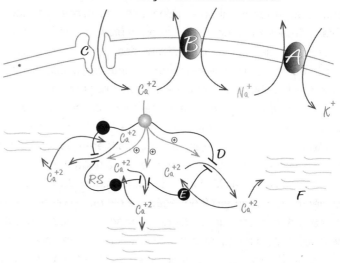

NOTA: A = Bomba de $Na^+/K^+$ ATPase; B = Trocador de $Na^+/Ca^{+2}$; C = Canal de $Ca^{+2}$ regulado por voltagem; D = Canal de $Ca^{+2}$ (rianodímico); E = Bomba de $Ca^{+2}$ responsável pelo transporte de $Ca^{+2}$ para dentro do retículo sarcoplasmático; F = Interação do $Ca^{+2}$ com os miofilamentos e consequente contração muscular; RS = Retículo Sarcoplasmático.
Fonte: Proposta do autor.

**FARMACOLOGIA HUMANA BÁSICA**

# MECANISMOS DE COMPENSAÇÃO NEURO-HUMORAIS

O quadro de insuficiência cardíaca leva a uma resposta do organismo com o objetivo de compensar o baixo débito cardíaco e assim tentar suprir as necessidades basais dos órgãos. Um dos principais mecanismos compensatórios é a descarga aumentada do sistema nervoso simpático, aumentando intensamente a liberação de noradrenalina e adrenalina no organismo, provocando vários efeitos diretamente relacionados com a ativação de receptores adrenérgicos periféricos. A ativação dos receptores $\beta_1$ cardíacos produz um aumento na frequência cardíaca e provoca um efeito inotrópico positivo, isto é, um aumento da contratilidade miocárdica. O efeito final da ativação dos receptores $\beta_1$ cardíacos é o aumento do débito cardíaco na tentativa de suprir adequadamente todo o organismo.

A ativação dos receptores $\beta_1$ localizados nas células justaglomerulares renais resulta na liberação de renina. A renina ativa a cascata renina-angiotensina-aldosterona, resultando em maior retenção de $Na^+$ e líquidos pelos túbulos renais. Além disso, provoca um aumento da resistência periférica total (RPT) pela ação direta da angiotensina II nos vasos sanguíneos. Os receptores $\alpha_1$ quando ativados pela noradrenalina ou adrenalina, também aumentam a RPT, diminuindo assim a perfusão renal, a qual irá estimular a liberação de renina, gerando um círculo vicioso. Ocorre também maior liberação de hormônio antidiurético (ADH) ou vasopressina pela neuro-hipófise, resultando em maior reabsorção de água por parte dos túbulos renais.

Esses mecanismos de compensações realizados pelo próprio organismo em resposta à insuficiência cardíaca aumentam a pressão arterial levando à hipertensão. A hipertensão, por isso, é considerada um dos principais fatores de risco para o desenvolvimento da insuficiência cardíaca.

Outro mecanismo importante é a remodelação miocárdica e essa ocorre logo no início da patologia. Essa remodelação é causada por vários fatores, como sinais de crescimento sistêmicos (p. ex., catecolaminas, angiotensina II), fatores de crescimento locais (p. ex., endotelina) e o aumento da tensão na parede cardíaca. O coração fica hipertrofiado (hipertrofia patológica) e remodelado com tecido fibroso. A hipertrofia, de acordo com o mecanismo de Frank-Starling, é saudável (fisiológica) se o comprimento dos sarcômeros for entre 2,0μ e 2,2μ; passando disso a capacidade do miocárdio de contrair declina acentuadamente. No caso da hipertrofia patológica, o comprimento do sarcômero é superior a 2,2μ, incapacitando o miocárdio de contrair e bombear o sangue adequadamente. O tecido fibroso gerado pela remodelação miocárdica impede o coração

*11. Fármacos cardiotônicos*

de bombear adequadamente, visto que tecido fibroso não possui capacidade de contração. Esse efeito de remodelação miocárdica agrava ainda mais o quadro de insuficiência cardíaca se não for tratado corretamente.

## FISIOPATOLOGIA DA INSUFICIÊNCIA CARDÍACA

A insuficiência cardíaca tem sido considerada uma das principais patologias diagnosticadas na prática clínica. É caracterizada por uma diminuição do débito cardíaco para valores incapazes de suprir as necessidades do organismo. O ventrículo esquerdo é a parte mais afetada por esse distúrbio, visto que ele é o responsável pela ejeção de sangue para todo o organismo, exceto os pulmões. Inicialmente, os sintomas da insuficiência cardíaca, como falta de ar e fadiga, são observados no decorrer de uma atividade física, já que nessas condições a demanda de oxigênio aumenta por parte dos músculos esqueléticos e do próprio coração. Porém, se não tratada corretamente, esses sintomas podem aparecer mesmo com a pessoa em repouso. Os fatores que levam ao aparecimento da insuficiência cardíaca estão resumidos na figura 11.2.

**FIGURA 11.2: Algumas das principais causas da insuficiência cardíaca.**

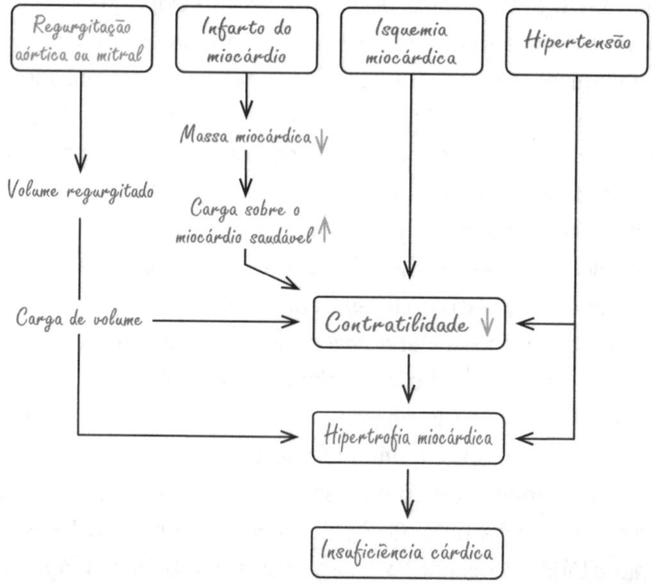

Fonte: Proposta do autor.

Qualquer fator que eleve prolongadamente o trabalho cardíaco ou lesione o miocárdio pode levar ao quadro de insuficiência cardíaca. Cerca de 80% dos pacientes diagnosticados com insuficiência cardíaca adquiriam esse distúrbio devido a isquemias cardíacas (p. ex., *angina pectoris* e infarto do miocárdio). Porém, outras causas como hipertensão arterial não tratada e distúrbios valvares (p. ex., regurgitação mitral) podem levar à insuficiência cardíaca.

A isquemia cardíaca leva à morte de uma fração do tecido contrátil, resultando em menor atividade de contração do miocárdio e consequente diminuição do volume sistólico e débito cardíaco, podendo levar a um quadro de insuficiência cardíaca pela falta de atividade contrátil. Além do fato de uma fração do miocárdio estar incapacitada de exercer atividade contrátil, o tecido não isquêmico fica sobrecarregado. Devido a essa sobrecarga, o tecido sofre hipertrofia, diminuindo assim o volume diastólico final e, consequentemente, o volume sistólico, agravando ainda mais a insuficiência cardíaca.

A carga de volume pode ser uma das causas que predispõe à insuficiência cardíaca. A regurgitação mitral é caracterizada por um volume regurgitante no momento da sístole ventricular esquerda, que pode chegar a 80% do volume sistólico. Devido a esse volume regurgitante, o enchimento ventricular durante a diástole tem de ser maior do que o normal para compensar o volume "perdido". Se esse aumento acima do normal for crônico (regurgitação mitral crônica), irá requerer maior esforço cardíaco, que é compensado com hipertrofia da parede ventricular. Se o distúrbio valvar não for corrigido ocorrerá uma remodelação miocárdica, acentuando a insuficiência cardíaca provocada pela hipertrofia ventricular.

A hipertensão arterial aumenta a tensão da parede ventricular esquerda, elevando assim a pressão desse ventrículo, gerando uma hipertrofia nele, uma vez que tende a trabalhar mais intensamente. Essa hipertrofia exagerada diminui a força de contração do miocárdio (mecanismo de Frank-Starling), gerando menor débito cardíaco seguido de insuficiência cardíaca. Se a hipertensão persiste ocorre o remodelamento do miorcárdico como mecanismo compensatório.

## FÁRMACOS DIGITÁLICOS

Os fármacos digitálicos são muito utilizados no tratamento da insuficiência cardíaca, devido aos seus efeitos inotrópicos positivos. Os digitálicos são substâncias extraídas de plantas do gênero *Digitalis*, também chamados de glicosídeos cardíacos. A digoxina (Digoxina®) é o protótipo do grupo e a mais utilizada atualmente na prática clínica. Outros digitálicos menos utilizados incluem a ouabaína e a digitoxina.

## Farmacocinética

A farmacocinética dos três principais glicosídeos cardíacos está apresentada resumidamente na tabela 11.1. A digoxina apresenta biodisponibilidade oral de aproximadamente 75% da dose ingerida. Entretanto, devido a algumas bactérias entéricas, em certas pessoas a digoxina não apresenta uma boa biodisponibilidade, visto que tais bactérias inativam o fármaco e reduzem sua absorção. É necessário que se administre uma dose superior à habitual nesse paciente para que a biodisponibilidade seja adequada.

**Tabela 11.1: Propriedades farmacocinéticas dos três principais glicosídeos cardíacos.**

|  | Ouabaína | Digoxina | Digitoxina |
|---|---|---|---|
| Biodisponibilidade oral | 0% | 75% | >90% |
| Meia-vida | 21 horas | 40 horas | 168 horas |
| Ligação a proteínas plasmáticas | 0% | 20-40% | >90% |
| Volume de distribuição (L/Kg) | 18 | 6,3 | 0,6 |

Fonte: Proposta do autor.

A margem de segurança, isto é, a janela terapêutica dos glicosídeos cardíacos, é muito baixa, sendo que qualquer alteração mínima em sua biodisponibilidade pode acarretar problemas graves ao organismo. Por esse motivo é preciso ter cautela ao usar esses fármacos, sendo necessário o ajuste correto da dose para que não ocorram efeitos desagradáveis.

A digoxina distribui-se para todos os tecidos, incluindo o sistema nervoso central, tendo um volume de distribuição de 6,3 L/Kg. Sua meia-vida é de aproximadamente 40 horas e sua capacidade de ligação às proteínas plasmáticas é de 20-40%. O metabolismo da digoxina é precário, sendo sua excreção realizada pelos rins e principalmente (cerca de dois terços) sob a forma inalterada.

## Mecanismo de ação

Os glicosídeos cardíacos agem diretamente nas células cardíacas inibindo fortemente e de forma específica a bomba $Na^+ / K^+ / ATPase$, sendo essa inibição reversível. Com a inibição da bomba $Na^+ / K^+ / ATPase$ uma maior concentração de $Na^+$ permanece no interior da célula cardíaca. Esse aumento do $Na^+$ proporciona uma menor troca do $Ca^{+2}$ intracelular que entrou na célula pelos canais tipo L ativado por voltagem pelo $Na^+$ extracelular, mecanismo esse realizado pelo trocador $Na^+ / Ca^{+2}$ presente na membrana da célula cardíaca. A inibição da atividade desse trocador é devida à redução do gradiente transmembrana de $Na^+$ provocado pelo aumento da concentração desse íon no interior da célula. Tal inibição provoca um aumento na concentração de $Ca^{+2}$ no interior da célula, já que esse íon não foi expulso pelo trocador $Na^+ / Ca^{+2}$. Além disso, os canais de $Ca^{+2}$ do tipo L ativados por voltagem ficam abertos por mais tempo e com mais frequência devido ao tempo de despolarização aumentado.

O aumento na concentração de $Ca^{+2}$ "desencadeante" estimula ainda mais a liberação de $Ca^{+2}$ do retículo sarcoplasmático, sendo esse o principal responsável pela contração muscular. Assim, uma maior liberação de $Ca^{+2}$ sarcoplasmático aumenta a força de contração do miocárdio levando a um efeito inotrópico positivo.

## Efeitos sobre outros órgãos

Os digitálicos podem, porventura, inibir bombas de $Na^+ / K^+ / ATPase$ em outros tecidos excitáveis, aumentando sua despolarização e sua atividade. O trato gastrintestinal é o mais comumente afetado pelos digitálicos, resultando em náuseas, vômitos, anorexia e diarreia. As náuseas e vômitos podem ser desencadeados também pela ação direta dos digitálicos no SNC, mais especificamente na zona de gatilho quimiorreceptora, aumentando a atividade dos neurônios constituintes dessa região.

## Efeitos adversos

Os efeitos adversos dos glicosídeos cardíacos podem ser separados de acordo com o grupo anatômico. No SNC podem ocorrer delírio, mal-estar, confusão, tontura e sonhos anormais. No trato gastrintestinal incluem-se, como citados anteriormente, náuseas, vômitos, anorexia e diarreia. Pode

*11. Fármacos cardiotônicos*

ocorrer um aumento da resposta ventilatória a hipóxia e podem acontecer arritmias cardíacas graves e parada cardíaca dependendo da dose administrada e da dose biodisponível.

## Interações farmacológicas

O perfil de interações farmacológicas da digoxina é muito amplo, possuindo interações com vários fármacos comumente utilizados. A seguir está a relação de interações farmacológicas importantes da digoxina.

- **Amiodarona:** aumento das concentrações séricas de digoxina com riscos de transtorno no automatismo cardíaco.
- **Antiácidos (hidróxido de alumínio e hidróxido de magnésio):** redução da biodisponibilidade da digoxina.
- **Drogas anticolinérgicas em geral:** aumento dos níveis séricos de digoxina com risco de intoxicação digitálica.
- **Cimetidina:** redução dos níveis séricos de digoxina e risco de perda de eficácia.
- **Metoclopramida:** diminuição da biodisponibilidade da digoxina.
- **Colestiramina:** diminuição da absorção da digoxina devido à ligação da colestiramina com o fármaco no intestino.
- **Eritromicina e tetraciclinas:** aumento, em alguns pacientes, da concentração sérica de digoxina, podendo atingir o dobro ou triplo da concentração normal.
- **Espironolactona:** aumento dos níveis séricos de digoxina com risco de intoxicação digitálica.
- **Fenitoína:** redução dos níveis séricos de digoxina, podendo ocorrer perda de eficácia.
- **Hormônios da tireoide:** redução da eficácia da digoxina.
- **Ibuprofeno:** elevação dos níveis séricos de digoxina, podendo ocorrer intoxicação digitálica.
- **Indometacina:** potencialização dos efeitos tóxicos da digoxina, levando a bradicardia e arritmias cardíacas.
- **Metildopa:** podem ocorrer bradicardia e arritmias cardíacas.
- **Paroxetina:** diminuição dos níveis de digoxina em aproximadamente 18%.
- **Penicilamina:** diminuição dos níveis séricos de digoxina, levando à subdigitalização.
- **Sulfadiazina:** diminuição dos efeitos da digoxina.

- **Sulfassalazina:** reduz cerca de 50% das concentrações séricas da digoxina.
- **Quinidina e hidroquinidina:** aumento das concentrações séricas de digoxina em 90% ou mais em certos pacientes, causando grave intoxicação digitálica com risco de morte.

# REFERÊNCIAS BIBLIOGRÁFICAS

BRODY, Theodore M. et al. *Farmacologia humana: da molecular à clínica.* Rio de Janeiro: Guanabara Koogan, 1997.

CINGOLANI, E. Horácio; HOUSSAY, B. Alberto & Cols. *Fisiologia humana de Houssay.* Porto Alegre: Artmed, 2004.

DAVIS, Andrew; BLAKELEY, G. H. Asa.; KIDD, Cecil. *Fisiologia humana.* Porto Alegre: Artmed, 2002.

DOSTANIC, IVA et al. The 1 isoform of Na, K-ATPase regulates cardiac contractility and functionally interacts and co-localizes with the Na/Ca exchanger in heart. *The Journal of Biological Chemistry*, v. 279, 2004. p. 54053–54061.

DOSTANIC-LARSON et al. The highly conserved cardiac glycoside binding site of Na, K-ATPase plays a role in blood pressure regulation. *PNAS*, v. 102, 2005. p. 15845–15850.

GUYTON & HALL. *Tratado de fisiologia médica.* Rio de Janeiro: Guanabara Koogan, 2002.

HARDMAN, Joel G.; LIMBIRD, Lee E.; GILMAN, Alfred Goodman. *As bases farmacológicas da terapêutica.* Rio de Janeiro: McGraw-Hill, 2003.

JACOB, Leonard S. *Farmacologia: national medical series para estudo independente.* Rio de Janeiro: Guanabara Koogan, 1998.

KATZUNG, Bertram G. *Farmacologia básica e clínica.* Rio de Janeiro: Guanabara Koogan, 2005.

KOROLKOVAS, A.; BURCKHALTER, H. Joseph. *Química farmacêutica.* Rio de Janeiro: Guanabara Koogan, 1988.

NELSON, L. David.; COX, M. Michael. *Princípios de bioquímica.* São Paulo: Sarvier, 2002.

PAOLO, M.; MARA, F. Cardiac glycosides and cardiomyopathy. *Journal of American Heart Association,* v. 47, 2006. p. 343-344.

RANG, H. P., DALE, M. M., RITTER, J. M. *Farmacologia.* 4. ed. Rio de Janeiro: Guanabara Koogan, 2001.

SCHONER, G. W.; BOBIS SCHEINER. Endogenous cardiac glycosides: hormones using the sodium pump as signal transducer. *Semin. Nephrol.,* v. 25, 2005. p. 343-351.

SCHONER, G. W.; BOBIS SCHEINER. Endogenous and exogenous cardiac glycosides: their roles in hypertension, salt metabolism, and cell growth. Am. J. Physiol. Cell Physiol., v. 293, 2007. p. 509-536.

SILBERNAGL, S.; LANG, F. Fisiopatologia: texto e atlas. Porto Alegre: Artmed, 2006.

VILAS-BOAS, Fábio; FOLLATH, Ferenc. Current insights into the modern treatment of decompensated heart failure. Sociedade Brasileira de cardiologia, v. 87, 2006. p. 369-377.

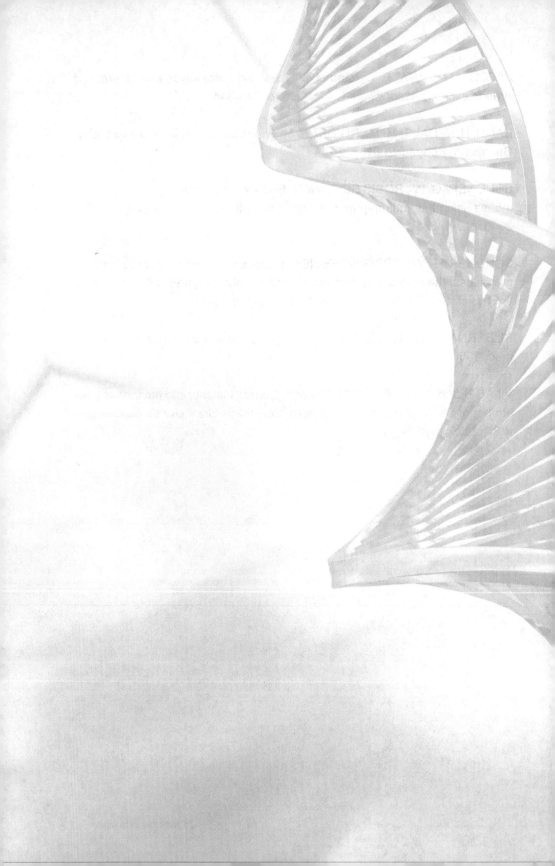

# 12. FARMACOLOGIA ANTI-HIPERTENSIVA

Nesse capítulo tratamos dos fármacos utilizados para tratamento da hipertensão arterial sistêmica (HAS). A HAS quando não tratada corretamente, leva a complicações graves no organismo, como acidente vascular cerebral (AVC), isquemia cardíaca, lesões nos vasos sanguíneos, insuficiência cardíaca congestiva, hipertrofia ventricular esquerda e insuficiência renal, entre outras (tabela 12.1). A primeira parte desse capítulo é dedicada ao esclarecimento da fisiopatologia da hipertensão, ou seja, os motivos e mecanismos que levam ao quadro hipertensivo e como ocorrem suas complicações. Na segunda parte focalizamos os principais fármacos utilizados para o tratamento da hipertensão arterial.

**Tabela 12.1: Complicações decorrentes da hipertensão arterial.**

| Complicação | Motivo |
| --- | --- |
| Hipertrofia ventricular esquerda | Excesso de atividade cardíaca |
| Insuficiência cardíaca congestiva | Diminuição do volume de enchimento ventricular |
| AVC | Lesões nos vasos cerebrais |
| Insuficiência renal | Hipoperfusão renal |
| Isquemia cardíaca | Hipoperfusão coronariana |
| Espessamento vascular | Hiperplasia das células endovasculares |

Fonte: Proposta do autor.

## FISIOPATOLOGIA DA HIPERTENSÃO

A hipertensão é caracterizada por um aumento acima do normal da pressão arterial, podendo ser transitório ou crônico (permanente). A pressão arterial (PA) é o produto do débito cardíaco (DC) pela resistência periférica total (RPT), como mostra a equação a seguir:

$$PA = DC \times RPT$$

Qualquer alteração do débito cardíaco e/ou da resistência periférica total, consequentemente, altera a pressão arterial. Por exemplo, o aumento do volume vascular ocasionado pelo NaCl eleva a pressão de enchimento ventricular pelo aumento do retorno venoso ao coração. Isso levará a um maior débito cardíaco e, assim, ao aumento da pressão arterial. Por outro lado, o uso de vasodilatadores reduz o tônus vascular, diminuindo a resistência periférica total e, sucessivamente, a pressão arterial. Esse conceito é de extrema importância para se entender o processo hipertensivo, pois qualquer fator que interfira no DC ou RPT altera a pressão arterial.

Como mostra a tabela 12.2, a pressão arterial considerada normal é menor que 120mmHg para a pressão sistólica (Ps) e menor que 80mmHg para a pressão diastólica (Pd). A hipertensão arterial pode ser classificada em dois estágios diferentes, o estágio 1 de hipertensão compreende uma pressão de 140-159(Ps)/90-99 mmHg(Pd). No estágio 2 a pressão arterial é cerca de 160-179/100-109 mmHg, sendo aí necessário um acompanhamento especial.

**Tabela 12.2: Classificação da pressão arterial normal e hipertensa.**

| Classificação | Pressão (Ps/Pd) |
|---|---|
| Ótima | <120/80  mmHg |
| Normal | 120-129/80-84 mmHg |
| Limítrofe | 130-139/85-89 mmHg |
| Hipertensão | >140/90 mmHg |
| Hipertensão estágio 1 | 140-159/90-99 mmHg |
| Hipertensão estágio 2 | 160-179/100-109 mmHg |

Fonte: Proposta do autor.

Atualmente, cerca de 90 a 95% dos casos de hipertensão é de causa indefinida (idiopática) ou primária (antigamente denomindada hipertensão essencial). Porém, alguns mecanismos podem influenciar o aumento da pressão arterial, divididos aqui, por razões didáticas, em fatores relacionados ao DC e fatores que alteram a RPT.

## Fatores relacionados ao DC

O DC é controlado principalmente por fatores cardíacos e fatores sanguíneos. Os fatores cardíacos incluem a frequência cardíaca e a contratilidade do miocárdio, e os fatores sanguíneos são os que aumentam o volume vascular (sódio, mineralocorticoides e catecolaminas); tanto esses quanto aque-

FARMACOLOGIA HUMANA BÁSICA

les podem estar aumentados. O aumento da frequência cardíaca e/ou do volume vascular proporciona maior retorno venoso para o coração, levando assim a um maior volume sistólico e, consequentemente, à elevação do DC. Esses fatores geram um quadro hipertensivo. A figura 12.1 ilustra esquematicamente as possíveis causas do processo hipertensivo.

As catecolaminas participam em grande parte do processo de frequência e contratilidade cardíaca, sendo a noradrenalina a principal delas. A noradrenalina é liberada pelos neurônios simpáticos pós-ganglionares cardíacos por mecanismos centrais, que podem estar alterados na hipertensão por algum motivo, mesmo que desconhecido. Como o mecanismo central está alterado na hipertensão, ocorre um aumento da liberação de noradrenalina dos neurônios simpáticos cardíacos, resultando em uma maior contratilidade e frequência cardíaca maiores. Os receptores responsáveis por esses efeitos da noradrenalina são os receptores do tipo β1 localizados no nodo sinoatrial (SA) e nodo atrioventricular (AV). Tais receptores aumentam o fluxo de $Ca^{+2}$ para o interior da célula e incrementam a liberação de $Ca^{+2}$ pelo retículo sarcoplasmático, elevando a frequência e contratilidade cardíaca.

FIGURA 12.1: Diagrama esquemático das possíveis causas da hipertensão primária ou essencial. VEC = Volume extracelular; DC = Débito cardíaco; RPT = Resistência periférica total.

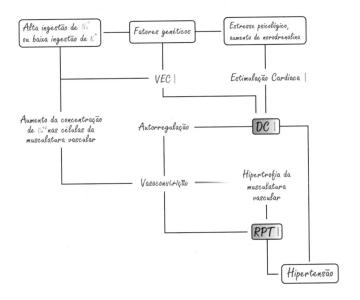

Fonte: Proposta do autor.

O volume vascular é influenciado principalmente pela quantidade de NaCl presente no plasma e pela ação da aldosterona (mineralocorticoide) nos ductos renais. A aldosterona aumenta a reabsorção de NaCl no ducto coletor renal. Portanto, uma alta ingestão de NaCl (sal de cozinha) pode aumentar a pressão arterial pela elevação do volume sanguíneo com consequente elevação do retorno venoso para o coração e aumento do DC. Pessoas que possuem a patologia aldosteronismo primário secretam altas quantidades de aldosterona, aumentando a reabsorção de NaCl pelos rins.

## Fatores relacionados à RPT

O aumento da RPT é decorrente da vasoconstrição excessiva dos vasos de resistência (arteríolas) periféricos ocasionada por vários fatores endógenos, que serão discutidos nessa seção. Os fatores humorais que aumentam a RPT são principalmente as ações das catecolaminas e da angiotensina II nos vasos sanguíneos e na glândula suprarrenal. Outro fator humoral que aumenta a RPT é a síntese de tromboxano pelas células endoteliais e plaquetas.

A noradrenalina, além de possuir uma importante função de excitação cardíaca, apresenta ações significativas na vasculatura periférica. A noradrenalina age diretamente nos vasos sanguíneos mediante receptores $\alpha_1$ aumentando o tônus vascular, além de agir na glândula suprarrenal ocasionando a liberação de adrenalina um hormônio que provoca os mesmos efeitos da noradrenalina, corrente sanguínea para a,.

A angiotensina II é um octapeptídeo formado pela ação da enzima conversora de angiotensina (ECA) tendo como precursor a angiotensina I. A angiotensina II possui ações diretas e indiretas sobre a pressão arterial. As ações diretas são mediadas pela sua interação com receptores AT1 localizados nos vasos sanguíneos, aumentando o tônus vascular. As ações indiretas são decorrentes da capacidade de a angiotensina II estimular a liberação de aldosterona pela glândula suprarrenal através de receptores AT1. A aldosterona estimula a reabsorção de NaCl pelo ducto coletor, aumentando o volume vascular e, consequentemente, a pressão arterial. Atualmente existem fármacos inibidores seletivos dos receptores AT1 (losartan), que são bastante utilizados no tratamento da hipertensão.

Os tromboxanos são mediadores químicos liberados pelas células endoteliais vasculares e plaquetas. Eles possuem ações vasoconstritora local e ativadora da agregação plaquetária que podem influenciar na RPT (vasoconstrição) e no volume vascular (alta agregação plaquetária), aumentando a pressão arterial.

# CONSEQUÊNCIAS DA HIPERTENSÃO

A hipertensão arterial pode levar a várias consequências cardíacas e vasculares graves (ver tabela 12.1). Com o aumento da pressão arterial, os vasos sanguíneos passam a ser muito pressionados pelo sangue, causando lesões vasculares. Se as lesões forem nas artérias cerebrais pode ocorrer um acidente vascular cerebral (AVC), o que na verdade representa o maior fator de risco para o AVC. O aumento da pressão nos vasos sanguíneos também leva à hiperplasia das células endovasculares com consequente aumento da espessura luminal vascular, ocasionando maior elevação da RPT; isso se repete num círculo vicioso. Esse aumento da espessura vascular leva a uma menor perfusão (hipoperfusão) dos órgãos, diminuindo o suprimento de oxigênio para eles. No caso dos rins, isto acarreta o início de uma insuficiência renal que irá diminuir a taxa de filtração glomerular e elevar o volume vascular.

O alto DC decorrente da hipertensão faz com que o coração "trabalhe" mais intensamente; esse trabalho, como em qualquer outro órgão, gera hipertrofia muscular. A principal área do coração que se hipertrofia é o ventrículo esquerdo, pois essa câmara é a que realiza o trabalho de ejetar o sangue para todo o organismo. A hipertrofia ventricular esquerda diminui o volume de enchimento desse ventrículo, ocasionando uma baixa ejeção de sangue para o organismo, o que pode gerar uma *insuficiência cardíaca congestiva* (ICC). A ICC é mais acentuada pelo aumento da RPT ocasionado pelo espessamento da parede vascular. A hipoperfusão coronariana provocada pela ICC e pelo aumento da RPT pode levar à isquemia cardíaca transitória (angina pectoris) ou ao infarto agudo do miocárdio. O processo hipertensivo é um complexo que gera um círculo vicioso em quase todos os casos se não tratados corretamente, sendo de vital importância o início do tratamento assim que ele for diagnosticado.

# FÁRMACOS ANTI-HIPERTENSIVOS

Atualmente, o mercado farmacêutico oferece vários fármacos para o tratamento da hipertensão arterial. Essa seção aborda os principais fármacos usados para tratamento da HAS (ver tabela 12.3). Como discutido anteriormente, a pressão arterial é o produto do débito cardíaco pela resistência periférica total e pode ser reduzida por ação de diversos fármacos que atuam ou na RPT ou no DC.

*12. Farmacologia anti-hipertensiva*

**Tabela 12.3: Principais fármacos utilizados no tratamento da hipertensão arterial.**

| Classe farmacológica | Fármaco | Atua sobre |
|---|---|---|
| Diuréticos | Hidroclorotiazida Espironolactona | DC |
| Antagonistas de canais de | Nifedipina Verapamil | RPT, DC |
| Bloqueadores adrenérgicos | Metildopa Metoprolol Propranolol | RPT, DC |
| Inibidores da ECA* | Captopril Enalapril | RPT, DC |
| Vasodilatadores | Hidralazina Nitroprussiato de sódio | RPT, DC |
| ARAT* | Losartan** | RPT, DC |

* ECA, Enzima conversora de angiotensina; ARAT, Antagonistas dos receptores de Angiotensina.

** O losartan não é considerado um fármaco essencial para o tratamento da hipertensão.

Fonte: Proposta do autor.

O DC pode ser reduzido pela ação de fármacos que diminuem a contratilidade cardíaca ou reduzem o volume vascular. Esse último efeito é importante para que ocorra um menor retorno venoso para o coração, reduzindo assim a pressão de enchimento ventricular. A diminuição da RPT pode ser conseguida por fármacos que provocam relaxamento da musculatura vascular de forma direta ou indireta, ou seja, que atuam diretamente em receptores vasculares (p. ex., losartan) ou fármacos que inibem a síntese de um agente vasoconstritor, como é o caso dos inibidores da ECA.

## BLOQUEADORES ADRENÉRGICOS

Os fármacos bloqueadores adrenérgicos (*simpaticolíticos*) são os que bloqueiam as ações simpáticas do organismo, seja por ação central ou periférica. Como a contratilidade cardíaca é induzida pela noradrenalina, fármacos que possuem a capacidade de bloquear seus receptores ou diminuírem sua liberação são bastante eficazes para o tratamento da hipertensão, visto que diminuem o DC. Os bloqueadores adrenérgicos podem ser classificados como de ação central ou de ação periférica. O principal fármaco de ação central é a *metildopa*; o propranolol e o metoprolol são os principais de ação periférica.

## Metildopa

A metildopa (ALDOMET®) é um pró-fármaco de ação central para o tratamento da hipertensão. Ela é metabolizada em um composto ativo (α-metilnoradrenalina) que exerce suas ações no organismo. A metildopa é metabolizada por uma enzima denominada L-aminoácido aromático descarboxilase em α-metildopa, dentro dos neurônios adrenérgicos. A α-metildopa é então transformada em α-metilnoradrenalina pela enzima dopamina β-oxidase. A α-metilnoradrenalina é armazenada dentro das vesículas sinápticas adrenérgicas, substituindo a noradrenalina. Quando o neurônio é estimulado a liberar a noradrenalina, na verdade está liberando a α-metilnoradrenalina no lugar da noradrenalina. A α-metilnoradrenalina inibe a propagação do impulso adrenérgico ao longo do tronco encefálico em direção aos neurônios periféricos, diminuindo a ação dos neurônios simpáticos cardíacos e vasculares. Essa inibição deve-se à ação agonista da α-metilnoradrenalina nos receptores $\alpha_2$-adrenérgicos pré-sinápticos dos neurônios do tronco encefálico.

**Figura 12.2**

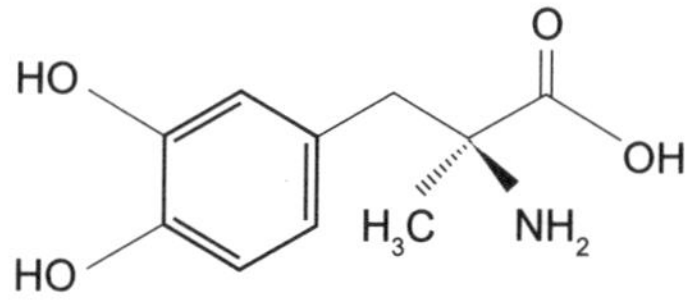

METILDOPA

Fonte: Proposta do autor.

## Farmacocinética

A absorção enteral da metildopa é realizada por um transportador ativo de aminoácidos localizado na mucosa intestinal e seu tempo de meia-vida é de cerca de 2 horas. Sua passagem pela barreira hematoencefálica também é realizada por um transportador ativo. O efeito máximo da metildopa é retardado para aproximadamente oito horas, mesmo possuindo um tempo de meia-vida relativamente curto. Esse fato se deve principalmente ao seu armazenamento nas vesículas sinápticas. Sua excreção é predominantemente renal, e pessoas com insuficiência renal são mais sensíveis às ações anti-hipertensivas da metildopa pelo fato de ela aumentar o tempo de meia-vida do fármaco.

## Efeitos farmacológicos

Em indivíduos jovens com hipertensão primária ocorre uma diminuição da resistência periférica total sem muitas alterações no débito cardíaco. Porém, em indivíduos idosos observa-se uma diminuição do débito cardíaco consequente à redução do volume sistólico. Esse processo é devido principalmente ao relaxamento dos vasos de capacitância (vênulas pós-capilares) com redução da pré-carga, ou seja, ocorre diminuição do volume de sangue que retorna ao coração.

Com o uso prolongado de metildopa pode ocorrer retenção de sal (NaCl) e líquido, o que pode diminuir os efeitos anti-hipertensivos do fármaco. Porém, tal aspecto pode ser evitado com o uso concomitante de um diurético tiazídico ou de alça.

## Efeitos adversos

Os efeitos adversos da metildopa incluem sedação fraca no início do tratamento pela inibição dos centros responsáveis pela vigília. Em alguns casos esse efeito pode ser persistente, provocando depressão central. A metildopa inibe os centros bulbares de controle da salivação, provocando ressecamento bucal. Pelo fato de a metildopa aumentar a secreção de prolactina devido à inibição dos mecanismos dopaminérgicos no hipotálamo, pode ocorrer lactação tanto em homens quando em mulheres. A hipotensão ortostática e bradicardia constituem efeitos adversos ao uso de metildopa, principalmente se o indivíduo apresentar algum distúrbio no nodo sinoatrial.

## Propranolol e Metoprolol

O propranolol (Inderal®) e o metoprolol (Selozok®) são fármacos intensamente utilizados para o tratamento da hipertensão arterial. Esses fármacos diferem entre si pela seletividade aos receptores adrenérgicos, sendo o metoprolol cardiosseletivo e o propranolol, não.

**Figuras 10.3 e 10.4**

PROPRANOLOL                     METOPROLOL

Fonte: Proposta do autor.

## Mecanismo de ação

O propranolol e o metoprolol exercem suas ações anti-hipertensivas pelo bloqueio dos receptores $\beta_1$-adrenérgicos cardíacos e renais. O propranolol não possui seletividade para os receptores $\beta_1$, agindo também em outros subtipos de receptores $\beta$-adrenérgicos, provocando assim mais efeitos adversos que o metoprolol. O metoprolol é um fármaco seletivo $\beta_1$ não exercendo ação nos demais subtipos de receptores $\beta$-adrenérgicos.

Todos os bloqueadores $\beta$-adrenérgicos são eficazes para o tratamento da hipertensão, visto que bloqueiam a interação da noradrenalina no coração. Em consequência, a contratilidade e a frequência cardíaca diminuem, reduzindo o débito cardíaco. Outro fator importante para a ação anti-hipertensiva dos bloqueadores $\beta$-adrenérgicos é que eles inibem a secreção de renina pelas células justaglomerulares renais, já que a noradrenalina atua estimulando a liberação de renina mediante receptores $\beta_1$.

## Efeitos farmacológicos

Os bloqueadores $\beta$-adrenérgicos, independentemente da seletividade para os receptores $\beta_1$, são em geral bastante eficazes para o tratamento da hipertensão. Os efeitos para a diminuição da pressão arterial são os relacionados diretamente com o DC e os relacionados com a RPT. Em consequência ao bloqueio $\beta_1$ cardíaco, os betabloqueadores diminuem a contratilidade e a frequência cardíacas. O bloqueio dos receptores $\beta_1$ renais gera uma inibição na secreção de renina pelas células justaglomerulares que acarreta a diminuição da síntese de angiotensina II e da liberação de aldosterona pelas glândulas suprarrenais. Esse efeito final da inibição da secreção de aldosterona leva a menor retenção de NaCl e a menor volume sanguíneo, diminuindo o DC. A inibição da síntese de angiotensina II também é importante no ponto de vista da RPT. A angiotensina II é um potente vasoconstritor periférico que atua através de receptores específicos (AT1). Inibindo a ação da angiotensina II nos vasos sanguíneos, a RPT diminui e, consequentemente, a pressão arterial.

## Efeitos adversos

A maioria dos efeitos adversos dos betabloqueadores é limitada aos fármacos sem seletividade para os receptores $\beta_1$. Os fármacos não seletivos aumentam as concentrações plasmáticas de triglicerídios e reduzem a concentração do HDL (bom colesterol). Os fármacos betabloqueadores não seletivos são contraindicados para pessoas com asma ou bronquite crônica pelo fato de inibirem os receptores $\beta_2$-adrenérgicos localizados na musculatura brônquica (fisiologicamente, esses receptores promovem um relaxamento dessa musculatura).

Pessoas em tratamento com betabloqueadores seletivos ou não seletivos não podem interromper o uso abruptamente. Caso isso ocorra, poderá se desencadear uma hiperatividade simpática cardíaca, resultando em ataque cardíaco seguido de morte, devido ao mecanismo de *up-regulation* realizado pelas células cardíacas. Esse mecanismo é natural e compreende uma elevada síntese e expressão de receptores $\beta_1$ no miocárdio. Isso ocorre como um mecanismo de compensação, já que vários receptores estão "inutilizados" devido ao bloqueio pelo fármaco. Com isso, quando há interrupção do tratamento, o organismo do paciente tem muito mais receptores que em condições normais.

## Antagonistas dos canais de cálcio

Estudos indicam que a fixação da hipertensão arterial se deve principalmente à resistência periférica total. Nesse contexto, os antagonistas dos canais de $Ca^{+2}$ são uma importante estratégia para o tratamento da hipertensão arterial já fixada. Os antagonistas dos canais de $Ca^{+2}$ impedem o fluxo de $Ca^{+2}$ para dentro das células endoteliais vasculares provocando uma vasodilatação, visto que os processos intracelulares de contração das células são exclusivamente dependentes do íon $Ca^{+2}$. Em consequência à vasodilatação gerada pelos antagonistas dos canais de $Ca^{+2}$, o organismo tenta compensar esse efeito com uma descarga simpática reflexa mediada pelos barorreceptores.

Todos os fármacos antagonistas dos canais de $Ca^{+2}$ são eficazes para o tratamento da hipertensão. A *nifedipina* (Adalat®), que é um fármaco da família das diidropiridinas, exerce ações mais seletivas para os vasos sanguíneos do que para o coração. Quando se administra esse fármaco, pode ocorrer taquicardia leve a moderada. Pelo fato de a nifedipina atuar seletivamente nos vasos sanguíneos, ela aumenta o retorno venoso para o coração devido à vasodilatação das veias de capacitância, aumentando o débito cardíaco. O *verapamil* (Dilacoron®) também é um antagonista dos canais de $Ca^{+2}$, porém, não é seletivo apenas para os vasos sanguíneos, agindo também no coração, diminuindo a frequência e o débito cardíaco. O verapamil não aumenta o débito cardíaco, pois provoca depressão cardíaca junto à vasodilatação.

**Figuras 12.5 e 12.6**

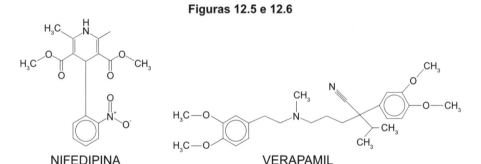

Fonte: Proposta do autor.

## Efeitos adversos

A nifedipina pode provocar, em cerca de 10% dos indivíduos, cefaleia, rubor, edema periférico e vertigem. Porém, é raro o abandono da terapia devido a esses efeitos adversos. Todos os antagonistas dos canais de $Ca^{+2}$ provocam refluxo gastresofágico por inibir a contração do esfíncter esofágico. O verapamil pode gerar prisão de ventre, possivelmente pela inibição dos movimentos peristálticos, e pode provocar, em altas doses, bradicardia e parada do nodo sinoatrial. Não é aconselhável o uso de verapamil com fármacos betabloqueadores devido à possibilidade de ocorrer uma exacerbação dos efeitos hipotensores cardíacos.

O verapamil inibe o transportador de fármacos glicoproteína P. Esse transportador é responsável pela eliminação da digoxina (cardiotônico) renal e hepática. Portanto, o uso concomitante de verapamil e digoxina proporciona uma toxicidade digitálica, podendo levar a arritmias fatais. Os antagonistas dos canais de $Ca^{+2}$ não podem ser utilizados em pessoas com ICC ou disfunções nodais, podendo levar à falência cardíaca.

## Diuréticos

Os diuréticos são os fármacos de primeira escolha para o tratamento farmacológico da hipertensão primária. Os diuréticos mostram-se úteis como monoterapia ou em associação com outros fármacos anti-hipertensivos. Alteram o equilíbrio de NaCl do organismo pela estimulação da excreção desse sal pelos rins. Inicialmente, os diuréticos diminuem o volume vascular, pela eliminação de NaCl, e o débito cardíaco, podendo ocorrer aumento da resistência periférica total por meio de mecanismos compensatórios. Após algumas semanas de uso, a resistência periférica total passa a declinar, enquanto o débito cardíaco volta aos valores normais. O $Na^+$ possui um papel importante no volume vascular, criando um potencial osmótico que estimula a retenção de água dentro dos vasos sanguíneos, aumentando assim o volume vascular e pressão arterial.

A hidroclorotiazida (Clorana®) é um diurético do tipo tiazídico bastante utilizado para o tratamento da hipertensão arterial, seja como monoterapia ou em associação com outros fármacos. Ele inibe o simporte $Na^+$ / $Cl^-$ localizado no túbulo distal do néfron, impedindo a reabsorção de NaCl para a corrente sanguínea. Além desse efeito, esses diuréticos produzem vasodilatação direta de arteríolas sistêmicas e renais, reduzindo significantemente a pressão arterial.

**Figura 12.7**

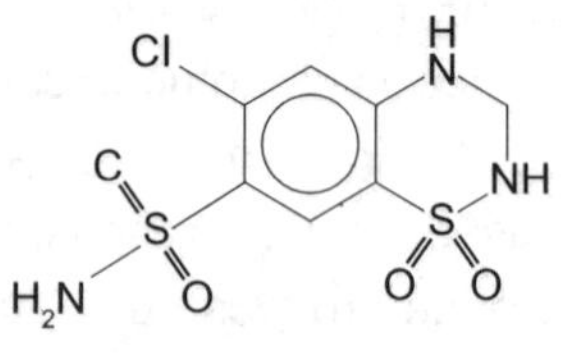

HIDROCLOROTIAZIDA

Fonte: Proposta do autor.

A espironolactona (Aldactone®) é um diurético da classe dos poupadores de potássio, não possuindo isoladamente uma boa eficácia diurética. A espironolactona é bastante utilizada em associação com outros diuréticos para promover a diminuição da excreção de $K^+$, visto que é um dos principais efeitos adversos de outros diuréticos. O mecanismo de ação da espironolactona baseia-se na inibição dos receptores de aldosterona no ducto coletor renal. Tal inibição impede que se sintetizem e expressem mais cotranportadores $Na^+$ / $K^+$ / $ATPase$, diminuindo a troca de $Na^+$ por $K^+$ (para maiores detalhes, ver capítulo 9).

**Figura 12.8**

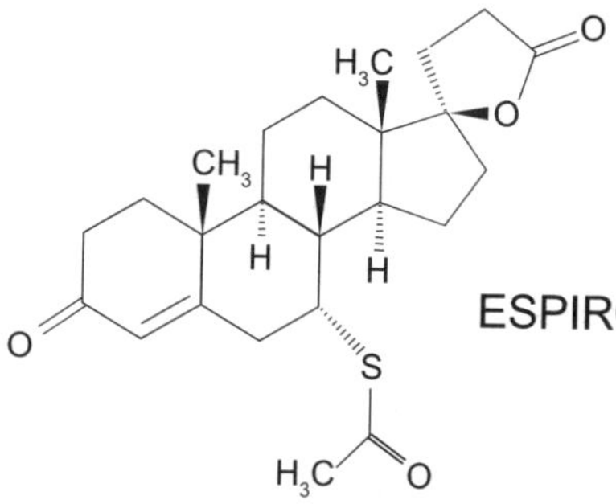

ESPIRONOLACTONA

Fonte: Proposta do autor.

## Efeitos adversos

O principal efeito adverso dos diuréticos não poupadores de potássio (p. ex., tiazídicos e de alça) é a eliminação de $K^+$ junto à urina, ocasionando uma hipocalemia. A hipocalemia pode provocar efeitos graves e fatais em pessoas que possuem disfunção ventricular esquerda, pessoas com o uso de digitálicos (p. ex., digoxina) ou que sofreram infarto agudo do miocárdio. Os diuréticos tiazídicos e de alça também podem precipitar a tolerância à glicose, sendo então contraindicados para diabéticos. Aos indivíduos predispostos ou que já possuem gota, o uso desses diuréticos está contraindicado pelo motivo de diminuírem a excreção de ácido úrico.

# FÁRMACOS VASODILATADORES

Os vasodilatadores orais, como a hidralazina e o minoxidil, são utilizados ambulatorialmente para o tratamento da hipertensão. O nitroprussiato, um vasodilatador parenteral, é utilizado atualmente para o tratamento de emergências hipertensivas. Todos os vasodilatadores relaxam a musculatura lisa das arteríolas, diminuindo a resistência periférica total.

## Hidralazina

A hidralazina (Apresolina®) está disponível no mercado há vários anos. Devido a seus efeitos adversos, como taquicardia e taquifilaxia, acreditava-se que ela não era eficaz para o tratamento anti-hipertensivo. A hidralazina exerce seus efeitos mediante ao relaxamento direto da musculatura lisa das arteríolas; o mecanismo exato dessa ação ainda não está suficientemente compreendido.

**Figura 12.9**

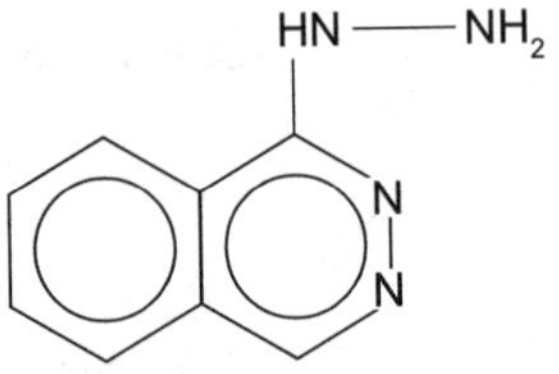

HIDRALAZINA

Fonte: Proposta do autor.

Após a administração da hidralazina observa-se uma diminuição da pressão arterial secundária ao relaxamento da musculatura lisa arteriolar. Esse relaxamento é mais intenso nas artérias coronárias, cerebrais e renais. A hidralazina aumenta o débito cardíaco pela intensa resposta simpática reflexa no músculo cardíaco.

O metabolismo da hidralazina começa em parte no intestino, onde é N--acetiladada e inativada, além de ser também metabolizada pelas enzimas hepáticas. Devido a esse processo, é necessária uma dose alta desse medicamento para surtir efeito em indivíduos que possuem metabolismo acelerado. Sua biodisponibilidade oral é baixa para pessoas com metabolismo acelerado (cerca de 16%) e um pouco mais elevado para pessoas com metabolismo normal (35%).

## Efeitos adversos

Os efeitos adversos decorrentes da administração da hidralazina compreendem rubores, cefaleia, palpitação, hipotensão, taquicardia e angina do peito. Um efeito bastante grave é a capacidade de a hidralazina provocar isquemia miocárdica devido à intensa reação simpática reflexa, aumentando a demanda de oxigênio do coração. A hidralazina está contraindicada para pacientes com histórico de infarto do miocárdio e com insuficiência cardíaca congestiva, nesse último, podendo levar a grave insuficiência cardíaca e posterior choque circulatório seguido de morte.

## Nitroprussiato de sódio

O *nitroprussiato de sódio* é um pró-fármaco vasodilatador de uso hospitalar e é administrado por via intravenosa. Esse é o fármaco de escolha para o tratamento de crises emergenciais hipertensivas, pois possui um início de ação rápido. O nitroprussiw ato é da classe dos fármacos nitrovasodilatadores e é metabolizado no sangue em *óxido nítrico*, seu metabólito ativo. O óxido nítrico exerce sua ação vasodilatadora pela ativação da enzima intracelular guanililciclase, que catalisa a formação de GMP cíclico (GMPc) intracelular. O GMPc fosforila enzimas intracelulares que irão promover a vasodilatação. O óxido nítrico tem um tempo de meia-vida de aproximadamente 30 segundos.

A administração do nitroprussiato deve ocorrer na forma de infusão intravenosa contínua, visto que seu tempo de ação é muito curto (três minutos). O início da ação do nitroprussiato é de 30 segundos (tempo de meia-vida do óxido nítrico). Seu metabolismo de eliminação é realizado pelos hepatócitos, gerando o metabólito inativo tiocianato, que possui tempo de meia-vida de aproximadamente três dias em pacientes com função renal normal.

## Efeitos adversos

Os efeitos adversos do nitroprussiato não são decorrentes de sua vasodilatação excessiva. A administração exagerada de nitroprussiato pode gerar uma conversão excessiva do fármaco ao tiocianato. Esse pode se acumular no organismo gerando uma acidose láctica grave. Os sinais e sintomas da intoxicação por nitroprussiato são anorexia, fadiga, náuseas, hipotensão grave e psicose. Não é recomendada a parada abrupta da infusão de nitroprussiato, visto que pode ocorrer hipertensão reflexa devido aos altos níveis de renina plasmáticos que foram liberados em resposta à intensa vasodilatação.

## INIBIDORES DA ENZIMA CONVERSORA DE ANGIOTENSINA (ECA)

Os inibidores da ECA são atualmente uma forte arma contra a hipertensão arterial, já que é sabida a grande importância da angiotensina II para o controle da pressão arterial. O primeiro inibidor da ECA a ser desenvolvido e comercializado para o tratamento da hipertensão foi o *captopril* (Capoten®). Posteriormente, foi desenvolvido o *enalapril* (Renitec®) com notáveis propriedades anti-hipertensivas, sendo esse um pró-fármaco.

**Figuras 12.10 e 12.11**

ENALAPRIL

CAPTOPRIL

Fonte: Proposta do autor.

Todos os fármacos inibidores da ECA atuam inibindo a conversão do decapeptídeo angiotensina I em angiotensina II, um octapeptídeo. A angiotensina II possui fortes propriedades vasoconstritoras que são mediadas pelos receptores de angiotensina II do tipo AT1, localizados principalmente nos vasos sanguíneos e glândulas suprarrenais. A forte vasoconstrição provocada pela angiotensina II favorece o aumento da resistência periférica total, aumentando assim a pressão arterial. A ação da angiotensina II nas glândulas suprarrenais estimula a secreção de aldosterona, que induz a reabsorção de NaCl pelos ductos coletores renais, favorecendo assim a elevação do volume sanguíneo e, consequentemente, do débito cardíaco.

Os efeitos farmacológicos observados com a administração de inibidores da ECA são os relacionados com a ação da angiotensina II. Observa-se uma considerável diminuição da pressão arterial pela inibição da ação direta da angiotensina II nos vasos sanguíneos e pela diminuição da liberação de aldosterona pelas glândulas suprarrenais. A terapia com inibidores da ECA também favorece a homeostasia do $K^+$, já que a ação da aldosterona gera uma menor eliminação de $K^+$ pela urina.

## Efeitos adversos

É estritamente contraindicada a terapia com inibidores da ECA em mulheres grávidas devido aos efeitos fetais que esses fármacos produzem. Mulheres no período fértil devem ser avisadas com antecedência sobre tal risco. É comum alguns indivíduos apresentarem tosse seca, principalmente durante a noite, com o uso crônico de inibidores da ECA. Esse fato pode ser explicado pela inibição concomitante da degradação de bradicinina nos pulmões. Entretanto, os efeitos adversos dos inibidores da ECA são normalmente aceitáveis pelas pessoas e raramente levam ao abandono da terapia anti-hipertensiva.

# REFERÊNCIAS BIBLIOGRÁFICAS

BORTOLOTTO, A. Luiz. Role of arterial stiffness in cardiovascular risk of hypertensive patient. *Rev. Bras. Hipertens.*, v. 14, 2007. p. 46-47.

BRODY, Theodore M. et al. *Farmacologia humana: da molecular à clínica.* Rio de Janeiro: Guanabara Koogan, 1997.

COTRAN, S. Ramzi. et al. *Patologia estrutural e funcional.* Rio de Janeiro: Guanabara Koogan, 2000.

DAVIS, Andrew; BLAKELEY, G. H. Asa.; KIDD, Cecil. *Fisiologia humana.* Porto Alegre: Artmed, 2002.

DAVIS B. R.; PILLER L. B.; CUTLER J. A.; FURBERG C.; DUNN K.; FRANKLIN S. et al. Role of diuretics in the prevention of heart failure: the antihypertensive and lipid-lowering treatment to prevent heart attack trial (AL-LHAT). *Rev. Bras. Hipertens.*, v. 14, 2007. p. 59.

Diagnóstico e classificação. *Rev. Bras. Hipertens.*, v. 13, 2006. p. 256-312.

Epidemiologia da hipertensão arterial. *Rev. Bras. Hipertens.*, v. 13, 2006. p. 256-312.

FREITAS, V. Elizabete. et al. Diastolic blood pressure control and outcome in isolated sistolic hypertension. *Rev. Bras. Hipertens.*, v. 14, 2007. p. 25-28.

GUYTON & HALL. *Tratado de fisiologia médica.* Rio de Janeiro: Guanabara Koogan, 2002.

HARDMAN, Joel G.; LIMBIRD, Lee E.; GILMAN, Alfred Goodman. *As bases farmacológicas da terapêutica.* Rio de Janeiro: McGraw-Hill, 2003.

JACOB, Leonard S. *Farmacologia: national medical series para estudo inde-pendente.* Rio de Janeiro: Guanabara Koogan, 1998.

JANKOWSKI, V. Mass-spectrometric identification of a novel angiotensin peptide in human plasma. *Arteriosclerosis, Thrombosis, and Vascular Biology*, 2007, v. 27, p. 297 .

KATZUNG, Bertram G. *Farmacologia básica e clínica*. Rio de Janeiro: Guanabara Koogan, 2005.

KOROLKOVAS, A.; BURCKHALTER, H. Joseph. *Química farmacêutica*. Rio de Janeiro: Guanabara Koogan, 1988.

KRIEGER, E. José. et al. *Revista da Sociedade Brasileira de Cardiologia*, v. 8, 2005.

LIBERMAN, A. Aspectos epidemiológicos e o impacto clínico da hipertensão no indivíduo idoso. *Rev. Bras. Hipertens.*, v. 14, 2007. p. 17-20.

POLANCZYK, A. Carisi. Cardiovascular risk factors in Brazil: the next 50 Years! *Arquivos Brasileiros de Cardiologia*, v. 84, 2005. p. 199-201.

ROSA, S. Ronaldo; FRANKEN, A. Roberto. Fisiopatology and diagnosis of hypertension in the elderly: the role of ambulatory blood pressure monitoring and home blood pressure monitoring. *Rev. Bras. Hipertens.*, v. 14, 2007. p. 21-24.

SALVETTI, A.; GHIADONI, L. Thiazide diuretics in the treatment of hypertension: an update. *J. Am. Soc. Nephrol.*, v. 17, 2006. p. S25–S29.

SILBERNAGL, S.; LANG, F. *Fisiopatologia: texto e atlas.* Porto Alegre: Artmed, 2006.

TODD, S. Perlstein. et al. Uric acid and the development of hypertension: the normative aging study. *American Heart Association*, v. 48, 2006. p. 1031-1036.

Tratamento medicamentoso. *Rev. Bras. Hipertens.*, v. 13, 2006. p. 256-312.

ZAGO, S. Anderson; ZANESCO, A. Nitric oxide, cardiovascular disease and physical exercise. *Arq. Bras. Cardiol.*, v. 87, 2006. p. 264-270.

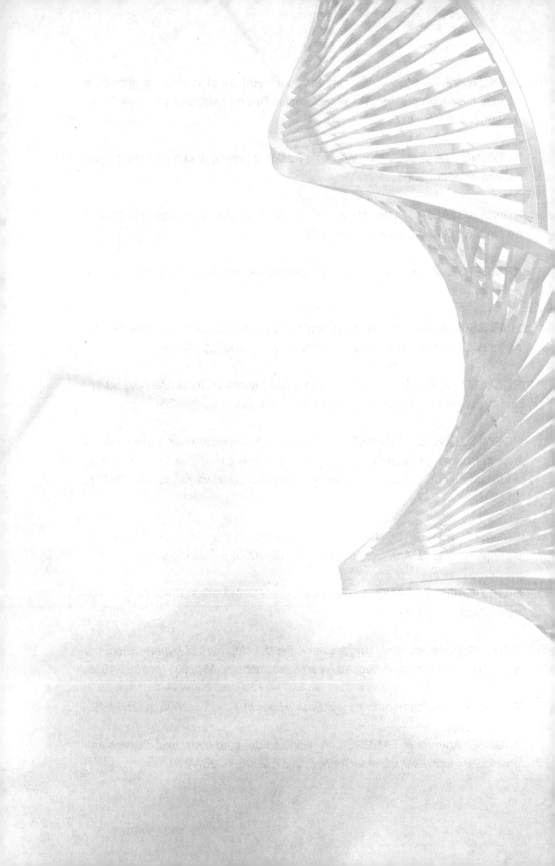

# 13. FÁRMACOS ANTIARRÍTMICOS

A frequência dos batimentos cardíacos é normalmente em torno de 60 a 100 batimentos por minuto (bmp). Essa frequência depende da sincronia de contrações entre as células cardíacas para que sejam ordenados. Qualquer alteração nessa sincronia resulta em alterações no ritmo cardíaco (arritmias) que podem ser assintomáticas ou até mesmo fatais. As arritmias cardíacas são frequentemente diagnosticadas em consultórios médicos, e em cerca de 80% das vezes estão associadas a ocorrência de infarto do miocárdio. Pessoas que estejam usando fármacos digitálicos (p. ex., digoxina) também podem apresentar arritmias cardíacas devido aos efeitos iônicos que esses fármacos provocam nas células cardíacas. Em jovens, principalmente em atletas, é comum a ocorrência da chamada arritmia sinusal, um tipo de arritmia benigna e variável de acordo com a respiração, provocada principalmente por alterações nas descargas simpáticas e/ou parassimpáticas no nodo sinoatrial.

Nesse capítulo tratamos da Farmacologia dos fármacos utilizados para tratamento das arritmias cardíacas (antiarrítmicos), elucidando seus respectivos mecanismos de ação e seus efeitos no coração. Para se entender como esses fármacos agem é indispensável compreender a eletrofisiologia do coração, assim como se propaga o impulso através das câmaras cardíacas e em todo o miocárdio. Sendo assim, começamos explicando a eletrofisiologia no coração. Além disso, na segunda sessão desse capítulo, abordamos a fisiopatologia das arritmias cardíacas e a Farmacologia dos fármacos antiarrítmicos.

## ELETROFISIOLOGIA CARDÍACA

As células cardíacas possuem uma ordem de contração em que os átrios (câmaras basais) se contraem antes dos ventrículos, sendo essa ordem essencial para um bom funcionamento cardíaco. Essa sequência é necessária para que o sangue vindo das veias cavas e da veia pulmonar possa ser bombeado para os ventrículos direito e esquerdo, respectivamente, pelos átrios. Se os átrios e ventrículos se contraíssem ao mesmo tempo, o sangue não fluiria na quantidade e pressão suficientes pelo coração, e não seria bombeado adequadamente para os órgãos periféricos. Quando ocorre a contração dos átrios é necessário que os ventrículos estejam relaxados (diástole) para receber adequadamente o sangue. Em seguida, os ventrículos se contraem (sístole) para que o sangue seja ejetado para todo o organismo. Como os ventrículos, os átrios precisam estar em diástole para receber o sangue vindo das veias cavas e veia pulmonar. Qualquer distúrbio nessa ordem (p. ex., arritmias cardíacas) pode levar a uma grande queda no débito cardíaco, podendo ser fatal.

O arranjo das células cardíacas é diferente em relação às demais células do organismo: elas formam um *sincício*, isto é, ficam unidas entre si através de junções conectoras (p. ex., junções GAP); dessa forma, quando o potencial de ação passa por essas células, elas se contraem simultaneamente. Esse mecanismo é importante para que ocorram as contrações dos átrios direito e esquerdo ao mesmo tempo, como ocorre com os ventrículos. Uma questão importante a ser evidenciada é: por que será que os átrios contraem-se antes dos ventrículos, sendo que todas as células estão unidas entre si e contraem-se ao mesmo tempo quando ocorre um potencial de ação? A resposta para essa questão é que a contração ventricular ocorre em tempo diferente da atrial se todas as células estão unidas entre si e contraem-se ao mesmo tempo quando ocorre um potencial de ação.

Isso ocorre porque o coração possui uma rede de controle de formação e distribuição (propagação) dos potenciais de ação pelo miocárdio. Essa rede é formada principalmente por quatro elementos: *o nodo sinoatrial (S-A)*, *nodo atrioventricular (A-V)*, *feixe de His*, e *fibras de Purkinje*.

O nodo sinoatrial ou *nodo sinusal* é uma estrutura achatada de músculo especializado localizado na parede superior do átrio direito que possui ligações (fibras nervosas) diretas com os dois átrios. Ele é responsável pela autorritmicidade do coração, isto é, por gerar os impulsos que percorrem todo o miocárdio em uma frequência de bpm. Após a formação do potencial de ação pelo nodo S-A, o impulso percorre os dois átrios, gerando a sua contração. Cerca de 0,03 segundos após a geração do impulso pelo nodo S-A, o potencial de ação alcança o nodo atrioventricular (A-V), localizado atrás da válvula tricúspide. No nodo A-V, o impulso é retardado cerca de 0,09 segundos antes de atingir o feixe de His, que o propaga em direção aos ventrículos. Esse retardo realizado pelo nodo A-V é fundamental para que ocorra a ordem de contração dos átrios antes da dos ventrículos, respondendo a questão anteriormente citada. Após esse retardo, o impulso é direcionado para o feixe de His e desse para as fibras de Purkinje (fibras

His-Purkinje). As fibras de Purkinje disseminam o potencial de ação através dos ventrículos, gerando sua contração simultânea.

O nodo S-A é também denominado *marca-passo cardíaco*, visto que é ele que "dita" o ritmo em que o coração se contrai. O nodo A-V e os feixes de His-Purkinje também possuem a capacidade de gerar potenciais de ação, porém, é o nodo S-A quem "dita" o ritmo cardíaco. A despolarização do nodo S-A é mais rápida que as demais estruturas; sendo assim, antes que as outras estruturas possam gerar um impulso, o potencial de ação do nodo S-A as atinge, impedindo que elas gerem seus respectivos impulsos. Porém, em alguns casos, o marca-passo cardíaco não é o nodo S-A, podendo ser o nodo A-V ou as fibras His-Purkinje. Nesses casos, o ritmo e a frequência cardíaca estarão diminuídos, pois as frequências do nodo A-V e das fibras His-Purkinje são de 40 a 60 bmp e de 15 a 40 bmp, respectivamente. Isso leva a uma diminuição significativa do débito cardíaco e a um menor aporte sanguíneo para os órgãos periféricos. Esses marca-passos não sinusais são denominados *marca-passos ectópicos*.

## Mecanismos iônicos envolvidos na ritmicidade e contração cardíaca

Todo o processo de formação e propagação do impulso cardíaco é regulado por canais iônicos transmembranosos que desencadeiam o potencial de ação e o repouso celular. Os principais canais iônicos responsáveis pelo controle desses processos são: (1) canais rápidos de $Na^+$, (2) canais de lentos de $Ca^{+2}$ e (3) canais de $K^+$.

O potencial cardíaco pode ser dividido em quatro fases. A fase 0 é a fase em que ocorre um grande aumento no fluxo de íons $K^+$ para dentro da célula (cerca de $10^7$ íons por segundo em cada canal), gerando a despolarização celular. Após o potencial de membrana chegar a aproximadamente +20 mV, os canais de $Na^+$ se fecham, permanecendo inativos. Nesse momento ocorre a abertura dos canais lentos de $Ca^{+2}$, possibilitando uma entrada lenta de $Ca^{+2}$ para o interior da célula e uma pequena saída de $K^+$, gerando um platô, etapas que caracterizam as fases 1 e 2. Na fase 3, sucessivamente após o platô, os canais de $K^+$ se abrem e ocorre uma intensa movimentação de $K^+$ para fora da célula, gerando o fenômeno de repolarização celular. Em seguida ocorre a fase 4, quando surge a diástole atrial ou ventricular.

O período entre uma despolarização e outra, caracterizado pelas fases de 0 a 4, é chamado de período refratário. É muito importante que ocorra essa

*13. Fármacos antiarrítmicos*

refratariedade de forma correta para que o coração possa bombear adequadamente o sangue, ou seja, contração atrial e depois contração ventricular.

As arritmias cardíacas normalmente diminuem esse período refratário ou alteram sua regularidade, prejudicando acentuadamente o trabalho cardíaco.

## FISIOPATOLOGIA DAS ARRITMIAS CARDÍACAS

Como citado anteriormente, o coração possui mecanismos extremamente ordenados de formação e condução do potencial de ação para todo o miocárdio, sendo de vital importância que esses mecanismos estejam funcionando normalmente. Qualquer distúrbio que afeta essa ordem gera arritmia cardíaca. Normalmente, as arritmias cardíacas são derivadas de alterações na formação do impulso, na sua propagação ou condução ao longo do miocárdio ou ambos. Vários fatores podem originar as arritmias ou intensificá-las, entre eles: anormalidades eletrolíticas, *angina pectoris* e infarto do miocárdio, hipóxia, excesso de catecolaminas, intoxicação digitálica e estiramento excessivo da fibra muscular cardíaca (p. ex., hipertrofia patológica).

Anormalidades no próprio coração também podem precipitar arritmias, como: (1) ritmicidade anormal do marca-passo cardíaco (nodo S-A), (2) marca-passos ectópicos, (3) vias anormais de transmissão do impulso pelo miocárdio, (4) bloqueio parcial ou completo da transmissão do impulso em diferentes regiões do miocárdio, e (5) geração de impulsos anormais em qualquer parte do coração.

### Distúrbios na formação do impulso cardíaco

Por algum motivo patológico, o marca-passo cardíaco (nodo S-A) aumenta sua intensidade de gerar impulsos fazendo com que a fase 4 do potencial de ação fique mais ascendente, gerando um novo impulso sem que as células tenham se repolarizado completamente (período refratário). Isto pode precipitar pós-despolarizações, isto é, despolarizações que acontecem antes do tempo correto. A pós-despolarização precoce (PDP) origina-se antes do término da fase 3, formando um outro potencial de ação com ritmo anormal no coração. Os mecanismos fisiopatológicos na PDP não estão definidos, porém sabe-se que essas PDPs ocorrem devido à tendência de as células cardíacas não perderem carga positiva, diminuindo o período de repolarização (fase 3). Esse aumento da carga positiva no interior da célula diminui o intervalo entre o potencial de repouso e o limiar de despolarização; sendo assim, a célula precisará de um menor estímulo para que possa desencadear o potencial de ação.

Quando ocorre uma despolarização antes do término da fase 4, ela é denominada pós-despolarização tardia (PDT). A PDT gera um impulso antes que o período refratário celular termine, arritmias. O mecanismo pelo qual as PDTs ocorrem é que, por algum motivo (p. ex., intoxicação digitálica), a concentração de $Ca^{+2}$ no interior da célula cardíaca fica e permanece aumentada por um longo período. Com esse aumento, ocorre uma maior troca de íon com o $Na^+$ extracelular e uma maior liberação de $Ca^{+2}$ do retículo sarcoplasmático, gerando despolarização celular.

Marca-passos ectópicos podem desencadear arritmia cardíaca, sendo sua frequência não inibida pelo impulso gerado no nodo S-A por algum bloqueio ou alteração nesse nodo. Nesse caso, os marca-passos ectópico "ditam" o ritmo cardíaco, deixando-o anormal devido às suas baixas frequências. Os principais marca-passos ectópicos são o nodo A-V e as fibras de His-Purkinje, porém os ventrículos também podem gerar impulsos. Nesses casos de arritmia devido a marca-passos ectópicos é necessário a implantação permanente de marca-passo artificial.

## DISTÚRBIOS NA CONDUÇÃO E PROPAGAÇÃO DO IMPULSO CARDÍACO

Os impulsos cardíacos podem ser retardados ou bloqueados por alguma disfunção anatômica ou fisiológica, gerando arritmias cardíacas que podem ser taquiarritmias ou bradiarritmias. As bradiarritmias são provocadas por uma condução do impulso mais lenta, desencadeada por bloqueio ou geradas por marca-passos ectópicos. As taquiarritmias são decorrentes, principalmente, de um processo denominado "reentrada".

A reentrada é o processo no qual um mesmo impulso gerado pelo nodo S-A reativa os átrios e ventrículos após um período refratário, sendo que o normal é que um impulso gerado pelo nodo S-A ative os átrios e ventrículos, e após o período refratário, tal impulso acabe. Em seguida, é necessário que o nodo S-A forme outro impulso para que ocorra nova ativação das câmaras cardíacas. O mecanismo pelo qual a reentrada ocorre pode ser explicado pelo fato de algumas fibras cardíacas não serem ativadas no primeiro impulso; porém, elas podem ser excitadas antes que esse impulso acabe. Nesse

*13. Fármacos antiarrítmicos*

momento, todas as outras fibras que foram excitadas estão em seu período refratário, devido ao tempo decorrido. As não excitadas iniciam outro potencial de ação que acaba atingindo as outras fibras antes que o seu período refratário tenha acabado, gerando arritmias cardíacas.

O processo de reentrada também pode ocorrer devido a alguma anormalidade anatômica no coração. O coração pode possuir uma via acessória além das vias normais de condução do impulso nervoso, sendo que no momento da propagação do potencial de ação, essas vias acessórias podem ser utilizadas para desencadear a reentrada.

# FÁRMACOS ANTIARRÍTMICOS

## Mecanismo geral de ação

Todos os fármacos antiarrítmicos agem (1) inibindo a atividade de um marca-passo ectópico, (2) modificando a condução do impulso e (3) alterando a refratariedade das células cardíacas. Vários mecanismos podem provocar esses efeitos, como bloqueio dos canais rápidos de $Na^+$ e canais de $Ca^{+2}$, aumento do período refratário e diminuição da ação simpática no coração. O bloqueio dos canais de $Ca^{+2}$ e $Na^+$ geralmente provoca uma diminuição da propagação do impulso pelo miocárdio, diminuindo a "hiperatividade" do coração e aumentando o período refratário. Bloqueadores de canais de $K^+$ prolongam o potencial de ação no miocárdio e aumentam o período refratário, diminuindo a ocorrência de reentrada.

Um fato muito importante no mecanismo de ação dos fármacos bloqueadores de canais iônicos (principalmente de $Na^+$) é o efeito antagônico dependente do estado ou uso. Como já se sabe, os canais de $Na^+$ podem se apresentar em diferentes estados, dependendo do estímulo celular. Esses estados são abertos, inativos e em repouso. Os fármacos bloqueadores de canais de $Na^+$ agem em canais abertos ou inativados especificamente. Sendo assim, quando ocorre um potencial de ação, os fármacos bloqueiam os canais de $Na^+$ e, quando a célula entra em período refratário, esse bloqueio cessa. Tal efeito é importante do ponto de vista de eficácia terapêutica, porque as células com despolarização normal irão se recuperar do bloqueio rapidamente, pois terão um período refratário normal. Já em células com despolarizações anormais (células arrítmicas), o "desbloqueio" é muito mais lento ou não ocorre, devido às despolarizações rápidas e crônicas dessas células e o pequeno período refratário.

# CLASSIFICAÇÃO DOS FÁRMACOS ANTIARRÍTMICOS

## Fármacos bloqueadores dos canais de sódio (Classe I)

### Quinidina

A quinidina é uma substância utilizada desde o século XVIII para o tratamento de palpitações cardíacas. É utilizada para o tratamento e manutenção do ritmo sinusal em pacientes que apresentam flutter atrial ou fibrilação atrial.

A quinidina é um bloqueador de canais de $Na^+$ no estado aberto, aumentando o tempo do potencial de ação no miocárdio. Ocorre também uma pequena inibição dos canais de $K^+$, prolongando o potencial de ação e o período refratário. A quinidina bloqueia também os receptores α-adrenérgicos e a condução vagal, podendo levar à hipotensão acentuada.

#### Farmacocinética

A biodisponibilidade da quinidina é alta, ocorrendo ligação de aproximadamente 80% a proteínas plasmáticas, principalmente a albumina. O metabolismo é hepático e a excreção de cerca de 20% pelos rins sob a forma inalterada.

#### Efeitos adversos

Os efeitos adversos da quinidina são amplos, sendo que, entre os não cardíacos, a diarreia é o mais comum e ocorre principalmente durante o início do tratamento. Já foi relatada ocorrência de trombocitopenia (queda no número de plaquetas), mas esse efeito é inibido com a interrupção do tratamento. Algumas pessoas apresentam efeitos cardíacos com arritmias do tipo Torsade de pointes, sendo sua causa ainda não conhecida.

### Lidocaína

A lidocaína (Xylocaína®) é um anestésico local utilizado apenas por via intravenosa para tratamento de arritmia cardíaca. O mecanismo de ação da lidocaína corresponde ao bloqueio dos canais de $Na^+$ inativados e abertos. Esse bloqueio de canais de $Na^+$ inativados proporciona maior efeitos em células com potencial de ação mais prolongados, como fibras de His-Purkinje e ventrículos, diminuindo a propagação do impulso cardíaco.

**Figura 13.1**

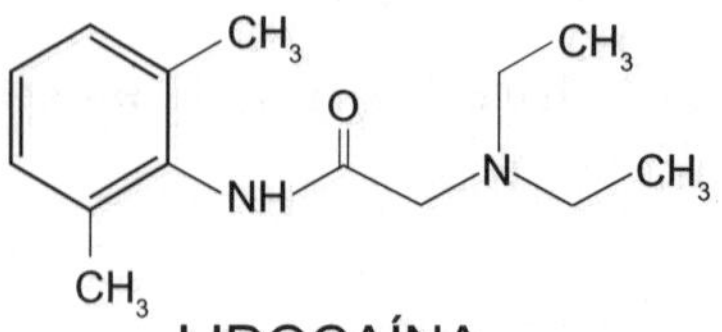

LIDOCAÍNA

Fonte: Proposta do autor.

## Efeitos adversos e farmacocinética

Os efeitos adversos cardíacos da lidocaína são incomuns e compreendem: parada do nodo sinoatrial, intensificação dos distúrbios de condução e arritmias ventriculares. Os efeitos adversos comuns são não cardíacos e incluem tremores, náuseas, tonteira, distúrbios na fala e convulsões. São relacionados com a dose (dose-dependente) e ocorrem mais devido à má administração do fármaco (p. ex., com muita rapidez na forma de "bolo"). A lidocaína apresenta meia-vida de aproximadamente 1-2 horas e se liga a proteínas plasmáticas, principalmente a $\alpha_1$-glicoproteína ácida.

## Fármacos bloqueadores β-adrenérgicos (Classe II)

O propranolol (Inderal®) e outros bloqueadores dos receptores β-adrenérgicos são utilizados no tratamento da arritmia cardíaca. Porém o mecanismo de ação que influencia os efeitos antiarrítmicos ainda não é conhecido; o que se sabe é que eles diminuem a atividade do nodo sinoatrial. Esses fármacos provocam um prolongamento do potencial de ação cardíaco e à supressão de marca-passos ectópicos.

**Figura 13.2**

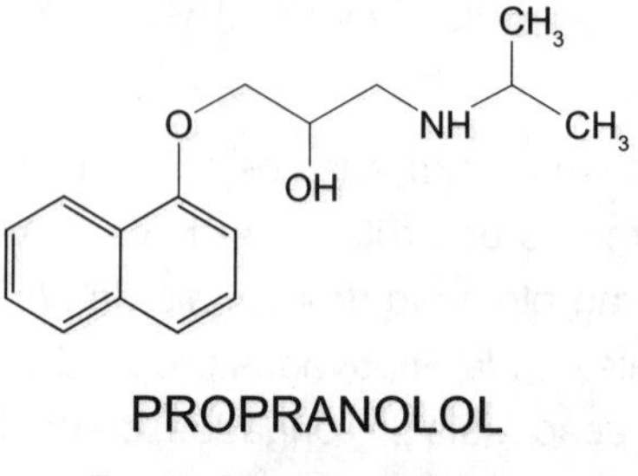

PROPRANOLOL

Fonte: Proposta do autor.

## Fármacos que prolongam o período refratário (Classe III)

Fármacos dessa classe prolongam o período refratário pelo aumento do tempo do potencial de ação cardíaco, efeito esse decorrente geralmente do bloqueio de canais de $K^+$.

## Amiodarona

A amiodarona (atlansil®) é um fármaco utilizado para o tratamento de arritmias ventriculares graves e arritmias supraventriculares (fibrilação atrial). A amiodarona bloqueia acentuadamente os canais de $K^+$ e $Na^+$ inativados, prolongando significantemente o potencial de ação cardíaco. Também apresenta atividade antagônica dos receptores adrenérgicos e canais de $Ca^{+2}$, porém fracamente.

## Efeitos adversos

Os efeitos adversos cardíacos da amiodarona são bradicardia e bloqueio cardíaco. Os efeitos adversos não cardíacos da amiodarona são mais graves, devido ao fato de o fármaco se acumular em tecidos, como coração, pulmões, fígado e pele. Pode ocorrer fibrose pulmonar fatal com a administração de amiodarona, porém esse efeito só se verifica em 1% dos pacientes. Pode ocorrer hepatite medicamentosa com o uso crônico de amiodarona. Outro efeito importante desse fármaco é a sua capacidade de impedir a conversão de tiroxina (T4) em triiodotironina (T3), podendo levar ao quadro de hipotireoidismo ou hipertireoidismo.

## Farmacocinética

O metabolismo da amiodarona é hepático e ela é excretada pelos rins. Possui biodisponibilidade de 35 a 70% e tempo de meia-vida de aproximadamente 3 a 10 dias. Após o término do tratamento ou abandono do fármaco, seus efeitos persistem por 1 a 3 meses.

## Fármacos bloqueadores de canais de cálcio (Classe IV)

## Verapamil

O verapamil (Dilacoron®) é um bloqueador de canais de $Ca^{+2}$ que exerce seus efeitos principais em tecidos de condução lenta, como o

*13. Fármacos antiarrítmicos*

nodo sinoatrial e o nodo atrioventricular, e a frequência cardíaca com a administração desse fármaco é retardada. Devido à diminuição da condução pelo nodo A-V, ocorre aumento do período refratário e diminuição do fenômeno de reentrada.

**Figura 13.3**

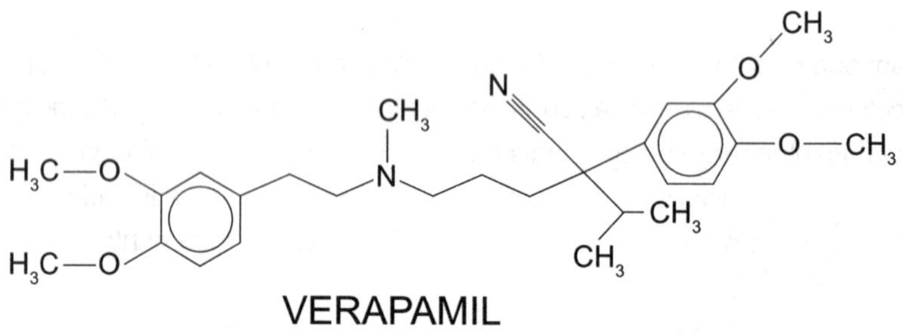

VERAPAMIL

Fonte: Proposta do autor.

## Efeitos adversos

O principal efeito adverso do verapamil é a hipotensão, exacerbada se o paciente usa concomitantemente um fármaco vasodilatador (p. ex., nifedipina). O uso do verapramil é contraindicado para pacientes com insuficiência cardíaca congestiva, podendo ocorrer aumento dos sintomas de ICC. O uso concomitante de verapamil com bloqueadores β-adrenérgicos pode provocar bloqueio da condução do nodo A-V e diminuição grave da contração ventricular.

## Farmacocinética

O verapamil é bem absorvido, porém, sua biodisponibilidade é reduzida pelo efeito de primeira passagem. Possui ação máxima em torno de 30 a 60 minutos após administração oral (com administração intravenosa, os efeitos máximos ocorrem em 15 minutos). O verapamil se liga 70 a 98% a proteínas plasmáticas, possuindo um volume de distribuição pequeno. Um fato importante é que ao longo do tratamento a biodisponibilidade e o tempo de meia-vida tendem a aumentar devido à saturação hepática, sendo a metabolização mais lenta.

# REFERÊNCIAS BIBLIOGRÁFICAS

BRODY, Theodore M. et al. *Farmacologia humana: da molecular à clínica.* Rio de Janeiro: Guanabara Koogan, 1997.

COTRAN, S. Ramzi. et al. *Patologia estrutural e funcional.* Rio de Janeiro: Guanabara Koogan, 2000.

DAVIS, Andrew; BLAKELEY, G. H. Asa.; KIDD, Cecil. *Fisiologia humana.* Porto Alegre: Artmed, 2002.

GUYTON & HALL. *Tratado de fisiologia médica.* Rio de Janeiro: Guanabara Koogan, 2002.

HARDMAN, Joel G.; LIMBIRD, Lee E.; GILMAN, Alfred Goodman. *As bases farmacológicas da terapêutica.* Rio de Janeiro: McGraw-Hill, 2003.

JACOB, Leonard S. *Farmacologia: national medical series para estudo independente.* Rio de Janeiro: Guanabara Koogan, 1998.

KATZUNG, Bertram G. *Farmacologia básica e clínica.* Rio de Janeiro: Guanabara Koogan, 2005.

KOROLKOVAS, A., BURCKHALTER, H. Joseph. *Química Farmacêutica.* 1ed. Rio de Janeiro: Guanabara Koogan, 1988.

NELSON, L. David.; COX, M. Michael. *Princípios de bioquímica.* São Paulo: Sarvier, 2002.

PORTH, M. Carol. Fisiopatologia Rio de Janeiro : Guanabara Koogan, 2004.

RANG, H. P.; DALE, M. M.; RITTER, J. M. *Farmacologia* Rio de Janeiro: Guanabara Koogan, 2001.

RUBIN, E.; GORSTEIN, F.; RUBIN, R. *Patologia: bases clínicopatológicas da medicina.* Rio de Janeiro: Guanabara Koogan, 2006.

SILBERNAGL, S.; LANG, F. *Fisiopatologia: texto e atlas.* Porto Alegre: Artmed, 2006.

*13. Fármacos antiarrítmicos*

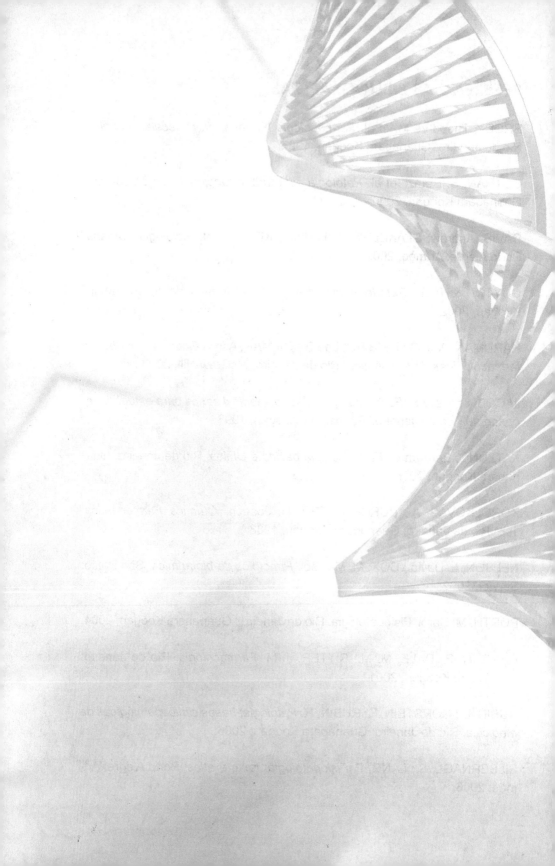

# 14. FÁRMACOS ANTIANGINOSOS

Esse capítulo trata dos fármacos utilizados para o tratamento da angina. Inicia-se com uma visão geral da circulação coronariana e sua regulação, sendo abordados em seguida os mecanismos fisiopatológicos da angina e a Farmacologia dos principais fármacos antianginosos.

A *angina* é uma das principais coronariopatias que afetam a população mundial e um dos fatores determinantes para o infarto do miocárdio (IM). Atualmente, cerca de um terço de todas as mortes ocidentais (incluindo o Brasil) é consequência de problemas na circulação coronária. A angina é uma patologia em que se tem uma isquemia temporária no miocárdio, ocorrendo principalmente durante um exercício físico ou estresse psicológico (*angina estável* ou *pectoris*). Ela é caracterizada por uma forte dor no peito ("dor de esmagamento") que se irradia para o braço esquerdo, pescoço e costas, que, no caso de angina estável, é rapidamente cessada com a interrupção da atividade física ou do estresse mental. Algumas pessoas também podem apresentar angina em repouso, sendo que essa (*angina instável*) é mais grave e um sinal de que a qualquer momento pode-se ter um infarto do miocárdio; portanto, é necessário que esse tipo de angina seja imediatamente tratado.

Vários fármacos são eficazes para o tratamento da angina, entre eles os antiplaquetários, como o ácido acetilsalicílico, amplamente utilizado por praticamente toda a população mundial para problemas álgicos; os bloqueadores de canais de $Ca^{+2}$, como o verapamil e a anlodipina; os fármacos β-bloqueadores como o propranolol e o atenolol, os anticoagulantes, como a heparina, os nitratos orgânicos, como a isossorbida e os hipolipimiantes, como a sinvastatina.

## CIRCULAÇÃO CORONARIANA

O coração em *repouso* necessita de uma demanda de oxigênio das artérias coronárias de aproximadamente 75% da capacidade máxima e pode chegar até 90% em atividade física. Essa grande demanda de oxigênio é suprida pelas artérias coronárias, que se originam exatamente na raiz da artéria aorta. A artéria coronária esquerda supre o átrio esquerdo e praticamente todo o ventrículo esquerdo (parte anterior e lateral); já a artéria coronária direita supre todo o átrio e o ventrículo direito, além de suprir a parte posterior do ventrículo esquerdo. As principais artérias coronárias (direita e esquerda) se situam na superfície do coração e se bifurcam em outras artérias de menor calibre, as quais invadem e penetram o tecido cardíaco. Quanto mais profunda está a artéria, menor é o seu calibre e maior é sua quantidade. É importante enfatizar que o miocárdio, por ser o tecido mais profundo do coração, é irrigado apenas por arteríolas (vasos de resistência) de baixíssimo calibre.

Para suprir a necessidade de oxigênio do coração é necessário um grande fluxo sanguíneo coronariano (aproximadamente 225 ml/min). As artérias coronárias possuem a capacidade de aumentar seu fluxo de cinco a seis vezes o seu valor de repouso durante uma atividade física, em que o trabalho cardíaco é aumentado. Esse fenômeno é denominado *reserva coronariana* e é muito importante para que ocorra um suprimento adequado de oxigênio para o miocárdio durante um aumento de sua atividade.

O fluxo sanguíneo capilar coronariano sofre alterações durante o ciclo cardíaco, isto é, durante a sístole e a diástole. Durante a sístole, o fluxo sanguíneo capilar do ventrículo esquerdo é diminuído significantemente devido à compressão do capilar pelo ventrículo esquerdo, que se contrai com grande intensidade para ejetar sangue para todo o organismo. O fluxo sanguíneo capilar do ventrículo esquerdo só aumenta durante a diástole, quando o ventrículo está relaxado e não há compressão dos vasos sanguíneos. O ventrículo direito também sofre alterações durante o ciclo cardíaco, porém, suas alterações são insignificantes, uma vez que a força de contração do ventrículo direito é bem menor que a do ventrículo esquerdo, não ocorrendo assim uma compressão significativa dos capilares que irrigam esse ventrículo.

## Controle do fluxo sanguíneo coronariano

O controle do fluxo sanguíneo nas artérias coronárias é feito principalmente por vasodilatação local, tanto em nível arterial quanto arteriolar. Esse controle está inteiramente relacionado com as funções cardíacas. Quando ocorre um aumento da frequência e contratilidade cardíacas (p. ex., por ação de catecolaminas), surge simultaneamente o processo de vasodilatação das coronárias para suprir a demanda de oxigênio do miocárdio. Se acontece o contrário, ou seja, ocorre diminuição da contratilidade e frequência cardíacas (p. ex., por ação da acetilcolina), ocorre uma constrição dos vasos coronários.

Várias substâncias estão envolvidas no processo de vasodilatação e são produzidas pelas próprias células do miocárdio ou pelo endotélio vascular coronaria-

FARMACOLOGIA HUMANA BÁSICA

no em resposta ao déficit de oxigênio no miocárdio. Entre elas está a *adenosina*, principal substância do processo que é liberada pelas células do miocárdio imediatamente após a falta de oxigênio e que atua nos vasos coronários, dilatando-os. Quando ocorre diminuição acentuada nas concentrações de oxigênio nas células do miocárdio (e em outros músculos, como os esqueléticos), o ATP degrada-se mais rapidamente e não é reposto (p. ex., na regeneração do AMP) devido à condição de anaerobiose. Isso gera maior formação de monofosfato de adenosina (AMP), que será degradado liberando adenosina. A adenosina irá então se ligar a seus receptores A2 na vasculatura coronariana, aumentando as concentrações de AMPc e, consequentemente, induzindo a vasodilatação.

O endotélio vascular também libera substâncias que atuam como vasodilatadoras e vasoconstritoras locais. A principal substância a ser liberada é o *óxido nítrico* (NO), que é um potente vasodilatador local. O NO se difunde para as células vizinhas e age em seus receptores aumentando a atividade da enzima Guanilato Ciclase (GC). Essa GC converte o GMP em GMPc, ativador da proteína quinase G, que realiza a vasodilatação local através de um mecanismo mediado por cinases, resultando em desfosforilação das cadeias leves de miosina e provocando o relaxamento muscular liso vascular. Outras substâncias também liberadas pelo endotélio são: ADP, bradicinina, histamina, acetilcolina e endotelina (potente vasoconstritor).

Ocorre também uma modulação neuro-humoral no fluxo sanguíneo coronariano, no qual a acetilcolina e a noradrenalina são os principais mediadores químicos. A inervação parassimpática dos vasos coronários é muito baixa; por isso, a acetilcolina não exerce muita atividade vasodilatadora nas coronárias. Entretanto, a inervação simpática é bastante extensa e a noradrenalina exerce ações importantes no controle do fluxo sanguíneo coronariano. A noradrenalina pode provocar tanto vasoconstrição quanto vasodilatação das artérias coronárias, dependendo do receptor que o tecido expressa em sua membrana. Por exemplo, as artérias coronárias epicárdicas expressam os receptores adrenérgicos do tipo $\alpha_1$, que exibem atividade constritora mediante aumento da concentração de IP3 intracelular. Já as artérias intramusculares expressam os receptores adrenérgicos do tipo $\beta 2$, receptor do tipo metabotrópico, que gera vasodilatação pela abertura de canais de $K^+$ membranosos resultando em hiperpolarização celular.

É importante ressaltar que, dentre os fatores metabólicos que regulam o fluxo, o consumo de oxigênio pelo miocárdio é o principal fator regulador do fluxo sanguíneo coronariano. Esse conceito é importante para tratarmos mais adiante dos fármacos antianginosos.

*14. Fármacos antianginosos*

# FISIOPATOLOGIA DA ANGINA

Desenvolve-se angina quando ocorre uma disfunção no equilíbrio entre a demanda e o consumo de oxigênio pelo miocárdio, ou seja, quando a demanda não consegue suprir as necessidades (consumo) de oxigênio pelo miocárdio. Normalmente, a angina ocorre quando há um aumento da atividade cardíaca pela elevação da contratilidade e frequência, principalmente devido à estimulação simpática. Esse aumento da atividade cardíaca acontece durante atividades físicas ou estresse psicológico e o tipo de angina que ocorre nessas situações é denominada *angina pectoris* ou *angina estável*, que é rapidamente cessada com a interrupção do exercício físico ou de estresse psicológico.

Como já visto anteriormente, as artérias coronárias possuem o que chamamos de reserva coronariana, que é a capacidade de aumentar o seu fluxo sanguíneo em até seis vezes o valor de repouso. Na angina, essa reserva está diminuída por algum motivo e, por isso, ocorre um menor fluxo coronariano e a consequente diminuição da oferta de oxigênio. Uma das principais causas do aparecimento de angina é a obstrução parcial ou estreitamento das artérias coronárias por placas de ateroma.

Quando os episódios de angina ocorrem frequentemente, mesmo em repouso, ela é denominada *angina instável* e é um sinal premonitório de risco de infarto do miocárdio. Esse tipo de angina é muito perigoso e precisa ser tratado imediatamente, antes que ocorra obstrução completa de uma artéria coronária, que *pode* levar a um infarto agudo do miocárdio. É importante destacar que nem sempre a obstrução total de uma artéria coronária gera infarto do miocárdio; há a ativação de *vasos colaterais* que compensam *temporariamente* a isquemia miocárdica; porém, essa compensação ocorre apenas em repouso.

Algumas pessoas expressam maiores números de receptores $\alpha_1$-adrenérgicos nos vasos coronarianos apresentando *angina vasoespática* (angina de Prinzmetal). Esse tipo de angina pode ser intensificado pela presença de placas ateroscleróticas nas artérias coronárias, que diminuem ainda mais o fluxo sanguíneo nesse local.

## Metabolismo energético do miocárdio com presença de hipoxia

O coração exerce suas atividades com energia obtida exclusivamente de modo aeróbico, ou seja, obtém ATP mediante a presença de oxigênio. O miocárdio utiliza ácidos graxos, glicose e lactato como fonte de ATP para exercer suas atividades. Com a interrupção do suprimento de oxigênio pelas artérias coronárias, o coração tende a utilizar as vias anaeróbias para formar ATP (inibição do ciclo de Krebs), produzindo assim um excesso de ácido láctico que se dissocia em íons $H^+$ e lactato.

Com o fluxo sanguíneo interrompido, os íons $H^+$ (e outros metabólitos) não são retirados das células cardíacas, diminuindo seu pH citosólico. Além disso, as vias metabólicas anaeróbias não produzem quantidade suficiente de ATP para suprir as necessidades do miocárdio. Ambos os efeitos – diminuição do pH e deficiência de ATP – levam a uma *lesão celular reversível* que é caracterizada pela dor anginosa. Se esse desequilíbrio persiste, ocorre uma *lesão celular irreversível*, que é caracterizada pelo infarto do miocárdio. A figura 14.1 ilustra o metabolismo cardíaco normal (aeróbio) e em condições de hipoxia (anaeróbio).

**FIGURA 14.1: Esquema do metabolismo energético do miocárdio em condições normais e durante o período de hipóxia.**

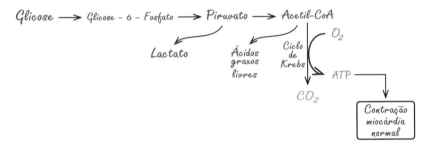

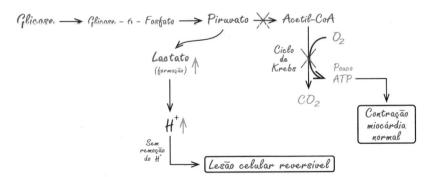

Fonte: Proposta do autor.

A deficiência de ATP no músculo cardíaco leva a algumas consequências graves, além das citadas. Pode ocorrer diminuição do bombeamento cardíaco, levando a um quadro de insuficiência cardíaca. A regurgitação mitral também é uma consequência comum em pessoas com infarto do miocárdio; além disso, pode ocorrer congestão na circulação pulmonar, levando a dispneia e taquipneia.

## Fatores de risco para doenças cardíacas isquêmicas

Existem alguns fatores de risco mais importantes e comuns para a ocorrência de coronariopatias; eles fatores são apresentados a seguir:

- **História familiar** – Estudos indicam que familiares de pessoas com coronariopatias podem possuir um risco de duas a quatro vezes maior do que pessoas sem histórico familiar, sendo assim comprovado que as coronariopatias são doenças que podem exibir alguma característica hereditária.
- **Hábitos de vida** – O hábito de vida sedentário e a obesidade são fortes fatores de risco para coronariopatias, principalmente para o infarto do miocárdio e para a angina. Isso se deve ao fato de pessoas sedentárias possuírem maiores níveis séricos de colesterol "ruim" (LDL) e baixos níveis de HDL, que é o colesterol "bom". Já está comprovado que altos níveis de LDL plasmáticos geram uma maior tendência à formação de placas ateroscleróticas e, possivelmente, aumento do risco de obstrução das artérias coronárias. Estudos epidemiológicos mostram que pessoas que praticam atividade física regularmente possuem um risco seis vezes menor do que as pessoas sedentárias de sofrer uma isquemia miocárdica.
- **Sexo e idade** – As doenças isquêmicas cardíacas são muito mais observadas em pessoas do sexo masculino do que nas do sexo feminino, na proporção de 4:1 para quem tem idade inferior a 50 anos. Pessoas acima de 60 anos são mais propícias a sofrer uma isquemia miocárdica. Esse fenômeno pode ser facilmente explicado pelo fato de que, à medida que as pessoas envelhecem, suas artérias tendem a ficar mais rígidas devido à falta de produção de substâncias vasodilatadoras (p. ex., NO e prostaciclina) e à perda da elasticidade das artérias.
- **Personalidade** – Pessoas que estão sempre nervosas, estressadas e ansiosas tendem a sofrer doenças coronarianas muito mais rapidamente do que pessoas mais calmas. Elas liberam constantemente

quantidades elevadas de noradrenalina e adrenalina, que possuem papéis regulatórios do fluxo sanguíneo coronário.

# FARMACOLOGIA ANTIANGINOSA

Todos os fármacos antianginosos atuam ao melhorar o equilíbrio entre o suprimento e a demanda de oxigênio do músculo cardíaco, aumentando o suprimento ao provocar uma vasodilatação da vasculatura coronariana e/ou diminuindo a demanda de oxigênio do miocárdio por reduzir o trabalho cardíaco. Os fármacos utilizados para o tratamento da angina típica aumentam o fluxo sanguíneo coronariano, diminuem a tensão na parede ventricular e, consequentemente, a frequência e/ou contratilidade cardíacas.

## Nitratos orgânicos (nitrovasodilatadores)

O primeiro nitrato orgânico a ser sintetizado foi a nitroglicerina, em 1846, por Sobrero. O que chamou a atenção de Sobrero foi a intensa cefaleia que esse composto originava quando administrado por via sublingual. Após um tempo, William Murrell constatou que a nitroglicerina agia promovendo uma vasodilatação intensa (o que provocava a cefaleia), podendo assim ser utilizada no tratamento e na profilaxia da dor anginosa. Os principais fármacos utilizados atualmente no Brasil para tratamento e profilaxia da angina são o mononitrato e dinitrato de issosorbida (Monocordil® e Isordil®, respectivamente), e ambos estão presentes na RENAME (Relação Nacional de Medicamentos). A compreensão do mecanismo de ação do óxido nítrico em relação à vasodilatação endógena foi de extrema importância para que se elucidasse como os nitratos agem no organismo.

## Mecanismo de ação

Os nitratos orgânicos sofrem uma desnitritação pela enzima *glutation S-transferase*, que leva à liberação de nitrito livre, sendo o nitrito então convertido em óxido nítrico. O óxido nítrico (NO) é um gás estável altamente difusível, isto é, espalha-se rapidamente através da membrana plasmática das células e possui propriedades vasodilatadoras muito intensas.

O NO formado se difunde facilmente pelas membranas celulares ativando a enzima citoplasmática denominada *Guanilil Ciclase*, que converte GTP em

GMPc (3',5'-Monofosfato de guanosina cíclico) aumentando as concentrações citosólicas de GMPc. O GMPc intracelular ativa a Proteinocinase G (PKG), que através de cascatas proteicas desfosforila as cadeias leves de miosina, levando ao relaxamento da musculatura lisa vascular.

## Farmacocinética

### Absorção, metabolismo e excreção

Os nitratos orgânicos são hidrolisados pela enzima hepática *glutationa-nitrato orgânico redutase*. O metabolismo gera compostos mais hidrossolúveis com propriedades vasodilatadoras bem menores que o composto original. O dinitrato de isossorbida é desnitratado nos hepatócitos e conjugado com ácido glicurônico; seus metabólitos possuem um tempo de meia-vida maior que o composto original e são, em parte, responsáveis pela eficácia do fármaco.

O mononitrato de isossorbida é um metabólito do dinitrato de isossorbida e está disponível na forma de comprimidos, possuindo uma excelente biodisponibilidade oral por não sofrer metabolismo de primeira passagem. Seu tempo de meia-vida é maior do que o dinitrato de isossorbida e, consequentemente, possui uma ação mais prolongada.

## Propriedades farmacológicas

### Efeitos cardiovasculares

Os nitratos orgânicos promovem um relaxamento na maioria dos músculos lisos arteriolares e venosos. A venodilatação provocada pelos nitrovasodilatadores gera uma queda das pressões diastólicas finais do ventrículo esquerdo e do direito, não influenciando a resistência vascular sistêmica. Porém, em alguns casos, a pressão arterial sistêmica pode cair e ocorrer, como consequência, uma taquicardia reflexa. Com a administração de nitratos orgânicos ocorre uma vasodilatação das artérias situadas na face e no crânio, provocando, respectivamente, rubor e cefaleia.

Doses elevadas de nitratos podem provocar tonteira, palidez e fraqueza devido ao acúmulo venoso que esses fármacos em doses altas provocam. Esse acúmulo venoso provoca uma diminuição das pressões sistólicas e diastólicas, levando a uma queda do débito cardíaco e ao aparecimento da sintomatologia citada.

É importante destacar que em pessoas com disfunção autônoma é preciso avaliar criteriosamente o uso de nitrovasodilatadores, visto que elas não conseguem compensar disfunção cardiovascular provocada pelos fármacos (p. ex., diminuição do débito cardíaco). O uso inadequado de nitrovasodilatadores, nesses casos, agrava o quadro de angina, já que diminui o fluxo coronariano devido ao baixo débito cardíaco.

Os nitrovasodilatadores aumentam o fluxo sanguíneo coronariano por dilatar as artérias coronárias. Porém, esse mecanismo não está completamente comprovado, já que experimentos laboratoriais com animais demonstraram que o uso de nitratos orgânicos não provoca vasodilatação coronariana significativa. Assim, postularam que os nitratos orgânicos *redistribuem* o fluxo sanguíneo nas regiões em que as artérias coronárias estão ocluídas (p. ex., por aterosclerose ou pressão).

Os efeitos dos nitratos orgânicos sobre as necessidades de oxigênio pelo miocárdio são bem compreendidos. Como já explicado anteriormente, os nitratos produzem venodilatação aumentando a capacitância venosa. Esse aumento proporciona uma diminuição da contratilidade e frequência cardíacas e, consequentemente, provoca a diminuição da demanda de oxigênio pelo miocárdio. A vasodilatação das arteríolas (vasos de resistência) sistêmicas pelos nitratos proporciona uma queda na pós-carga cardíaca e no consumo de oxigênio pelo miocárdio.

## Efeitos sobre os demais órgãos

Os efeitos dos nitratos orgânicos nas plaquetas é decorrente da liberação de óxido nítrico e do aumento do GMPc intracelular, como ocorre nos músculos lisos. O GMPc atua como um inibidor da agregação plaquetária; porém, estudos não comprovaram a eficácia desse efeito sobre a isquemia miocárdica, seja como profilaxia ou tratamento. Os nitratos também promovem o relaxamento da musculatura brônquica, do trato gastrintestinal e do trato geniturinário

## Efeitos adversos

Devido ao fato de os nitratos orgânicos promoverem uma intensa vasodilatação, os efeitos adversos estão relacionados a esse fenômeno. Podem ocorrer cefaleia intensa, taquicardia reflexa, tontura, fraqueza e hipotensão ortostática. Um efeito adverso, que não se relaciona com a vasodilatação, é a capacidade de os nitratos interagirem com a hemoglobina. Quando os nitratos são quebrados pela glutation S-transferase, o nitrito livre formado pode interagir com a hemoglobina, formando *metemoglobina*. A metemoglobina possui muito pouca afinidade com o oxigênio. Assim, o uso de nitratos em doses elevadas pode provocar hipoxia tecidual e morte.

## Bloqueadores de canais de cálcio

Os principais fármacos bloqueadores de canais de $Ca^{+2}$ utilizados atualmente na terapêutica da angina são o verapamil (Dilacoron®) e a anlodipina (Norvasc®).

## Mecanismo de ação

A musculatura cardíaca e lisa contém predominantemente canais de $Ca^{+2}$ do tipo L, que possuem receptores para o verapamil e anlodipina, além de outras drogas. Esses receptores são extremamente estereosseletivos, possuindo afinidades diferentes entre os enantiômeros do verapamil e anlodipina. Os bloqueadores de canais de $Ca^{+2}$ fecham os canais situados em membranas despolarizadas, diminuindo a frequência de abertura quando ocorre outro potencial de ação na célula. Esse efeito gera redução da entrada de $Ca^{+2}$ na célula e, com isso, relaxamento da musculatura lisa vascular e efeitos cronotrópicos e inotrópicos negativos na musculatura cardíaca.

## Farmacocinética

## Absorção, metabolismo e excreção

Os bloqueadores de canais de $Ca^{+2}$ possuem uma absorção oral muito extensa, porém, sua biodisponibilidade é reduzida devido ao metabolismo de primeira passagem. Todos os fármacos dessa classe ligam-se 70-98% em proteínas plasmáticas, possuindo um tempo de meia-vida muito variável. É importante ressaltar que, quando se administram os bloqueadores de canais de $Ca^{+2}$ repetidamente, ocorre um aumento da biodisponibilidade e do tempo de meia-vida, fato esse que pode ser explicado pela saturação hepática e consequente diminuição do metabolismo de primeira passagem. Esses fármacos são excretados principalmente de forma renal.

## Propriedades farmacológicas

### Efeitos sobre a musculatura lisa

Os músculos lisos vasculares necessitam de $Ca^{+2}$ para que ocorram suas contrações normais; por isso, são relaxados pelos bloqueadores de canais de $Ca^{+2}$. As veias são menos sensíveis do que as arteríolas às ações dos bloqueadores de canais de $Ca^{+2}$, o que explica a hipotensão causada pelos fármacos dessa classe, já que as arteríolas são os vasos de resistência. Estudos comprovam que eles provocam vasodilatação coronariana, justificando sua eficácia no tratamento da angina de esforço (*angina estável*). Além de dilatar as artérias coronárias, os bloqueadores de canais de $Ca^{+2}$ diminuem a resistência vascular periférica, reduzindo assim o esforço cardíaco e a demanda de oxigênio pelo miocárdio.

### Efeitos sobre a musculatura cardíaca

Os canais de $Ca^{+2}$ são fundamentais para que ocorra a contração normal das células cardíacas, com potencial de ação dependente de canais lentos de $Ca^{+2}$ para formar o platô cardíaco e gerar normalmente a contração do miocárdio. Os bloqueadores de canais de $Ca^{+2}$ diminuem a contratilidade cardíaca, assim como sua frequência e débito. Esses efeitos diminuem a demanda de oxigênio pelo miocárdio, amenizando o quadro de angina. É importante destacar que o verapamil possui mais seletividade pelas células cardíacas em relação às células da musculatura lisa vascular.

### Efeitos sobre outros órgãos

Os bloqueadores de canais de $Ca^{+2}$ não agem significantemente na musculatura glandular e nas células neuronais devido à diferença dos canais de $Ca^{+2}$ entre as células. Alguns estudos comprovaram que o verapamil inibe a secreção de insulina pelas células β-pancreáticas; porém, essa inibição só ocorre em doses muito elevadas.

Um efeito importante e promissor do verapamil é sua capacidade de bloquear a glicoproteína P170, proteína responsável pelo transporte de muitas drogas para fora de células cancerígenas. Estudos têm demonstrado que o verapamil reverte a resistência das células cancerígenas a algumas drogas antineoplásicas.

*14. Fármacos antianginosos*

## Efeitos adversos

Os efeitos adversos do verapamil e anlodipina são devidos à ação desses fármacos na musculatura cardíaca e incluem bradicardia, assistolia transitória e intensificação da insuficiência cardíaca. O uso de verapamil com algum bloqueador β-adrenérgico está contraindicado por aumentar as chances de bloqueio cardíaco e pela inibição excessiva do nodo sinoatrial e do nodo atrioventricular.

## Antagonistas dos receptores adrenérgicos

Os antagonistas adrenérgicos utilizados no tratamento e na profilaxia da angina estável e após infarto do miocárdio são os da classe dos antagonistas β-adrenérgicos, entre eles o *atenolol* (Atenol®) e o *propranolol* (Inderal®), principais fármacos dessa classe.

## Mecanismo de ação

Os antagonistas β-adrenérgicos bloqueiam os receptores adrenérgicos do tipo β cardíacos; porém, existem diferenças de seletividade entre o propranolol e o atenolol para os subtipos de receptores β-adrenérgicos. O propranolol é considerado um fármaco não seletivo, isto é, ele bloqueia tanto receptores $\beta_1$ cardíacos quanto receptores $\beta_1$ em outras musculaturas. Já o atenolol é considerado um fármaco cardiosseletivo, atuando seletivamente nos receptores $\beta_1$ cardíacos. Essa diferença é importante ao relacionar os efeitos adversos desses fármacos com suas contraindicações.

## Farmacocinética

O propranolol sofre absorção quase completa quando administrado por via oral, sendo a biodisponibilidade reduzida pelo metabolismo de primeira passagem. Liga-se cerca de 90% às proteínas plasmáticas e sua excreção é quase totalmente renal. O atenolol possui uma absorção menor em relação ao propranolol; é incompleta, pois apenas 50% do fármaco atinge a circulação sistêmica. Possui tempo de meia-vida de 5 a 8 horas e é excretado de forma inalterada pela urina.

## Propriedades farmacológicas

Os bloqueadores β-adrenérgicos exercem fortes efeitos sobre o coração devido ao bloqueio dos receptores $\beta_1$ cardíacos. Esse bloqueio diminui a força de contração do miocárdio (efeito inotrópico negativo) e a frequência cardíaca (efeito cronotrópico negativo). Ambos os efeitos são responsáveis pela melhora do quadro de angina estável, visto que, ao diminuir o trabalho cardíaco, consequentemente estão levando a uma menor necessidade de utilização de oxigênio pelo miocárdio, restabelecendo o equilíbro entre a demanda e o suprimento.

## Efeitos adversos

Os efeitos adversos observados com a administração de bloqueadores β-adrenérgicos são devidos principalmente à falta de seletividade de alguns fármacos (p. ex., propranolol). O principal efeito adverso inclui a falta de ar decorrente do bloqueio concomitante de receptores $\beta_2$ localizados na musculatura brônquica. Os bloqueadores β-adrenérgicos não seletivos então contraindicados para pacientes com doenças respiratórias, como asma e bronquite, podendo provocar agravamento da doença e morte.

## Antiplaquetários e anticoagulantes (antitrobóticos)

O ácido acetilsalicílico (Aspirina®) é amplamente utilizado por toda a população mundial para problemas inflamatórios, cefaleias e dores musculares, e como antipiréticos. O ácido acetilsalicílico (AAS) possui uma importante propriedade antiplaquetária, sendo utilizado há bastante tempo como medicamento profilático para o infarto do miocárdio. Estudos demonstraram que o AAS reduz a mortalidade em pacientes com angina estável e instável, reduzindo a possibilidade de infarto do miocárdio e óbito. O AAS inibe a enzima *ciclo-oxigenase* (COX), responsável pela síntese de mediadores inflamatórios (COX-2) e pela síntese de tromboxano (COX-1), sendo esse último responsável pela agregação plaquetária. Com a inibição da síntese de tromboxano, consequentemente, ocorrerá diminuição da agregação plaquetária e da formação de trombos nas artérias coronárias.

*14. Fármacos antianginosos*

**Figura 14.2**

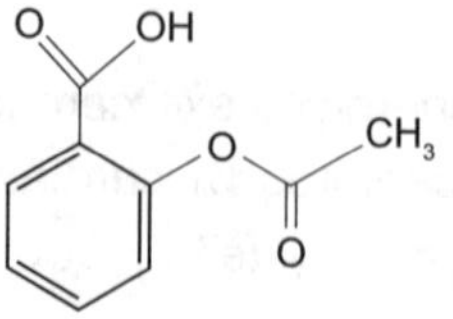

ÁCIDO ACETILSALICÍLICO

Fonte: Proposta do autor.

A heparina é um fármaco anticoagulante utilizado exclusivamente em ambiente hospitalar para tratamento de pacientes com risco de infarto devido a trombos. A heparina é um ativador da proteína antitrombina III, que é responsável pela inibição da enzima trombina. A trombina é a enzima que transforma o fibrinogênio em fibrina, uma proteína insolúvel formadora dos coágulos (trombos). Diminuindo-se a formação de trombos ocorre um aumento considerável na sobrevida de pacientes com alto risco de trombose e infartos.

**Figura 14.3**

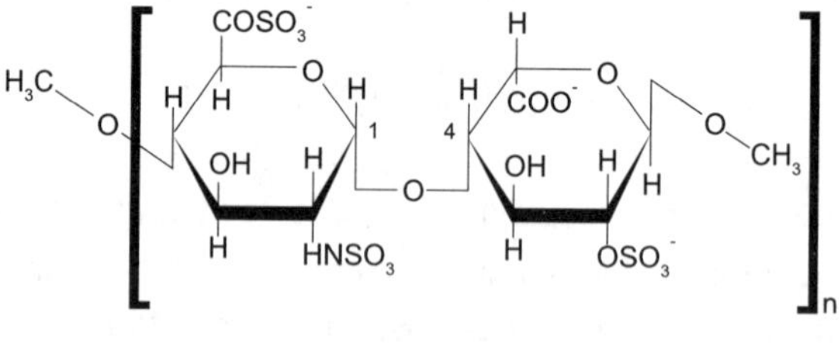

HEPARINA

Fonte: Proposta do autor.

## Inibidores da ECA

Os principais inibidores da ECA utilizados para a terapia antianginosa são o captopril (Capoten®) e o enalapril (Renitec®). Os inibidores da ECA diminuem a pressão arterial sistêmica, reduzindo assim a pressão na parede ventricular e aliviando a compressão das artérias coronárias. Os inibidores da ECA também atuam inibindo a ação da angiotensina II nas artérias coronárias, levando a uma maior dilatação coronária.

**Figuras 14.4 e 14.5**

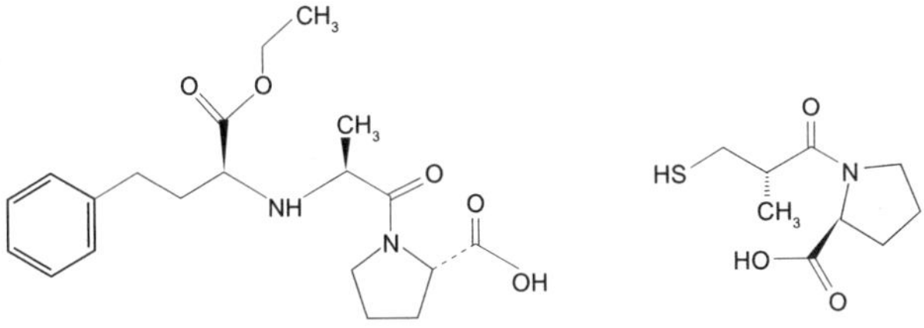

ENALAPRIL

CAPTOPRIL

Fonte: Proposta do autor.

Alguns estudos sugerem que os inibidores da ECA desviam o equilíbrio fibrinolítico para um estado pró-fibrinolítico ao reduzir os níveis plasmáticos do inibidor do ativador do plasminogênio I. O plasminogênio, quando ativado, é convertido em plasmina, proteína responsável pela lise da fibrina, isto é, destruição de coágulos e trombos.

## Hipolipemiantes

O hipolipemiante utilizado para a profilaxia de angina e infarto do miocárdio é a sinvastatina (Zocor®). O aumento dos lipídios plasmáticos (principalmente o LDL) é um grande fator de risco para a ocorrência de eventos coronarianos, como angina e infarto do miocárdio. O LDL (colesterol ruim) é uma lipoproteína de baixa densidade circulante que pode ser oxidada e acumulada na íntima (subendotélio) das artérias, resultando em uma formação de placas ateroscleróticas. Essa placa ateromatosa obstrui, parcial ou completamente, o lúmen arterial, impossibilitando a passagem de sangue.

**Figura 14.6**

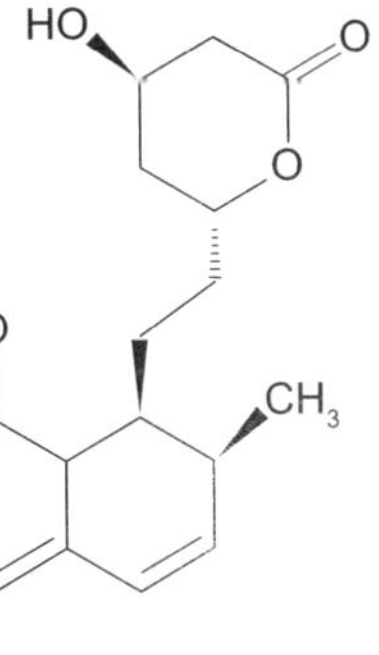

SINVASTATINA

Fonte: Proposta do autor.

*14. Fármacos antianginosos*

A sinvastatina é um fármaco da classe dos inibidores da HMG-CoA redutase, a enzima hepática que catalisa a etapa limitante da síntese do colesterol. Com a redução da síntese de colesterol, o fígado necessita adquirir mais colesterol para tentar compensar essa redução na síntese endógena. O fígado expressa maiores quantidades de receptores de LDL em seus hepatócitos; assim, LDLs plasmáticos são capturados pelo fígado para serem transformados em colesterol, iniciando assim um círculo vicioso. Com isso ocorre uma redução da taxa de LDL circulante, diminuindo a possibilidade de oxidação dos mesmos e formação de placas ateroscleróticas. O uso de sinvastatina é apenas profilático na angina e no infarto do miocárdio, pois não possui efeitos significativos no tratamento dessas patologias, uma vez que as placas ateroscleróticas já se formaram.

# REFERÊNCIAS BIBLIOGRÁFICAS

BRODY, Theodore M. et al. *Farmacologia humana: da molecular à clínica.* Rio de Janeiro: Guanabara Koogan, 1997.

COTRAN, S. Ramzi. et al. *Patologia estrutural e funcional.* Rio de Janeiro: Guanabara Koogan, 2000.

DAVIS, Andrew; BLAKELEY, G. H. Asa.; KIDD, Cecil. *Fisiologia humana.* Porto Alegre: Artmed, 2002.

GUYTON & HALL. *Tratado de fisiologia médica.* Rio de Janeiro: Guanabara Koogan, 2002.

HARDMAN, Joel G.; LIMBIRD, Lee E.; GILMAN, Alfred Goodman. *As bases farmacológicas da terapêutica.* Rio de Janeiro: McGraw-Hill, 2003.

JACOB, Leonard S. *Farmacologia: national medical series para estudo independente.* Rio de Janeiro: Guanabara Koogan, 1998.

KATZUNG, Bertram G. *Farmacologia básica e clínica.* Rio de Janeiro: Guanabara Koogan, 2005.

KOROLKOVAS, A.; BURCKHALTER, H. Joseph. *Química farmacêutica.* Rio de Janeiro: Guanabara Koogan, 1988.

SILBERNAGL, S.; LANG, F. *Fisiopatologia: texto e atlas.* Porto Alegre: Artmed, 2006.

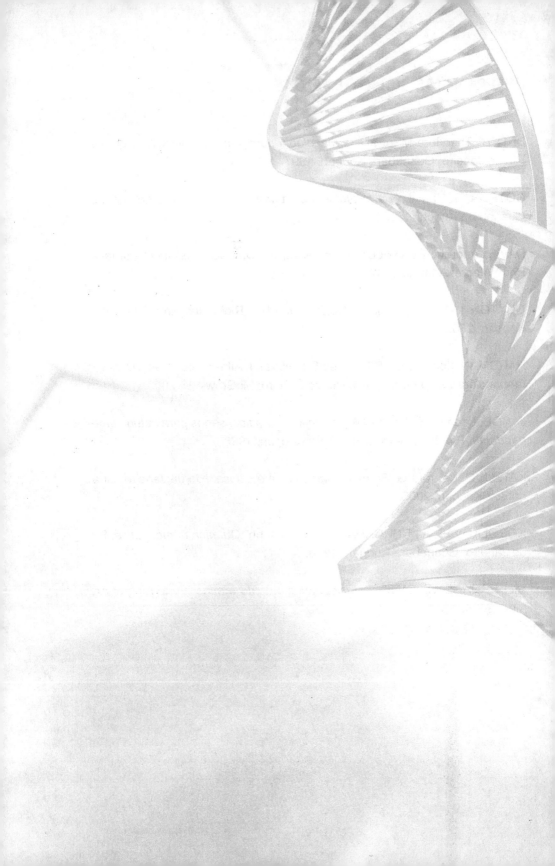

# UNIDADE IV

## FARMACOLOGIA DO SISTEMA NERVOSO CENTRAL

### 15. NEUROTRANSMISSÃO DO SISTEMA NERVOSO CENTRAL (SNC)

Somos continuamente expostos a estímulos de inúmeras fontes e maneiras, como visuais, táteis e auditivas entre outras. Todas essas informações são processadas e imediatamente respondidas das mais variadas formas.

O papel de integrar essa variedade de informações, a partir de fatores externos e fontes internas, compete ao Sistema Nervoso Central (SNC). Ele é formado por bilhões de células interligadas, gerando uma complexa rede de informações.

O SNC pode ser dividido em partes: o encéfalo, área integradora das emoções, do pensamento e da memória; a medula espinhal, responsável pela condução das informações para as vias nervosas e importante área integradora do subconsciente (reflexo).

O cérebro é o principal órgão de um sistema neural inter-relacionado que regula sua própria atividade e as dos outros sistemas de modo amplamente eficaz. As células responsáveis pelo processamento de toda essa informação são denominadas neurônios. Os neurônios formam uma rede, porém, não estão continuamente ligados; há um espaço que os separa: a fenda sináptica. É nesse local que ocorre a transmissão de informações entre os neurônios. As sinapses representam um local onde os fármacos podem exercer suas ações dentro das redes neuronais.

Dessa forma, podemos dizer que os fármacos que agem no SNC influenciam a vida de todos, todos os dias. Essas drogas estão entre as primeiras que foram descobertas pela humanidade e ainda constituem o grupo de fármacos mais amplamente utilizado. Além de seu uso na terapia, muitas delas vêm sendo utilizadas sem prescrição médica para sanar as "doenças" de uma sociedade que cada vez mais procura a necessidade de bem-estar instantâneo em comprimidos.

Com a evolução da Neurofarmacologia temos agentes de grande valor terapêutico, com efeitos bem específicos, sejam eles fisiológicos ou psicológicos. Essas substâncias são capazes de causar sonolência, sedação, controle de movimentos desordenados, de tratar ansiedade, mania e depressões. Enfim, melhorar as condições fisiológicas de pacientes com doenças psiquiátricas ou neurológicas.

Os mecanismos pelos quais essas drogas atuam no SNC vêm sendo elucidados paralelamente aos avanços tecnológicos nos métodos utilizados para o estudo da Farmacologia desse sistema. Nas últimas três décadas ocorreram avanços notáveis e hoje em dia é possível estudar a ação de uma droga sobre células individuais ou até mesmo sobre canais iônicos individuais dentro das sinapses. As informações obtidas com esse tipo de estudo foram de grande importância para fornecer a base para vários avanços na neuroFarmacologia atual.

Para permitir a compreensão desses fármacos fazemos aqui uma introdução de seus princípios fundamentais.

Para facilitar a compreensão da ação dos fármacos que agem no SNC abordamos inicialmente alguns aspectos básicos da anatomia e fisiologia da transmissão de informações no SNC, para então elucidarmos os mecanismos pelos quais esses fascinantes fármacos agem.

## *ANATOMIA DO SISTEMA NERVOSO CENTRAL*

O cérebro e a medula espinhal compõem um sistema neural que regula as próprias atividades e as dos outros sistemas através de *sistemas elétricos* que passam pelos neurônios e suas extensões celulares (axônios), como podemos acompanhar na figura 15.1. Podemos observar ainda as grandes divisões anatômicas do cérebro, o cerebelo e a medula espinhal, sendo que cada uma dessas estruturas possui funções específicas.

FARMACOLOGIA HUMANA BÁSICA

**FIGURA 15.1** – Ilustração do SNC e neurônios pré e pós-sinápticos.

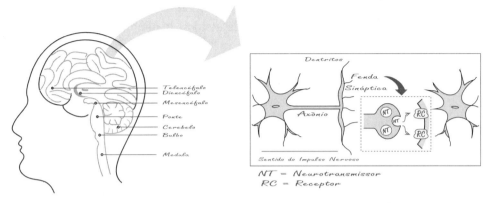

Fonte: Proposta do autor.

Há uma fronteira importante delimitando todo o SNC denominada *barreira hematoencefálica*. Ela forma uma camada de permeabilidade que limita a passagem de compostos polares e moléculas maiores presentes no sangue, nos fármacos, por exemplo, para o seu interior (interstício cerebral). A *pinocitose* constitui o mecanismo celular primário pelo qual esses componentes atravessam essa membrana. Para as demais substâncias presentes na corrente sanguínea, a permeabilidade dá-se por difusão passiva.

## Transmissão sináptica

Os neurônios e suas projeções celulares são responsáveis pela comunicação entre as partes do SNC e o restante do corpo. Os locais onde ocorre essa transmissão são chamados *sinapses*. Através da liberação de mediadores químicos, os *neurotransmissores*, um neurônio pré-sináptico consegue interagir com os receptores de um segundo neurônio, o pós-sináptico, passando a informação, como podemos visualizar na figura 15.1. Todo esse processo se inicia com um potencial de ação na fibra pré-sináptica, que se propaga na terminação sináptica e ativa os canais de cálcio sensíveis à voltagem na membrana da terminação. O cálcio flui na terminação e o aumento de sua concentração nesse local promove a fusão das vesículas sinápticas com a membrana da pré-sináptica. O transmissor contido nas vesículas cai na fenda sináptica e se espalha, encontrando os receptores existentes na membrana pós-sináptica. Nesse momento, a formação de um complexo neurotransmissor-receptor provoca uma sutil alteração na membrana pós-sináptica, dando início a uma sequência de eventos, como, por exemplo, abertura de canais para a entrada de íons, que podem agir provocando excitabilidade, inibição ou modulando a atividade elétrica do neurônio pós-sináptico. Todo esse processo ocorre em um tempo incrivelmente pequeno: passa-se 0,5 ms desde o tempo de chegada do potencial de ação no neurônio pré--sináptico até o início da resposta pós-sináptica.

Na membrana das células nervosas há dois tipos de canais responsáveis por controlar a entrada e saída de substâncias e íons:

1. Os *canais regulados por voltagem*, que respondem a alterações no potencial de membrana da célula, como, por exemplo, os canais de sódio regulados por voltagem. Eles são responsáveis pelo potencial de ação rápido, que transmite sinais do corpo do neurônio para as terminações nervosas.
2. Os canais regulados por ligantes, ou *receptores ionotrópicos*, que respondem através da ligação dos neurotransmissores ao canal. Esse receptor é formado por subunidades, e o canal é uma parte integrante do complexo receptor. Eles são responsáveis pela transmissão sináptica rápida.

Fármacos que atuam sobre o SNC agem aumentando ou reduzindo a eficácia de combinações específicas de ações de transmissores sinápticos. Essas alterações podem ser obtidas por agentes que alteram os níveis de neurotransmissor no neurônio pré-sináptico, com as seguintes estratégias:

1. Bloqueio da produção (biossíntese) ou do armazenamento do neurotransmissor.
2. Redução da degradação (catabolismo) dos neurotransmissores, o que pode aumentar a sua concentração. Ou ainda
3. Alteração da liberação de neurotransmissores.

Na região pós-sináptica, o receptor constitui o local primário de ação das drogas, que podem atuar como:

1. Agonista dos neurotransmissores, ou
2. Bloqueando a função dos neurotransmissores.

O antagonismo dos receptores apresenta um mecanismo comum de ação das drogas no SNC. Esses fármacos também podem atuar diretamente sobre os canais iônicos dos receptores inotrópicos; no caso dos receptores metabotrópicos, as drogas podem atuar em qualquer uma das etapas após o receptor.

## Neurotransmissores

Como dissemos anteriormente, para transmitir a informação o neurônio pré-sináptico libera neurotransmissores que agem como verdadeiros mensageiros, transmitindo a mensagem para o neurônio pós-sináptico, o qual recebe a informação através de sítios específicos denominados *receptores.*

A seletividade de ação das drogas no SNC baseia-se quase inteiramente no fato de que são utilizados transmissores diferentes por diversos grupos de neurônios. Esses neurônios são separados (segregados) em sistemas neuronais que desempenham funções completamente diferentes. É fato que essa separação proporciona à neurociência uma importante abordagem farmacológica para análise das funções do SNC.

Embora exista um número variado de substâncias que participam da transmissão sináptica central, abordamos aqui as de maior importância do ponto de vista neurofisiológico e farmacológico. São elas:

1. Aminoácidos: Neutros – Glicina e GABA
2. Ácidos – Glutamato
3. Monoaminas – Dopamina, Noradrenalina (catecolaminas) e 5-hidroxitriptamina (serotonina)
4. Óxido nítrico e endocanabinoides

Cada uma dessas substâncias possui funções específicas. Elas estão distribuídas diferentemente no SNC, em sistemas que recebem o nome do neurotransmissor envolvido, como, por exemplo, sistema colinérgico e sistema dopaminérgico.

## Glicina

Evidenciou-se que a glicina tem papel neurotransmissor inibitório no sistema nervoso central e atua como moduladora na cascata inflamatória sistêmica e na microcirculação. O efeito neurotransmissor inibitório da glicina se faz por meio de receptores ligados aos canais de cloro e é semelhante ao do ácido gama-aminobutírico (GABA). A glicina hiperpolariza o neurônio motor pós-sináptico, por aumento da condução do cloro.

## Ácido gama-aminobutírico (GABA)

O GABA é o principal neurotransmissor *inibitório* do SNC. Encontra-se distribuído por todo o encéfalo, de forma não uniforme, desempenhando atividade inibitória sobre alguns neurônios serotoninérgicos e dopaminérgicos. Está envolvido com os processos de ansiedade. Seu efeito ansiolítico seria fruto de alterações provocadas em diversas estruturas do sistema límbico, inclusive a amígdala e o hipocampo. A inibição da síntese do GABA ou o bloqueio de seus neurotransmissores no SNC resultam em estimulação intensa, manifestada através de convulsões generalizadas.

Os receptores do GABA encontram-se incorporados a um complexo constituído por um sítio autoinibitório, um canal de cálcio e um sítio onde se acoplam os benzodiazepínicos, como podemos visualizar na figura 15.2. A ativação do receptor pelo GABA resulta em influxo de íons cloreto, o que hiperpolariza o neurônio. Existem dois tipos de receptores: GABA-A e GABA-B. O primeiro está envolvido nas respostas de ansiedade e alimentação, enquanto o GABA-B está relacionado com a modulação cardiovascular, analgesia e depressão.

O GABA não atravessa a barreira hematoencefálica, e sua administração oral não é eficaz, mas substâncias com estruturas análogas podem estimular seus receptores no SNC.

**FIGURA 15.2 – Estrutura geral dos receptores do GABA.**

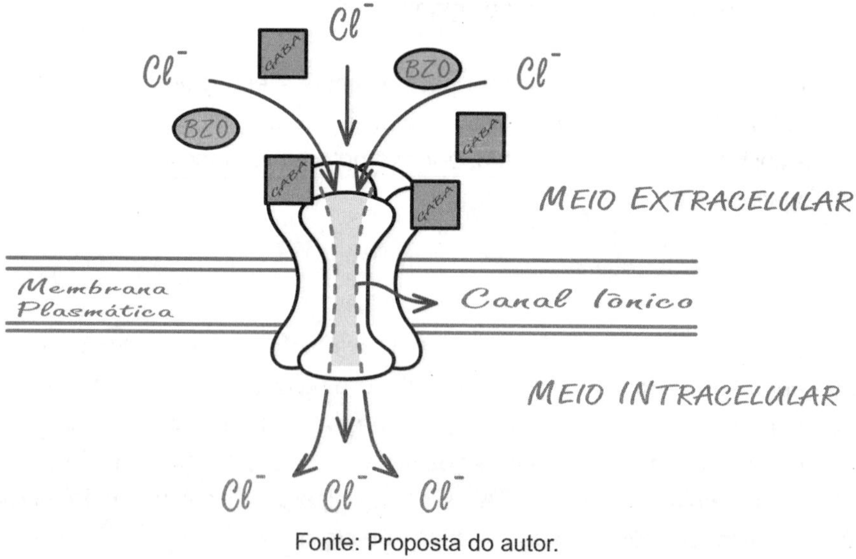

Fonte: Proposta do autor.

## Ácido glutâmico ou glutamato

É o principal neurotransmissor estimulador do SNC, encontrado em concentrações muito altas. Além disso, o glutamato pode ser encontrado em vesículas sinápticas para ser liberado de maneira dependente de $Ca^{+2}$ ou como precursor do ácido gama aminobutírico (GABA) em sinapses inibitórias. Sua ação estimuladora é causada pela ativação de receptores, tanto ionotrópicos quanto metabotrópicos. Os receptores de glutamato metabotrópicos atuam indiretamente sobre os canais iônicos através das proteínas G. A sua ativação aumenta a sensibilidade aos estímulos dos outros neurotransmissores. A enzima descarboxilase do ácido glutâmico catalisa a síntese de GABA a partir do glutamato.

Dependendo do tipo de sinapse, os receptores de glutamato metabotrópicos podem iniciar uma excitação pós-sináptica lenta ou uma inibição pré-sináptica.

A interferência do glutamato no desenvolvimento neural, na plasticidade sináptica, no aprendizado e na memória, na epilepsia, na isquemia neural, na tolerância e na dependência a drogas, na dor neuropática, na ansiedade e na depressão tem limitado o uso de compostos que agem nos receptores de glutamato, quando existe a necessidade de ações mais seletivas dessas drogas.

## Acetilcolina (Ach)

A acetilcolina foi o primeiro composto a ser identificado farmacologicamente como transmissor do SNC. A Ach existe tanto em nível central como periférico. Ela é o principal neurotransmissor liberado por neurônios colinérgicos presentes no SNC, onde a sua distribuição é irregular e seus efeitos parecem ser gerados por alteração com uma mistura de receptores muscarínicos acoplados às proteínas G e nicotínicos. A sua ação mais disseminada em receptores muscarínicos é uma excitação lenta mediada por receptores M1. Em alguns locais, a acetilcolina provoca inibição lenta do neurônio ao ativar o subtipo M2 do receptor, o que leva à abertura dos canais de potássio.

As vias colinérgicas desempenham um importante papel nas funções cognitivas (percepção, atenção, memória, linguagem e funções executivas), principalmente na memória. A doença de Alzheimer está associada a uma perda considerável de neurônios colinérgicos, apesar de outros neurotransmissores estarem diminuídos.

A Ach não possui aplicações terapêuticas devido ao fato de ser rapidamente hidrolisada pela acetilcolinesterase (AchE). Porém, vários fármacos naturais e sintéticos mimetizam suas ações, sendo eles mais resistentes à hidrólise pela AchE do que a acetilcolina fisiológica.

*15. Neurotransmissão do sistema nervoso central (snc)*

## Dopamina

A dopamina, neurotransmissor inibitório derivado da tirosina, é um dos principais neurotransmissores existentes, exercendo sobre os neurônios do SNC uma ação inibitória lenta. Produz sensações de satisfação e prazer.

Esse neurotransmissor tem cinco receptores descritos (D1 a D5), distribuídos de maneira irregular ao longo dos sistemas dopaminérgicos. Todos os receptores dopamínicos são metabotrópicos (receptores que não possuem canais, mas estão ligados à proteína G na face interna da membrana do neurônio).

Os neurônios dopaminérgicos podem ser divididos em três subgrupos com diferentes funções. O primeiro grupo regula os movimentos; portanto, uma deficiência de dopamina nesse sistema pode provocar a doença de Parkinson, caracterizada por tremores, inflexibilidade e outras desordens motoras. Em fases avançadas se pode verificar demência.

## Noradrenalina

Em muitas regiões do SNC, a noradrenalina aumenta a estimulação excitatória através de mecanismos diretos e indiretos. O mecanismo indireto envolve a desinibição (inibição dos neurônios de circuitos locais inibitórios) enquanto o mecanismo direto impede a condutância do potássio, diminuindo a descarga neuronal.

A noradrenalina endógena é metabolizada pela enzima monoaminoxidase (MAO) na terminação nervosa simpática, enquanto a droga exógena sofre processo de metabolização pela catecol-o-metiltransferase (COMT).

Distinguem-se três tipos principais de receptores noradrenérgicos: $\alpha_1$, $\alpha_2$ e $\beta$. Todos os subtipos desses receptores são metabotrópicos. O $\alpha_2$ é um receptor pré-sináptico de função autorreguladora que, quando estimulado, inibe a liberação de noradrenalina na fenda sináptica. $\alpha_1$ e $\beta_2$ são receptores pós-sinápticos, envolvidos na regulação do humor nas respostas de ansiedade de caráter fisiológico (reações de medo) e patológico (síndrome do pânico).

# 5-HIDROXITRIPTAMINA (SEROTONINA)

A serotonina é produzida nos neurônios pré-sinápticos pela descarboxilação e hidroxilação do aminoácido L-triptofano. Regula o humor, o sono, a atividade sexual, o apetite, as funções neuroendócrinas, temperatura corporal, sensibilidade à dor, atividade motora e funções cognitivas. Atualmente, vem sendo intimamente relacionada a distúrbios como ansiedade, depressão e enxaqueca. A maioria dos medicamentos chamados antidepressivos age produzindo um aumento da disponibilidade dessa substância. Na maioria das áreas do SNC, a 5-HT exerce forte ação inibitória. Essa ação é mediada pelos receptores 5-HT1A e está associada à hiperpolarização da membrana, causada por um aumento na condutância do potássio. Influi sobre quase todas as funções cerebrais, inibindo-a, de forma direta ou estimulando o sistema GABA.

Distinguem-se até o momento quatro tipos de receptores, designados por números (5-HT1 a 5-HT4), com subtipos designados por letras (5-HT1A, 5-HT1B, etc.).

## Endocanabinoides

O principal componente da maconha, $\Delta$9-THC, afeta o cérebro principalmente ao ativar um receptor canabinoide específico, o CB1. Há ainda um segundo receptor chamado de CB2. Os receptores canabinoides pertencem à subfamília dos receptores de membrana ligados à proteína G. A ativação desses receptores, tipicamente, inibe a adenilato-ciclase com consequente fechamento dos canais de cálcio, abertura dos canais de potássio e estimulação de proteínas quinases. O CB1 é o mais abundante receptor de membrana ligado à proteína G no cérebro. Está presente nos neurônios pré--sinápticos e também no sistema nervoso periférico, enquanto o CB2 está presente nas células do sistema imunológico.

No início da década de 1990 foram descobertos dois agonistas endógenos dos receptores canabinoides: a N-aracdonoil etanolamina (Anandamida) e a 2-aracdonoil glicerol (2-AG), sendo atualmente designadas como endocanabinoides.

Os endocanabinoides agem como mensageiros cerebrais retrógrados. Ou seja, diferentemente da sequência usual, o estímulo começa no neurônio pós-sináptico e a excitação neuronal leva à despolarização e ao influxo de íons cálcio que estimulam várias fosfolipases, iniciando assim a síntese. É importante ressaltar que os endocanabinoides não ficam armazenados nas vesículas lisossômicas, mas são prontamente sintetizados e liberados para as células, ou seja, esse sistema age "sob demanda". Isso significa que é acionado apenas quando necessário e funciona para reparar ou modular a função de outros mediadores. Obviamente, pela abundância no SNC, os neurotransmissores são os principais candidatos à sua interação.

## Óxido nítrico

O óxido nítrico é um importante neurotransmissor com capacidade potencializadora, atuando na memória e no aprendizado, podendo também ter ações endócrinas. O SNC possui uma quantidade significativa de óxido nítrico sintetase (NOS) que é encontrada em certas classes de neurônios. Essa NOS neuronal é uma enzima ativada pela cálcio-calmodulina e a ativação dos receptores NMDA leva ao aumento do cálcio intracelular, resultando na geração do óxido nítrico. O óxido nítrico, no entanto, não é armazenado em vesículas e não apresenta mecanismos especiais de liberação, sendo produzido onde e quando se faz necessário. Além disso, enquanto a maioria dos neurotransmissores acopla-se precisamente a um receptor específico na superfície da célula, o óxido nítrico não necessita de receptores específicos para penetrá-la e é capaz de difundir-se livremente do ponto onde foi sintetizado até sítios intracelulares em células vizinhas.

A exata função do óxido nítrico na fisiologia do cérebro é controvertida e a sugestão de que ele desempenha um papel no aprendizado e formação da memória encontra-se ainda sob investigação. Sabe-se que eles também agem como mensageiros cerebrais retrógrados.

# REFERÊNCIAS BIBLIOGRÁFICAS

BULUS, N; CERSOSIMO, E.; GHISHAN, F.; ABUMRAD, N. W. Physiologic importance of glutamine. *Metabol.,* 38, 1989. p. 1-5.

BURSTEIN, T. A. et al. Pharmacology of muscarinic receptor subtypes constitutively activated by G proteins. *Molecular Pharmacology,* v. 51, 1997. p. 312-319

CARLINI, E. A. et al. Drogas psicotrópicas: o que são e como agem. *Revista IMESC,* 3, 2001. p. 9-35.

COPPEN, A. J.; DOOGAN, D. P. Serotonin and its place in the pathogenesis of depression. *J. Clin. Psychiatry,* 49, 1988. p. 4-11.

DI MARZO, V.; BIFULCO, M.; PETROCELLIS, L. The endocannabinoid system and its therapeutic exploitation. *Nat. Ver. Drug Disc.,* 3, 2004. p. 771-84.

DUSSE, Luci Maria Sant'Ana; VIEIRA, Lauro Mello; CARVALHO, Maria das Graças. Revisão sobre óxido nítrico. *Jornal Brasileiro de Patologia Médica e Laboratorial,* Rio de Janeiro, v. 39, 4, 2003.

GODOY-MATOS, Amélio F. de. et al . O sistema endocanabinoide: novo paradigma no tratamento da síndrome metabólica. *Arquivos Brasileiros de Endocrinologia Metabólica,* São Paulo, v. 50, 2, 2006 .

GORENSTEIN, Clarice; SCAVONE, Cristóforo. Avanços em psicofarmacologia – mecanismos de ação de psicofármacos hoje. *Revista Brasileira de Psiquiatria,* São Paulo, 21, 1, 1999 .

GRAEFF, F. G.; GUIMARÃES, F. S. *Fundamentos de psicofarmacologia.* São Paulo: Atheneu, 1999.

GUYTON, C. Arthur. *Fisiologia humana.* Rio de Janeiro: Guanabara Koogan, 1988.

HARDMAN, J. G.; LIMBIRD, L.E.; GOODMAN, A. *The pharmacological basis of therapeutics.* Nova Iorque: McGraw Hill; 2001.

HOLDEN, C. Psychiatric drugs excited by glutamate. *Science,* 300(5627), 2003. p. 1866-8.

JACOB, Leonard S. *Farmacologia: national medical series para estudo independente.* Rio de Janeiro: Guanabara Koogan, 1998.

KATZUNG, Bertram G. *Farmacologia básica e clínica.* Rio de Janeiro: Guanabara Koogan, 2005.

LAFER, Beny; VALLADA FILHO, Homero Pinto. Genética e fisiopatologia dos transtornos depressivos. *Revista Brasileira de Psiquiatria,* São Paulo, 2009.

LIMBER, E. A. Psiquiatric press textbook of psychopharmacology. *Washington: American Psychiatric Press,* 1998. p. 271-286.

MENON, M. A.; FREIRIAS, A.; SANCHES, M. Tratamento da depressão no idoso. *Revista de Psiquiatria,* São Paulo: 2000.

POTTER, W.Z.; MANJI, H. K. Are monoamine metabolites in cerebrospinal fluid worth measuring? *Arch. Gen. Psychiatry,* 49, 1993. p.653-56.

QUEIROZ, Salete Linhares; BATISTA, Alzir Azevedo. *Funções biológicas do óxido nítrico.* Química Nova, São Paulo, v. 22, 4, 1999 .

RANG, H. P.; DALE, M. M.; RITTER, J. M. *Farmacologia.* Rio de Janeiro: Guanabara Koogan, 2001.

SCHILDKRAUT, J. J. The catecholamine hypothesis of affective disorders: a review of supporting evidence. *Am. J. Psychiatry,* 122, 1965. p. 509-20.

STAHL, S. M. Antidepressivos e estabilizadores do humor. In: *Psicofarmacologia; Bases Neurocientíficas e Aplicações Clínicas.* Rio de Janeiro: Editora Médica e Científica, 1998; p. 149-188.

WHEELER, M. D. et al. Glycine. Cell Mol. *Life Sci.,* 56, 1999. p.843-56.

# 16. FÁRMACOS ANSIOLÍTICOS

A ansiedade e a insônia são sintomas muito comuns na vida das pessoas. Podem representar respostas normais às pressões do cotidiano ou, eventualmente, manifestações de transtornos psiquiátricos que exigem tratamento específico. Dependendo da intensidade, do desconforto que provocam, da interferência ou não nas atividades diárias ou no sono, e da duração, poderão ser consideradas normais ou patológicas. Nessa linha de raciocínio, tem-se sugerido que transtornos de ansiedade são causados por uma detecção falha e, consequentemente, pela expressão inadequada dos comportamentos defensivos pertencentes a nós, humanos.

Nesses casos, são comumente indicados os ansiolíticos. Tais substâncias ansiolíticas, juntamente com as hipnóticas, estão entre as mais largamente prescritas no mundo. Diferentemente das drogas hipnóticas, que produzem sonolência, os ansiolíticos são fármacos sedativos usados para *reduzir a ansiedade* e exercer um efeito calmante, sem provocar sono. Na maioria das vezes, não é a classe que difere hipnóticos de sedativos, mas a dose. Os efeitos hipnóticos de produzir sonolência e estimular e manter o sono podem ser obtidos aumentando-se a dose da maioria das drogas ansiolíticas. Porém, deve-se ter um cuidado especial, pois, cada medicamento difere na relação entre a droga e o grau de depressão do SNC.

Os benzodiazepínicos são do grupo mais importante usado tanto como ansiolítico quanto hipnótico. São os fármacos que proporcionam a maior margem de segurança para o uso no tratamento da ansiedade e dos distúrbios do sono. Em outro grupo, podemos citar a Buspirona (buspar®), antagonista do receptor 5-HT$_{1A}$, um eficiente ansiolítico. Assim como os antagonistas dos receptores *beta*-adrenérgicos, o propanolol (propranolol®) é clinicamente usado para tratar algumas formas de ansiedade.

Vários neurotransmissores têm sido implicados na gênese dos transtornos da ansiedade. Entre eles encontram-se as aminas biogênicas, como a noradrenalina, a 5-HT e a dopamina, e aminoácidos como o GABA e a glicina, além de alguns peptídeos.

Nesse capítulo abordamos com maior ênfase a utilização dos benzodiazepínicos no tratamento da ansiedade. Os barbitúricos também são tratados nesse capítulo e, mais detalhadamente, no capítulo seguinte.

# BENZODIAZEPÍNICOS

Desde 1955, quando o primeiro benzodiazepínico, o clordiazepóxido (Librium®), foi desenvolvido e lançado comercialmente, seguido pelo diazepam (Valium®), os benzodiazepínicos vêm sendo largamente prescritos como ansiolíticos, hipnóticos, relaxantes musculares e antiepilépticos. A ausência de efeitos tóxicos agudos, combinada à eficiência e segurança terapêutica, apesar do potencial para tolerância e dependência, torna essa classe de medicamentos útil e segura no tratamento de diferentes transtornos. Os benzodiazepínicos são preferidos, pois causam menos efeitos colaterais do que os barbitúricos.

Desde a demonstração, em 1974, os benzodiazepínicos atuam otimizando a transmissão GABAérgica em todo o SNC. Estudos vêm sendo realizados e deverão ter como resultado final a descoberta de novas drogas para o tratamento da ansiedade e dos distúrbios relacionados a ela por meio da modulação do GABA, tanto pelos receptores dos benzodiazepínicos como por alguma outra parte do complexo receptor do GABA, que veremos com mais detalhes no decorrer da unidade.

## Estrutura química dos benzodiazepínicos

A estrutura química básica dos benzodiazepínicos consiste em um anel aromático que tem quatro grupos substituintes principais, que podem ser modificados sem alterar a atividade. Milhares de compostos vêm sendo estudados e testados, e vinte deles estão disponíveis para uso clínico. Suas ações farmacológicas são bem parecidas: todos possuem efeito sedativo, ansiolítico e hipnótico. São ainda relaxantes musculares, anticonvulsivantes, produzem dependência e reações de abstinência. O que os difere é o grau de seletividade. O clonazepam (Rivotril®) é um exemplo, pois sua atividade anticonvulsivante é muito mais proeminente que sua atividade ansiolítica.

## Farmacocinética

As taxas de absorção oral dos benzodiazepínicos diferem dependendo de diversos fatores, sendo um dos mais importantes sua lipofilicidade. A lipossolubilidade é imprescindível na determinação da taxa com que os benzodiazepínicos específicos penetram no SNC. Por exemplo, o diazepam é mais lipossolúvel que o lorazepam (Lorax®), portanto, sua ação sobre o SNC é de início mais rápida. De maneira geral, todos os benzodiazepínicos têm alta lipossolubilidade e são rapidamente absorvidos, independentemente da via de administração, como o diazepam, que é rapidamente absorvido pelo trato gastrintestinal. Devido a essa alta lipossolubilidade, os benzodiazepínicos atravessam com certa facilidade a barreira hematoencefálica, sendo a taxa de absorção a principal determinante do início da ação após a ingestão de dose única. Todos os sedativo-hipnóticos atravessam a barreira placentária; se administrados no pré-parto, podem deprimir as funções vitais do recém-nascido. Essas drogas passam para o leite materno causando sedação no recém-nascido.

Os benzodiazepínicos mais apropriados para uso como ansiolíticos são aqueles que atingem o pico mais lentamente com declínio gradual da concentração, enquanto os mais indicados como indutores do sono são os mais lipossolúveis devido ao seu rápido início de ação.

Os benzodiazepínicos também se ligam a proteínas plasmáticas e teciduais. Em condições normais, esse fato não causa alterações no efeito; porém, em estados de carência nutricional, por exemplo, podem levar à intensificação do efeito farmacológico por aumento da fração livre.

O metabolismo hepático é responsável pela depuração de todos os benzodiazepínicos. A maioria desses fármacos sofre oxidação microssômica (reações de fase I) por ação das enzimas hepáticas, isoenzimas pertencentes ao sistema do citocromo P-450. Seus metabólitos são conjugados para formar compostos excretáveis pela urina, porém, muitos metabólitos de fase I dos benzodiazepínicos são ativos e com meia-vida prolongada. Os benzodiazepínicos cuja droga original ou metabólito ativo apresente meia-vida longa têm mais tendência a acumular-se no organismo.

Os metabólitos hidrossolúveis dos benzodiazepínicos são excretados principalmente pelo rim. Na tabela 16.1 podemos ver mais detalhes sobre a farmacocinética dos benzodiazepínicos.

*16. Fármacos ansiolíticos*

**Tabela 16.1: Características dos benzodiazepínicos que constam na RENAME (Relação Nacional de Medicamentos).**

| Fármacos | Nome comercial | Meia-vida do composto de origem (h) | Metabólito ativo | Meia-vida do metabólito (h) | Tempo para pico de concentração plasmática após dose oral | Duração total de ação |
|---|---|---|---|---|---|---|
| Diazepam | Valium® | 20-40 | Nordazepam | 60 | 0,5 – 2 | Longa |
| Cloridrato de Clomipramina | Anfranil® | 12-36 | Desmetil-clomipramina | 40 | 1 - 3 | Longa |
| Clonazepam | Rivotril® | 50 | Não há | - | 1 - 3 | Longa |

Fonte: Proposta do autor.

## Mecanismos de ação

Praticamente todos os efeitos dos benzodiazepínicos resultam de suas ações no SNC. Em 1967 foi demonstrado que o diazepam potencializava o efeito inibidor do neurotransmissor ácido-gama-aminibutírico (GABA). Hoje, sabe-se que todos os benzodiazepínicos possuem um sítio de ligação em componentes moleculares do GABA-A, presente nas membranas neuronais do SNC, onde também se ligam outras moléculas como os barbitúricos e o álcool. A ligação do GABA e de seus agonistas ao receptor GABA-A produz uma modificação estrutural com abertura dos canais de cloro aumentando o influxo celular desse íon e gerando uma inibição sináptica, rápida e hiperpolarização de membrana celular. É, portanto, uma ação indireta que é limitada pela quantidade de GABA disponível. Em outras palavras, os benzodiazepínicos potencializam o efeito inibitório do GABA, que é o principal neurotransmissor inibitório do SNC.

Existem dois tipos de sub-receptores que fazem parte do complexo GABA-A: o sub-receptor ômega tipo 1, relacionado com efeitos hipnóticos e cognitivos, e o sub-receptor ômega tipo 2, relacionado com cognição, psicomotricidade, efeitos ansiolíticos, limiar convulsivo, depressão respiratória, relaxamento muscular e potencialização dos efeitos do etanol. Drogas agonistas dos receptores GABA-A, ômega 1 e 2 exercem efeitos farmacológicos ansiolíticos, antiepilépticos, relaxantes musculares e hipnóticos. Agonistas seletivos GABA-A ômega 1 exerceriam um efeito hipnótico seletivo e efeitos cognitivos negativos. Os benzodiazepínicos e barbitúricos ligam-se inespecificamente nas subunidades ômega 1 e 2 do GABA-A

Esse mecanismo é responsável por provocar os efeitos farmacológicos dos benzodiazepínicos, que incluem: sedação, hipnose, redução da ansiedade, relaxamento muscular, atividade anticonvulsivante e amnésia anterógrada (amnésia para eventos subsequentes, muito usada na "pré-anestesia" e para procedimentos invasivos como a endoscopia). Podemos visualizar na tabela 16.2 outros exemplos de usos terapêuticos assim como as vias de administração dos benzodiazepínicos.

**Tabela 16.2: Vias de administração e uso terapêutico dos ansiolíticos**

| Composto | Vias de administração | Usos terapêuticos | Observações |
|---|---|---|---|
| Clonazepam (Rivotril®) | Oral | Distúrbios convulsivos, tratamento adjuvante na mania aguda e alguns distúrbios do movimento. | Verifica-se o desenvolvimento de tolerância aos efeitos anticonvulsivantes. |
| Diazepam (Valium®) | Oral, IM, IV, retal | Distúrbios da ansiedade, estado de mal epilético, relaxamento da musculatura esquelética, pré-medicação anestésica. | Protótipo dos benzodiazepínicos. Costuma ser prescrito inadequadamente a pacientes com níveis normais de ansiedade. |
| Cloridrato de Clomipramina | Oral, IM, IV | Depressão mental, fobia, síndrome obsessivo-compulsiva, síndrome do pânico, dor crônica. | É excretado no leite; avaliar risco versus benefício em asma, glaucoma, doenças cardiovasculares, bipolar e renais. |

Fonte: Proposta do autor.

*16. Fármacos ansiolíticos*

## Efeitos adversos e contraindicações

Os benzodiazepínicos são drogas que apresentam grande segurança, inclusive em quadros de superdosagem, mostrando uma margem de segurança muito alta. *Margem de segurança* ou *índice terapêutico* é a relação entre as doses de uma droga necessária para produzir efeito desejado ou indesejado. Quantidades relativamente altas podem ser ingeridas, ocasionando pouco mais que um sono prolongado, com exceção dos casos em que haja associação a outras drogas depressoras do SNC, em particular o álcool, quando se deve realizar assistência respiratória.

Muitos dos efeitos comuns das drogas nessa classe resultam da depressão das funções do SNC relacionada com a dose. A administração de doses hipnóticas pode levar a tontura, fadiga, queda do discernimento e coordenação motora e mental (dificultando, por exemplo, a capacidade de dirigir veículos e operar máquinas), confusão e amnésia anterógrada. Os efeitos comparáveis a uma ressaca alcoólica são comuns ao uso de benzodiazepínicos com meia-vida prolongada. Mesmo com o fármaco sendo administrado antes de dormir, pode ocorrer sonolência diurna residual como efeito adverso, embora a Farmacologia bem-sucedida tenha a tendência de reduzi-la.

Nos pacientes idosos, além do risco de dependência, estudos demonstram que há um aumento das taxas de acidentes, quedas e fraturas. Como eles são mais sensíveis aos efeitos sedativo-hipnóticos, deve-se ter o cuidado de administrar doses menores, aproximadamente iguais à metade daquelas utilizadas em adultos mais jovens; é mais seguro e em geral, igualmente eficaz.

O aumento da sensibilidade aos benzodiazepínicos é mais comum em pacientes com doença cardiovascular, respiratória ou comprometimento hepático, bem como em pacientes com idade avançada.

Devido a relatos de casos de teratogenicidade resultando em malformações, os benzodiazepínicos devem ser utilizados com cautela durante a gravidez.

## Dependência e uso abusivo

O uso crônico dos benzodiazepínicos está associado a um risco de dependência e uso abusivo em menor extensão que a observada com os sedativos mais antigos e outros fármacos de uso abusivo, como o flunitrazepam (Rohypnol®).

Pode-se verificar o desenvolvimento de dependência leve pelo uso não abusivo dos benzodiazepínicos e por pacientes que utilizaram doses terapêuticas desses fármacos em período prolongado. Estudos mostram que o uso prolongado de BDZs, ultrapassando períodos de quatro a seis semanas, pode levar ao desenvolvimento de tolerância, abstinência e dependência.

Existem dois tipos de padrão de abuso de hipnóticos. Os portadores de insônia podem apresentar um perfil de abuso de hipnóticos para alívio de seus sintomas (padrão de abuso como tratamento) combinando diferentes hipnóticos e em menor grau com aumento de doses. O outro tipo de abuso é realizado por pacientes que buscam no abuso de hipnóticos outros efeitos que não são relacionados diretamente com o alívio dos sintomas de insônia (padrão de abuso como droga).

Interrupção abrupta da droga pode resultar no desenvolvimento da síndrome de abstinência. Entre os sintomas relacionados à descontinuação abrupta do uso crônico estão: insônia e/ou ansiedade rebote, aumento da frequência cardíaca, aumento da pressão arterial, sudorese, náusea e/ou vômitos, tremor, agitação, diarreia, insônia, crises convulsivas e sintomas psiquiátricos e/ou neurológicos. Por isso pode-se diminuir de maneira gradual a dose quando se busca interromper o tratamento, realizando-se o chamado "desmame". Alguns mecanismos relacionados referem-se à perda aguda da inibição GABAérgica e ao aumento agudo da excitação do sistema nervoso central.

A possibilidade de desenvolvimento de dependência deve sempre ser considerada, principalmente na vigência de fatores de risco para o paciente, tais como uso em mulheres idosas, em poliusuários de drogas, para alívio de estresse, de doenças psiquiátricas e distúrbios do sono

Também é comum a observação de overdose de BDZs entre as tentativas de suicídio, associados ou não a outras substâncias.

## Interações medicamentosas

As interações farmacológicas mais frequentes envolvendo os benzodiazepínicos são interações com outras drogas depressoras do SNC, resultando em aumento do efeito sedativo. É possível prever esses efeitos aumentados se juntamente com os benzodiazepínicos forem usadas com determinadas drogas que são citadas na tabela 16.3.

*16. Fármacos ansiolíticos*

**Tabela 16.3: Interações medicamentosas mais importantes com os benzodiazepínicos (BZDs).**

| Droga | Interação causada | Mecanismos de interação |
|---|---|---|
| Álcool | ↑ Na absorção dos BZDs | Afeta Farmacologia dos BZDs |
| Alumínio (Pepsamar ®) | ↓Na absorção dos BZDs | Alumínio atrasa esvaziamento gástrico |
| Cimetidina (Tagamet®) | ↑ Na absorção dos BZDs | Prolonga meia-vida dos BZDs |
| Drogas anticolinérgicas | ↓Na absorção dos BZDs | Redução da motilidade gastrintestinal |
| Barbitúricos | ↑ Na absorção dos BZDs | Reduz meia-vida por indução de enzimas hepáticas |
| Anticoagulantes (p. ex., heparina-Liquemine®) | ↑ Tempo de protombina | |
| Digoxina® | ↑ Níveis plasmáticos de digoxina | Reduz metabolismo da digoxina |
| Antibióticos macrolídeos (p.ex., eritromicina -Pantomicina® e azitromicina -Zitromax®) | ↑ Níveis plasmáticos de BZDs | Aumenta meia-vida dos BZDs |
| Antidepressivos atípicos | ↑ Na absorção dos BZDs | Prolonga meia-vida dos BZDs |

Fonte: Proposta do autor.

# BARBITÚRICOS

Os barbitúricos fazem parte de uma classe de fármacos-sedativos hipnóticos mais antigos. Devido ao surgimento de drogas mais seguras, os barbitúricos tiveram seu uso, na maioria das vezes, restringido ao tratamento das convulsões, salvo em casos de exceção clínica. Por esse motivo, fazemos nesse capítulo uma breve explanação sobre essa classe e seus aspectos principais.

Seu mecanismo de ação pode ser explicado pelo fato de que, assim como os benzodiazepínicos, os barbitúricos ligam-se também a múltiplas isoformas do receptor GABA-A. Porém, essa ligação se dá em diferentes sítios, resultando na retenção do GABA em seu receptor e causando o aumento do fluxo de cloreto através do canal; ou seja, eles agem aumentando a duração da abertura dos canais de cloreto. Os barbitúricos são menos seletivos que os benzodiazepínicos em sua ação, visto que também deprimem as ações de neurotransmissores excitatórios, como, por exemplo, o ácido glutâmico. Por isso, eles são capazes de induzir sedação, euforia, hipnose e depressão respiratória. Em altas doses, podem causar depressão cardiovascular ou morte.

O uso clínico inclui o tratamento de crises epiléticas e como componente de anestesia. Os benzodiazepínicos geralmente são preferíveis aos barbitúricos no tratamento da ansiedade. Os antipsicóticos são preferidos no tratamento de estados neuróticos.

Os barbitúricos apresentam inúmeros efeitos indesejáveis, tais como sonolência, confusão mental, ataxia, desinibição comportamental (comparável aos efeitos do etanol em excesso), e depressão do SNC até o ponto de coma e parada respiratória.

Eles podem ser administrados por via oral, retal, intramuscular ou intravenosa. São bem absorvidos por via oral; em sua administração intravenosa deve-se ter o cuidado de fazê-la lentamente, pelo risco de queda abrupta de pressão arterial. Os barbitúricos variam acentuadamente em sua lipossolubilidade e ligação a proteínas plasmáticas.

Com relação a tolerância e dependência, são prováveis a dependência metabólica e a dependência psicológica. A dependência apresenta-se muito semelhante à do alcoolismo crônico. Com a retirada do fármaco, convulsões, hipertermia e delírio podem ser severos o bastante para causar morte.

Os barbitúricos, como classe, interagem com mais de 40 outras substâncias. Essas interações devem-se grandemente à alteração das enzimas metabolizantes no fígado ou à interferência com a absorção de outras drogas, como é o caso da fenitoína (Hidantal®), digoxina (Digoxina®), e outras drogas. Os barbitúricos, ao induzir as enzimas P-450 no fígado, aumentam o metabolismo desses fármacos

*16. Fármacos ansiolíticos*

# REFERÊNCIAS BIBLIOGRÁFICAS

ALÓE, F. S.; SILVA, A. B. Benzodiazepínicos no tratamento das insônias. *Bras. Med.*, v. 59, 2002. p. 376-389.

ANDREATTI, R; BOERNGEN-LACERDA, R.; ZORZETTO FILHO, D. Tratamento farmacológico do transtorno de ansiedade generalizada: perspectivas futuras. *Rev. Bras. Psiquiatr.*, 23(4), 2001. p. 233-42.

BALLENGER, J. C. Benzodiazepines. In: SCHATZBERG, A. F.; NEMEROFF, C. B. *The american psiquiatric press textbook of psychopharmacology.* Washington: American Psychiatric Press, 1998. p. 271-286.

BERNIK, M. A. *Benzodiazepínicos.* São Paulo: EDUSP, 1999.

CAROBREZ, Antonio de Pádua. Transmissão pelo glutamato como alvo molecular na ansiedade. *Revista Brasileira de Psiquiatria*, São Paulo, 2009 .

GRAEFF, F. G.; GUIMARÃES, F. S. *Fundamentos de psicofarmacologia.* São Paulo: Editora Atheneu, 1999.

GUYTON, C. Arthur. *Fisiologia humana.* Rio de Janeiro: Guanabara Koogan, 1988.

HARDMAN, J. G.; LIMBIRD, L. E.; Goodman A. *The pharmacological basis of therapeutics.* Nova Iorque: McGraw Hill, 2001.

HOLLISTER, L. E.; MULLER-OERLINGHAUSEN, B., RICKELS, K.; SHADER, R. I. Clinical uses of benzodiazepines. *J. Clin. Psychopharmacol,* dec., 13. p. 1S-169S.

JACOB, Leonard S. *Farmacologia: national medical series para estudo independente.* Rio de Janeiro: Guanabara Koogan, 1998.

KATZUNG, Bertram G. *Farmacologia básica e clínica.* Rio de Janeiro: Guanabara Koogan, 2005.

LADER, M. H. Limitations on the use of benzodiazepines in anxiety and insomnia: are they justified? *Eur. Neupsychopharmacol.*, 9(6), 1999. p.399-405.

LARANJEIRA, R; CASTRO, L. A. Potencial de abuso de benzodiazepínicos. In: BERNIK, M. A. (Ed.). *Benzodiazepínicos, quatro décadas de experiência.* São Paulo: Edusp, 1999. p. 187-98.

MARGIS, Regina. et al. Relação entre estressores, estresse e ansiedade. *Revista de Psiquiatria do Rio grande do Sul*, Porto Alegre, 2009

MENDELSON, W. B.; ROTH, T.; CASSELLA, J.; ROEHRS, T; WALSH, J. K.; WOODS, J. H.; BUYSSE, D. J.; MEYER, R. E. The treatment of chronic insomnia: drug indications, chronic use and abuse liability. Summary of a 2001 new clinical drug evaluation unit meeting symposium. *Sleep Medicine Reviews,* v. 8, 2004. p. 7-17.

MÖLLER, H. J. Effectiveness and safety of benzodiazepines. *J. Clin. Psychopharmacology,* 19(suppl. 2), 1999. p. 2s-11s.

ORLANDI, Paula; NOTO, Ana Regina. Uso indevido de benzodiazepínicos: um estudo com informantes-chave no município de São Paulo. *Revista Latino-Americana de enfermagem* , Ribeirão Preto, v. 13, n. spe, 2005.

RANG, H. P.; DALE, M. M.; RITTER, J. M. *Farmacologia.* Rio de Janeiro: Guanabara Koogan, 2001.

SMITH, T. A. Type A gamma-aminobutyric acid (GABA-A) receptor subunits and benzodiazepine binding: significance to clinical syndromes and their treatment. *Br. J. Biomed. Sci.*, v. 58, 2001. p. 111-121.

WHO. Review Group. Use and abuse of benzodiazepines. Bull. *World Health Org.*, v.61. p. 551-62.

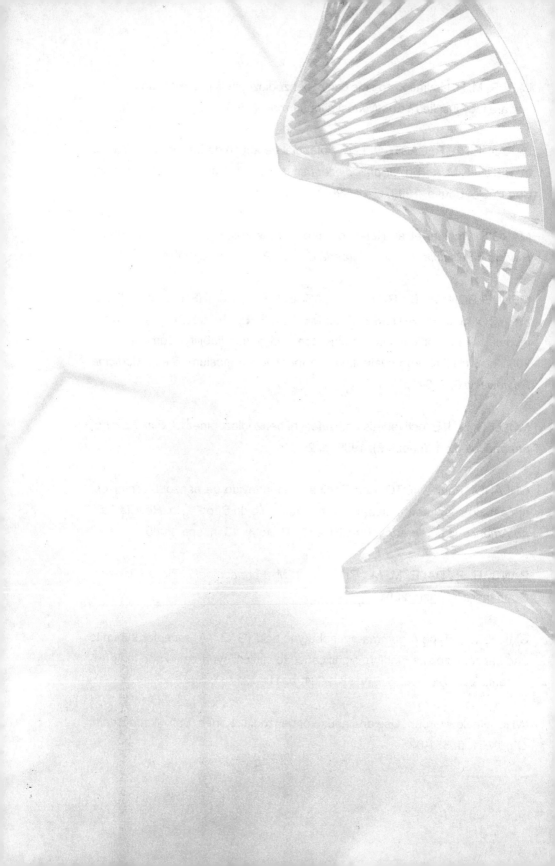

# 17. FÁRMACOS ANTIDEPRESSIVOS

Na década de 1950 raciocinou-se que a depressão deveria estar associada a uma diminuição da transmissão sináptica funcional amina-dependente. Essa ideia forneceu a base para a hipótese amínica da depressão. E, o mais importante, forneceu a descoberta no final da década de 1950, de drogas antidepressivas, o que trouxe um avanço importante no tratamento e no entendimento de possíveis mecanismos dos transtornos depressivos. Tornou a depressão, até então caracterizada como uma doença semelhante a outras, um problema médico passível de tratamento.

A depressão maior é um dos distúrbios psiquiátricos mais comuns. Estima-se que 10% das pessoas poderão apresentar depressão em algum momento da vida. Os sintomas são sutis e comumente passam despercebidos tanto pelo médico quanto pelo paciente.

A depressão pode surgir mediante a resposta a estímulos reais traumáticos, como doença (infarto do miocárdio, câncer etc.) e eventos adversos da vida, como perdas, entre outros, sendo classificada como *depressão reativa* ou *secundária*. Ou pode ser classificada como depressão maior, que é endógena se for determinada por um distúrbio bioquímico genético que se manifesta por incapacidade de sentir prazer ou de lidar com acontecimentos habituais da vida. Nesses casos, a pessoa não responde a mudanças na vida. Geralmente é determinada por histórico familiar e pode ocorrer em qualquer idade, desde a infância até a velhice. Corresponde a cerca de 25% de todas as depressões e é caracterizada por ritmo anormal de sono, atividade motora, libido ou apetite.

Os mecanismos de ação de vários tratamentos farmacológicos ainda não foram elucidados, embora se acredite que a maioria envolva efeitos sobre dois neurotransmissores monoamínicos: a serotonina e a noradrenalina.

Partindo-se dessa hipótese, os fármacos antidepressivos são classificados de acordo com suas ações primárias sobre o metabolismo. O aumento dos níveis de neurotransmissores por inibição da monoamino oxidase ou bloqueio das bombas de recaptura de monoaminas resulta nessa subsensibilização, cuja resolução se correlaciona com o início da melhora clínica: a recaptação ou o antagonismo seletivo dos receptores da serotonina, da noradrenalina ou de ambas.

Até os anos 1980 havia duas classes de antidepressivo: tricíclicos (ADTs) e inibidores de monoaminooxidase (IMAOs). Embora muito eficazes, apresentavam efeitos colaterais indesejáveis causados pela inespecificidade de ação farmacológica e eram potencialmente letais em casos de superdosagem. No final do século XX e início desse, surgiram novas classes de antidepressivos a partir da pesquisa de moléculas desprovidas dos efeitos colaterais dos heterocíclicos. Eles diferem dos clássicos ADTs e IMAOs, irreversíveis pela seletividade farmacológica, modificando e atenuando os efeitos colaterais.

Os antidepressivos podem ser classificados de acordo com a estrutura química ou as propriedades farmacológicas. A estrutura cíclica (anéis benzênicos) caracteriza os antidepressivos heterocíclicos (tricíclicos e tetracíclicos). Os ADTs se dividem em dois grandes grupos:

1. Aminas terciárias – imipramina, amitriptilina, trimipramina e doxepina.
2. Aminas secundárias – desmetilimipramina, nortriptilina e protriptilina.

Atualmente, os antidepressivos, preferencialmente, são classificados em função da ação farmacológica, mais útil na prática clínica porque os de nova geração não compartilham estruturas comuns. Pode-se dividi-los de acordo com o mecanismo de ação proposto, o que pode ser visualizado na tabela 17.1.

Os fármacos que tratamos nesse capítulo são direcionados principalmente para a depressão endógena. Compreendem medicamentos antidepressivos que produzem aumento na concentração de neurotransmissores na fenda sináptica através da inibição do metabolismo, do bloqueio de recaptura neuronal ou da atuação em autorreceptores pré-sinápticos.

**Tabela 17.1: Classificação dos principais antidepressivos em função da ação farmacológica.**

### Inibidores da Monoaminooxidase (IMAO)

**• Não seletivos e irreversíveis**

o Iproniazida

o Isocarboxazida

o Tranilcipromina

o Fenelzina

**• Seletivos e irreversíveis**

o Clorgilina (MAO-A)

| |
|---|
| **• Seletivos e reversíveis** |
| o Brofaromina |
| o Moclobemida |
| o Toloxotona |
| o Befloxatona |
| **Inibidores não seletivos de recaptura de monoaminas** |
| • Inibição mista de recaptura de monoaminas |
| o Imipramina |
| o Desipramina |
| o Clomipramina |
| o Amitriptilina |
| o Nortriptilina |
| o Doxepina |
| o Maprotilina |
| **Inibidores seletivos da recaptura de serotonina (ISRS)** |
| o Fluoxetina |
| o Paroxetina |
| o Sertralina |
| o Citalopram |
| o Fluvoxamina |
| **Inibidores seletivos de recaptura de 5-HT** |
| o Venlafaxina |
| o Duloxetina |

Fonte: Bezchibnyk-Buttler, K. Z.; Jeffries, J. J. Clinical handbook of psychotropic drugs Toronto, Canada: Hogrefe & Huber Publishers, 1999.

# *ANTIDEPRESSIVOS TRICÍCLICOS (ADTS)*

Os ADT têm sido o padrão-ouro de eficácia antidepressiva (demonstrada em grande número de estudos) e preferidos pelos psiquiatras para os casos de depressões graves. Eles atuam sobre receptores noradrenérgicos e serotonérgicos (que, acredita-se, medeiam sua ação terapêutica), bem como histaminérgicos, alfa-adrenérgicos, muscarínicos e dopaminérgicos, e são responsáveis por vários efeitos colaterais. O uso de ADT em idosos pode ser seguro e eficaz, desde

*17. Fármacos antidepressivos*

que os pacientes sejam adequadamente monitorizados. Há situações em que os ADT são contraindicados, como em pacientes com prostatismo ou arritmias.

## Estrutura química dos antidepressivos tricíclicos

Os antidepressivos tricíclicos recebem esse nome devido ao núcleo característico com três anéis, como podemos observar nas estruturas da imipramina e nortriptilina na figura 17.1. Esses fármacos vêm sendo utilizados desde os anos 1970, e a descoberta de suas propriedades antidepressivas se deu a partir de uma observação ao acaso. A imipramina e a amitriptilina são os protótipos dessa classe de fármacos, os quais, embora possuam outras propriedades, agem como inibidores mistos da captação de noradrenalina e de serotonina.

**FIGURA 17.1: Estrutura química da imipramina e nortriptilina (observar núcleo com três anéis).**

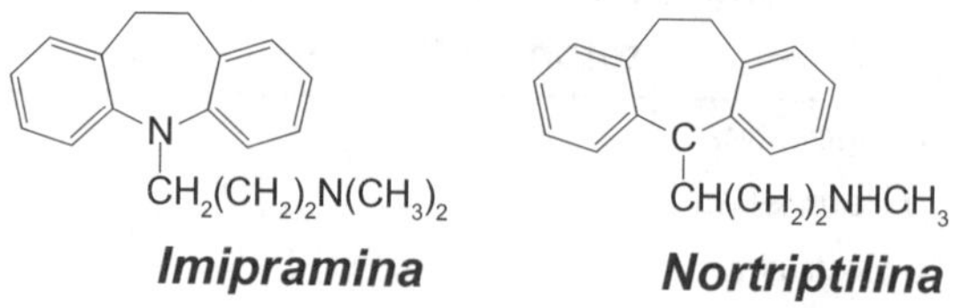

Imipramina — $CH_2(CH_2)_2N(CH_3)_2$

Nortriptilina — $CH(CH_2)_2NHCH_3$

Fonte: Proposta do autor.

## Farmacocinética

Os fármacos tricíclicos são, em sua maioria, absorvidos de modo incompleto pelo trato gastrintestinal e são metabolizados no fígado em grande parte (55% a 80%) pelo efeito de primeira passagem. O pico plasmático é atingido mais rapidamente (1 a 3 horas) por aminas terciárias (como a amitriptilina) do que com aminas secundárias (desipramina e nortriptilina), que levam de 4 a 8 horas para atingi-lo. Devido à sua elevada lipossolubilidade (concentrando-se principalmente no miocárdio e em tecidos cerebrais) e alta ligação a proteínas plasmáticas, os volumes de distribuição tendem a ser muito grandes. Muitos ADTs apresentam farmacocinética linear, isto é, mudanças na dose levam à alteração proporcional no nível plasmático. A vida média de eliminação varia (por exemplo, a imipramina de 4 a 34 horas, a amitriptilina de 10 a 46, a clomipramina de 17 a 37 e a nortriptilina de 13 a 88 horas), e o estado de equilíbrio é atingido em cerca de 5 dias.

## Mecanismo de ação

Embora o mecanismo de ação exato não tenha sido totalmente elucidado, sabe-se que os ADTs promovem aumento na eficiência da transmissão monoaminérgica (e possivelmente GABAérgica), envolvendo os sistemas noradrenérgico e serotoninérgico em nível pré-sináptico através do bloqueio de recaptura de monoaminas, principalmente noradrenalina e serotonina e em menor proporção a dopamina. Aminas terciárias inibem preferencialmente a recaptura de serotonina, e secundárias a de noradrenalina.

Em outras palavras, por competição pelo sítio de ligação do transportador de aminas, há o bloqueio da recaptação das aminas pelas terminações nervosas, levando ao aumento na concentração na fenda sináptica de noradrenalina e serotonina.

Cronicamente, os ADTs dessensibilizam receptores $\beta_1$-adrenérgicos, serotonérgicos $5\text{-}HT_2$ e provavelmente $5\text{-}HT_{1A}$ no sistema nervoso central. Sistemas de mensageiros secundários estão envolvidos nessas mudanças. AMP cíclico, cálcio, diacilglicerol e fosfolipídios estimulam a fosforilação de quinases proteicas, possivelmente envolvidas na síntese de catecolaminas, e podem aumentar a ligação da proteína G a receptores subsequentemente dessensibilizados, exercendo ação reguladora no receptor.

## Efeitos adversos

Durante os primeiros dias de tratamento podem aparecer sintomas como: sedação confusão e falta de coordenação. Esses efeitos tendem a desaparecer após 1-2 semanas de tratamento, quando se desenvolve o efeito antidepressivo.

Os efeitos associados ao bloqueio muscarínico são os mais frequentes e sua intensidade declina com o passar do tempo ou redução do antidepressivo. São eles: boca seca, visão turva (por dificuldade de acomodação visual), constipação e retenção urinária.

Podem causar alterações cardiovasculares, como aumento da frequência cardíaca, arritmias ventriculares e hipotensão postural (daí a importância do os idosos serem orientados e monitorados pelos riscos de queda e, nesses casos, a nortriptilina seria mais indicada).

Os antidepressivos tricíclicos são perigosos em superdosagens e eram comumente usados em tentativas de suicídio. O efeito inicial da superdosagem é causar excitação e delírio, que pode ser acompanhado por convulsões seguidas por coma e depressão respiratória, com duração de alguns dias.

*17. Fármacos antidepressivos*

## Interações medicamentosas

Como os antidepressivos tricíclicos dependem do metabolismo microssômico hepático para serem eliminados, fármacos que entram em competição com esses sítios de eliminação podem inibir a eliminação dos ADTs, como é o caso de alguns esteroides e dos antipsicóticos.

Os ADTs aumentam os efeitos sedativos do álcool e dos anestésicos devido a mecanismos ainda não bem compreendidos. O consumo exagerado de álcool pode levar inclusive a severa depressão respiratória, a qual em alguns casos pode chegar ao óbito.

Deve-se manter atenção redobrada ao uso concomitante com anti-hipertensivos, pois essa associação pode trazer consequências potencialmente perigosas.

# INIBIDORES DA MONOAMINO-OXIDASE (IMAO)

Os inibidores da monoamino-oxidase estiveram entre os primeiros fármacos introduzidos clinicamente no tratamento da depressão, mas perderam espaço para os antidepressivos tricíclicos, que mostraram melhores resultados e menores efeitos colaterais. Os principais IMAOs são fenelzina, tranilcipromina e iproniazida.

## Mecanismo de ação

Esses fármacos causam inibição irreversível da enzima monoamino-oxidase (MAO) e não distinguem suas duas formas: MAO-A e MAO-B.

A MAO é encontrada em quase todos os tecidos e sua função dentro das terminações nervosas é regular os depósitos liberáveis de noradrenalina e 5-HT. Estudos têm mostrado que, apesar de a maioria dos IMAOs atuar sobre ambas as formas de MAO, tanto a atividade antidepressiva quanto os efeitos colaterais dos IMAOs se associam à inibição da MAO-A.

O principal efeito dos IMAOs é aumentar a concentração citoplasmática das monoaminas nas terminações nervosas sem afetar os depósitos liberáveis da célula nervosa. Dessa maneira, essas aminas funcionam deslocando a noradrenalina das vesículas para o citoplasma das terminações, de onde são liberadas e produzem resposta ou são degradadas pela MAO. Portanto, a inibição da MAO aumenta a quantidade desse neurotransmissor que escapa, aumentando a resposta. A figura 17.2 ilustra esse mecanismo.

**FIGURA 17.2:** Esquema dos mecanismos de ação dos IMAOs.

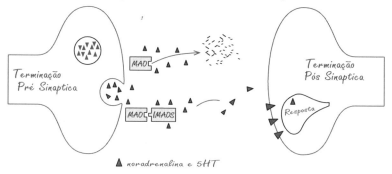

Fonte: Proposta do autor.

## Farmacocinética

Os IMAOs são bem absorvidos pelo trato gastrintestinal, sofrem biotransformação hepática rápida por oxidação, e possivelmente têm metabólitos ativos. O início da ação se dá entre 7 a 10 dias com doses apropriadas em alguns pacientes, mas pode levar de 4 a 8 semanas para atingir o efeito terapêutico pleno. O pico de concentração plasmática é de 3 a 5 horas para isocarboxazida, 2 a 4 para fenelzina e 1 a 3,5 para tranilcipromina. Em média, são necessários 10 dias para que a atividade da MAO se recupere, já que em 5 a 10 dias os IMAOs irreversíveis inibem as MAOs A e B de forma permanente. Elas voltam a ser produzidas de uma a duas semanas, mas nessa fase o paciente continua vulnerável ao desencadeamento de crises hipertensivas pelo aumento da concentração de aminas provenientes da dieta ou de medicamentos aminérgicos.

## Efeitos adversos

Muitos dos efeitos adversos dos IMAOs resultam diretamente da inibição na MAO, mas alguns são produzidos por outros mecanismos.

A hipotensão é um efeito comum, assim como a hipotensão ortostática (vertigens e tonturas, especialmente ao se levantar, podendo ocorrer queda).

Estimulação central excessiva pode causar tremores, excitação, insônia e, em superdosagem, convulsões. Aumento de apetite e consequente ganho de peso relacionado à fissura por carboidratos, que pode ser extremo, indicando a interrupção do tratamento com IMAO.

Os efeitos atropínicos, como síndrome da secreção inadequada do hormônio antidiurético (levando à diminuição na produção de urina), visão turva e boca seca são mais comuns com os IMAOs do que com os ADTs.

## Interações medicamentosas

Pelo fato de os IMAOs inibirem a MAO de forma permanente, é necessário adotar dieta pobre em tiramina, aminoácido precursor de catecolaminas, de modo a evitar uma crise hipertensiva potencialmente fatal (fato conhecido como "reação ao queijo"). Também há relatos de crises hipertensivas no uso concomitante de IMAOs e ADTs.

# INIBIDORES SELETIVOS DA RECAPTURA DE 5-HT (ISRSs)

Os ISRSs incluem os fármacos citalopram, fluoxetina, fluvoxamina, paroxetina e sertralina. É o grupo de antidepressivos mais comumente prescrito, pois tem menos chances que os ADTs de causar efeitos colaterais anticolinérgicos e é menos perigoso em superdosagens. É tão eficaz quanto os ADTs e os IMAOs para tratar depressão em grau moderado, mas menos eficaz do que os ADTs para tratar depressão intensa.

## Mecanismo de ação

Como o próprio nome já diz, os ISRSs inibem, de forma potente e seletiva, a recaptação de serotonina, resultando em potencialização da neurotransmissão serotonérgica.

A potência da inibição de recaptação da serotonina é variada, assim como a seletividade por noradrenalina e dopamina. Sertralina e paroxetina são os mais potentes inibidores de recaptação.

## Farmacocinética

Todos os ISRSs apresentam alta ligação proteica (fluvoxamina e citalopram em menor grau). A fluoxetina é a única que apresenta metabólito com atividade clínica significativa (inibição da recaptação de serotonina e inibição de isoenzimas do citocromo P-450): a norfluoxetina. A meia-vida prolongada da fluoxetina e da norfluoxetina, e o tempo necessário para se atingir o estado de equilíbrio, apresentam significado clínico como a maior latência para o início da ação antidepressiva.

FARMACOLOGIA HUMANA BÁSICA

Esses ISRSs diminuem seu metabolismo por ação inibitória dose-dependente das isoenzimas do citocromo P-450 (CYP), o que significa que aumentos na dose administrada de fluoxetina, paroxetina e fluvoxamina levam a aumentos desproporcionais nos níveis plasmáticos, meias-vidas e possivelmente efeitos colaterais. Os ISRSs são rapidamente absorvidos, sofrem menos efeito do metabolismo de primeira passagem, se ligam fortemente a proteínas plasmáticas e deslocam outras drogas da ligação proteica, aumentando seu nível plasmático. Metabolizados primariamente pelo fígado, todos os ISRSs afetam as enzimas metabolizadoras do citocromo P-450 e podem comprometer o metabolismo de outras drogas metabolizadas por esse sistema. Tem-se demonstrado que fluoxetina e paroxetina diminuem seu metabolismo com o tempo.

## Efeitos adversos

Por não apresentar efeitos sobre a estabilidade de membranas e ter pequena afinidade por receptores adrenérgicos, colinérgicos e histaminérgicos, os ISRS, são geralmente bem tolerados e isentos de risco em cardiopatas. Seus efeitos adversos mais comuns resultam do próprio bloqueio da recaptação de serotonina. São efeitos comuns: náuseas, anorexia, insônia, perda de libido (desejo sexual) e anorgasmia (incapacidade de ter orgasmos) em mulheres.

O uso dos ISRSs não é recomendado para tratar depressão em pacientes abaixo de 18 anos de idade pela possibilidade do aumento de ideias suicidas no início do tratamento.

## Interações farmacológicas

O principal mecanismo das interações medicamentosas dos ISRSs envolve a inibição de diferentes isoenzimas do citocromo P-450.

Em combinaçao com os IMAOs, os ISRSs podem causar a "síndrome da serotonina", caracterizada por tremor, hipertermia e colapso cardiovascular, o que pode levar ao óbito.

Vários outros antidepressivos foram e vêm sendo desenvolvidos. Nenhum deles superou os ADTs em eficácia, embora esses medicamentos apresentem diferenças quanto ao perfil de efeitos colaterais.

Apresentamos a seguir a tabela 17.2 com um comparativo entre as principais informações sobre os fármacos antidepressivos estudados.

**Tabela 17.2: Informações comparativas entre os fármacos antidepressivos.**

| Principais fármacos antidepressivos | Antidepressivos tricíclicos – TCA | Inibidores da MAO – IMAO | Inibidores da recaptação da serotonina (5-HT) – ISRS | Atípicos |
|---|---|---|---|---|
| Exemplos | Imipramina Desipramina Amitriptilina Clomipramina | Fenelzina Tranilcipromina Isocarboxazida | Fluoxetina Sertralina Paroxetina Citalopram | Maprotilina Bupropiona Trazodona |
| Duração da ação | 1-3 dias | 2-4 semanas | 1-3 dias | 12-24 horas |
| Efeito imediato sobre o humor | Sedação e disforia | Euforia | Nenhum | Variável (leve) |
| Efeitos indesejáveis | Sedação; Anticolinérgicos; Hipotensão postural; Convulsões; Mania e Impotência | Sedação; Hipotensão postural; Insônia; Perda de peso; Lesão hepática | Náuseas; Diarreia; Ansiedade e inquietação; Insônia | Variável; Geralmente sem efeitos anticolinérgicos; Hipotensão; Sedação; Convulsões |
| Riscos com superdosagens agudas | Elevado | Moderada | Baixo | Variável |
| Riscos de interações farmacológicas | Muitas | Muitas | Não deve ser utilizado com IMAO | Poucas |
| Efeito imediato sobre o humor | Sedação e disforia | Euforia | Nenhum | Variável (leve) |

Fonte: Proposta do autor.

# REFERÊNCIAS BIBLIOGRÁFICAS

BRODY, T. M. et al. *Farmacologia humana: da molecular à clínica.* Guanabara Koogan: Rio de Janeiro, 1997. p. 292.

FEIGHNER, J. P. Mechanism of action of antidepressant medications. *J. Clin. Psychiatry,* v. 60(supl 4), 1999. p. 4-11.

GLASSMAN, A. H.; PREUD'HOMME, X. A. Review of the cardiovascular effects of heterocyclic antidepressants. *J. Clin. Psychiatry,* v. 54(2 suppl), 1993. p.16-22.

GOODNICK, P. J.; GOLDSTEIN, B. J. Selective serotonin reuptake inhibitors in affective disorders – I: Basic pharmacology. *J. Psychopharmacol.,* v. 2 (3 supl B), 1998. p. S3-S20.

GRAEFF, F. G.; GUIMARÃES, F. S. *Fundamentos de psicofarmacologia.* São Paulo: Editora Atheneu, 1999.

GUYTON, C. Arthur. *Fisiologia humana.* Rio de Janeiro: Guanabara Koogan, 1988.

HARDMAN, J. G.; LIMBIRD, L. E.; Goodman A. *The pharmacological basis of therapeutics.* Nova Iorque: McGraw Hill, 2001.

JACOB, Leonard S. *Farmacologia: national medical series para estudo independente.* Rio de Janeiro: Guanabara Koogan, 1998.

JOCA, Sâmia Regiane L; PADOVAN, Cláudia Maria; GUIMARÃES, Francisco Silveira. Stress, depression and the hippocampus. *Rev. Bras. Psiquiatr.,* São Paulo, 2009

KATZ, I. R., SIMPSON, G. M., GURLIK, S. M.; PARMELLE, P. A.; MUHLY, C. M. Pharmacological treatment of major depression for elderly patients in residential care settings. *J. Clin. Psychiatry,* v. 51(suppl). p. 41-7.

KATZUNG, Bertram G. *Farmacologia básica e clínica.* Rio de Janeiro: Guanabara Koogan, 2005.

MORENO, D. H.; MORENO, R. A. Depressões resistentes a tratamento: proposta de abordagem. *J. Bras. Psiquiatria,* v. 42 (Supl.1), 1993. p. 415-55.

MORENO, R. A. A escolha do antidepressivo nos transtornos de humor: papel da nortriptilina. *J. Bras. Psiquiatria,* 41, 1992. p. 33S-35S.

MORENO, R. A.; MORENO, D. H. Antidepressivos tricíclicos. In: CORDÁS, T.A.; MORENO, R. A. (Eds.). *Condutas em psiquiatria.* São Paulo: Lemos Editorial, 1999. p. 135-161.

MORENO, Ricardo Alberto; MORENO, Doris Hupfeld; SOARES, Márcia Britto de Macedo. Psicofarmacologia de antidepressivos. *Rev. Bras. Psiquiatr.,* São Paulo, 2009.

RANG, H. P.; DALE, M. M.; RITTER, J. M. *Farmacologia.* Rio de Janeiro: Guanabara Koogan, 2001.

SCALCO, Mônica Z. Tratamento de idosos com depressão utilizando tricíclicos, IMAO, ISRS e outros antidepressivos. *Rev. Bras. Psiquiatr.,* São Paulo, 2009.

# 18. FÁRMACOS USADOS NOS DISTÚRBIOS DEGENERATIVOS DO SNC

As doenças degenerativas incluem distúrbios comuns e debilitantes, como as doenças de Parkinson e de Alzheimer. Embora as manifestações clínicas desses distúrbios sejam diferentes, o que os unifica é que cada um exibe um padrão característico de degeneração neuronal em regiões anatômicas relacionadas.

As doenças degenerativas do sistema nervoso central são caracterizadas por morte neuronal de evolução gradual, mas progressiva e irreversível com notável redução da capacidade cognitiva. Esses distúrbios costumam se manifestar nos idosos, causando problemas de memória, incapacidade de se cuidar sozinho, dificuldades motoras e problemas de fala, entre outros sintomas. Na grande maioria dos casos, os fatores desencadeantes são ainda desconhecidos. Porém, hoje se sabe que agem como potenciais causadores da morte celular fatores como a vulnerabilidade de alguns grupos de neurônios a processos mórbidos, fatores ambientais (como agentes infecciosos, toxinas ambientais e lesões cerebrais), presença de glutamato em excesso no cérebro e o envelhecimento. Esses processos levam à formação de radicais livres no SNC. Essas espécies reativas, quando não controladas, podem levar a lesão do DNA, peroxidação de lipídios da membrana e morte neuronal. Um grande número de doenças degenerativas está associado a uma transmissão genética, com herança dominante ou recessiva, enquanto outras doenças ocorrem de forma esporádica em casos isolados de uma família.

Os tratamentos farmacológicos atualmente disponíveis para os distúrbios neurodegenerativos são sintomáticos e não alteram o curso ou a evolução da doença. As terapias sintomáticas mais eficazes são aquelas para a doença de Parkinson, em que são utilizados variados agentes de classes farmacológicas diferentes que, quando aplicados corretamente, podem ter notável impacto sobre o tempo de vida e a capacidade funcional do indivíduo. Os tratamentos disponíveis para a doença de Alzheimer são menos satisfatórios, porém, mesmo assim podem contribuir de modo significativo para o bem-estar do paciente. Nesse capítulo, citamos os agentes terapêuticos para o tratamento dos sintomas das doenças degenerativas, e discutimos com mais detalhes a fisiopatologia das doenças de Parkinson e de Alzheimer.

# FÁRMACOS ANTIPARKINSONIANOS

As manifestações clínicas da doença de Parkinson (DP) decorrem de uma deficiência de dopamina (DA) cerebral resultante de degeneração dos neurônios pigmentados da substância negra mesencefálica. Há várias formas de tratamento para a doença, mas a medida mais eficaz consiste em restabelecer, ao menos parcialmente, a transmissão dopaminérgica. O uso da levodopa é uma das formas de se restaurar essa neurotransmissão, e atualmente ela ainda é a mais efetiva e viável de todas. A levodopa penetra no sistema nervoso central e, por ação da enzima dopa descarboxilase cerebral, é convertida em dopamina. Apesar do impacto inicial positivo, alguns problemas surgiram com a levodopa. A intolerância gastrintestinal foi um dos efeitos colaterais mais observados no início e, além disso, foram notadas em alguns pacientes alterações psiquiátricas e hipotensão ortostática. Essas complicações tornaram-se mais raras quando os inibidores da dopa descarboxilase periférica foram incorporados aos comprimidos de levodopa. Passado algum tempo, outros problemas surgiram com o tratamento prolongado, em particular as flutuações do rendimento motor e as discinesias induzidas pela levodopa. Hoje sabemos que cerca de metade dos pacientes, após cinco anos de tratamento com a levodopa, vai apresentar essas complicações. Apesar disso e do surgimento de novas alternativas terapêuticas, a levodopa permanece até hoje como a droga mais eficaz no tratamento da DP.

Com relação às outras drogas antiparkinsonianas, sabemos que as flutuações não acontecem e as discinesias também são incomuns, mesmo usando-as por um período prolongado. Apesar do uso da levodopa estar cada vez mais liberalizado, podemos optar por não utilizá-la em pacientes com formas brandas e oligossintomáticas da DP. Nesse capítulo, discutimos com mais detalhes os tratamentos farmacológicos utilizados no parkinsonismo, em especial a levodopa.

# FISIOPATOLOGIA DA DOENÇA DE PARKINSON

A doença de Parkinson é definida como uma doença neurodegenerativa crônica e progressiva do sistema nervoso central. É uma doença caracterizada por uma combinação de rigidez, bradicinesia, tremor e instabilidade postural, que pode ocorrer por variadas razões, mais comumente idiopática.

A prevalência da DP é estimada em 100 a 200 casos por 100.000 indivíduos, acometendo preferencialmente o sexo masculino a partir dos 60 anos.

A DP tem início com a perda de neurônios da parte compacta da substância negra que fornecem inervação dopaminérgica (responsáveis pela produção de dopamina) ao estriado. A dopamina é um mensageiro químico cerebral que tem a função de transmitir sinais que coordenam a funcionalidade dos músculos corporais e do movimento. A base fisiopatológica do distúrbio idiopático pode estar relacionada à exposição a alguma neurotoxina não reconhecida ou à ocorrência de reações oxidativas, com produção de radicais livres, típicas do envelhecimento. Fatores genéticos também podem ser importantes. Por ser progressiva, a doença de Parkinson leva a uma crescente incapacidade, a não ser que seja instituído um tratamento eficaz. Com o surgimento da levodopa, a DP tornou-se a primeira doença degenerativa do sistema nervoso a ser tratada com reposição de neurotransmissores.

## FARMACOLOGIA BÁSICA DAS DROGAS ANTIPARKINSONIANAS

### Levodopa (Sinemet®)

A dopamina não atravessa a barreira hematoencefálica e, quando administrada na circulação periférica, não exerce nenhum efeito terapêutico no parkinsonismo. Porém, a levodopa, um aminoácido aromático, precursor metabólico imediato da dopamina, penetra no cérebro, onde é descarboxilada a dopamina. Essa dopamina age então corrigindo a deficiência de dopamina no estriado.

**Figura 18.1**

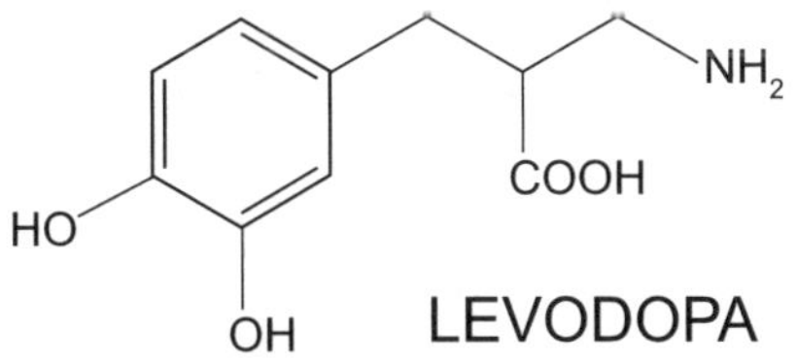

Fonte: Proposta do autor.

## Mecanismo de ação

O mecanismo de ação básico da levodopa está centrado na capacidade de ser convertida em dopamina dentro do cérebro e corrigir o estado de deficiência DA característico do parkinsonismo. Apesar disso, mesmo após mais de 25 anos de uso bem-sucedido da levodopa na doença de Parkinson, não sabemos exatamente como ocorre essa conversão no estriado. A hipótese clássica do mecanismo de ação central supõe que os terminais sinápticos nigroestriatais sobreviventes dos parkinsonianos (sabe-se que na época do início dos sintomas da DP cerca de 50-60% dos neurônios DA já foram degenerados) captam a levodopa, e a bateria enzimática do neurônio encarrega-se de converter a DA, estocá-la em vesículas e liberá-la para a fenda sináptica. Existem hipóteses alternativas, todas elas com embasamento científico. Uma delas advoga que a DA convertida a partir da levodopa exógena não fica estocada em vesículas, mas livre no citoplasma neuronal. Outras evidências apontam para o fato de que a maior parte da levodopa administrada oralmente é convertida em dopamina, em outros neurônios não dopaminérgicos do cérebro, ou que essa conversão ocorra nas células da glia adjacentes aos receptores DA estriatais.

## Aspectos clínicos

Seus efeitos sobre a bradicinesia e a rigidez são mais rápidos e completos do que os efeitos observados sobre o tremor. Verifica-se também melhora do bem-estar psicológico do paciente.

Apesar de a terapia com levodopa não interromper a progressão do parkinsonismo, a sua instituição precoce reduz a taxa de mortalidade. Porém, pode ocorrer tolerância aos efeitos benéficos e adversos com o decorrer do tempo. A levodopa é mais eficaz nos primeiros 2-5 anos de tratamento. Após 5 anos de terapia, os pacientes apresentam discinesias relacionadas com a dose, resposta inadequada ou toxicidade.

Sinemet® é o nome comercial da preparação que combina carbidopa e levodopa em proporções fixas (1:10 e 1:4); é considerado o tratamento mais eficaz para a doença de Parkinson. Só se conclui a ineficácia da levodopa depois de atingida a dose de 1.500 mg ao dia (cerca de 6 a 7 comprimidos de Sinemet®). Sempre que possível deve-se adicionar agonista dopaminérgico (bromocriptina, pergolida, pramipexol) aos pacientes que necessitarem de doses elevadas de levodopa, para permitir uma posterior redução dessas doses.

## Farmacocinética

A levodopa é rapidamente absorvida no duodeno e jejuno proximal, porém, sua absorção depende da velocidade do esvaziamento gástrico e do pH do conteúdo gástrico. A levodopa é transportada para dentro do cérebro pelos mesmos sistemas de transporte ativo utilizados por outros aminoácidos de cadeia neutros da dieta. Isso explica parte dos efeitos clínicos negativos do consumo de proteínas juntamente com a levodopa, uma vez que aminoácidos e a droga competem por sítios de ligação no transportador, diminuindo a absorção dessa. Em geral, as concentrações plasmáticas máximas são encontradas após 1 a 2 horas da administração oral; a meia-vida plasmática varia de 1 a 3 horas. Perifericamente, a dopamina é descarboxilada pela dopa descarboxilase, sendo convertida em dopamina, e pela catecol-O-metil-transferase (COMT), sendo convertida em 3-O-metil-dopa, que não atravessam a barreira hematoencefálica. A dopamina é então metabolizada no fígado em ácido diidroxifenilacético (DOPAC) e ácido homovanílico (HVA), que são excretados na urina dentro de oito horas após a administração da dose oral.

A administração conjunta de um inibidor da dopa descarboxilase, carbidopa ou benserazida, com a levodopa previne sua transformação periférica em dopamina, atenuando efeitos colaterais e aumentando a disponibilidade da droga para ação central. Somente 1-3% da levodopa administrada isoladamente atravessa a barreira hematoencefálica chegando ao cérebro, contra 10% da levodopa administrada juntamente com carbidopa, o que permite que o paciente possa ingerir doses menores, em cerca de 75%, quando comparadas àquelas administradas com a levodopa isolada. No sistema nervoso central, a levodopa seria captada pelos neurônios dopaminérgicos remanescentes e convertida em dopamina.

## Efeitos adversos

Apesar das vantagens apresentadas, os pacientes com Parkinson e em uso de levodopa tendem a desenvolver com o tempo uma série de complicações motoras, como as flutuações e as discinesias, e complicações não motoras, como distúrbios gastrintestinais e do sono. Cerca de 20 a 50% dos pacientes em uso de levodopa apresentarão essas complicações motoras ao final de cinco anos. As flutuações consistem no fato de que, ao longo do dia, há momentos em que a levodopa funciona (período *on*) e outros em que seu efeito desaparece (período *off*), determinando oscilações na capacidade funcional do paciente. Já as discinesias induzidas por levodopa são movimentos anormais involuntários, muitas vezes incapacitantes, geralmente observáveis durante o período *on*.

Deve-se iniciar a levodopa gradualmente e administrá-la longe das refeições, para otimizar a absorção. Alguns pacientes desenvolvem uma extrema intolerância à droga, mesmo em doses mínimas, com náuseas, vômitos, anorexia e sudorese. Às vezes, as náuseas e vômitos são incontroláveis mesmo administrando a levodopa com a alimentação e associando-se antieméticos, como o domperidona e a cisaprida, o que acaba por impedir sua utilização. A levodopa pode provocar alguns distúrbios mentais, como sonhos vívidos, delírios e até alucinações. Também são comuns efeitos cardiovasculares, como taquicardia, arritmia e hipotensão ortostática. A suspensão súbita da levodopa pode resultar em febre, rigidez e confusão. Para evitar esses sintomas, essa droga deve ser suspensa no decorrer de quatro dias.

## *Interações medicamentosas*

A metoclopramida, como antiemético, deve ser evitada nos pacientes com DP, uma vez que ela penetra no cérebro, e aí exerce uma ação antidopaminérgica. A piridoxina (vitamina $B_6$) reduz os efeitos benéficos da levodopa ao aumentar o seu metabolismo extracerebral. A descarboxilação da levodopa em dopamina é mediada por uma enzima, dependente da piridoxina. As fenotiazidas, butirofenonas (drogas neurolépticas) e a reserpina (hipotensora e sedativa) antagonizam os efeitos da levodopa, visto que resultam em bloqueio juncional de ação da dopamina. A terapia com inibidores da monoamino-oxidase (MAO) deve ser suspensa 14 dias antes do início do tratamento com levodopa. Essa associação pode resultar em crise hipertensiva.

Os aminoácidos da dieta podem diminuir a eficácia da levodopa ao competir pela absorção intestinal.

## OUTRAS DROGAS UTILIZADAS NO TRATAMENTO DA DOENÇA DE PARKINSON

Se a opção é pela não utilização da levodopa, temos disponível para uso inicial uma das seguintes drogas, isoladamente ou em combinação: selegilina, anticolinérgicos (biperideno ou triexifenidila), amantadina e agonistas dopaminérgicos (bromocriptina, pergolida, pramipexol). Aqui discutiremos com mais detalhes o biperideno, por ser o fármaco que, juntamente com a levodopa, consta na RENAME para o tratamento da doença de Parkinson.

## Biperideno (Akineton®)

Há muito tempo, os anticolinérgicos vêm sendo utilizados empiricamente na DP e sua atuação, hoje, pode ser explicada pela preponderância de acetilcolina observada no estriado dos pacientes com diminuição da neurotransmissão dopaminérgica a partir da substância negra. Essas drogas são razoavelmente eficazes sobre o tremor e a rigidez muscular, mas a atuação sobre a acinesia, que é o sintoma mais debilitante da DP, é desprezível.

## Mecanismo de ação

O biperideno bloqueia principalmente a transmissão dos impulsos colinérgicos centrais pela reversão da ligação aos receptores de acetilcolina. Esse fármaco se une de maneira competitiva aos receptores muscarínicos (preferencialmente M1) periféricos e centrais. Sintomas como hipersalivação ou aumento da sudorese podem ser minimizados com biperideno. Ele também é recomendado como adjuvante na terapia com levodopa ou medicamentos similares, o qual possui um aumento no efeito sobre a acinesia dos pacientes com parkinsonismo.

## Farmacocinética

Após a administração oral, o cloridrato de biperideno é rapidamente absorvido. Seu pico de concentração plasmática máxima é atingido uma hora e meia mais tarde e sua meia-vida plasmática é de 21 horas. A meia-vida terminal de eliminação plasmática, após a administração oral, atinge valores de 11 a 21 horas em pacientes jovens saudáveis e 24 a 37 horas em pacientes idosos. O biperideno se liga largamente às proteínas plasmáticas. Albumina e a glicoproteína ácida também são ligantes em potencial. O biperideno sofre metabolização quase completa; não se detecta biperideno inalterado na urina. O metabólito principal do biperideno é originado da hidroxilação pelo anel biciclo-heptano, além disso ocorre uma hidroxilação pelo anel de piperidina (40). Os numerosos metabólitos (produtos de hidroxilação e conjugados) são excretados, em partes iguais, pela urina e pelas fezes.

## Efeitos adversos

Reservamos os anticolinérgicos para aqueles pacientes com formas unilaterais ou predominantemente assimétricas e nos quais a acinesia não é significativa. O uso é limitado pelo aparecimento de efeitos colaterais periféricos (boca seca, obstipação, retenção urinária, turvação visual) e centrais (sonolência, confusão mental, delírios e alucinações) que são muito mais frequentes a partir dos 65 anos e nos pacientes com algum grau de declínio cognitivo. É importante salientar que os anticolinérgicos são contraindicados nos pacientes com glaucoma ou com prostatismo.

## Interações medicamentosas

O biperideno pode aumentar os efeitos sedativos com álcool e outros medicamentos que produzem depressão do SNC. Pode ter seus efeitos anticolinérgicos aumentados por amantadina e outros medicamentos com ação anticolinérgica. Pode ter sua ação diminuída por antidiarreicos. Pode diminuir a ação da clorpromazina.

# FÁRMACOS UTILIZADOS NO TRATAMENTO DA DOENÇA DE ALZHEIMER

A doença de Alzheimer (DA) é a doença neurodegenerativa mais frequente associada à idade, cujas manifestações cognitivas e neuropsiquiátricas resultam, gradualmente, em perda de memória, alterações de comportamento e personalidade, juntamente com declínio cognitivo. Essa doença de Alzheimer acomete de 8 a 15% das pessoas com mais de 65 anos. Existem, atualmente, em todo o mundo entre 17 a 25 milhões de pessoas com a doença, o que representa 70% do conjunto das doenças que afetam as pessoas idosas.

Geralmente, o primeiro sintoma clínico da doença de Alzheimer é a perda de memória recente, enquanto a memória distante permanece preservada. À medida que a doença progride, outras capacidades cognitivas são afetadas; por esse motivo a doença de Alzheimer afeta o desempenho funcional e social do indivíduo. Esses sintomas são frequentemente acompanhados por distúrbios comportamentais, como agressividade, alucinações, hiperatividade, irritabilidade e depressão. Outros sintomas, como apatia, lentificação (da marcha ou do discurso), dificuldade de concentração, perda de peso, a insônia e a agitação podem ocorrer como parte da síndrome demencial. O distúrbio neurológico está relacionado com o acúmulo de uma proteína chamada beta-amiloide (intracelular e de emaranhados neurofibrilares) e pelo envolvimento do sistema colinérgico cerebral.

A causa da DA ainda permanece obscura e muito controversa. Hoje, porém, três hipóteses têm sido traçadas quanto à patogenia da doença de Alzheimer: perda da homeostase do cálcio, alterações do metabolismo oxidativo, e componente genético envolvido na patologia.

A manutenção da capacidade funcional é de extrema importância, pois as alterações no desempenho motor terão implicação direta na qualidade de vida do indivíduo portador dessa desordem. A sobrevida média após o diagnóstico da demência é de 3,3 anos.

## FISIOPATOLOGIA DA DOENÇA DE ALZHEIMER

A doença de Alzheimer é caracterizada por placas (placas senis), que são o acúmulo de uma proteína chamada β-amiloide, acompanhada pela presença de emaranhados neurofibriares compostos de pares de filamentos helicoidais e outras proteínas. Os emaranhados neurofibrilares são bandas fibrosas de inclusões intracitoplasmáticas de microtúbulos. Na DA, esses emaranhados tornam-se retorcidos, dificultando o funcionamento das células nervosas, sugerindo perda neuronal em estruturas específicas do encéfalo. As alterações ocorrem principalmente no córtex cerebral e no sistema límbico, especificamente no hipocampo e na amígdala, responsáveis pelo aprendizado e memória. O fator genético é considerado como preponderante na etiopatogenia da doença de Alzheimer. Além do componente genético, foram apontados como agentes etiológicos a toxicidade a agentes infecciosos, ao alumínio, a substâncias reativas de oxigênio (ROS) e a aminoácidos neurotóxicos, e a ocorrência de danos em microtúbulos e proteínas associadas. O comportamento de uma pessoa com DA reflete diretamente as alterações cognitivas que ocorrem em razão da lesão desses centros cerebrais.

A doença é caracterizada também pelo envolvimento do sistema colinérgico cerebral. Ocorre diminuição da acetilcolinesterase e da colinoacetiltransferase em hipocampo, amígdala e neocórtex, juntamente com a morte de neurônios que utilizam acetilcolina no cérebro.

*18. Fármacos usados nos distúrbios degenerativos do snc*

# FARMACOLOGIA BÁSICA DAS DROGAS UTILIZADAS NO TRATAMENTO DA DOENÇA DE ALZHEIMER

A demência do tipo Alzheimer (DA) é uma doença degenerativa que há até pouco tempo não tinha nenhum tratamento eficaz. Pesquisas realizadas a partir da década de 1970 revelaram que os sistemas cerebrais que utilizam acetilcolina estavam gravemente comprometidos nesses pacientes, o que serviu de base para a introdução da terapêutica de base colinérgica da doença. Os inibidores da acetilcolinesterase foram os primeiros medicamentos que demonstraram ser úteis para o tratamento da DA em ensaios clínicos controlados contra placebo.

Os fármacos inibidores da acetilcolinesterase, usualmente disponíveis no mercado são Cognex® (tacrina) e Exelon® (rivastigmina) e apresentam, que nos dias atuais, preços bastante onerosos. Esses fármacos alteram a função colinérgica central ao inibir as enzimas que degradam a acetilcolina (enzimas acetilcolinesterase e butirilcolinesterase), aumentando assim a capacidade da acetilcolina de estimular os receptores nicotínicos e muscarínicos cerebrais. Apesar da RENAME não incluir nenhum desses medicamentos, citaremos o mais utilizado inibidor da colinesterase, a tacrina.

## Tacrina (Cognex®)

O potencial da tacrina para tratamento da DA foi inicialmente descrito em 1986. Após esse primeiro relato, vários estudos controlados foram realizados com a finalidade de verificar a real eficácia e segurança da tacrina no tratamento de pacientes com DA.

## Mecanismo de ação

A tacrina, um derivado da acridinamina, é um inibidor da colinesterase reversível, não competitivo, de ação central, que atua como agonista parcial nos receptores muscarínicos. É bloqueador da recaptação de dopamina, serotonina e noradrenalina e inibidor da MAO, além de bloqueador dos canais de sódio e potássio.

## Farmacocinética

A tacrina é administrada por via oral e apresenta biodisponibilidade variável. Por possuir alta lipossolubilidade, ela atravessa facilmente a barreira hematoencefálica e acumula-se no cérebro.

## Efeitos adversos

Os efeitos colaterais mais frequentemente observados com o uso de ta-crina são náusea/vômito e diarreia, embora a complicação mais temida seja a elevação das transaminases hepáticas (hepatite medicamentosa). Essa elevação se dá normalmente dentro de 4-12 semanas após a administração da primeira dose, com normalização dos níveis dentro de seis semanas após a suspensão do fármaco. A tacrina inibe o metabolismo da teofilina e de ou-tros fármacos através da via do citocromo P-450.

# REFERÊNCIAS BIBLIOGRÁFICAS

ALMEIDA, OSVALDO P. Tratamento da doença de Alzheimer: avaliação crítica sobre o uso de anticolinesterásicos. *Arq. NeuroPsiquiatr.*, v. 56, n. 3B, São Paulo, sept. 1998.

COTMAN, C. W; SU, J. H. Mechanisms of neuronal death in Alzheimer's disease. *Brain Pathol.*, v. 6, 1996. p. 493-506.

ELIASZ ENGELHARDT. et al. Tratamento da doença de Alzheimer. *Arq. Neuropsiquiatr.*, v. 63, n.4, 2005. p.1104-1112.

FERRAZ, H. B. Tratamento da doença de Parkinson. *Revista Neurociências*, v.7, n. 1, São Paulo, 1999. p. 06-12

FORLENZA, Orestes V. Transtornos depressivos na doença de Alzheimer: diagnóstico e tratamento. *Rev. Bras. Psiquiatr. [on-line],* vol.22, n.2, 2000 [cited 2009-06-17]. p. 87-95 .

GUYTON, C. Arthur. *Fisiologia humana.* Rio de Janeiro: Guanabara Koogan, 1988.

JACOB, Leonard S. *Farmacologia: national medical series para estudo independente.* Rio de Janeiro: Guanabara Koogan, 1998.

KATZUNG, Bertram G. *Farmacologia básica e clínica.* Rio de Janeiro: Guanabara Koogan, 2005.

MORRIS, J. C. Alzheimer's disease: a review of clinical assessment and management issues. *Geriatrics*, v. 52, Suppl 2, 1997. p. S22-25.

NEWHOUSE, P. A. Alzheimer's disease and the cholinergic system: an introduction to clinical pharmacological research. In HESTON, L. L (Ed.). *Progress in Alzheimer's disease and similar conditions.* Washington, DC: American Psychiatric Press, 1997. p. 213-231.

PORTH, C. M. *Fisiopatologia.* Rio de Janeiro: Guanabara Koogan, 2002. p. 1162-1163.

RANG, H. P.; DALE, M. M.; RITTER, J. M. *Farmacologia.* Rio de Janeiro: Guanabara Koogan, 2001.

ROZENTHAL, M.; ENGELHARDT, E.; LAKS, J. Memória: aspectos funcionais. *Rev. Brasil Neurol.*, v. 1, n. 3, 1995. p. 157-160.

TAMAI, Sérgio. Tratamento dos transtornos do comportamento de pacientes com demência. *Rev. Bras. Psiquiatr. [on-line].*, vol.24, suppl.1, 2002 [cited 2009-06-17]. p. 15-21 .

TEIXEIRAS Jr., A. L.; CARDOSO, F. Tratamento inicial da doença de Parkinson. *Revista Neurociências,* v.12, n.3, São Paulo, 2004. p. 141-147.

TRUZZI, A.; LAKS, J. Doença de Alzheimer esporádica de início precoce. *Rev. psiquiatr. Clín.*, v. 32, n. 1, São Paulo, 2005.

WATKINS, P.B.; ZIMMERMAN, H. J., KNAPP, M. J.; GRACON, S. I.; LEWIS, K. W. Hepatotoxic effects of tacrine administration in patients with Alzheimer's disease. *J. Am. Med. Assoc.*, v. 271, 1994. p.992-998.

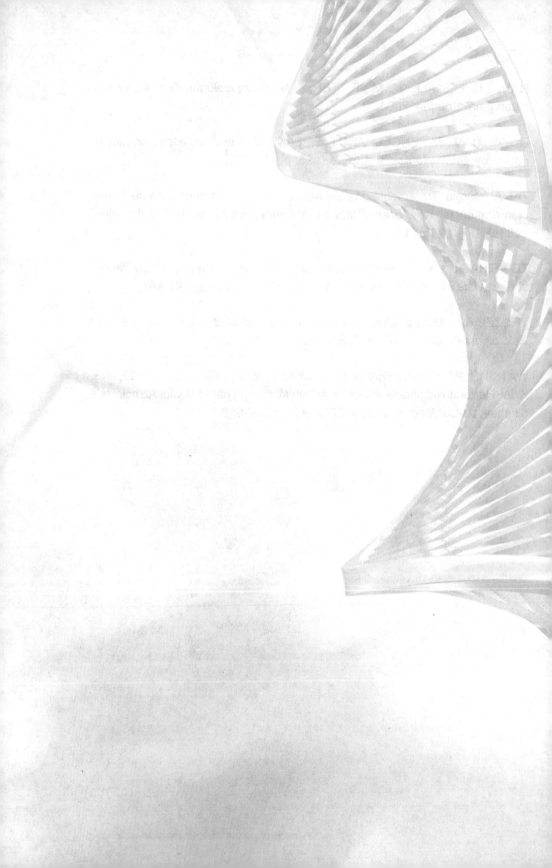

# 19. ANTICONVULSIVANTES

A epilepsia é um distúrbio relativamente comum com prevalência em torno de 1% na população em geral. É o segundo distúrbio neurológico mais comum depois do acidente vascular cerebral. "Epilepsia" é um termo usado para designar um grupo de condições crônicas cuja principal manifestação clínica é a ocorrência de convulsões.

Uma crise epiléptica é um fenômeno rápido, em geral breve e transitório. É uma crise cerebral que resulta numa descarga excessiva e anormal (como uma descarga elétrica) de um grupo mais ou menos vasto de neurônios. Essa atividade anormal pode se manifestar como um fenômeno positivo (abalos motores, posturas anormais, sensações anormais), negativo (perda da consciência, hipotonia muscular, afasia) ou uma combinação de ambos.

A história da medicação anticonvulsivante data do século XIX. Em 1857, reconheceu-se a ação anticonvulsiva do bromo e, em 1912, a do fenobarbital. Posteriormente chegou-se à conclusão de que, por múltiplas razões biológicas de caráter teórico ou prático, não é possível desenvolver um antiepiléptico que controle todas as formas de crise e que seja útil para todos os epilépticos. A concepção de que a politerapia farmacológica não confere benefícios superiores aos da monoterapia em aproximadamente 90% dos pacientes epilépticos deve ser considerada como uma conquista conceitual.

Todas as drogas anticonvulsivantes podem afetar de forma adversa a função psicomotora e cognitiva, e há evidências crescentes de que a redução da politerapia pode, com frequência, melhorar o bem-estar e a qualidade de vida sem causar deterioração no controle das crises.

As drogas anticonvulsivantes disponíveis proporcionam um controle adequado das crises convulsivas em cerca de dois terços dos pacientes. Sabe-se que a eficácia terapêutica depende também da utilização da droga adequada ao tipo de crise, da prescrição da dose para manter um nível adequado no seu sítio de ação no SNC, e da ingestão e retenção da droga pelo paciente.

No que diz respeito à medicação anticonvulsivante, o fenobarbital é ainda hoje um dos medicamentos mais consumidos no controle das convulsões epilépticas, pelo baixo custo, pela alta disponibilidade e facilidade de uso. O principal obstáculo ao uso do fenobarbital são seus efeitos adversos sobre as funções cognitivas e o comportamento, como fadiga e desatenção, percebidas mais frequentemente em crianças com comportamento hipercinético e agressivo. E, ainda, alterações do humor, memória e aprendizado, extensivos também a pacientes idosos.

Novas drogas anticonvulsivantes têm sido pesquisadas. São investigados compostos que atuam através de um desses três mecanismos: aumento da transmissão GABAérgica (inibitória), diminuição da transmissão excitatória (geralmente glutamatérgica), modificação das condutâncias iônicas.

Para compreender a farmacoterapia utilizada, precisamos conhecer a fisiopatologia dos processos epiléticos; para isso, abordaremos brevemente as suas possíveis causas e os tipos de crise, para então estudarmos com mais detalhes os fármacos utilizados para cada tipo de crise.

## *FISIOPATOLOGIA DA EPILEPSIA*

As crises convulsivas ocorrem em decorrência de uma descarga excessiva sobre os neurônios cerebrais. As crises podem ser focais ou generalizadas. As crises focais envolvem um aglomerado de neurônios e apresentam-se com sintomas unilaterais. Costumam ser provocadas por cicatrizes, tumores ou inflamações. Já as crises generalizadas envolvem ambos os hemisférios e ocorrem devido à hiperexcitabilidade em todo o cérebro ou porque um foco epilético se propaga para ambos os lados do cérebro. Pelo segundo mecanismo, as crises focais podem generalizar-se originando os tipos citados a seguir:

1. Crises parciais – consistem na disfunção motora, sensitiva ou psicológica única detectável que não muda durante um episódio. Não há perda de consciência. Os sinais seguintes costumam ser movimentos automáticos, como estalar os lábios ou sudorese excessiva.
2. Crises de ausência – também conhecidas como pequeno mal. Em crianças ou adolescentes, são crises generalizadas que se apresentam como breves momentos em que os indivíduos apresentam olhar fixo. Sem convulsões.
3. Crises tônico-clônicas generalizadas – também conhecidas como "grande mal". Começam com contrações prolongadas dos músculos em extensão, seguidas por cianose por parada respiratória. Os pacientes então sofrem abalos clônicos por todo o corpo.
4. Estado de mal epilético – série contínua de crises, sem reaquisição da consciência. Pode causar dano cerebral permanente.

As causas da epilepsia são extremamente diversas, incluindo problemas genéticos e de desenvolvimento, processos infecciosos, traumáticos, neoplásicos e degenerativos. A crise epiléptica pode ocorrer basicamente nas seguintes situações:

1. Como repercussão de doenças sistêmicas: febre, distúrbios metabólicos ou intoxicação exógena.
2. Associada a um distúrbio neurológico agudo, como infecção do sistema nervoso central, traumatismo craniano ou acidente vasculare cerebral.
3. Espontaneamente, podendo ser sempre única, quando ocorre isolada ou recorrente, epilepsia idiopática sintomática.

Nos grupos 1 e 2, as crises costumam ser predominantemente do tipo convulsivo, enquanto no grupo 3 podem ocorrer crises de qualquer tipo. Vale lembrar que nem toda convulsão é sinônimo de epilepsia.

## FARMACOLOGIA BÁSICA DAS DROGAS ANTICONVULSIVANTES

A maior parte das drogas anticonvulsivantes pode ser classificada em cinco grupos químicos bem parecidos: barbitúricos, hidantoínas, oxazolidinodionas, succinimidas e acetilureias. Esses grupos têm em comum um anel heterocíclico no qual a alteração dos grupos substituintes determina a classe farmacológica do composto. Pequenas alterações dos grupos substituintes podem levar a relevantes mudanças do mecanismo de ação e propriedades clínicas das drogas. Os fármacos que ficaram fora dessa classificação, como a carbamazepina (Tegretol®) possuem estruturas diferentes.

As propriedades farmacocinéticas dos anticonvulsivantes são bem parecidas. Apesar de levemente solúveis no plasma, eles possuem uma boa absorção: geralmente 80-100% da dose chegam à circulação. Na maioria dos casos, sua ligação às proteínas plasmáticas não traz alterações clínicas importantes. Os anticonvulsivantes são depurados por mecanismos hepáticos e na maioria deles há conversão em metabólitos ativos. A depuração é lenta, o que explica a ação de intermediária a longa dos anticonvulsivantes. A meia-vida desses fármacos é geralmente superior a 12 horas.

Apesar das características gerais aqui relacionadas, os anticonvulsivantes têm certas particularidades importantes que será apresentadas nas classificações clínicas abaixo.

*19. Anticonvulsivantes*

## DROGAS USADAS NAS CRISES PARCIAIS E TÔNICO-CRÔNICAS GENERALIZADAS

### Fenitoína (Hidantal®)

**Figura 19.1**

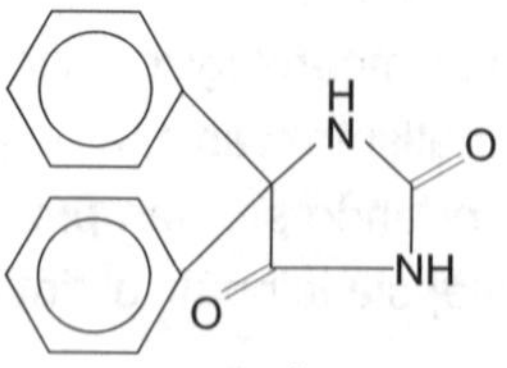

FENITOÍNA

Fonte: Proposta do autor

## Mecanismo de ação

A fenitoína tem diversos efeitos importantes, como inibir os canais de sódio, potássio e cálcio existentes na membrana dos neurônios, o que altera as concentrações locais de neurotransmissores, como GABA, noradrenalina e acetilcolina. Em concentrações elevadas, a fenitoína inibe a liberação de serotonina e noradrenalina, promove a captação de dopamina e inibe a atividade da monoamina-oxidase.

O mecanismo de ação da fenitoína provavelmente envolve uma combinação de ações em diversos níveis. A principal ação do fármaco é bloquear os canais de sódio e inibir a geração de potenciais de ação repetidos. A fenitoína reduz a atividade máxima dos núcleos do tronco cerebral responsáveis pelo componente tônico das convulsões tônico-clônicas (grande mal).

## Farmacocinética

A absorção da fenitoína pelo trato gastrintestinal é quase completa na maioria dos casos, e o tempo para essa droga atingir seu valor máximo pode variar de 3 a 12 horas. A administração intramuscular não é indicada, pois essa droga tende a precipitar-se e acumular-se no músculo. A fenitoína se liga extensamente às proteínas plasmáticas, podendo haver queda do nível plasmático total em casos de uremia ou hipoalbuminemia. Essa droga tende a se acumular no cérebro, no fígado, no músculo e no tecido adiposo.

A fenitoína é metabolizada a metabólitos inativos, que são excretados na urina. A alcalinização da urina potencializa a excreção da fenitoína. Sua meia-vida varia de 12 a 36 horas, com média de 24 horas; em concentrações elevadas se observa meias-vidas bem mais longas.

## Interações farmacológicas

Como 90% da fenitoína se liga às proteínas plasmáticas, outras drogas que também se liguem dessa maneira, como a fenilbutazona (anti-inflamatório não esteroide) e as sulfonamidas (antibióticos de ação bacteriostática), podem deslocar a fenitoína de seu sítio de ação.

A fenitoína induz a produção de enzimas microssomais hepáticas, acelerando assim o metabolismo dos fármacos administrados simultaneamente. Devido a isso, o efeito terapêutico desses medicamentos diminui, sendo necessário o ajuste de sua dose. A carbamazepina também pode induzir ao metabolismo da fenitoína; recomenda-se o controle da concentração sanguínea para avaliação da dose. O uso simultâneo de amiodarona (antiarrítmico de classe III) com fenitoína pode aumentar as concentrações plasmáticas da amiodarona, dando lugar a uma elevação dos efeitos e/ou toxicidade. Antiácidos que contenham alumínio e magnésio ou carbonato de cálcio podem diminuir a biodisponibilidade da fenitoína, além de haver interação com alimentos por boca ou sonda enteral; por isso, as doses de antiácidos e as de fenitoína devem ser administradas com um intervalo de 2 a 3 horas aproximadamente.

A fenitoína pode aumentar as concentrações séricas de glicose e há possibilidade de hiperglicemia; podem ser necessários ajustes de doses dos hipoglicemiantes orais ou da insulina.

O uso simultâneo de fenitoína com anticoncepcionais orais que contenham estrógenos pode dar lugar a hemorragias e falhas no método anticonceptivo. Aconselha-se o uso de outro método contraceptivo adicional ou alternativo para mulheres em tratamento com fenitoína.

O efeito anticoagulante dos anticoagulantes derivados da cumarina ou da indandiona pode aumentar inicialmente quando usados concomitantemente com fenitoína; porém, decresce com o uso simultâneo prolongado.

Antidepressivos tricíclicos e possivelmente compostos relacionados estruturalmente, tais como a ciclobenzaprina ou o haloperidol e inibidores da monoamino-oxidase (MAO), podem diminuir o limiar da crise convulsiva e o efeito anticonvulsivo da fenitoína; pode-se potencializar a depressão do SNC e ser necessário um ajuste da dose da fenitoína.

O uso simultâneo com as fenotiazinas pode inibir o metabolismo da fenitoína, dando lugar a intoxicação por fenitoína.

## Efeitos adversos

Os efeitos adversos se assemelham aos de outros fármacos anticonvulsivantes. Podemos perceber em maior frequência: alterações comportamentais e confusão mental, lentidão ou instabilidade ao andar, movimentos oculares contínuos e incontrolados, debilidade muscular, aumento da frequência das crises convulsivas, fala balbuciante, tremor das mãos, excitação, nervosismo ou irritabilidade não habitual, hiperplasia gengival, gânglios aumentados, febre, dor muscular e dor de garganta (intolerância ou síndrome de hipersensibilidade à fenitoína).

Mais raramente, foram observados casos que evoluíram para hepatite ou nefrite que, se não cuidadas, podem pôr a vida do paciente em risco, além de problemas ósseos relacionados ao crescimento (malformações) ou a fraturas (a terapia com hidantoínas induz alterações no metabolismo do ergocalciferol e de cálcio), dores estomacais e consequente perda de apetite, hepatite ou icterícia colestática (manifestando-se por mãos e olhos amarelados), incidência menos frequente de crescimento não habitual e excessivo dos pelos no corpo e na face, acentuação das linhas faciais, incluindo engrossamento dos lábios, alargamento do nariz e protusão da mandíbula e ginecomastia (inchaço das mamas masculinas).

## Carbamazepina (Tegretol®)

Figura 19.2

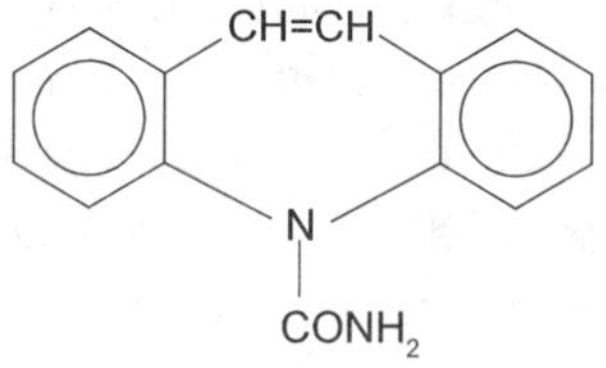

CARBAMAZEPINA

Fonte: Proposta do autor.

## Mecanismo de ação

O mecanismo de ação da carbamazepina é semelhante ao da fenitoína: bloqueia os canais de sódio e inibe a descarga repetida de alta frequência nos neurônios em estudos experimentais. Ela atua também em nível pré--sináptico, diminuindo a transmissão sináptica.

## Farmacocinética

A taxa de absorção da carbamazepina varia bastante de paciente para paciente. Em geral, os níveis máximos são alcançados dentro de 6-8 horas após a administração do fármaco. A sua distribuição é lenta e apenas 70% dos fármacos se ligam às proteínas plasmáticas; contudo, não foi observado nenhum deslocamento de outras drogas dos sítios de ligação às proteínas. A depuração da carbamazepina é muito baixa, cerca de 1 l/kg/dia. Sua meia-vida chega a 36 horas quando administrada em dose única, e de 20 horas em terapia contínua. A carbamazepina é totalmente metabolizada a vários derivados, porém não se conhece a importância para a atividade anticonvulsivante desses metabólitos.

## Interações farmacológicas

O paracetamol pode aumentar o risco de hepatoxicidade e diminuir o efeito terapêutico da carbamazepina. Essa droga pode diminuir o efeito dos corticosteroides devido ao aumento do metabolismo deles. Se estimulado, o metabolismo hepático das xantinas (teofilina, aminofilina) pode diminuir os efeitos dos anticoagulantes derivados da cumarina por indução da atividade enzimática microssômica hepática.

Pode haver diminuição das concentrações séricas e redução da vida média de eliminação de primidona, ácido valproico, barbitúricos, benzodiazepinas ou anticonvulsivos do grupo succinimida ou hidantoína. Os efeitos depressores sobre o SNC são potencializados com o uso simultâneo de antidepressivos tricíclicos, haloperidol, loxapina, fenotiazinas ou tioxantenos.

Os inibidores da anidrase carbônica podem produzir um aumento do risco de osteopenia. A cimetidina pode aumentar a concentração plasmática de carbamazepina, aumentando o metabolismo e, portanto, diminuindo os efeitos terapêuticos da ciclosporina, de anticoncepcionais orais que contenham estrogênios, da dacarbazina, de glicosídeos digitálicos, de estrogênios, da levotiroxina, do mexiletina e da quinidina.

Danazol, diltiazem, eritromicina, dextropropoxifeno ou verapamil podem inibir o metabolismo da carbamazepina. Em pacientes tratados com doses elevadas de mebendazol, foi demonstrado que as concentrações plasmáticas da carbamazepina são diminuídas. O uso de IMAO pode originar crises hiperpiréticas, crises hipertensivas e convulsões graves.

## Efeitos adversos

Em pacientes que apresentam letargia, debilidade, náuseas, vômitos, confusão ou hostilidade, anomalias neurológicas ou estupor, deve-se suspeitar de hiponatremia. São de incidência mais frequentes: visão turva, cefaleia contínua, aumento da frequência de crises convulsivas, sonolência e debilidade. Raramente: bradicardia, dificuldade de respiração, disartria, rigidez, tremor, alucinações visuais, fezes pálidas, hemorragias ou hematomas, febre, adenopatias, linfadenopatias e parestesias. Sinais de superdosagem: enjoos agudos, sonolência grave, taquicardia, depressão respiratória, crises convulsivas, tremores ou contrações. Erupção cutânea ou prurido.

## Fenobarbital (Gardenal®)

**Figura 19.3**

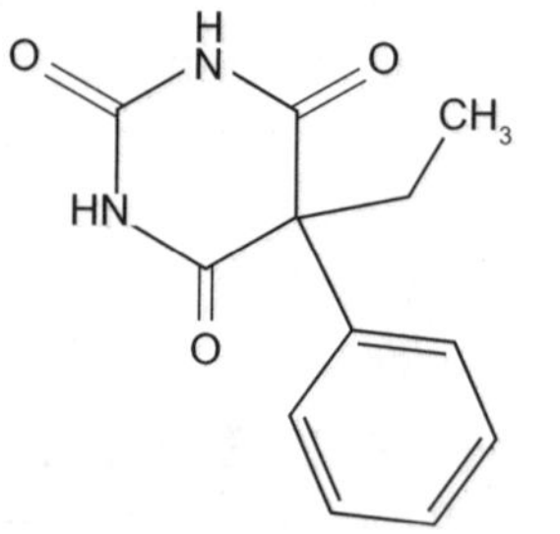

FENOBARBITAL

Fonte: Proposta do autor.

## Mecanismo de ação

O mecanismo de ação exato do fenobarbital é ainda desconhecido, porém, a intensificação dos processos inibitórios e a diminuição da transmissão excitatória provavelmente contribuem para a sua ação anticonvulsivante.

A exemplo da fenitoína, experimentalmente, o fenobarbital suprime as descargas repetitivas de alta frequência em neurônios através da ação sobre a condutância dos íons sódio, porém apenas em altas concentrações. Tem a capacidade de atuar nos receptores GABA, imitando-o ou potencializando-o. Sabe-se que tanto o aumento da inibição mediada pelo GABA quanto a redução da excitação mediada pelo glutamato são observados com concentrações terapêuticas de fenobarbital.

## Farmacocinética

Após administração oral, cerca de 80% da dose é rapidamente absorvida pelo trato gastrintestinal e tem seu início de ação entre 30-60 minutos. Sua concentração plasmática máxima é obtida após 8 horas. É importante salientar que o fenobarbital se difunde através da placenta e é excretado no leite materno. Liga-se às proteínas plasmáticas de 50-60%. Por possuir alta lipossolubilidade, esse composto distribui-se por todo o organismo, principalmente no cérebro. É metabolizado no fígado, onde dá origem a um metabólito inativo que sofre conjugação para ser eliminado por excreção renal. Pode atingir meia-vida de 50-140 horas em adultos. A meia-vida da fenitoína pode prolongar-se em idosos, pacientes com insuficiência renal e hepática, ou ainda na ingestão de superdoses. A alcalinização da urina facilita a sua excreção.

## Interações farmacológicas

Os efeitos do fenobarbital são aumentados pela administração concomitante de outros depressores do SNC, incluindo álcool, benzodiazepínicos e inibidores da monoaminooxidase e ácido valproico. Anti-hipertensivos como o metoprolol e o propranolol podem reduzir o efeito do fenobarbital. O efeito antiepilético do fenobarbital pode ser antagonizado pela administração concomitante de antidepressivos (como, por exemplo, a nortriptilina e a paroxetina), fenotiazina (como a clorpromazina) e agentes antipsicóticos (como o haloperidol).

O fenobarbital interage especificamente com: antagonistas de hormônios, acelerando o seu metabolismo; anticoagulantes, reduzindo o efeito da varfarina; outros antiepiléticos (como a fenitoína), aumentando a toxicidade; antifúngicos, reduzindo a absorção da griseofulvina, por exemplo; antimicrobianos, reduzindo o efeito do cloranfenicol e da doxiciclina, e aumentando o efeito do metronidazol; antivirais, reduzindo a sua concentração plasmática; corticosteroides, reduzindo o seu efeito; contraceptivos orais, também reduzindo o efeito dos anticoncepcionais; e digoxina, acelerando o seu metabolismo.

# FÁRMACOS USADOS NAS CRISES GENERALIZADAS

## Ácido Valproico e Valproato de sódio (Depakene®)

### Mecanismo de ação

Diferentemente dos compostos anteriores, o ácido valproico faz parte de uma série de ácidos graxos carboxílicos que apresentam atividade anticonvulsivante.

A ação psicofarmacológica do valproato de sódio é atribuída à sua capacidade de potencializar a função do ácido gama-aminobutírico ou GABA. Uma das hipóteses para explicar sua eficácia seria a possível relação entre alterações centrais ou periféricas do ácido gama-aminobutírico (GABA) e a fisiopatologia dos transtornos do humor. Outra hipótese seria a ação dos anticonvulsivantes de aumentar os níveis de dopamina na região pré-frontal através de estimulação de receptores $5\text{-HT}_{1A}$, ação também observada com a clozapina, que parece exercer atividade de estabilização do humor.

### Farmacocinética

A absorção por via oral é rápida, total e ocorre primariamente no estômago, com biodisponibilidade superior a 80%.

O valproato de sódio pode ser administrado de forma intravenosa (I.V.), sendo indicado em pacientes com mania aguda que apresentam recusa de medicação oral. O valproato tem meia-vida de 9 a 16 horas, com biodisponibilidade de 100% quando administrado I.V., e 92,8% quando administrado por via oral. A ligação às proteínas plasmáticas é máxima (entre 90 e 95%) quando os níveis séricos atingem 50 mcg/ml. Entre 50 e 100 mcg/ml, a ligação plasmática diminui para 80 a 85%, e a fração livre aumenta progressivamente, proporcionando maior gradiente de concentração no cérebro. A sua metabolização é hepática, principalmente através do sistema enzimático P-450 e pelo sistema de oxidação mitocondrial, onde diversos metabólitos são formados.

### Interações farmacológicas

O valproato é um inibidor fraco de enzimas hepáticas, podendo aumentar a concentração sérica de outras substâncias por competição nos sítios de ligação das proteínas plasmáticas. O valproato pode deslocar a carbamazepina dos sítios de ligação nas proteínas plasmáticas, aumentando a fração livre da carbamazepina e sua toxicidade.

Drogas que induzem a metabolização hepática (carbamazepina, fenitoína, fenobarbital, primidona) podem diminuir a concentração plasmática de valproato, sendo necessários ajustes de dosagem do valproato no caso de introdução ou retirada dessas drogas.

Salicilatos diminuem o metabolismo e deslocam o valproato dos sítios de ligação das proteínas plasmáticas, resultando em maiores concentrações totais e da fração livre plasmática do valproato, aumentando a sua toxicidade. Como o valproato também está associado a alterações das funções de coagulação, o uso concomitante do valproato com salicilatos ou varfarina deve ser monitorado com muito cuidado. Os inibidores seletivos da recaptura de serotonina podem aumentar a concentração de valproato, sendo necessários ajustes de dosagem para evitar toxicidade.

## OUTROS FÁRMACOS USADOS NO TRATAMENTO DA EPILEPSIA

### Benzodiazepínicos

Vários benzodiazepínicos desempenham papéis importantes no tratamento da epilepsia. Embora suas estruturas sejam semelhantes, pequenas alterações produzem modificações na atividade. Esses fármacos apresentam dois mecanismos diferentes de ação anticonvulsivante, exercidos em diversos graus pelos benzodiazepínicos. Eles intensificam uma variedade de sistemas sinápticos mediados pelo GABA, envolvendo inibição tanto pré quanto pós-sináptica.

### Diazepam (Valium®)

Administrado por via intravenosa ou retal, é altamente eficaz na interrupção da atividade convulsiva contínua, principalmente no estado de mal epiléptico tônico-clonico generalizado. Sua utilidade como agente antiopilótico a longo prazo é limitada devido ao desenvolvimento de refratariedade em poucos meses.

### Clonazepam (Rivotril®)

Fármaco de ação prolongada, eficaz no tratamento das crises de ausência. O clonazepam é um dos fármacos anticonvulsivantes mais potentes que

*19. Anticonvulsivantes*

se conhece. Também é eficaz em alguns casos de crises mioclônicas. Contudo, a sedação é proeminente; particularmente no início do tratamento podem ser necessárias muitas semanas de administração diária de doses gradualmente crescentes para atingir as doses máximas toleradas.

## Sulfato de magnésio ($MgSO_4$)

O marco na prevenção e no tratamento das convulsões na eclampsia foi o uso do sulfato de magnésio ($MgSO_4$), que provou ser mais eficiente que os anticonvulsivantes clássicos, como a fenitoína e os benzodiazepínicos, tanto na interrupção da crise convulsiva como na diminuição de suas recorrências. Estudos demonstram boa tolerância tanto materna quanto fetal. Apesar da utilização correta da terapia anticonvulsivante, espera-se uma taxa de recorrência em torno de 10-20%.

Existem riscos potenciais associados ao uso de sulfato de magnésio. Os efeitos adversos podem ser raros (como a parada cardiorrespiratória) ou sutis (como um atraso no desenvolvimento na criança). Acredita-se também que o sulfato de magnésio poderia ter uma ação tocolítica e, isto sendo verdade, poderia levar a um aumento no número de cesarianas, hemorragia pós-parto ou retenção placentária. Há também efeitos colaterais, como náuseas, rubor e fraqueza muscular.

# REFERÊNCIAS BIBLIOGRÁFICAS

ARAÚJO, A. P. Q. C.; Gomes, M. M.; Souza, L.; Horovitz, D. As bases neurológicas da psicofarmacologia. *Rev. Brasil. Neurol.,* v 29, 1993. p. 113-5.

BARROS, H. M. T.; BARROS, E. J. G.; CARVALHÃES, J. T. A. Pancreatite aguda associada ao uso de divalproex de sódio. *Rev. Ass. Med. Brasil,* v. 32, 1986. p.33-34.

BENNETT, J. C.; Plum, F. *Tratado de medicina interna.* Rio de Janeiro: Guanabara Koogan, 1997. p. 2332-45.

CAVALHEIRO, Esper Abrão. A epilepsia. *Ciência Hoje,* v.8, n.45, São Paulo, 1988.

GHERPELLI, José Luiz Dias; MANREZA, Maria Luíza Giraldes. Tratamento da epilepsia. *Pediatria Moderna,* v.XXXI, n.5, 1995.

GUERREIRO, Carlos Alberto Mantovani. *Epilepsia.* São Paulo: Lemos, 1993.

GUYTON, C. Arthur. *Fisiologia humana.* Rio de Janeiro: Guanabara Koogan, 1988.

HAYES, S.G. Long-term uses of valproate in primary psychiatric disorders. *J. Clin. Psychiatry,* v. 50 (suppl.), 1989. p.35-39.

JACOB, Leonard S. *Farmacologia: national medical series para estudo independente.* Rio de Janeiro: Guanabara Koogan, 1998.

KATZUNG, Bertram G. *Farmacologia básica e clínica.* Rio de Janeiro: Guanabara Koogan, 2005.

MOREIRA, Sebastião Rogério Góis. Epilepsia: concepção histórica, aspectos conceituais, diagnóstico e tratamento. *Mental,* nov. 2004, vol.2, n.3, p.107-122.

RANG, H. P.; DALE, M. M.; RITTER, J. M. *Farmacologia.* Rio de Janeiro: Guanabara Koogan, 2001.

RUANO, Rodrigo; ALVES, Eliane A.; ZUGAIB, Marcelo. Sulfato de magnésio (MgSO4) no tratamento e prevenção da eclâmpsia: qual esquema adotar?. *Rev. Assoc. Med. Bras.,* v. 50, n. 3, São Paulo, set. 2004.

SCHMIDT, D. Adverse effects of valproate. *Epilepsia,* v. 25 (suppl.1), 1984. p. S44-S49.

TAMADA, R. S.; LAFER, B. O uso de anticonvulsivantes no transtorno afetivo bipolar. *Rev. Psiq. Clín.,* v. 26, n.6, 1999. p. 276-283.

# 20. FÁRMACOS ANTIPSICÓTICOS

Os fármacos antipsicóticos e neurolépticos fazem parte de um grupo de drogas que vêm sendo muito utilizado para o tratamento não só da esquizofrenia, mas também de algumas outras psicoses, estados de agitação, doença bipolar e até mesmo Alzheimer. Embora não curativas, essas drogas se estabeleceram como tratamento primário para todos os estágios da doença.

A esquizofrenia é uma patologia do sistema nervoso central (SNC) que incide sobre aproximadamente 1-2% da população mundial, cuja distribuição independe de sexo, idade, raça e nível socioeconômico, representando enorme desafio à neurociência. A doença psicótica caracteriza-se por delírios, alucinações e distúrbios do pensamento (sintomas positivos), juntamente com isolamento, respostas emocionais desmedidas e comprometimento cognitivo (sintomas negativos). Além de comprometer pacientes e familiares, essa doença representa um grande custo para toda a sociedade.

O surgimento da psicofarmacoterapia nos anos 1950, com a síntese da clorpromazina seguida pela síntese da imipramina em 1957, representou uma verdadeira revolução na assistência àqueles que padecem de transtornos mentais. Muitos pacientes psicóticos que antes eram submetidos a tratamentos traumáticos (como, por exemplo, eletrochoques e lobotomia) e longos períodos de internação, foram reintegrados à sociedade, e o pensamento psiquiátrico passou a ter uma base mais biológica.

Em um primeiro momento, os efeitos adversos extrapiramidais dos antipsicóticos surgiram como o principal obstáculo ao seu uso, dificultando a tolerância e a aderência ao tratamento.

Posteriormente, outras classes de antipsicóticos clássicos foram emergindo, como as butirofenonas (p. ex., haloperidol), as benzamidas (p. ex., sulpirida) e os tioxantenos (p. ex., clorprotixeno). Entretanto, essas novas classes de antipsicóticos clássicos não representaram significativa inovação em relação ao tratamento com os fenotiazínicos, por não apresentarem espectro de ação superior a eles.

Na busca de novos agentes antipsicóticos mais efetivos que aqueles classicamente empregados no tratamento da esquizofrenia, com menores efeitos colaterais e efeitos extrapiramidais, pesquisadores descobriram a clozapina em meados da década de 1960. A clozapina é um fármaco multirreceptor que apresenta vantagens em relação aos antipsicóticos disponíveis até então, sendo efetiva no tratamento dos sintomas positivos e, parcialmente, sobre os sintomas negativos e deficiência cognitiva dos esquizofrênicos.

Sabe-se que o componente hereditário para a expressão da doença é importante. Estudos de ligação genética sugerem envolvimento de vários genes associados à transmissão dopaminérgica e glutamatérgica, mas nenhum gene exclusivamente responsável pela esquizofrenia. As evidências farmacológicas são, quase sempre, compatíveis com a hipótese da dopamina, do glutamato e da 5-HT, como explicamos a seguir.

Existe atualmente um número bastante grande de medicamentos antipsicóticos com diferentes perfis de efeitos colaterais, mas com potência semelhante quando usados em doses equivalentes. Nesse capítulo, elucidamos as hipóteses para explicar a esquizofrenia e as principais classes de fármacos antipsicóticos.

## FISIOPATOLOGIA DA ESQUIZOFRENIA HIPÓTESE DA DOPAMINA E OUTRAS TEORIAS

A hipótese da dopamina para explicar a patogenia da esquizofrenia é a mais bem-aceita entre várias outras. Algumas linhas de raciocínio sugerem que a atividade dopaminérgica excessiva desempenha um papel importante no distúrbio. Assim sendo, drogas que bloqueiam fortemente os receptores D2 pós-sinápticos no SNC agem como antipsicóticos, enquanto drogas que aumentam a atividade dopaminérgica, como as anfetaminas, por exemplo (que liberam dopamina), agravam a esquizofrenia ou podem produzir crises psicóticas.

De modo geral, em um quadro esquizofrênico típico, as funções cognitivas e emocionais encontram-se alteradas em função de modificações da resposta dopaminérgica. Essas alterações, por sua vez, podem ser divididas em dois subgrupos de sintomas: os positivos e os negativos. Acredita-se que os sintomas positivos – como ilusões, alucinações, psicoses, paranoias, pensamentos desordenados e fala desorganizada – ocorram devido à hiperatividade dopaminérgica na área mesolímbica do cérebro de pacientes esquizofrênicos. Por outro lado, hipoatividade dopaminérgica na mesma região é associada à doença de Parkinson. Já os sintomas negativos, como desmotivação, comportamento emocional violento, isolamento social, deficiência cognitiva e fala lenta, seriam oriundos de uma hipoatividade dopaminérgica nas projeções do cortéx pré-frontal.

FARMACOLOGIA HUMANA BÁSICA

Entretanto, como a hipótese da dopamina é incompleta para explicar alguns casos, em que fármacos têm pouco ou nenhum efeito, outras linhas de raciocínio vêm-se associando, como é o caso da hipótese glutamatérgica. Segundo esse ponto de vista, o glutamato e a dopamina exercem efeitos excitatórios e inibitórios, respectivamente, sobre os neurônios GABAérgicos. Muito pouco glutamato ou muita dopamina desorganiza o sistema, permitindo que a resposta referente não inibida chegue ao córtex.

O sistema colinérgico é um dos mais importantes sistemas de neurotransmissão e sua relação com o sistema dopaminérgico tem sido amplamente estudada. Os efeitos dos agentes bloqueadores de dopamina ocorrem devido à sua ligação aos receptores de dopamina centrais e periféricos, mas muitos deles também podem resultar de outras ações diretas, tais como a inibição da atividade colinesterásica. A acetilcolina (Ach), o principal neurotransmissor do sistema colinérgico, desempenha um papel importante na função motora e em vários domínios da cognição, atenção e memória. Portanto, alterações nos níveis de acetilcolina podem estar relacionadas com a disfunção cognitiva da esquizofrenia, bem como com a capacidade dos antipsicóticos de melhorar alguns ou todos os aspectos desse déficit cognitivo.

Outros neurotransmissores podem ser importantes, como é o caso da 5-HT e da noradrenalina. A hipótese do glutamato, contudo, está se firmando e há esperanças de que levará à próxima geração de antipsicóticos.

# FARMACOLOGIA BÁSICA DOS FÁRMACOS ANTIPSICÓTICOS

## Classificação dos fármacos antipsicóticos

Existem mais de vinte fármacos antipsicóticos diferentes para uso clinico, mas, com certas exceções, as diferenças entre eles são pequenas. Esses fármacos podem ser classificados de acordo com a geração a que pertencem. Os fármacos originalmente desenvolvidos – clorpromazina, haloperidol, flufenazina, flupentixol e clopentixol – muitas vezes são denominados antipsicóticos de *primeira geração ou típicos*, enquanto os agentes desenvolvidos mais recentemente – como clozapina, risperidona, sertindol, quetiapina, amissulprida, aripiprazol e zotepina – são denominados antipsicóticos atípicos.

Várias estruturas químicas foram associadas a propriedades antipsicóticas, portanto, a classificação dos antipsicóticos pode ainda ser feita de acordo com a sua estrutura química, como podemos visualizar na figura 20.1.

**FIGURA 20.1: Estruturas químicas da clorpromazina e do haloperidol**

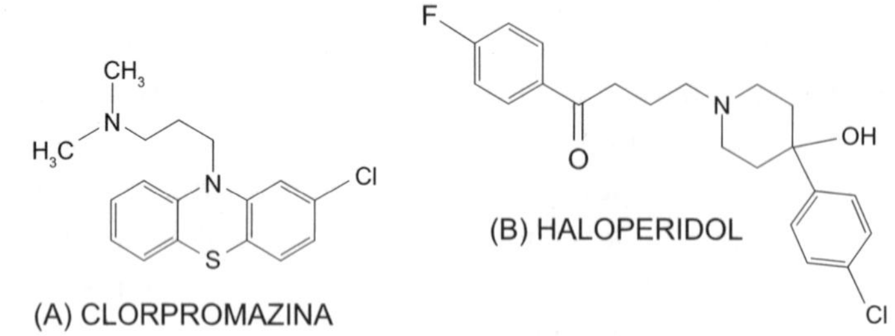

(A) CLORPROMAZINA

(B) HALOPERIDOL

Fonte: Proposta do autor.

A. Derivados fenotiazínicos: Essa classe é composta pelos antipsicóticos mais amplamente utilizados. São eles: clorpromazina (Amplictil® – derivado alifático) e tioridazina (derivados piperidínicos).
B. Derivados tioxantênicos: Em geral, esses compostos são menos potentes que seus análogos fenotiazínicos. Esse grupo é exemplificado principalmente pelo tiotixeno (não representado na figura).
C. Esse grupo, cujo componente amplamente utilizado é o haloperidol (Haldol®), possui uma estrutura bem diferente em relação aos grupos anteriores. Esses fármacos costumam ser mais potentes e apresentam menos efeitos autônomos.

Atualmente, estudos na área da farmacoeconomia mostram que os antipsicóticos atípicos e típicos apresentam eficácia semelhante. Com relação à efetividade, os fármacos atípicos são superiores aos antipsicóticos convencionais. Quanto à disponibilidade, os antipsicóticos de nova geração são menos acessíveis à população, por se tratar de medicamentos de alto custo.

## Mecanismo de ação

Os primeiros antipsicóticos fenotiazínicos, cujo protótipo é a clorpromazina, mostraram ter uma ampla variedade de efeitos sobre o SNC, o sistema nervoso autônomo e o sistema endócrino. Como já dissemos anteriormente, essas ações foram atribuídas a uma ampla gama de receptores, incluindo receptores dopamínicos e α-adrenérgicos, receptores muscarínicos, receptores histamínicos H1 e receptores 5-HT (de serotonina). O maior interesse vem sendo na ação sobre os receptores dopamínicos.

## Farmacocinética

A maior parte dos fármacos antipsicóticos é absorvida rapidamente, porém de forma incompleta. A grande maioria atua sobre metabolismo de primeira passagem; consequentemente, em doses orais de fármacos, como a clorpromazina, apresentam biodisponibilidade de 25 a 35%, enquanto drogas que não são tão metabolizadas têm disponibilidade sistêmica média de 65%. Eles também são altamente lipossolúveis e, por isso, tendem a se acumular em tecidos de armazenamento de gordura, fazendo com que sua meia-vida seja prolongada. As drogas antipsicóticas também se ligam fortemente às proteínas plasmáticas e tendem a possuir grandes volumes de distribuição. Em quantidade muito pequena, essa droga é eliminada na sua forma inalterada; ela é quase totalmente metabolizada em substâncias mais polares.

## Interações farmacológicas

Podem ocorrer efeitos aditivos quando os antipsicóticos são associados a outros fármacos que exercem efeitos sedativos (p. ex., ansiolíticos, anti-histamínicos e morfina), ação bloqueadora dos receptores α-adrenérgicos e efeitos anticolinérgicos.

A clorpromazina (Amplictil®) pode inibir o metabolismo da fenitoína e dar origem a toxicidade por fenitoína. O uso simultâneo com antitireoidianos pode aumentar o risco de agranulocitose, além de aumentar a depressão respiratória causada pela meperidina. O haloperidol (Haldol®) pode potencializar a ação do álcool produzindo hipotensão grave e pode provocar efeitos mentais não desejados (desorientação) se usado simultaneamente com metildopa, além de síndrome encefalopática no uso concomitante com lítio (Carbolitium®).

## Efeitos adversos

As diferentes ações terapêuticas e efeitos colaterais de antipsicóticos típicos e atípicos têm sido explicados com base nas ações de seus receptores específicos. Antipsicóticos típicos, como o haloperidol, atuam preferencialmente via bloqueio de receptor dopaminérgico D2. Antipsicóticos atípicos, como a olanzapina, possuem afinidade por muitos receptores, incluindo dopaminérgicos, serotoninérgicos, muscarínicos e histamínicos.

Muitos pacientes deixam de tomar esses medicamentos devido aos efeitos adversos, os quais podem ser reduzidos com o esquema posológico adequado.

Dentre os principais efeitos colaterais associados ao tratamento com antipsicóticos clássicos, incluem-se aqueles denominados sintomas extrapiramidais: parkinsonianos (tremor, rigidez e bradicinesia), acatisia, distonia e discinesia tardia. Os sintomas parkinsonianos são decorrentes de uma hipoatividade dopaminérgica na região nigroestriatal, oriunda do bloqueio de receptores dopaminérgicos do subtipo D2 pós-sinápticos pelos antipsicóticos clássicos.

A discinesia tardia é o efeito indesejável de maior importância das drogas antipsicóticas. Aparece após o uso crônico de antipsicóticos, geralmente depois de dois anos. Clinicamente, é caracterizada por movimentos involuntários, principalmente da musculatura oro-língua-facial, e não responde a nenhum tratamento conhecido.

Os antipsicóticos clássicos podem causar hiperprolactinemia, desordem decorrente do aumento da secreção de prolactina, causada também pelo bloqueio excessivo de receptores dopaminérgicos do subtipo D2 na glândula pituitária.

O efeito antimuscarínico (sobre o sistema nervoso autônomo) mais comum é a hipotensão ortostática.

A obesidade é um efeito colateral frequente em pacientes tratados com antipsicóticos convencionais de baixa potência, com alguns antipsicóticos atípicos e com os principais estabilizadores de humor. O bloqueio de receptores H1 está envolvido no aumento do apetite e consequente ganho de peso. Diversos antipsicóticos bloqueiam receptores histamínicos e parece haver relação entre a afinidade com esses receptores e o ganho de peso, sendo a olanzapina a droga com maior afinidade.

Há, ainda, a constatação de que a elevação dos níveis glicêmicos ou o surgimento de *Diabetes mellitus* (DM) tipo II pode ser secundário ao uso de psicofármacos. Embora a maior parte dos casos de hiperglicemia e DM provocados por antipsicóticos atípicos esteja associada a ganho importante de peso, um número significativo ocorre em pacientes não obesos.

Segundo dados do FDA, a maioria dos novos casos de DM surge nos primeiros seis meses de tratamento. Os antipsicóticos convencionais, a clorpromazina e a tioridazina, são os que mais se associam à DM. O risco é menor com o haloperidol.

A tabela 20.1 mostra os principais efeitos colaterais dos fármacos antipsicóticos (clorpromazina e haloperidol) e de fármacos de segunda geração (sulprida e clozapina), assim como a afinidade que apresentam com receptores específicos.

**Tabela 20.1: Principais efeitos colaterais entre os fármacos antipsicóticos contidos na RENAME (clorpromazina e haloperidol) e fármacos de segunda geração (sulpirida e clozapina).**

| | | Afinidade pelos receptores | | | | | Efeitos Colaterais |
|---|---|---|---|---|---|---|---|
| | | D1 | D2 | H1 | mACh | 5-HT2 | |
| 1ª geração | clorproma-zina (Amplictil®) | M | A | M | M | M | Extrapiramidais (menos que no haloperidol). Hipotensão. Aumento de prolactina. Efeitos anticolinérgicos. Hipersensibilidade. Icterícia obstrutiva. |
| | chloperidol (Haldol®) | B | A | - | B | B | Extrapiramidais. Hipotensão. Aumento de prolactina. Efeitos anticolinérgicos (menos que a clorpromazina). Hipersensibilidade. |
| 2ª geração | sulpirida (Dogmatil®) | - | A | - | - | - | Aumento de prolactina (ginecomastia). |
| | clozapina (Leponex®) | M | M | M | M | A | Risco de agranulocitose. Crises convulsivas. Sedação. Efeitos anticolinérgicos. Ganho de peso. |

Fonte: Proposta do autor.

**Nota: M – média**
**A – alta**
**B – baixa**

20. Fármacos antipsicóticos

# REFERÊNCIAS BIBLIOGRÁFICAS

ARAÚJO, A. P. Q. C.; GOMES, M. M.; SOUZA, L.; HOROVITZ, D. As bases neurológicas da psicofarmacologia. *Rev. Brasil. Neurol.*, v. 29, 1993. p.113-5.

BECHELLI, Luiz Paulo de C. Antipsicóticos de ação prolongada no tratamento de manutenção da esquizofrenia: Parte I. Fundamentos do seu desenvolvimento, benefícios e nível de aceitação em diferentes países e culturas. *Rev. Latino-Am. Enfermagem [on-line]*, v.11, n.3, 2003. p. 341-349.

BECHELLI, Luiz Paulo de C. Antipsicóticos de ação prolongada no tratamento de manutenção da esquizofrenia: Parte II. Fundamentos do seu desenvolvimento, benefícios e nível de aceitação em diferentes países e culturas. *Rev. Latino-Am. Enfermagem [on-line]*, v.11, n.4, 2003. p. 507-522.

FREITAS, Ednei J. Dutra. *Psicofarmacologia aplicada à clínica.* Rio de Janeiro: Atheneu, 1985. 225p.

GUYTON, C. Arthur. *Fisiologia humana.* Rio de Janeiro: Guanabara Koogan, 1988.

JACOB, Leonard S. *Farmacologia: national medical series para estudo independente.* Rio de Janeiro: Guanabara Koogan, 1998.

KATZUNG, Bertram G. *Farmacologia básica e clínica.* Rio de Janeiro: Guanabara Koogan, 2005.

KECK, P. E.; McELROY, S. L. Drogas antiepilépticas. In: SCHATZBERG, A.F.; NEMEROFF, C. B. (Eds.). *Fundamentos de psicofarmacologia clínica.* Rio de Janeiro: Guanabara Koogan, 2002. p. 178-98.

LEVENSON, Alvin J. *Psicofarmacologia básica.* (Trad. Benjamin Maierovitch). São Paulo: Organização Andrei, 1983. 144p.

MACKIN, P., WATKINSON, H. M.; YOUNG, A. H. Prevalence of obesity, glucose homeostasis disorders and metabolic syndrome in psychiatric patients taking typical or atypical antipsychotic drugs: a cross-sectional study. *Diabetologia*, v. 48, n. 2, 2005. p.215-21.

MENEGATTI, Ricardo. et al. Esquizofrenia: quarenta anos da hipótese dopaminérgica sob a ótica da Química Medicinal. *Quím. Nova [on-line]*, vol.27, n.3, 2004. p. 447-455.

RANG, H. P.; DALE, M. M.; RITTER, J. M. *Farmacologia.* Rio de Janeiro: Guanabara Koogan, 2001.

SENA, E. P.; SAMPAIO, A. S.; QUARANTINI, L. C.; OLIVEIRA, I. R. Diabetes mellitus e antipsicóticos atípicos. *Rev Bras Psiquiatr.,* v. 25, n. 4, 2003. p. 253-7.

TEIXEIRA, Paulo José Ribeiro; ROCHA, Fábio Lopes. Efeitos adversos metabólicos de antipsicóticos e estabilizadores de humor. *Rev. Psiquiatr.* Rio Gd. Sul, Porto Alegre, v. 28, n. 2, ago., 2006.

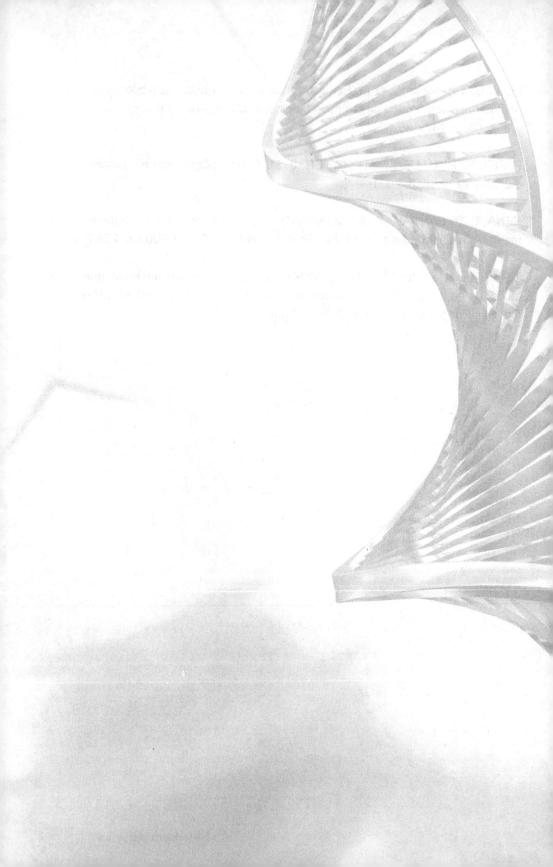

## 21. FÁRMACOS ESTABILIZADORES DE HUMOR

Os transtornos de humor são os distúrbios psiquiátricos mais prevalentes. O transtorno de humor bipolar (THB) é uma doença grave, incurável e de distribuição cosmopolita, afetando cerca de 1,5% dos homens e mulheres em todo o mundo. É considerada uma doença complexa, apresentando diversos quadros clínicos e vários modelos neurobiológicos e etiológicos que visam a explicar o surgimento e a manifestação da doença.

O curso dos transtornos de humor é flutuante, possuindo, em geral, uma característica de intervalos mais longos entre os episódios iniciais, com intervalos posteriores menores à medida que a doença progride. Os fatores de risco para o desenvolvimento de transtornos de humor incluem a vulnerabilidade genética e os estressores psicossociais globais, que podem deflagrar conjuntamente a ocorrência de episódios completos.

Entre os estabilizadores do humor clássicos, o lítio apresenta a maior eficácia antidepressiva e é a primeira opção para o tratamento de episódios depressivos leves e moderados em portadores de transtorno bipolar.

Fármacos alternativos, como a carbamazepina e o ácido valproico, estão ganhando aceitação para o tratamento da mania em razão do melhor perfil de efeitos colaterais e de segurança. Em casos graves, deve-se optar pela introdução de antidepressivos, e os mais indicados para o tratamento da depressão são a bupropiona e, entre os ISRSs, a paroxetina. Os IMAOs podem ser utilizados, constituindo-se importante alternativa terapêutica. Se há presença de sintomas psicóticos, deve-se associar um antipsicótico, de preferência atípico.

Nesse capítulo, abordamos as características da doença maníaco-depressiva, assim como a Farmacologia básica do lítio e de outras drogas estabilizadoras de humor.

## FISIOPATOLOGIA DO DISTÚRBIO AFETIVO BIPOLAR

O transtorno bipolar (TB) é uma doença crônica, grave e frequentemente diagnosticada. Deve-se estar atento aos sintomas, o que não é algo simples, pois os pacientes com ataques cíclicos de mania apresentam muitos sintomas de esquizofrenia paranoide, como: mania de grandeza, ideias paranoides, disposição para briga e hiperatividade.

As primeiras variações de humor podem estar relacionadas a fatores emocionais e ambientais precipitantes, porém, as oscilações de humor subsequentes geralmente não estão relacionadas a eventos da vida. Costumeiramente, o TB também pode ser confundido com a depressão unipolar; isso ocorre quando a fase de mania não é muito caracterizada. Tal fato pode a longo prazo agravar o quadro.

Com relação às modificações em sistemas de neurotransmissão associados à doença, estudos têm descrito alterações na regulação de aminas biogênicas no THB e na regulação dos sistemas noradrenérgico, serotonérgico, dopaminérgico e colinérgico. Essas aminas biogênicas são amplamente distribuídas no sistema límbico e estão envolvidas na modulação do sono-vigília, do apetite, de funções endócrinas e de estados comportamentais, como irritabilidade e medo. Também tem sido sugerido que as alterações relacionadas a esses neurotransmissores monoaminérgicos possam ocorrer no THB em virtude de alterações na sensibilidade de seus receptores.

O ácido gama aminobutírico (GABA), principal neurotransmissor inibitório do sistema nervoso central, também parece estar envolvido no THB. O GABA modula a atividade de vários neurotransmissores, incluindo serotonina, dopamina e noradrenalina.

O distúrbio bipolar possui um forte componente familiar; estudos genéticos identificaram pelo menos três possíveis ligações a cromossomos diferentes.

## FARMACOLOGIA BÁSICA DAS DROGAS ESTABILIZADORAS DE HUMOR

A introdução do lítio no arsenal terapêutico para controle da doença maníaco-depressiva significou alívio para milhares de pacientes a partir dos anos 1980. Isoladamente, ele não representa solução para cerca de 50% dos pacientes; mesmo assim continua sendo o estabilizador do humor mais estudado e o único que, segundo pesquisas, confere profilaxia por cinco anos ou mais. Seu impacto, infelizmente, é limitado pela falta de adesão; por isso tornou-se necessário investigar novos estabilizadores do humor capazes de complementar ou substituir o lítio.

Nos anos 1970 e 1980, antiepilépticos como a carbamazepina e o ácido valproico, respectivamente, demonstraram ser eficazes no tratamento de muitos pacientes bipolares.

# Carbonato de lítio (Carbolitium®)

O carbonato de lítio é considerado um agente estabilizador de humor, por sua capacidade de prevenir as oscilações de humor em pacientes com distúrbio afetivo bipolar.

## Mecanismo de ação

Um dos efeitos mais conhecidos do lítio consiste em sua ação sobre o inositol fosfato. Essa ação só foi percebida após a descoberta do papel de segundo mensageiro do inositol-1,4,5-trifosfato (IP3) e do diacilglicerol (DAG). O IP3 e o DAG são mensageiros importantes tanto na transmissão α-adrenérgica quanto muscarínica. O lítio age reduzindo a liberação de IP3 e DAG, que parecem estar aumentados na mania; ou seja, o lítio pode produzir depressão seletiva de circuitos hiperativos nas membranas sinápticas dos neurônios.

Estudos dos efeitos noradrenérgicos do lítio mostram que ele pode inibir a adenilciclase sensível à noradrenalina, efeito esse que pode ser relacionado à capacidade antidepressiva e antimaníaca do lítio.

A proteína G também parece ser afetada pelo lítio. Estudos mostram que o lítio tem capacidade de desacoplar receptores de suas proteínas G. Esse feito explica dois efeitos colaterais muito comuns do lítio: a poliúria e o hipotireoidismo subclínico, que podem ocorrer devido ao desacoplamento dos receptores de vasopressina e de TSH de suas proteínas G.

Os efeitos sobre isoformas específicas da proteínaquinase C também são relevantes, principalmente para explicar a estabilização a longo prazo exercida pelo lítio.

## Farmacocinética

O lítio é um pequeno cátion monovalente que tem sua absorção completa dentro de 6 a 8 horas. Seus níveis plasmáticos máximos são atingidos 30 minutos após a administração e podem durar até 2 horas. Ele facilmente se distribui nos líquidos corporais, com volume de distribuição inicial de 0,5 L/kg. Porém, sua penetração no compartimento intracelular é lenta e pequenas quantidades podem ser sequestradas pelos tecidos ósseos e lá permanecer por tempo indeterminado. O lítio não se liga importantemente às proteínas plasmáticas. Esse cátion não é metabolizado e mais ou menos de metade de uma dose oral é eliminada em cerca de 12 horas; o restante, que presumivelmente representa o lítio captado pelas células, é eliminado durante as próximas 1-2 semanas. Sua meia-vida plasmática pode chegar a 20 horas.

## Efeitos adversos

O monitoramento da concentração plasmática é essencial para que a dosagem ideal seja administrada. A primeira determinação de sua concentração sérica deve ser feita cerca de cinco dias após o início do tratamento.

A depleção de sódio reduz a taxa de eliminação pelo aumento de reabsorção do lítio pelo túbulo proximal e, desse modo, aumenta as chances de toxicidade. Os diuréticos que atuam distalmente ao túbulo proximal têm esse efeito, assim como doenças renais também predispõem à toxicidade pelo lítio. Os principais efeitos tóxicos que podem ocorrer com o lítio são:

1. Efeitos neurológicos, como tremor e hiperatividade motora e, em presença de concentrações tóxicas, confusão mental
2. Efeitos renais, como polidipisia e poliúria (como sede resultante), decorrente da inibição da ação do hormônio antidiurético, e edema devido a certa retenção de sódio. Com tratamento prolongado pode ocorrer dano renal grave, tornando essencial monitorar a função renal regularmente em pacientes tratados com lítio.
3. Efeitos gastrintestinais, como náusea, vômito e diarreia.
4. Outros efeitos, como hipofunção tireodiana e foliculite, também são comuns.

## Ácido Valproico e Valproato de sódio (Depakene®)

O divalproato de sódio ou ácido valproico (ver mais detalhes no capítulo 3) é um medicamento antiepiléptico que vem sendo usado frequentemente nos transtornos do humor. Existem fortes evidências de eficácia em mania aguda e algumas evidências de eficácia profilática no transtorno afetivo bipolar. Pode ser uma droga útil no tratamento e profilaxia de episódios depressivos. Tem sido sugerido como primeira escolha para mania disfórica e estados mistos. Doses orais de ataque podem ter eficácia rápida na mania aguda. A tolerância e segurança do divalproato estão bem estabelecidos no tratamento de pacientes epilépticos. Em estudos recentes os pacientes com transtornos do humor apresentaram reações similares aos pacientes epilépticos. O divalproato de sódio parece ser mais tolerado do que o lítio. Os principais efeitos colaterais ocorrem no sistema gastrintestinal e neurológico, enquanto reações adversas graves, como pancreatite e hepatotoxicidade, são extremamente raras, geralmente associadas à politerapia. Essa droga pode ser considerada útil, segura e bem tolerada como tratamento do transtorno afetivo bipolar.

## Carbamazepina (Tegretol®)

A carbamazepina também foi reconhecida como fármaco eficaz em alguns grupos de pacientes maníaco-depressivos e, por isso, tem sido uma alternativa razoável ao lítio. A carbamazepina pode ser utilizada no tratamento da mania aguda e também como terapia profilática. Os efeitos adversos geralmente não são maiores do que aqueles associados ao lítio, e algumas vezes, podem até ser menores. A droga pode ser usada isoladamente, porém, na prática clínica ela é associada ao lítio, mostrando bons resultados.

O modo de ação da carbamazepina ainda não foi elucidado claramente, mas a droga pode reduzir a sensibilização do cérebro a episódios repetidos de oscilação de humor. Esse mecanismo pode ser semelhante a seu efeito anticonvulsivante.

# REFERÊNCIAS BIBLIOGRÁFICAS

BENNETT, J. C.; PLUM F. *Tratado de medicina interna.* Rio de Janeiro: Guanabara Koogan, 1997. p. 2332-45.

BRODY, T. M.; LARNER, J.; MINNEMAN, K. P.; NEU, H. C. *Farmacologia humana: da molecular à clínica.* Rio de Janeiro: Guanabara Koogan, 1997. p. 292.

DUBOVSKY, S. L.; BUZAN, R. D. Novel alternatives and supplements to lithium and anticonvulsants for bipolar afective disorder. *J. Clin. Psychiatry,* v. 58, 1997. p. 224-242.

GRAEFF, F. G.; Guimarães, F. S. *Fundamentos de psicofarmacologia.* São Paulo: Atheneu, 1999.

GUYTON, C. Arthur. *Fisiologia humana.* Rio de Janeiro: Guanabara Koogan, 1988.

HARDMAN, J. G.; LIMBIRD, L. E.; GOODMAN, A. *The pharmacological basis of therapeutics.* Nova Iorque: McGraw Hill, 2001.

JACOB, Leonard S. *Farmacologia: national medical series para estudo independente.* Rio de Janeiro: Guanabara Koogan, 1998.

KATZUNG, Bertram G. *Farmacologia básica e clínica.* Rio de Janeiro: Guanabara Koogan, 2005.

LAFER, Beny; SOARES, Marcia Britto de Macedo. Tratamento da depressão bipolar. *Rev. Psiquiatr. clín. [on-line],* v. 32 (supl.1), 2005. p. 49-55.

MACHADO-VIEIRA, Rodrigo. et al. As bases neurobiológicas do transtorno bipolar. *Rev. Psiquiat. Clín.,* São Paulo, 2009 .

RANG, H. P.; DALE, M. M.; RITTER, J. M. *Farmacologia.* Rio de Janeiro: Guanabara Koogan, 2001.

TEIXEIRA, Paulo José Ribeiro; ROCHA, Fábio Lopes. Efeitos adversos metabólicos de antipsicóticos e estabilizadores de humor. *Rev. Psiquiat. Rio Grande do Sul,* Porto Alegre, v. 28, n. 2, ago. 2006.

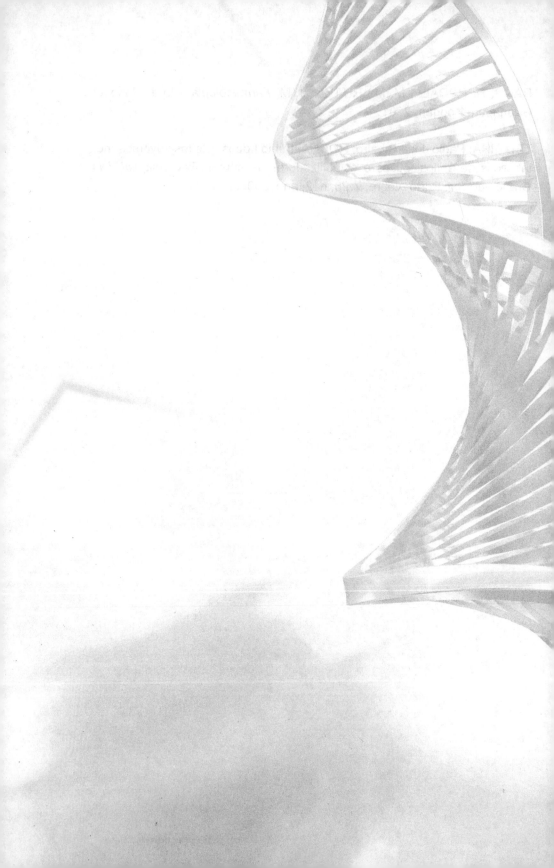

## 22. FÁRMACOS BLOQUEADORES NEUROMUSCULARES

As drogas que afetam o músculo esquelético são divididas em dois grupos: bloqueadores neuromusculares (BNM), que são utilizadas durante procedimentos cirúrgicos e em unidades de tratamento intensivo para produzir paralisia, e aquelas utilizadas para reduzir a espasticidade, numa variedade de condições neurológicas, e os espasmolíticos.

Os bloqueadores neuromusculares são fármacos que interrompem a transmissão do impulso nervoso na junção neuromuscular. Atualmente, a escolha entre bloqueadores despolarizantes e não despolarizantes é influenciada pelo tempo de latência, pela duração de ação e pela possibilidade de aparecimento de efeitos colaterais. Nesse capítulo, tratamos com mais detalhes dos fármacos bloqueadores musculares despolarizantes (agonistas) e não despolarizantes (antagonistas), mas antes fazemos algumas considerações sobre a função neuromuscular normal e alguns conceitos do seu funcionamento.

## FUNÇÃO NEUROMUSCULAR NORMAL

Cada uma das fibras musculares dos vertebrados é inervada por um único ramo axônico proveniente do neurônio motor inferior de localização medular, com exceção de algumas fibras musculares que realizam movimentos finos, como as dos músculos extraoculares, as de alguns músculos da face e do pescoço. Quando o axônio se aproxima do músculo que deve inervar, perde a sua camada de mielina e se divide em ramos secundários que se destinam cada um a uma única fibra muscular. Denomina-se junção neuromuscular (JNM) ou placa motora a união de um terminal axônico desmielinizado com a membrana da célula muscular. Sua função é transferir à fibra motora o impulso propagado pelo nervo, resultando em contração muscular. Sabe-se que essas terminações nervosas possuem um número grande de vesículas, enquanto na membrana pós-sináptica é possível observar invaginações, em que é possível identificar dois tipos de proteína: os receptores nicotínicos e a enzima acetilcolinesterase (AchE).

Como se pode acompanhar na figura 22.1, a cadeia de eventos que se segue à estimulação de um nervo motor pode ser delineada da seguinte maneira: a acetilcolina (Ach) liberada do terminal axônico se difunde através da fenda sináptica e se liga aos receptores colinérgicos pós-sinápticos. Essa ligação promove a abertura de um canal iônico, com influxo celular de sódio e efluxo de potássio, cujo resultado é uma diminuição do potencial de membrana que, em repouso, é da ordem de 90 mV. Esse fenômeno é conhecido como despolarização. Quando um número suficiente de receptores colinérgicos é ativado na JNM, outros canais de sódio voltagem-dependentes são acionados nas adjacências da placa motora e inicia-se a contração muscular.

**FIGURA 22.1: Esquema elucidando a transmissão nervosa na placa motora (terminal).**

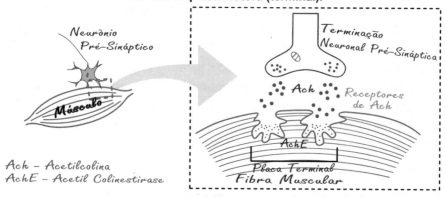

Fonte: Proposta do autor.

Em circunstâncias normais, a quantidade de Ach liberada e o número de receptores colinérgicos ativados é muito maior do que o necessário para iniciar o potencial de ação. Esse excesso reflete uma margem de segurança ou excesso de voltagem e garante a efetividade da JNM. Podem ocorrer relaxamento e paralisia devido à interrupção da função em vários locais diferentes, como o sistema nervoso central, os nervos somáticos mielinizados, as terminações nervosas não mielinizadas, os receptores nicotínicos de acetilcolina, a placa terminal motora e a membrana muscular. Porém, a função da placa terminal é bloqueada a partir de dois mecanismos básicos. O bloqueio farmacológico da acetilcolina, o agonista fisiológico, é característico dos agentes bloqueadores neuromusculares antagonistas. Essas drogas impedem o acesso do transmissor a seu receptor e a ocorrência da despolarização. O protótipo desse grupo não despolarizante é a *d*-tubocurarina (curare). O bloqueio da transmissão também pode ser produzido através de um excesso do agonista despolarizante, ou seja, de acetilcolina. O protótipo clinicamente útil dos bloqueadores despolarizantes é a succinilcolina.

# FARMACOLOGIA BÁSICA DOS FÁRMACOS BLOQUEADORES NEUROMUSCULARES

## Mecanismo de ação

A. Drogas bloqueadoras não despolarizantes

Quando administrados em pequenas doses, os relaxantes musculares não despolarizantes atuam quase sempre no sítio receptor nicotínico ao competir com a acetilcolina. Os agentes não despolarizantes de menor potência (rapacurônio e rocurônio) apresentam o início mais rápido e duração mais curta de ação. Em doses mais elevadas, as drogas não despolarizantes também penetram os poros de canais iônicos, causando bloqueio motor mais intenso. Essa ação diminui ainda mais a transmissão neuromuscular e cai a capacidade dos inibidores da acetilcolinesterase (p. ex., neostigmina) de antagonizar o efeito desse tipo de relaxante muscular. Os relaxantes musculares não despolarizantes também possuem a capacidade de bloquear os canais de sódio pré-juncionais. Em consequência, também interferem na mobilização da acetilcolina na terminação nervosa.

B. Drogas despolarizantes

*1. Bloqueio de fase I (despolarizante).*
Já os BNM despolarizantes, cujo protótipo farmacológico é o decametônio e a substância em uso clínico é a succinilcolina, são agonistas dos receptores colinérgicos pós-sinápticos. Eles, consequentemente, promovem ativação dos canais iônicos que resultam em despolarização. Contudo, como essas drogas não são biotransformadas pela AchE e, portanto, não são rapidamente removidas da fenda sináptica, a despolarização persiste e instala-se um bloqueio da junção mioneural mais prolongado. Sabe-se hoje que a ação dos BNM na placa motora não se limita à ocupação dos receptores colinérgicos. É de descoberta recente a possibilidade de um bloqueio do canal iônico que é compartilhado por substâncias de outros grupos farmacológicos. Pode-se desdobrar esse bloqueio em dois tipos: bloqueio do canal fechado, que ocorre porque o diâmetro do canal na porção que ultrapassa a face externa da membrana é maior, permitindo uma obstrução de maneira semelhante a uma rolha ao vedar uma garrafa; e bloqueio de canal aberto, que corresponde à penetração de um íon na parte do canal situado na espessura da membrana, depois que esse é ativado. Em ambos os casos, o fluxo de íons fica prejudicado e, como consequência, a despolarização

*22. Fármacos bloqueadores neuromusculares*

não se processa.

### 2. Bloqueio de fase II (dessensibilizante)

Com a exposição contínua da succinilcolina, a despolarização inicial da placa terminal diminui e a membrana torna-se repolarizada. Por causa da despolarização causada, a membrana não é despolarizada com facilidade, ou seja, ela se torna dessensibilizada. O fenômeno de dessensibilização ainda não foi inteiramente esclarecido. Diz-se que um receptor está dessensibilizado quando um agonista liga-se ao receptor colinérgico e não se obtém como resposta a ativação do canal iônico.

## Farmacocinética

Todas as drogas bloqueadoras neuromusculares são muito polares e são inativadas quando administradas por via oral. Por esse motivo, essas drogas são administradas por via intravenosa ou intramuscular.

A curva de concentração plasmática dos BNM é caracterizada por um rápido desaparecimento inicial, seguido por um declínio mais lento. A distribuição para os tecidos é a principal causa do declínio inicial; o mais lento resulta da eliminação por excreção renal e hepática. Devido à alta ionização em pH fisiológico, os BNM não atravessam membranas celulares com facilidade e têm um volume de distribuição limitado. O volume de distribuição inicial varia de 80 a 140 ml/kg, o que não é muito maior do que o volume sanguíneo. A via de eliminação está fortemente relacionada com a duração da ação dos relaxantes não despolarizantes. As drogas que são excretadas pelos rins apresentam meia-vida mais prolongada; consequentemente, a duração de ação é também maior. As drogas eliminadas pelo fígado possuem meia-vida e duração de ação um pouco menores. Dos derivados aminoesteroides resultam metabolitos hidroxilados (3-OH, 17-OH e 3,17-OH). Os produtos da metabolização, 3-OH do pancurônio e do vecurônio têm metade da atividade farmacológica do composto inicial. A maior lipossolubilidade facilita a extração biliar do vecurônio e é responsável pelo rápido decréscimo de sua concentração plasmática e de sua curta duração de ação. Os relaxantes musculares de ação intermediária, como o vecurônio, tendem a depender mais da excreção biliar ou do metabolismo hepático para a sua eliminação. Essas drogas são mais utilizadas na clínica do que as drogas de ação longa. Dos benzoquinolínicos, o atracúrio merece destaque quanto à metabolização; ele é inativado primariamente através de uma forma de degradação espontânea, também conhecida como eliminação de Hoffmann, um mecanismo químico, e por hidrólise enzimática, um mecanismo biológico. O principal subproduto da eliminação de Hoffmann é a laudanosina, composto com possível ação convulsivante.

Em relação aos agentes despolarizantes, a succinilcolina (Sch) é rapidamente hidrolisada (por isso sua duração de ação é extremamente curta) pela pseudocolinesterase, uma enzima presente no fígado e no plasma. O seu metabólito inicial, a succinilmonocolina, exerce bloqueio neuromuscular fraco, correspondendo de 1/80 a 1/120 da potência da droga-mãe. A succinilmonocolina é subsequentemente hidrolisada ao ácido succínico e à colina. Como a colinesterase plasmática tem grande capacidade de hidrolisar rapidamente a succinilcolina, apenas uma pequena fração da droga intravenosa original chega à junção neuromuscular; consequentemente, os níveis plasmáticos da enzima colinesterase influenciam a duração da ação da succinilcolina. A meia-vida de eliminação da Sch pode ser calculada relacionando-se a dose com a duração de ação. Na tabela 22.1 podemos visualizar algumas propriedades farmacocinéticas de fármacos representativos de suas classes.

**Tabela 22.1: Comparação de propriedades entre relaxantes não despolarizantes (atracúrio e pancurônio) e um relaxante despolarizante (succinilcolina).**

| Fármacos | | | Eliminação | Depuração (mL/kg/min) | Potência aproximada em relação à tubocurarina | Metabolismo |
|---|---|---|---|---|---|---|
| Agentes não despolarizantes | Derivado da Isoquinolina | Atracúrio | Espontânea | 6,6 | 1,5 | Hidróise enzimática |
| | Derivado esteroide | Pancurônio | Renal (80%) | 1,8 | 6 | Oxidação |
| Agente despolarizante | | Succinilcolina | chE plasmática (100%) | > 100 | 0,4 | chE plasmática |

Fonte: Proposta do autor.

## Efeitos adversos

Alguns relaxantes musculares utilizados atualmente, como o pancurônio e o atracúrio, produzem alguns efeitos cardiovasculares que são mediados por receptores autônomos, de histamina ou pelos dois. A tubocurarina (em menor grau) e o atracúrio podem produzir hipotensão em consequência da liberação sistêmica de histamina. O pancurônio pode provocar um aumento moderado da frequência e do débito cardíacos, com pouca ou nenhuma alteração da resistência vascular sistêmica.

A succinilcolina pode provocar arritmia cardíaca quando administrada durante a anestesia geral com halotano. Pode, ainda, causar bradicardia se for administrada uma segunda dose após menos de cinco minutos da primeira. Contudo, essa bradicardia transitória pode ser evitada com a administração de tiopental, atropina e até mesmo relaxantes musculares não despolarizantes.

Pacientes com traumas extensos (p. ex., queimaduras, lesão nervosa, lesão cranioencefálica fechada) podem responder à succinilcolina com a liberação exagerada de potássio no sangue, resultando, algumas vezes, em parada cardíaca. A succinilcolina pode ainda por mecanismos ainda contraditórios causar elevação da pressão intragástrica e dor muscular em pacientes muito musculosos.

## Interações medicamentosas

Os anestésicos inalatórios aumentam o bloqueio neuromuscular produzido por relaxantes musculares não despolarizantes de acordo com um padrão dose-dependente. Os maiores riscos envolvidos nessa interação são: a depressão do sistema nervoso central, o aumento do fluxo sanguíneo muscular (devido à vasodilatação periférica) e a diminuição da sensibilidade da membrana pós-juncional à despolarização. Alguns antibióticos, como os aminoglicosídeos, parecem aumentar o bloqueio neuromuscular.

# REFERÊNCIAS BIBLIOGRÁFICAS

ALI, H. H.; WILSON, R. S.; SAVARESE, J. J. et al. The effect of tubocurarine on indirectly elicited train-of-four muscle response and respiratory measurements in humans. *Br. J. Anaesth.*, v. 47, 1975. p.570-574.

ALMEIDA, Maria Cristina Simões de. O uso de bloqueadores neuromusculares no Brasil. *Rev. Bras. Anestesiol.*, Campinas, v. 54, n. 6, dez. 2004.

BAILLARD, C.; GEHAN, G; REBOUL-MARTY, J. et al. Residual curarization in the recovery room after vecuronium. *Br. J. Anaesth.*, v. 84, 2000. p. 394-395.

BENNETT, J. C.; Plum, F. *Tratado de medicina interna.* Rio de Janeiro: Guanabara Koogan, 1997. p. 2332-45.

FISHER, D. M. Neuromuscular blocking agents in paediatric anaesthesia. *Br. J. Anaesth.*, v. 83, 1999. p. 58-64.

FISHER, D. M.; ROSEN, J. I.A. Pharmacokinetics explanation for increasing recovery time following larger or repeated doses of nondepolarizing muscle relaxants. *Anesthesiology*, v. 65, 1986. p. 286-291.

GUYTON, C. Arthur. *Fisiologia humana.* Rio de Janeiro: Guanabara Koogan, 1988.

JACOB, Leonard S. *Farmacologia: national medical series para estudo independente.* Rio de Janeiro: Guanabara Koogan, 1998.

KATZUNG, Bertram G. *Farmacologia básica e clínica.* Rio de Janeiro: Guanabara Koogan, 2005.

PEDERNEIRAS, S. G., SILVA, M. C. S. A. J. Farmacocinética e farmacodinâmica dos bloqueadores neuromusculares. *Rev. Bras Anestesiol.*, v 44, n. 1, 1994;. p. 53-64.

RANG, H. P.; DALE, M. M.; RITTER, J. M. *Farmacologia.* Rio de Janeiro: Guanabara Koogan, 2001.

VIBY-MOGENSEN, J. Why should I change my practice of anaesthesia: neuromuscular blocking agents. *Minerva Anestesiol.*, v. 66, 2000. p.273-277.

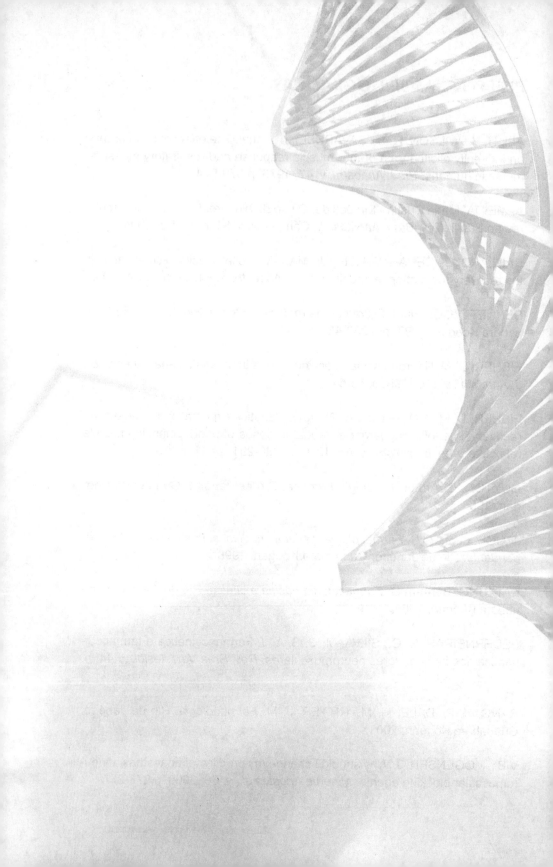

# 23. ANESTÉSICOS LOCAIS

O primeiro anestésico local descrito foi a cocaína, extraída das folhas de Erytroxylon coca, em 1860, por Nieman. A cocaína foi introduzida na prática clínica por Koller, em 1884, como anestésico oftálmico. Logo se verificou a sua alta capacidade de produzir dependência mas, por ser a única droga anestésica local disponível, ela foi usada durante trinta anos. Em 1905, Einhorn sintetizou a procaína, um derivado do ácido para-aminobenzoico. A procaína se mostrou uma droga mais hidrossolúvel e menos tóxica, compatível com o uso sistêmico. Desde então, foram sintetizados muitos anestésicos locais na busca por uma droga que produzisse menor irritação local, menor lesão tecidual e toxicidade sistêmica, e possuísse início de ação mais rápido e maior duração de ação. Em 1943, Löfgren sintetizou a lidocaína, iniciando a era dos anestésicos locais tipo amida. Esses provocavam poucas reações alérgicas, problema comum apresentado pelos anestésicos locais derivados do ácido para-aminobenzoico. Como nenhum anestésico local constitui o agente ideal, a busca continua com o desenvolvimento de novos anestésicos.

De maneira geral, os anestésicos locais são substâncias que bloqueiam a condução nervosa de forma reversível; por isso, seu uso deve ser seguido da total recuperação da função do nervo. Esses fármacos agem ao longo dos axônios nos nervos e em outras membranas excitáveis que utilizam os canais de sódio como meio de gerar potenciais de ação.

Nesse capítulo, abordamos com mais detalhes as peculiaridades dos fármacos utilizados para prover anestesia local, muito utilizada em processos cirúrgicos e odontológicos.

## FARMACOLOGIA BÁSICA DOS ANESTÉSICOS LOCAIS

### Química

Os anestésicos locais são formados, em sua maioria, por um grupo lipofílico (geralmente um anel aromático) ligado através de uma cadeia intermediária (que pode ser um éster ou uma amida) a um grupo ionizável (como uma amina terciária). Visualização na figura 23.1.

**FIGURA 23.1: Estrutura de um anestésico local tipo amida.**

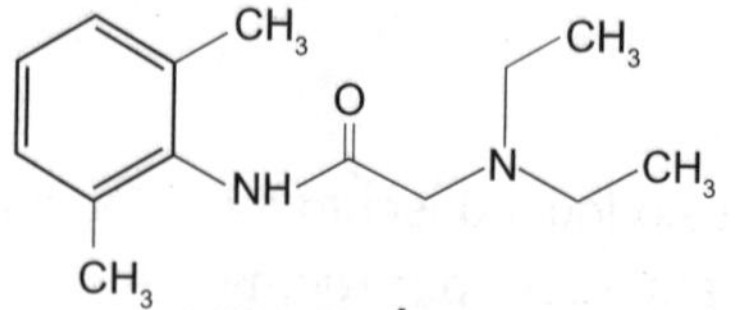

LIDOCAÍNA

Fonte: Proposta do autor.

Os anestésicos locais são bases fracas, porém, na terapêutica, para aumentar a solubilidade e a estabilidade, eles são apresentados na forma de sais. No organismo, eles se mostram como base sem carga ou como cátion. As proporções dessas duas formas são determinadas pelos valores de pKa e pelo pH dos líquidos corporais, de acordo com a equação de Henderson-Hasselbalch.

$$pKa = pH + log \frac{[moléculas]}{[íons]}$$

Um exemplo prático da aplicação desse conceito é a dificuldade encontrada por muitos médicos-cirurgiões e dentistas em anestesiar tecidos infectados. Como o pKa da maioria dos anestésicos locais situa-se na faixa de 8,0-9,0, a maior fração existente nos líquidos corporais em pH fisiológico estará na catiônica carregada (que é mais ativa no sítio receptor), porém, a forma não carregada é importante para a rápida penetração através das membranas biológicas. Como os tecidos infectados apresentam baixo pH extracelular, uma fração muito pequena do anestésico local não ionizado torna-se disponível para a difusão no interior da célula.

## Mecanismo de ação

Anestésicos locais são substâncias que bloqueiam a condução nervosa de forma reversível, sendo seu uso seguido de recuperação completa da função do nervo. O local de ação dos anestésicos locais é a membrana celular, onde bloqueiam o processo de excitação-condução. O processo de excitação-condução de um nervo é a expressão de uma série de fenômenos eletroquímicos, que variam em função do estado da membrana. Com a ativação da membrana por qualquer estímulo físico-químico ou elétrico, aumenta progressivamente a permeabilidade ao sódio e o potencial transmembrana se torna menos negativo até atingir o potencial de deflagração, quando a permeabilidade ao sódio aumenta muito. Desencadeia-se, nesse momento, o potencial de ação. Como consequência dessa grande entrada de carga positiva para o meio intracelular, inverte-se a polaridade da célula, que agora contém mais cargas positivas dentro do que fora. A partir de então, a membrana torna-se novamente impermeável ao sódio e a bomba de sódio restaura o equilíbrio eletroquímico normal. A passagem de sódio através da membrana, ou seja, a condutância dos canais de sódio a esse íon depende da conformação do canal, que, por sua vez, depende da variação de voltagem existente através da membrana. A cada variação de voltagem corresponde uma conformação do canal, que permite maior ou menor passagem de íons. Admite-se que o canal de sódio exista fundamentalmente em três conformações diferentes: aberta, fechada e inativada. A forma aberta permite a passagem de íons e as formas fechada e inativada são não condutoras.

Os anestésicos locais interrompem a condução do estímulo nervoso por bloquear a condutância dos canais de sódio e, consequentemente, por impedir a deflagração do potencial de ação. A ligação dos anestésicos locais aos canais de sódio depende da conformação do canal, sendo, portanto, um fenômeno voltagem dependente. A afinidade pela configuração fechada é baixa, enquanto que a conformação inativada é extremamente favorável à interação. Assim sendo, o anestésico local se liga preferentemente à forma inativada do canal, não condutora, mantendo-o nessa forma, estabilizando assim a membrana.

Quando são aplicadas concentrações progressivamente crescentes de determinados anestésicos locais a uma fibra nervosa, o limiar de excitação aumenta, a condução de impulsos torna-se mais lenta, a taxa de aumento de potencial cai e, por fim, a capacidade de geração de potencial de ação acaba. Esses efeitos em cadeia e progressivos resultam da ligação do anestésico local a um número cada vez maior de canais de sódio. Quando a corrente de sódio é bloqueada em uma extensão crítica do nervo, a propagação através da área bloqueada torna-se impossível. Na dose mínima necessária para bloquear a propagação, o potencial de repouso não é significantemente afetado.

## Farmacocinética

Geralmente, os anestésicos locais são administrados através de injeções na área das fibras nervosas a serem bloqueadas. No local de deposição dos anestésicos locais, diferentes compartimentos competem pela droga, como o tecido nervoso, a gordura, os vasos linfáticos e sanguíneos. Uma pequena parte restante exerce a ação principal no tecido nervoso. O controle da absorção deve ser feito a partir do momento da aplicação para garantir boa qualidade de bloqueio, duração adequada e menor toxicidade cardíaca e do SNC.

Os fatores mais importantes na absorção dos anestésicos locais são:

A. Local da aplicação – Quanto mais vascularizado o local da aplicação do anestésico local, maior será o nível plasmático, como, por exemplo, na mucosa traqueal. Em áreas de pouca perfusão, como tendões e gordura subcutânea, é esperada uma absorção mais lenta.

B. Presença de substâncias vasoconstritoras – Substâncias como a adrenalina são capazes de reduzir a absorção sistêmica dos anestésicos locais a partir dos espaços de depósito ao reduzir o fluxo sanguíneo nessas áreas. Então, sempre que não haja contraindicação, como em pacientes com problemas cardiovasculares graves, o vasoconstritor deve ser utilizado.

C. Lipossolubilidade e ação vasodilatadora dos anestésicos locais – Analisando-se dois anestésicos de larga utilização, percebemos que a lidocaína possui menor ação vasodilatadora quando comparada à bupivacaína. Seria, então, de se esperar maiores níveis plasmáticos da bupivacaína; porém, a lipossolubilidade é muito maior do que a da lidocaína. Isso faz com que a distribuição da bupivacaína no tecido gorduroso seja muito grande, e que a parcela absorvida pelas fibras nervosas seja menor ainda.

Uma vez que o anestésico local seja absorvido, dois fenômenos acontecem na ligação com proteínas plasmáticas e na distribuição para os tecidos. A α-globulina tem a maior afinidade com a maioria dos agentes; porém, quantitativamente, a albumina é mais importante. A ligação proteica dos anestésicos locais diminui na medida em que sua concentração plasmática aumenta. Anestésicos locais de grande ligação proteica terão sua fração livre muito aumentada com pequenas reduções de proteinemia, diferentemente daqueles de pequena ligação proteica. A fração livre determina, via de regra, a fração tecidual da droga, que é a que vai exercer os efeitos tóxicos. Dessa forma, pacientes hipoproteinêmicos terão maior chance de se intoxicar com bupivacaína do que com lidocaína. Nem sempre, entretanto, a fração livre do anestésico espelha fielmente a fração tecidual da droga.

Os anestésicos locais amidas, após uma rápida fase de distribuição inicial, que consiste em captação da droga por órgãos ricamente perfundidos como o cérebro, o fígado, o rim e o coração, seguem numa fase de distribuição mais lenta, com captação por tecidos moderadamente vascularizados, como músculos e trato gastrintestinal.

Quanto ao metabolismo dessas drogas, elas são convertidas pelo fígado ou no plasma para metabólitos mais hidrossolúveis e, a seguir, são excretadas pela urina. Como os anestésicos locais em sua forma inalterada difundem-se rapidamente através das membranas lipídicas, eles quase não são excretadas da forma neutra na urina. Os anestésicos locais tipo éster são hidrolisados muito rapidamente no sangue pela butirilcolinesterase (pseudocolinesterase). A ligação amida dos anestésicos locais contendo amida é hidrolisada pelo citocromo P-450 microssômico hepático; em consequência disso, a toxicidade dos anestésicos locais contendo amida tem mais tendência a ocorrer em pacientes portadores de hepatopatia.

## Efeitos adversos

São conhecidas duas formas de toxicidade dos anestésicos locais: a neurotoxicidade propriamente dita em consequência dos efeitos locais de certos fármacos administrados em torno da medula espinhal ou de outros grandes troncos nervosos, e os efeitos sistêmicos – uma vez que esses agentes são absorvidos no seu local de administração. Se os níveis sanguíneos aumentarem excessivamente, serão observados efeitos sobre vários sistemas de órgãos.

Os sinais e sintomas de intoxicação pelo anestésico local dependem não só da concentração plasmática, mas também da velocidade com que se estabelece essa concentração. A concentração plasmática tóxica aproximada para a lidocaína é 8 mg/ml, enquanto que para a bupivacaína é de 3-4 mg/ml. À medida que se eleva a concentração plasmática observam-se importantes sinais clínicos para diagnóstico e profilaxia da intoxicação pelos anestésicos locais: formigamento de lábios e língua, zumbidos, distúrbios visuais, abalos musculares, convulsões, inconsciência, coma, parada respiratória e depressão cardiovascular. O formigamento de língua e lábios não é propriamente uma manifestação de toxicidade no sistema nervoso central, mas sim de elevados níveis de anestésico local no tecido frouxo e vascularizado da língua e dos lábios. É importante lembrar que o anestésico local é sempre um depressor da membrana celular e que, embora fenômenos excitatórios estejam presentes no quadro de intoxicação, eles traduzem sempre uma depressão do SNC. Dessa forma, outros agentes depressores devem ser evitados em seu tratamento.

Os riscos metabólicos dos anestésicos locais são decorrentes do predomínio da atividade excitatória, com grande consumo de oxigênio local e consequente acidose, dentro de um quadro geral de depressão. A medida terapêutica correta é devolver a oxigenação e corrigir a acidose. A hipóxia e a acidose potencializam a toxicidade dos anestésicos locais, principalmente dos agentes de longa duração.

Assim como no SNC, os efeitos tóxicos se fazem sentir também no aparelho cardiovascular. Tanto a força contrátil como a condução do estímulo no coração são deprimidas pelo anestésico local. A exemplo do que acontece no nervo, os anestésicos locais se ligam à fibra miocárdica quando o canal está na forma inativa; por conseguinte, há depressão do marca-passo cardíaco normal, da excitabilidade e da condução. Com exceção da cocaína, os outros anestésicos locais também podem provocar depressão da força de contração cardíaca e causar dilatação arteriolar, levando, ambos os efeitos, a uma hipotensão grave. O colapso cardiovascular e a morte são raros.

Várias drogas têm sido propostas para o tratamento da intoxicação por anestésico local, tanto de sua ação depressora do inotropismo cardíaco quanto das complexas arritmias cardíacas. A solução salina hipertônica (NaCl 7,5%) mostrou-se útil em reverter a depressão induzida pela bupivacaína sobre a fibra de Purkinje. Outras drogas pesquisadas incluem a lidocaína, a amiodarona, o bretílio e a amirinona. Embora a lidocaína seja a droga de escolha no tratamento de disritmias ventriculares, há o risco de um efeito tóxico aditivo da lidocaína quando utilizada para tratar intoxicação pela bupivacaína.

# REFERÊNCIAS BIBLIOGRÁFICAS

CARVALHO, J. A. C. Farmacologia dos anestésicos locais. *Rev. Bras. Anestesiol.*, v. 44. n.1, 1994. p. 75-82.

CARVALHO, J. C. A.; MATHIAS, R. S.; SENRA, W. G.; SANTOS, S. R. C.; GOMIDE DO AMARAL, R. V. Relação entre peso corpóreo e concentração plasmática máxima de bupivacaína em anestesia peridural para cesariana. *Rev. Bras. Anestesiol.*, v. 37, 1987. CBA 150.

COURTNEY, K. R. Mechanism of frequency-dependent inhibition of sodium currents in frog myelinated nerve by the lidocaine derivative GEA 968. *J. Pharmacol. Exp. Ther.*, v. 195, 1987. p. 225.

GUYTON, C. Arthur. *Fisiologia humana*. Rio de Janeiro: Guanabara Koogan, 1988.

JACOB, Leonard S. *Farmacologia: national medical series para estudo independente*. Rio de Janeiro: Guanabara Koogan, 1998.

KATZUNG, Bertram G. *Farmacologia básica e clínica*. Rio de Janeiro: Guanabara Koogan, 2005.

RANG, H. P.; DALE, M. M.; RITTER, J. M. *Farmacologia*. Rio de Janeiro: Guanabara Koogan, 2001.

SIMONETTI, M. P. B.; CREMONESI, E; RODRIGUES, I. J.; SANTOS, V. A. Efeitos do cloreto de sódio hipertônico sobre a toxicidade cardiovascular da bupivacaína. *Rev. Bras. Anestesiol.*, v. 40, 1990. p. 421-28.

SIMONETTI, M. P. B.; MOLLER, R. A.; COVINO, B. G. Hypertonic saline reverses bupivacaine-induced depression of rabbit purkinje fiber depolarization Vmax. *Brazilian J. Med. Biol. Res.*, v. 22, 1989. p. 1393-96.

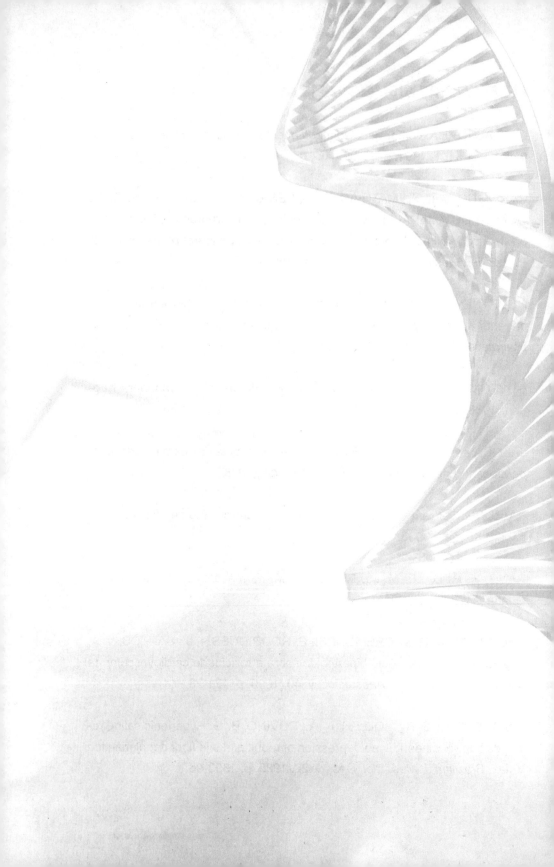

# 24. ANESTÉSICOS GERAIS

Os anestésicos gerais são uma classe de fármacos usados para deprimir o sistema nervoso central em estados em que se possam realizar cirurgias e outros processos dolorosos e desagradáveis. O uso da anestesia geral facilitou muito o trabalho dos médicos, acabando com o sofrimento dos pacientes, sendo ela a principal responsável pelo espetacular desenvolvimento da cirurgia durante os últimos 150 anos.

O conceito de que a maioria das drogas exerce seu efeito a partir de interação com componentes macromoleculares do organismo iniciou-se no século XIX. Em 1878, Langley demonstrou a capacidade do veneno de índios – o curare – de bloquear a substância receptiva do músculo esquelético ao estímulo contrátil da nicotina. A partir de estudo sobre a especificidade de corantes e antiparasitários, Paul Ehrlich (1903) considerou a ação farmacológica como resultante de interações químicas entre fármacos e tecidos-receptores. Na década de 1980, as subunidades da proteína G ($\alpha$-$\beta$-y) intermedeiam a ação da maior parte dos receptores (80%), sendo responsáveis pela quantificação dos segundos mensageiros envolvidos na resposta do sistema efetor: monoaminas, peptídios e purinas.

Evans, em 1949, classificava a anestesia cirúrgica como leve, média e profunda. Gray e Rees propuseram, em 1950, a partição dos componentes da anestesia em uma tríade formada por relaxamento, narcose e analgesia. Em 1957, Woodbridge redefiniu e acrescentou um quarto elemento aos três propostos anteriormente. Os componentes sensorial aferente (analgesia), motor eferente (relaxamento muscular), reflexo (controle neurovegetativo) e mental (inconsciência) passaram a formar a tétrade da anestesia.

A anestesia é um estado não natural em que a capacidade de reter memória, bem como de discernir e reagir a estímulos nocivos, é controlada e suprimida reversivelmente por meio de uma variedade de drogas depressoras do sistema nervoso central. Os anestésicos gerais deprimem progressivamente a consciência até o estado de anestesia geral com inconsciência, impedindo o aprendizado e o processamento de informações em alto nível. Como já se deve perceber, a janela terapêutica dos anestésicos gerais é bem baixa e, portanto, perigosa, o que exige um grande cuidado em sua administração.

Os mais variados estados anestésicos clinicamente obtidos são produzidos por diversas classes de fármacos atuando em circuitos neuronais e em diferentes alvos moleculares. Geralmente, todos os anestésicos gerais provocam um estado anestésico parecido, mas diferem em seus efeitos adversos sobre outros sistemas. Prefere-se a administração intravenosa ou inalatória, e essas vias de administração são escolhidas com base nas propriedades farmacocinéticas e nos efeitos secundários dos vários fármacos disponíveis. Todas essas informações devem ser inseridas no contexto do estado do paciente: idade, fisiopatologia e uso crônico de medicamentos.

Nesse capítulo abordamos pontos básicos da ação dos anestésicos gerais, em especial os usados de maneira intravenosa e inalatória constantes na RENAME, mas, antes, faremos uma breve revisão de alguns conceitos importantes.

## Sinais e estágios de anestesia

Os sinais e estágios de anestesia (Sinais de Guedel) foram determinados de acordo com a observação dos efeitos causados pelo éter. São eles:

I. Estágio de analgesia – Inicialmente ocorre apenas analgesia, mas posteriormente também pode-se observar a amnésia. Os neurônios da substância gelatinosa do corno dorsal da espinal-medula são sensíveis aos anestésicos mesmo em baixas concentrações. A ação dos anestésicos gerais nesse grupo de neurônios leva à interrupção da transmissão de estímulos sensoriais, inclusive dos estímulos nociceptivos (da dor). Porém, o paciente mantém-se consciente.

II. Estágio de excitação – Nesse estágio ocorre frequentemente uma excitação do paciente, que pode se apresentar delirante e falar coisas sem sentido ou até mesmo se tornar agressivo. O ritmo respiratório está alterado, por vezes o paciente retém a respiração. Pode ainda haver vômitos e espasmos. Essa fase ocorre com o aumento da concentração dos anestésicos.

III. Estágio de anestesia cirúrgica – Ocorre aí a recuperação da respiração normal e param os movimentos involuntários. O estado anestésico vai-se aprofundando desde uma anestesia mais branda, em que alguns reflexos estão ainda visualizados, e se denota a presença de algum tônus muscular. Com o aprofundamento da anestesia, os reflexos desaparecem e a respiração fica cada vez mais lenta; diminui a atividade dos músculos intercostais e, posteriormente a do diafragma. Desse modo, ocorre uma progressiva supressão do reflexo espinal levando ao relaxamento muscular.

FARMACOLOGIA HUMANA BÁSICA

IV. Estágio de depressão medular – Nesse estágio ocorre uma intensa depressão do centro vasomotor da medula e também do centro respiratório. Os neurônios desses dois centros são relativamente resistentes aos efeitos dos anestésicos, mas, com o aumento da dose, também são atingidos. Ocorre um colapso cardiorrespiratório e a morte pode advir rapidamente se não houver suporte artificial circulatório e respiratório.

## MECANISMO DE AÇÃO GERAL

### Ação sobre canais

Sabe-se hoje que os anestésicos gerais se ligam a proteínas de membrana, mais especificamente os canais iônicos ligante-dependentes, para exercer a sua ação. Essa ligação pode alterar a sua atividade e, dessa forma, interferir na sensação dolorosa.

Os agentes anestésicos podem atuar através de vários mecanismos, sendo alguns comuns a vários agentes. Eles podem ativar diretamente o receptor do ácido gama-aminobutírico (GABA), mais especificamente o receptor GABA-A. Em concentrações baixas, eles podem potenciar os efeitos do GABA. O GABA é um importante mensageiro inibitório do sistema nervoso central que, ao ser ativado, leva à entrada de íons cloreto na célula causando a sua hiperpolarização e dificultando a geração de um potencial de ação. É nesse receptor que atuam os anestésicos inalatórios, barbitúricos, benzodiazepinas, etomidato e o propofol. O receptor do GABA é uma proteína pentamérica, ou seja, formada pela junção de cinco proteínas que, por sua vez, são derivadas de diferentes polipeptídios. A combinação de três subunidades principais – α, β e γ – é necessária para um funcionamento perfeito e dá origem a diferentes subtipos, os quais possuem funções mais ou menos distintas. Os variados anestésicos gerais atuam por conexão a um local distinto de ligação do GABA no receptor. Esses locais de ligação encontram-se nas subunidades α e β, em domínios transmembranares. Contudo, existem diferenças entre os vários agentes.

Outro local de ação são os canais de potássio ativados por ligante. Sua ativação leva à saída de potássio da célula, promovendo a sua hiperpolarização e tornando mais difícil a geração de um potencial de ação. Esses canais estão ligados a variados neurotransmissores, entre os quais acetilcolina, dopamina, noradrenalina, e serotonina.

## Ação sobre o sistema nervoso central

Existem três formas básicas de se inibir a transmissão sináptica:
1. Reduzir a liberação de neurotransmissor.
2. Reduzir a excitabilidade pós-sináptica.
3. Reduzir a atividade do neurotransmissor.

A diminuição da liberação de acetilcolina e a menor excitabilidade pós--sináptica foram verificadas em sinapses periféricas, o que indica que há uma redução da transmissão, tanto em nível periférico quanto central.

Estudos apontam que o núcleo sensorial talâmico e a porção mais profunda do córtex são particularmente sensíveis aos anestésicos. Note-se que essa é a via de chegada dos estímulos sensoriais ao córtex e sua inibição leva ao bloqueio dos estímulos sensoriais.

Mais relacionado com a ação sobre a memória, temos o hipocampo, já que esse está ligado à memória de curta duração. Algumas das sinapses do hipocampo são extremamente sensíveis à inibição pelos anestésicos.

Na realidade, todas as funções do sistema nervoso são afetadas pelos anestésicos, em maior ou menor grau, o que contribui para o efeito geral. De acordo com o aumento da dose, a depleção das funções também vai aumentando, podendo chegar a uma parada respiratória, cardíaca e morte se não houver o aporte necessário.

# FARMACOLOGIA DOS ANESTÉSICOS INALATÓRIOS

Os anestésicos inalatórios de registro mais antigo foram o éter e o ciclopropano; contudo, por serem altamente inflamáveis, são evitados atualmente. Eles foram seguidos pelo clorofórmio, que também acabou em desuso em países desenvolvidos por ser muito tóxico ao organismo. Os mais usados na atualidade são o protóxido de azoto, halotano, isoflurano, enflurano e outros. Os anestésicos inalatórios são usados principalmente para a manutenção do estado anestésico após a administração de um agente intravenoso.

Esses agentes possuem algumas vantagens em relação aos anestésicos venosos, como, por exemplo, permitir a variação rápida da profundidade da anestesia com a alteração da concentração do anestésico inalado. Por serem rapidamente eliminados do organismo, os anestésicos inalatórios não causam depressão respiratória pós-operatória.

A respeito do mecanismo de ação, além dos aspectos gerais citados anteriormente, a maioria dos anestésicos inalatórios tem também a capacidade de inibir os efeitos excitatórios causados pela acetilcolina. Inibem as isoformas dos receptores nicotínicos, particularmente aqueles que possuem a subunidade $\alpha_4$. Contudo, essas ações não estão envolvidas com os efeitos imobilizadores.

## Potência e concentração anestésica dos anestésicos inalatórios

A relação entre a dose administrada de um anestésico inalatório e o efeito quantitativo produzido é descrita como a concentração alveolar mínima (CAM) do anestésico em 1 atm, que provoca perda do movimento em 50% dos indivíduos expostos a um estímulo nocivo. A CAM é utilizada como medida de potência de todos os anestésicos inalatórios. A CAM é menor para os anestésicos potentes (ex: halotano) e grande para os menos potentes (ex: protóxido de azoto); a CAM relaciona-se com a velocidade da instalação da anestesia.

A concentração de um anestésico inalatório no sangue ou nos tecidos é resultado da sua solubilidade e pressão parcial. A solubilidade de um agente é expressa mais comumente em termos de coeficiente de partição sangue/gás ou tecido/sangue; então, quanto maior a lipossolubilidade do anestésico, menor a concentração necessária para produzir anestesia. Quanto menor o coeficiente de partição sangue/gás de um anestésico, mais rápida a indução anestésica com esse agente, visto que a alta solubilidade no sangue reduz constantemente a pressão gasosa alveolar. A maioria dos agentes inalatórios é igualmente solúvel no tecido sem gordura e no sangue, de modo que o coeficiente de partição tecido/sangue quase sempre se aproxima de 1. Por outro lado, a maioria dos anestésicos encontra-se em concentrações bem maiores no tecido adiposo do que no sangue em equilíbrio.

## Mecanismo de ação

Os anestésicos inalatórios exercem a sua função agindo em diversas áreas do sistema nervoso central, como:

A.  Sistema ativador reticular e córtex, o que tem relação com a função do SNC no controle do estado geral da consciência e da resposta a estímulos sensoriais (anestesia cirúrgica).

B.  Na medula espinhal, suprimindo a atividade reflexa, o que contribui para o relaxamento muscular.

*24. Anestésicos gerais*

C. Células da substância gelatinosa na ponta dorsal da medula espinhal, onde interrompem a transmissão sensorial, incluindo a nociceptiva (contribuem para o estágio I ou analgesia).

Os anestésicos inalatórios têm uma ação não seletiva sobre o SNC e também alteram a função de vários tipos celulares periféricos. Eles interagem com os receptores dos neurotransmissores, por exemplo, GABA-A, canal do cloreto e glutamato, facilitando a inibição mediada pelo GABA nos receptores GABA-A, mas essa ação não é seletiva. Alguns anestésicos também causam hiperpolarização da membrana, ou seja, ação inibitória por ativação de canais de potássio.

Segue-se, na tabela 24.1, o efeito dos anestésicos inalatórios sobre outros sistemas.

**Tabela 24.1: Efeito dos anestésicos inalatórios sobre outros sistemas.**

| Ação sobre os sistemas | | | | |
|---|---|---|---|---|
| **Cardiovascular** | **Respiratório** | **Nervoso central** | **Renal** | **Hepático** |
| • Alteram a frequência cardíaca, a pressão no átrio direito e diminuem a função miocárdica.<br>• O halotano sensibiliza o miocárdio às catecolaminas, podendo ocorrer aí arritmias ventriculares. | • O volume corrente e a frequência respiratória (exceto o protóxido de azoto).<br>• São depressores respiratórios (isoflurano e enflurano).<br>• A pressão parcial de $CO_2$ no sangue arterial.<br>• A resposta ventilatória à hipóxia.<br>• Deprimem a função ciliar brônquica (com acumulação do muco, e infecções respiratórias).<br>• Tendem a ser broncodilatadores. | • O metabolismo cerebral.<br>• O fluxo sanguíneo cerebral, por reduzirem a resistência vascular cerebral, com aumento da pressão intracraniana. | • A filtração glomerular e o fluxo plasmático renal efetivo.<br>• A resistência vascular renal. | • O fluxo sanguíneo hepático.<br>• O halotano pode causar toxicidade. |

Fonte: Proposta do autor.

Na tabela 24.2 discutimos as principais vantagens e desvantagens dos anestésicos inalatórios mais utilizados (halotano, isoflurano, enflurano e óxido nitroso), de maneira clara e comparativa.

**Tabela 24.2: Vantagens e desvantagens dos anestésicos gerais inalatórios constantes na RENAME.**

| ANESTÉSICOS | VANTAGENS | DESVANTAGENS | COMENTÁRIOS |
|---|---|---|---|
| sevoflurano | • Agente de escolha em pediatria<br>• Conveniente relaxamento da musculatura lisa brônquica em doentes asmáticos<br>• Não inflamável<br>• Potente<br>• Não irritante | • Reduz o fluxo sanguíneo hepático e renal<br>• Sensibiliza o miocárdio às ações das catecolaminas<br>• Hepatotóxico<br>• Arritmias | •Rapidez de início e de recuperação médio<br>•Pouca potência analgésica, utilizado em associações |
| enflurano | • Pouca alteração na frequência do pulso e respiratória<br>• Possibilidade de ajuste da profundidade da anestesia<br>• Relaxante adequado para o músculo esquelético<br>• Inibe a broncoconstrição | • Estimula secreções brônquicas e salivação<br>• Dependendo da dose provoca depressão respiratória<br>• Deprime o miocárdio<br>• Pode levar a convulsões<br>• Provoca vasodilatação cerebral e aumento da pressão intracraniana<br>• Hepatotóxico | Rapidez de início e de recuperação médio |

| Isoflurano | • Anestésico halogenado com baixa toxicidade orgânica<br>• Bom relaxamento muscular<br>• Recuperação rápida<br>• Não afeta o débito cardíaco<br>• Não aumenta a pressão intracraniana<br>• Não sensibiliza o miocárdio às catecolaminas (não induz arritmias) | • Provoca depressão respiratória<br>• Aumento do débito cardíaco<br>• Por reduzir a resistência vascular periférica, reduz a pressão arterial | Rapidez de início e de recuperação médio |
| --- | --- | --- | --- |
| Óxido Nitroso | • Não inflamável<br>• Rápido início e recuperação<br>• Não irritante | • Aumento da pressão arterial e resistência vascular periférica<br>• Provoca náusea e vômito no pós-operatório<br>• Contraindicado em gestantes, pacientes imunossuprimidos e com anemia perniciosa | Início de ação rápido, assim como a duração de seus efeitos. Muito utilizado em procedimentos dentários ambulatoriais |

Fonte: Proposta do autor.

## FARMACOLOGIA DOS ANESTÉSICOS GERAIS INTRAVENOSOS

São usados para induzir ação ultracurta. A perda de consciência é rápida e a indução é agradável, mas não há relaxamento muscular e, além disso, os reflexos frequentemente não são reduzidos de maneira adequada. A administração repetida resulta em acúmulo, prolongando o tempo necessário para recuperação. Como esses agentes apresentam pouca (quando apresentam) atividade analgésica, é raro serem usados isoladamente, exceto em rápidos procedimentos menores. Há dois tipos de anestesia provocada pelos anestésicos intravenosos: a anestesia neuroléptica e a anestesia dissociativa.

## A – Anestesia neuroléptica

Quando é combinado um agente neuroléptico com um poderoso narcótico estabelece-se um estado de analgesia neuroléptica. Esse estado é muito utilizado em procedimentos diagnósticos (exames invasivos) e pequenas intervenções cirúrgicas. Quando há necessidade, ou seja, quando esses procedimentos exigem anestesia, a analgesia pode ser convertida em anestesia neuroléptica através da administração conjunta de óxido nitroso. Os agentes mais frequentemente utilizados para obter analgesia neuroléptica incluem o droperidol (derivado da butirofenona) e o fentanil (opioide). Existe uma combinação pré-misturada dos dois fármacos conhecida como Innovar®.

As queixas mais comuns após a anestesia neuroléptica consistem em confusão e depressão mental. A depressão respiratória é também frequente, porém contornável com ventilação e oxigenação adequadas.

## B- Anestesia dissociativa

A anestesia dissociativa é um estado parecido com a analgesia neuroléptica, em que há total desligamento do paciente em relação ao ambiente. A fenciclidina foi o primeiro agente utilizado como anestésico dissociativo. Porém, a cetamina, que é estruturalmente semelhante à fenciclidina, é o único fármaco atualmente utilizado para produzir esse estado.

As reações de hipersensibilidade aos anestésicos venosos são raras. Entretanto, levando-se em conta que elas podem ser muito graves e até fatais, se não forem tratadas de maneira agressiva e correta, a sua ocorrência deve ser bem documentada para o benefício de anestesiologistas e pacientes.

## Cetamina (Ketamin®)

A cetamina produz analgesia profunda e amnésia, não exercendo efeito sobre os reflexos laríngeos. A cetamina pode aumentar o tônus da musculatura esquelética, a frequência cardíaca, a pressão arterial e a pressão do líquido cefalorraquidiano. O ciclo respiratório é mantido quase normal.

Quanto às preparações e uso terapêutico, a cetamina é utilizada principalmente em crianças e adultos jovens para processos diagnósticos de curta duração. A pré-medicação com atropina reduz a secreção salivar; já a pré-medicação feita com analgésico narcótico diminui a dose necessária de cetamina para produzir anestesia.

*24. Anestésicos gerais*

**Figura 24.1**

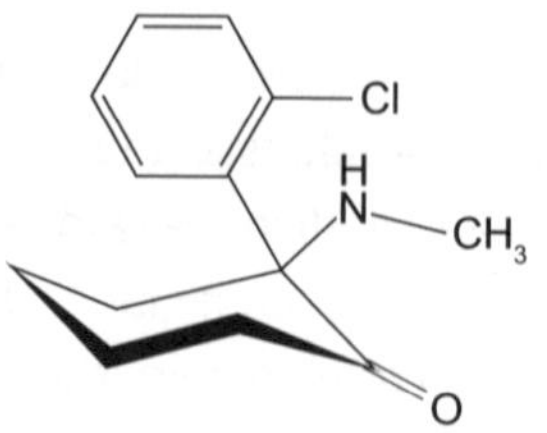

CETAMINA

Fonte: Proposta do autor.

## Mecanismo de ação

A cetamina induz o aumento máximo da atividade metabólica nas estruturas corticais e subcorticais do sistema límbico. No entanto, para doses subanestésicas, em que o efeito analgésico é mais predominante, a atividade metabólica nessas regiões está diminuída. Ao nível celular, a cetamina é um antagonista não competitivo do receptor do N-metil-D-aspartato (NMDA) de baixa afinidade e dependente do uso, característica responsável pelos seus efeitos terapêuticos primários. No entanto, também altera o funcionamento dos receptores dopaminérgicos, serotoninérgicos, colinérgicos e opioides e dos canais de sódio. A cetamina interfere na ação dos aminoácidos excitatórios incluindo o glutamato e o aspartato. O glutamato é libertado na fenda sináptica por exocitose dependente do cálcio, onde pode atuar em vários receptores, incluindo o NMDA ionotrópico. Esse receptor, além do glutamato, também requer glicina para ser aberto e é altamente permeável ao cálcio, sódio e potássio. A cetamina inibe o receptor do NMDA por dois mecanismos distintos:

A. Bloqueia o canal aberto, reduzindo o tempo médio durante o qual o canal se encontra aberto.

B. Liga-se ao receptor fechado e, por um mecanismo alostérico, diminui a frequência de abertura do canal.

Baixas concentrações de cetamina causam predominantemente o bloqueio do canal fechado, enquanto altas concentrações bloqueiam tanto o canal fechado quanto o aberto.

# Efeitos adversos

Devido à sua estrutura parecida com a das substâncias alucinógenas, a cetamina quase sempre produz sonhos desagradáveis, sobretudo em adultos. A recuperação da anestesia com cetamina é frequentemente acompanhada de agitação psicomotora e delírio. As contraindicações para o uso de cetamina incluem distúrbios psiquiátricos, história de doença vascular cerebral (para evitar o risco de um acidente vascular cerebral induzido por hipertensão e infecção respiratória).

A tabela 24.3 mostra vantagens e desvantagens de outros anestésicos intravenosos (propofol e tiopental) utilizados, e também da cetamina.

**Tabela 24.3: Vantagens e desvantagens dos anestésicos gerais venosos constantes na RENAME.**

| ANESTÉSICOS | VANTAGENS | DESVANTAGENS | COMENTÁRIOS |
|---|---|---|---|
| Propofol | • Início de ação rápido (usa-se na indução anestésica e manutenção da anestesia) e tem recuperação rápida. <br> • A instalação do efeito é suave e ocorre em 40 s. <br> • Ação antiemética útil. | • Requer suplemento com analgésicos narcóticos para analgesia. <br> • Facilita a depressão do SNC, mas pode causar excitação. | • Início de ação e duração da ação rápidos devido à sua ágil redistribuição. |
| Tiopental Sódico | • Início de ação rápido. <br> • Anestésico potente. <br> • Efeitos mínimos no sistema cardiovascular. | • Pouco analgésico. <br> • Discreto relaxamento muscular. <br> • Laringoespasmo, apneia e tosse. <br> • Broncoespasmo (cuidado nos asmáticos). <br> • Contraindicado nos doentes com porfiria. | • É quase sempre utilizado antes da administração de agentes mais potentes. |

*24. Anestésicos gerais*

| Cetamina | • Produz inconsciência, amnésia e tem um potente efeito analgésico.<br>• Não deprime o centro respiratório. | • Estimula o tônus simpático central, com estímulo cardíaco, aumento da TA, do débito cardíaco e do fluxo sanguíneo, que limitam o uso da cetamina em hipertensos e vítimas de AVC.<br>• Produz alucinações (+pesadelos) no período pós-anestésico. | • Sofre redistribuição e é metabolizado no fígado.<br>• Usa-se principalmente em crianças e adultos jovens para intervenções curtas. |

Fonte: Proposta do autor.

# REFERÊNCIAS BIBLIOGRÁFICAS

FARIA, Flávio Augusto Cardoso de; MARZOLA, Clóvis. Farmacologia dos anestésicos locais: considerações gerais. *Revista Brasileira de Anestesiologia*, 2001, v. 29, n. 8. p. 19-30.

GAJRAJ, R. J.; DÓI, M; MANTZARIDIS, H. et al. Comparison of bispectral EEG analysis and auditory evoked potentials for monitoring depth of anaesthesia during propofol anaesthesia. *Br. J. Anaesth.*, 1999, v. 82. p. 672-678.

GUYTON, C. Arthur. *Fisiologia humana*. Rio de Janeiro: Guanabara Koogan, 1988.

JACOB, Leonard S. *Farmacologia: national medical series para estudo independente.* Rio de Janeiro: Guanabara Koogan, 1998.

KATZUNG, Bertram G. *Farmacologia básica e clínica*. Rio de Janeiro: Guanabara Koogan, 2005.

LEE, J. A. Aparelhos e métodos em anestesia geral. In: LEE, J. A.; ATKINSON, R. S. *Anestesia*: teoria, técnica, prática. Rio de Janeiro: Atheneu, 1984. p.146-175.

NUNES, Rogean Rodrigues. Componentes da atividade anestésica: uma nova visão. *Rev. Bras. Anestesiol.*, Campinas, v. 53, n. 2, abr. 2003.

NUNES, R. R.; CAVALCANTE, S. L.; IBIAPINA, R. C. P. et al. Efeitos do sevoflurano isoladamente ou associado ao fentanil nas respostas hemodinâmicas, endócrinas e eletroencefalográficas à intubação traqueal. *Rev. Bras. Anestesiol.*, 2000, v. 50. p. 1-7.

RANG, H. P.; DALE, M. M.; RITTER, J. M. *Farmacologia*. Rio de Janeiro: Guanabara Koogan, 2001.

VALE, Nilton Bezerra. Princípios de farmacodinâmica de drogas anestésicas. *Revista Brasileira de Anestesiologia*, 1994, v. 44, n. 1. p. 13 -23.

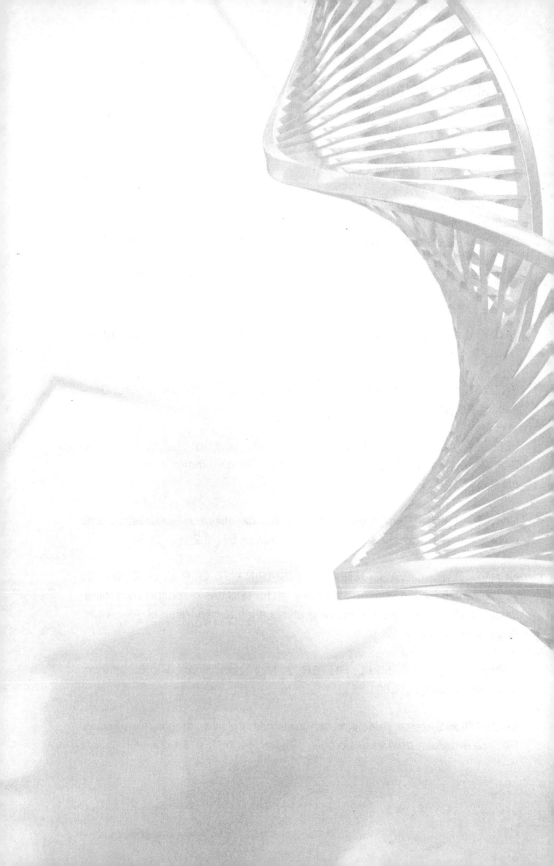

# UNIDADE V
## FARMACOLOGIA SANGUÍNEA

### 25. ANTIANÊMICOS

O assunto desse capítulo relaciona-se aos fármacos utilizados no tratamento da anemia; porém, começamos por uma revisão sobre a fisiologia da hematopoiese e a fisiopatologia das anemias, abordamos sua descrição e a causa de seu surgimento.

A anemia é um sinal de que algo não está certo no organismo. É o sinal de uma doença, e não "a doença" propriamente dita. Ela pode ser ocasionada por várias situações, as quais são discutidas a seguir, logo após uma revisão sobre o sangue.

## FISIOLOGIA

O sangue, tecido do sistema circulatório, é composto por uma parte líquida (o plasma) e uma parte sólida, a qual possui células circulantes que são os eritrócitos (células vermelhas), os leucócitos (células brancas) e as plaquetas (trombócitos). Os eritrócitos, ou hemácias, são as células que, de forma bem resumida e simples, carregam o oxigênio dos pulmões até as células do organismo. Tal transporte se dá através do pigmento chamado hemoglobina, só encontrado nos eritrócitos; a hemoglobina contém quatro grupamentos chamados Heme, dentro dos quais o oxigênio se liga ao íon $Fe^{2+}$, e uma Globina, proteína à qual o Heme se liga. É esse pigmento que confere coloração às hemácias.

Sabendo-se que a anemia é caracterizada por fatores observáveis no sangue, mais especificamente na série vermelha, a fisiologia tratada nesse capítulo retrata a formação, liberação para a corrente sanguínea e a função das hemácias.

### Eritropoiese – A formação das células vermelhas

É no décimo quarto dia de vida, no saco vitelínico embrionário, que se inicia a produção de células sanguíneas – hemopoiese, sendo essa função assumida pelo fígado durante o segundo trimestre e pela medula óssea no terceiro trimestre; tais órgãos produzem principalmente os glóbulos vermelhos.

Durante os quatro primeiros anos após o nascimento, a hemopoiese ocorre na medula óssea vermelha contida nas cavidades de todos os ossos. Em torno do 25º ano de vida, a hemopoiese ocorre apenas nos ossos do crânio, nas escápulas, no esterno, nas clavículas, nas vértebras, nos ossos da pelve e nas extremidades proximais dos fêmures e dos úmeros.

A medula contém "*stem cells*" (células de origem pluripotentes), as quais possuem duas propriedades funcionais:

1. Capacidade de gerar novas células de origem (autorrenovação).
2. Capacidade de diferenciação em qualquer das linhagens de células do sangue.

A partir do início da diferenciação, uma célula de origem torna-se direcionada para a produção de uma ou mais linhagens de células, perdendo seu potencial pluripotente. Sua capacidade de autorrenovação também é perdida, tornando-se uma célula progenitora. A figura 25.1 demonstra esquematicamente o processo de eritropoiese.

FIGURA 25.1: As células vermelhas do sangue desenvolvem-se quase completamente na medula óssea vermelha, com apenas as últimas etapas sendo concluídas na corrente sanguínea. Na medula óssea vermelha, as células progenitoras dão origem aos precursores nucleados morfologicamente reconhecíveis, iniciando com a formação dos pró-eritroblastos e diferenciando-se até a "formação" dos reticulócitos, que constitui a célula quase madura, após o núcleo ter sido expelido, porém com presença de RNA residual no seu citoplasma. Ao entrar na corrente sanguínea, os reticulócitos levam de 1 a 2 dias para tornarem-se uma hemácia completamente madura. A vida média das hemácias é de cerca de 120 dias.

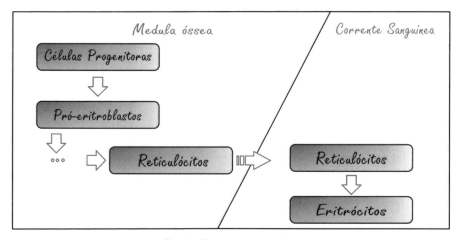

Fonte: Proposta do autor.

A intensidade de produção dos glóbulos vermelhos do sangue ocorre de forma precisa para a reposição dos perdidos por destruição, principalmente, no baço. As células fagocíticas do sistema retículoendotelial degradam a hemoglobina, reciclando o ferro do heme e os aminoácidos da globina.

É a eritropoetina, um hormônio produzido no rim e levado pela corrente sanguínea até a medula óssea, que "governa" a eritropoiese; a velocidade em que ocorre a eritropoiese é dependente do suprimento adequado de ferro, vitamina B12 e de folato (nome de qualquer derivado do ácido fólico); o estímulo para a produção do hormônio eritropoetina são os baixos níveis locais de $O^2$ (hipóxia). Vale lembrar que o objetivo primário dos glóbulos vermelhos é transportar e proteger a hemoglobina (o carreador de oxigênio do sangue).

# FISIOPATOLOGIA DAS ANEMIAS

Deve-se suspeitar de anemia quando, em uma análise sanguínea, são obtidos os seguintes resultados (tabela 25.1).

**Tabela 25.1: Resultados suspeitos de anemia.**

| | Hemácias (x106/ml) | Hemoglobina (g/dL) | Hematócrito (%) |
|---|---|---|---|
| HOMEM | < 4,5 | < 14,0 | < 41 |
| MULHER | < 4,0 | < 12,0 | < 37 |

Fonte: Proposta do autor.

Para que o diagnóstico do paciente seja esclarecido, ou pelo menos encaminhado com critério para novos exames, atenta-se para a história, o exame físico e a avaliação laboratorial.

A avaliação laboratorial compreende a realização de:

1. Hemograma: contagem de eritrócitos, hemoglobina, hematócrito e índices hematimétricos.
2. Esfregaço sanguíneo, com análise morfológica.
3. Contagem de reticulócitos.

Tais análises permitem classificar a anemia com relação ao tamanho das hemácias e determinar a sua causa.

As anemias podem ser classificadas de acordo com o VCM (Volume Corpuscular Médio), que é dado por VCM = hematócrito/n° de hemácias. Tal classificação divide as anemias em:

1. Anemia microcítica
2. Anemia macrocítica
3. Anemia normocítica

Essa classificação é, por sua vez, subdividida. A figura 25.2 traz uma visão geral dos "tipos" de anemia.

**FIGURA 25.2: Classificação das Anemias – considerando VCM (volume corpuscular médio).**

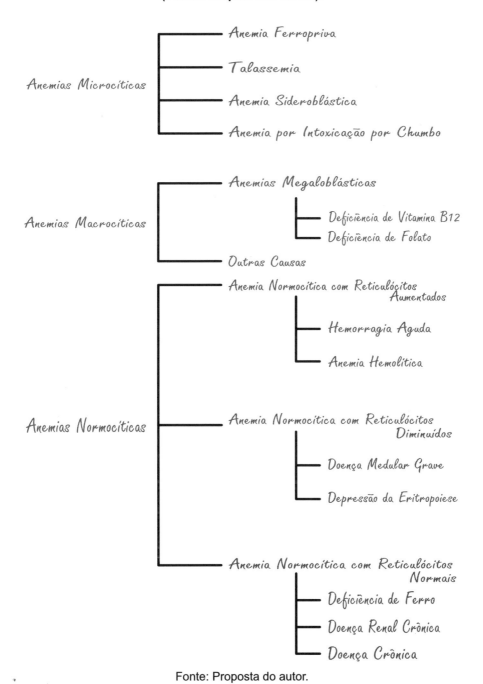

Fonte: Proposta do autor.

# 1. Anemias microcíticas:

## Anemia ferropriva

A anemia ferropriva ou ferropênica é a anemia de maior incidência, chegando a ser responsável por 95% das anemias. Nela há um déficit de ferro que diminui a produção do heme da hemoglobina.

O ferro em um organismo adulto normal sofre perda desprezível; em um homem normal, a partir de células desprendidas do intestino, do trato urinário e da pele, a perda diária de ferro chega a aproximadamente 0,9mg. As mulheres normalmente perdem sangue durante a menstruação, quantidade que varia de 30 a 90 ml durante o período menstrual; levando em conta que a perda diária de ferro de uma mulher normal, a partir de outras fontes, é estimada em 0,6 mg, pode-se calcular uma perda diária para mulher (considerando as perdas de ferro pela menstruação e por outras fontes) de 1,1 a 2,1mg de ferro. A figura 25.3 resume esse processo.

Em indivíduos saudáveis, a absorção de ferro da dieta é apenas o suficiente para equilibrar a perda diária (0,6 a 2,1mg).

**FIGURA 25.3: Presença de ferro no organismo humano.**

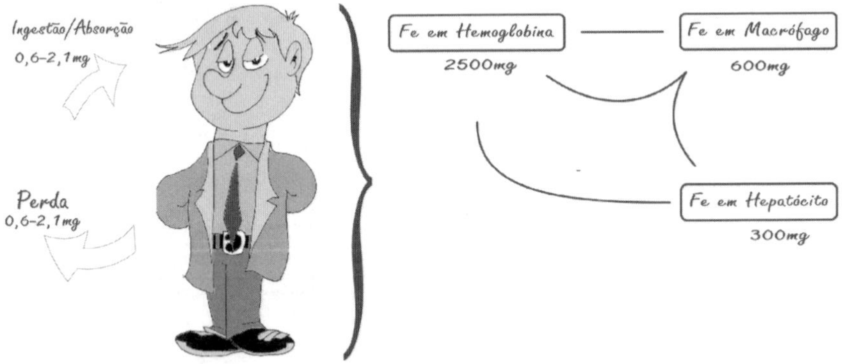

Fonte: Proposta do autor.

Dessa forma, a deficiência de ferro ocorre no caso de:

- ingestão insuficiente
- aumento da necessidade (ex., gravidez)
- perda por sangramento crônico (como nas doenças hemorrágicas crônicas do trato gastrintestinal)

- defeito na absorção do ferro causado por ressecção cirúrgica do duodeno e jejuno proximal (menos frequente)

Inicialmente, a falta de ferro causa a diminuição até o esgotamento do estoque, que é feito em células como macrófagos do fígado, baço, medula óssea e células parenquimatosas hepáticas. Posteriormente, há uma redução do transporte de ferro para os eritroblastos, diminuição da produção de hemoglobina e, finalmente, anemia.

Na alimentação, o ferro ingerido está na forma $Fe^{3+}$; no estômago, com a presença do ácido clorídrico, $Fe^{3+}$ transforma-se em $Fe^{3+}$. Uma parte do ferro absorvido é transportada pela transferrina e outra parte é armazenada pela ferritina e hemossiderina.

Quando há alguma deficiência na transferrina, o transporte de ferro fica comprometido.

## Talassemia

As talassemias são doenças genéticas; caracterizam-se por formação anormal de hemoglobina, com defeito na produção de cadeias de globinas.

As talassemias se dividem em:
- talassemia:
  - talassemia 1
  - talassemia 2
  - talassemia 3
  - talassemia 4 (apresenta uma doença de evolução fatal)
- talassemia:
  - heterozigótica (leva à anemia discreta e crônica)
  - homozigótica (ou *major*)

Talassemia intermediária (clinicamente mais leve que a homozigótica, e mais grave que a heterozigótica)

## Anemia sideroblástica

A anemia sideroblástica ocorre devido ao acúmulo de ferro, que deriva de defeito na síntese de protoporfirina; a protoporfirina é um composto que, ao receber ferro ferroso, forma o heme, sendo essa reação catalisada pela enzima heme sintetase; dessa forma, a formação do heme, e consequentemente da hemoglobina, estará comprometida.

## Anemia por intoxicação por chumbo

A intoxicação por chumbo leva a uma anemia microcítica, pois o chumbo prejudica a função da enzima ferroquelatase (ou heme sintetase), que catalisa a incorporação do ferro à protoporfirina; para a formação do heme, consequentemente, haverá comprometimento da formação da hemoglobina.

## 2- Anemias macrocíticas

### Anemias megaloblásticas

Gerada por defeito na síntese de DNA nas células hematopoiéticas, na anemia megaloblástica, em estágios iniciais, o nível de hemoglobina pode estar reduzido apenas minimamente, sendo característica a alteração morfológica dos eritrócitos maduros e em desenvolvimento, e dos granulócitos.

O defeito, ou bloqueio, da síntese normal de DNA ocorre pela deficiência de cobalaminas ou folato, afetando mais os tecidos que produzem novas células rapidamente, como a medula óssea e a mucosa do TGI ( trato gastrintestinal).

### Anemias megaloblásticas devido à deficiência de cobalamina

As anemias megaloblásticas, devido à deficiência de cobalamina ou vitamina $B_{12}$, têm suas causas divididas em:

- ingestão insuficiente de cobalamina (rara)
- falta de fator intrínseco (mais detalhes a seguir)
- anormalidades do íleo (que provoca incapacidade de absorção da cobalamina)
- incapacidade de transporte plasmático

A falta de fator intrínseco gera dois tipos de anemia: a anemia megaloblástica pós-gastrectomia e a anemia perniciosa (comum), ambas ligadas à incapacidade de secreção de fator intrínseco.

### Anemia perniciosa

A anemia perniciosa é uma consequência clássica de carência espontânea de vitamina $B_{12}$ devido à falta de absorção. Requer a presença do fator intrínseco (glicoproteína produzida pelas células parietais do estômago, essencial para a absorção intestinal da cobalamina); porém, somente a vitamina $B_{12}$ ultrapassa a membrana do enterócito. Quando existe gastrite atrófica ou hipotrofia da mucosa gástrica, não há formação do fator intrínseco e, consequentemente, o indivíduo tem anemia perniciosa; a gastrite atrófica é decorrente de agressão autoimune às células parietais.

## Anemias megaloblásticas devido à deficiência de folato

A deficiência de folato é outra causa de anemia megaloblástica, embora não tenha grandes repercussões clínicas sem a falta concomitante de vitamina $B_{12}$. A deficiência de folato usualmente é apenas dietética, porém, outras podem ser a sua causa. A seguir estão listadas as causas de deficiência de folato:

- ingestão reduzida de folato (anemia megaloblástica nutricional)
- necessidade acentuadamente aumentada de folato (como exemplo tem-se a anemia megaloblástica da gestação)
- absorção anormal de folato (podendo ser provocada por doença intestinal crônica e grave ou por presença de determinadas drogas)

# OUTRAS CAUSAS

Outras causas de anemia macrocítica são: perda aguda de grande quantidade de sangue e doença hepática crônica.

## 3- Anemias normocíticas

As anemias normocíticas são aquelas nas quais os eritrócitos conservam seu volume normal, podendo ser divididas de acordo com o número de reticulócitos circulantes.

## Anemia normocítica com reticulócitos aumentados

As anemias normocíticas com reticulócitos aumentados ocorrem devido à perda de eritrócitos por hemorragia ou por doenças hemolíticas.

*25. Antianêmicos*

## Hemorragia aguda

Com o extravasamento de sangue, há grande diminuição dos glóbulos vermelhos da circulação. Com isso, inicia-se um estímulo medular mediado pela eritropoietina, produzindo uma hiperplasia da série vermelha, com o objetivo de compensar a diminuição periférica, podendo ser observada uma situação anêmica com aumento de reticulócitos.

## Anemias hemolíticas

Podendo ser provocadas por um grande número de causas, as anemias hemolíticas dividem-se em congênitas (defeitos intrínsecos dos eritrócitos) e adquiridas (são de causa extracelular).

## Anemias hemolíticas congênitas

As anemias hemolíticas congênitas se subdividem em três causas, sendo elas:

A.  alterações de membrana:
I - Esferocitose hereditária: As hemácias produzidas pela medula possuem forma bicôncava normal, mas há perda da membrana durante a passagem através do baço. O tratamento é a esplenectomia.
II- Eliptocitose hereditária: Resulta na formação de hemácias elípticas e hemólise de grau variado.
III- Estomatocitose hereditária: É uma doença autossômica dominante na qual ocorre aumento da permeabilidade da membrana, o que faz com que a concentração intracelular de sódio aumente e a de potássio diminua. Há maior entrada de água para que o equilíbrio osmótico seja mantido, o que faz com que a célula aumente de tamanho e adquira forma de estomatócito.

B.  alterações da hemoglobina:
Anemias por alterações na hemoglobina são causadas por hemoglobinopatias – uma anormalidade estrutural de hemoglobina produz manifestações clínicas.
Uma hemoglobinopatia pode ser gerada, entre outros fatores, por um mecanismo no qual há "polimerização e solidificação intracelular das mo-

léculas de hemoglobina". Tal fenômeno ocorre em eritrócitos que contêm grandes quantidades de hemoglobina, e inicia-se a formação de células rígidas e deformadas; essas células são chamadas de falciformes e resultam em anemia hemolítica crônica e crises de oclusão vascular dolorosa por possuírem uma sobrevida reduzida e serem incapazes de passar normalmente pela microcirculação.

C. alterações enzimáticas:

Nesse grupo de anemias, as hemácias apresentam morfologia normal, mas conteúdo enzimático alterado.

As deficiências mais comuns são:

I- deficiência de glicose-6-fosfato-desidrogenase (G6PD): nessa deficiência, muitos pacientes são assintomáticos e passam a ter crises hemolíticas provocadas por processos infecciosos e drogas oxidantes (ex.: nitrofurantoína e certas sulfas). A hemólise é resultante da capacidade diminuída da hemácia deficiente em G6PD em fornecer o GSH (glutation reduzido) necessário para que haja desintoxicação dos peróxidos de hidrogênio e dos outros peróxidos formados dentro da hemácia ou que penetram nela. Como consequência, essas substâncias causam lesão oxidativa à hemoglobina, que leva à sua precipitação. As células com esses precipitados geralmente são fagocitadas por fagócitos mononucleares, mas podem ser destruídas no espaço intravascular ao se tornarem muito rígidas.

II- deficiência de piruvatoquinase: o quadro clínico de um indivíduo com deficiência de piruvatoquinase é icterícia, anemia (que frequentemente piora na presença de infecções e outros estímulos), esplenomegalia e hemólise crônica.

## Anemias hemolíticas adquiridas

Nesse grupo de anemias, as hemácias do indivíduo são normais, porém lesadas por um fator externo. Entre suas causas, encontramos:

A. lesão por anticorpos:

I- aloanticorpos: como ocorre em transfusão de sangue incompatível ou em doença hemolítica do recém-nascido.

II- autoanticorpos: ex.: lúpus eritematoso sistêmico, linfoma, leucemia linfocítica crônica.

B. lesão mecânica:
I- trauma às hemácias ao fluir por pequenos vasos que contêm depósitos de fibrina (ex.: púrpura trombocitopênica trombótica).
II- trauma por alguma prótese valvular
C. por agentes infecciosos.
D. outros.

## Anemia normocítica com reticulócitos diminuídos

Um paciente anêmico com contagem de reticulócitos diminuída leva à suspeita de:

**Doença medular grave** (como, por exemplo, aplasia medular ou substituição de precursores eritroides por células leucêmicas).
**Depressão da eritropoiese** (depressão temporária importante, causada por agente infeccioso, toxina ou droga).
Ex.: cloranfenicol, um agente alquilante.

## Anemia normocítica com reticulócitos normais

Não se espera a contagem de reticulócitos "normal" em paciente anêmico. Tal resultado origina-se, ao menos em parte, de uma incapacidade da medula de responder à anemia, uma vez que deveria respondê-la através do aumento da produção de hemácias. Entre as causas, encontram-se:
**Deficiência de ferro** (ocorre por falta de um fator específico necessário para produzir hemácias).
**Doença renal crônica** (pela incapacidade de aumentar a produção de eritropoietina).
**Doença crônica** (a presença de contagem de reticulócitos "normal" na anemia normocítica pode ser observada na doença crônica, pois nessa patologia pode haver falta de um fator específico para produção de hemácias ou pela incapacidade de aumentar a produção de eritropoietina).

# FÁRMACOS ANTIANÊMICOS

Os antianêmicos são fármacos utilizados ao se detectar uma anemia e sua(s) causa(s), ou seja, a situação patológica que levou ao seu aparecimento.

FARMACOLOGIA HUMANA BÁSICA

Como dissemos anteriormente, anemia não é uma doença, e sim um sinal dela. Dessa forma, não se trata a "anemia", mas sim os motivos que levaram a ela. Como são várias as formas de anemia, diversas são as formas de tratamento.

A hematopoiese (processo de reposição das células sanguíneas) possui uma complexa regulação, sendo influenciada por diversos fatores de crescimento. Alguns dos hormônios já foram identificados e sua produção em quantidade suficiente para uso terapêutico vem sendo realizada, como ocorre com a eritropoietina, hormônio sobre o qual falamos mais adiante. Para a hematopoiese também é necessário um suprimento adequado de minerais (p. ex.: ferro, cobalto e cobre) e vitaminas (p. ex.: ácido fólico, vitamina $B_{12}$, piridoxina, ácido ascórbico e riboflavina). Os minerais e vitaminas estudados nesse capítulo são os que estão disponíveis na RENAME (Relação Nacional de Medicamentos Essenciais) entre os fármacos antianêmicos, os quais são descritos a seguir.

## Eritropoietina

A eritropoietina é o regulador mais importante da eritropoiese, apesar de não ser o único fator de crescimento; sua ausência gera anemia grave.

Genes de vários fatores hematopoiéticos foram clonados e estão sendo utilizados clinicamente, entre eles a eritropoetina. A eritropoetina humana recombinante (epoetina alfa) é um "antianêmico hormonal" que atua estimulando a mitose e a diferenciação eritrocitária a partir de precursores do compartimento *stem cells*, como foi anteriormente descrito.

## Farmacocinética

Quando administrada por via intravenosa, a meia-vida da epoetina é de 4 a 12 horas; entretanto, o efeito é duradouro o suficiente para que seja necessária apenas a administração três vezes/semana para se obter uma resposta adequada. A biodisponibilidade da epoetina por via subcutânea encontra-se entre 23% e 42%, comparando-se com a intravenosa. A eritropoetina não é depurada por diálise.

## Efeitos farmacológicos

A diferenciação e a proliferação das células eritroides são estimuladas pela eritropoetina, quando essa interage com receptores específicos de eritropoetina presentes nos progenitores dos eritrócitos.

## Efeitos adversos

O aumento da eritropoiese ocasiona uma deficiência funcional de ferro, a qual resulta da incapacidade de mobilizar rapidamente as reservas de ferro suficientes para acompanhar tal produção celular aumentada. Dessa forma, praticamente todos os pacientes acabam necessitando de suplemento de ferro, o qual irá aumentar ou manter a saturação da transferrina em níveis que sustentarão a eritropoiese estimulada; sendo assim, é recomendada a terapia com suplemento de ferro aos pacientes com níveis de ferritina abaixo de 100mg/ml ou saturação de transferrina menor que 20%.

O agravamento da hipertensão preexistente também se encontra entre os efeitos adversos, sendo dose-dependente. Mesmo pacientes normais ou com pressão arterial baixa podem apresentar crise hipertensiva com sintomas similares à encefalopatia (cefaleia, confusão, distúrbios sensoriais ou motores, dificuldades ao falar ou ao andar, assim como convulsões tônico-clônicas).

Durante a hemodiálise, pacientes que recebem epoetina podem necessitar de anticoagulação aumentada, pelo aumento do hematócrito, que gera risco de oclusão do sistema de diálise; podem ocorrer derivações trombóticas, especialmente em pacientes com tendência à hipotensão ou a complicações da fístula arteriovenosa.

É contraindicada em pacientes com hipertensão pouco controlada, na gravidez e lactação, devendo ser usada com cautela em pacientes com tumores malignos, epilepsia, trombocitose, falha renal crônica e reconhecida hipersensibilidade à droga.

Seu uso em pessoas sãs causa um aumento excessivo do hematócrito, o que pode estar associado a complicações cardiovasculares, colocando a vida em risco; dessa forma, seu uso é altamente desestimulado por atletas para aumentar os níveis de hemoglobina e melhorar seu desempenho, como "*dopping* sanguíneo".

## Vitamina $B_{12}$

A vitamina $B_{12}$ atua em diversas reações bioquímicas essenciais nos seres humanos como cofator. Sua deficiência compromete a síntese do DNA em qualquer célula em que esteja ocorrendo divisão e replicação dos cromossomos, podendo provocar anemia (devido à elevada taxa de renovação do sistema hematopoiético), sintomas gastrintestinais e anormalidades neurológicas.

A vitamina $B_{12}$ possui uma estrutura na qual há um grupo R que é variável; quando o grupo R é uma hidroxila, tem-se a hidroxocobalamina (figura

25.4), mas também podem ser observados, entre as variações do grupo R, os compostos estáveis de cianocobalamina, assim como as coenzimas metilcobalamina e 5-desoxiadenosilcobalamina.

**FIGURA 25.4: Estrutura química da hidroxocobalamina.**

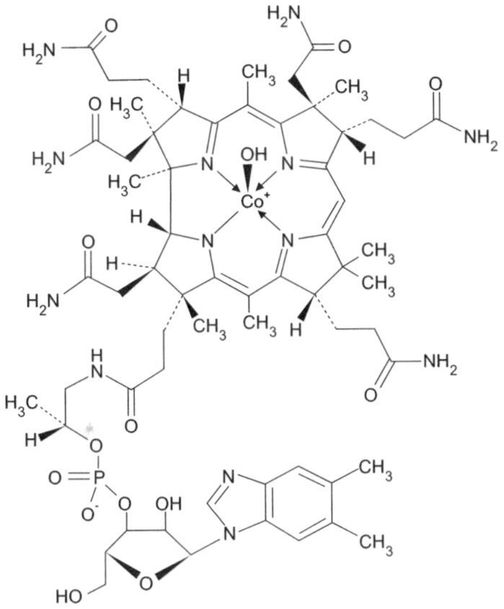

HIDROXOCOBALAMINA

Fonte: Proposta do autor.

Vitamina $B_{12}$ é um termo genérico usado para referir-se a todas as cobalaminas ativas nos seres humanos. Entretanto, apenas os derivados cianocobalamina e hidroxocobalamina mantêm a sua atividade após armazenamento; sendo assim, os preparados de vitamina $B_{12}$ para uso terapêutico possuem cianocobalamina ou hidroxocobalamina.

Na RENAME encontra-se entre os fármacos antianêmicos o cloridrato de hidroxocobalamina, que é a vitamina $B_{12}$ utilizada clinicamente.

## Farmacocinética

A absorção da vitamina $B_{12}$ em quantidades fisiológicas (após ser liberada do alimento pela presença de ácido gástrico e proteases pancreáticas) ocorre após a formação de um complexo com o fator intrínseco. Ao atingir o íleo (onde efetivamente ocorre a absorção), o complexo vitamina $B_{12}$-fator

*25. Antianêmicos*

intrínseco interage com células da mucosa através de um receptor da superfície, sendo transportado ativamente na circulação. Uma dieta deficiente raramente resulta, em adultos, na deficiência de vitamina $B_{12}$, a qual geralmente ocorre devido a um defeito em um ou outro aspecto da complexa sequência de absorção.

Após sua absorção, a vitamina $B_{12}$ é transportada para as numerosas células do corpo ligada à transcobalamina II (glicoproteína plasmática). Seu excesso é armazenado no fígado; porém, quando sua administração por via parenteral ultrapassa a quantidade de ligação das transcobalaminas (50-100µg) há excreção significativa na urina.

A má absorção é a causa de quase todos os casos de deficiência de vitamina $B_{12}$; sendo assim, o tratamento exige injeções parenterais dessa vitamina, que se encontra disponível na forma de cianocobalamina ou hidroxocobalamina. A hidroxocobalamina é preferida, uma vez que se liga mais fortemente às proteínas e, portanto, permanece mais tempo na circulação.

## Efeitos farmacológicos

Utilizada no tratamento ou na prevenção de sua própria deficiência, a vitamina $B_{12}$ não possui nenhum benefício quando injetada em indivíduos que não apresentam deficiência. Encontra-se disponível para injeção (que deve ser administrada por via intramuscular ou subcutânea profunda) ou administração oral, sendo a escolha do preparado dependente da causa da deficiência. Apesar da possibilidade de utilização de preparados orais para suplementar dietas deficientes, esses possuem valor limitado no tratamento dos pacientes com deficiência de fator intrínseco ou com doença ileal.

A vitamina $B_{12}$ tem sido utilizada em várias situações, entre as quais encontram-se neuropatias, nutrição inadequada e como tônico para pacientes que se queixam de cansaço e fadiga fácil, porém, não há evidências sobre a validade dessa terapia em qualquer uma das condições referidas.

## Efeitos adversos

A terapia com vitamina $B_{12}$ deve ser sempre a mais específica possível, pois o uso da terapia vitamínica com preparados multivitamínicos pode ser perigoso, uma vez que a administração de ácido fólico do preparado pode ser suficiente para produzir uma recuperação hematológica, podendo mascarar a deficiência contínua de vitamina $B_{12}$, permitindo assim o desenvolvimento de lesão neurológica ou sua progressão.

## Ácido fólico

O ácido fólico é geralmente utilizado na prevenção e tratamento de sua deficiência e, ao contrário da vitamina $B_{12}$, a deficiência de ácido fólico é frequentemente provocada pela ingestão dietética inadequada de folatos. A administração parenteral é raramente necessária, uma vez que é bem absorvido por via oral, mesmo em pacientes com síndrome de má absorção.

### Farmacocinética

A administração do ácido fólico é em geral por via oral. De modo inalterado, o ácido fólico é absorvido no intestino, sendo captado pelo fígado e pela medula óssea por transporte ativo; existem mecanismos separados de transporte para o ácido fólico e os folatos reduzidos. No interior celular, o ácido fólico é reduzido e metilado ou formilado, então convertido na forma de poliglutamatos (que é um cofator na síntese de purinas e pirimidinas), sendo assim essenciais para a síntese de DNA. São também necessários para reações envolvidas no metabolismo dos aminoácidos.

### Efeitos farmacológicos

O efeito terapêutico do ácido fólico limita-se à prevenção e tratamento das deficiências da vitamina, devendo a terapia ser a mais específica possível.

### Efeitos adversos

Efeitos indesejáveis devido ao uso de ácido fólico não são observáveis, até mesmo com a administração de altas doses. Porém, deve-se ter cuidado na presença de deficiência de vitamina $B_{12}$, pois se tal deficiência é tratada com ácido fólico, o quadro hematológico pode melhorar e apresentar aspecto de cura, enquanto ocorre agravamento das lesões neurológicas, sendo assim de grande importância determinar a causa de uma anemia megaloblástica, se é devida à deficiência de folato ou de vitamina $B_{12}$.

*25. Antianêmicos*

## Sulfato ferroso

Preparações de ferro são indicadas clinicamente para o tratamento ou prevenção da anemia ferropriva.

Existe uma ampla variedade de preparações orais de ferro, porém, como a absorção do ferro ferroso é mais eficiente, os sais ferrosos são os indicados. Gluconato ferroso, fumarato ferroso e sulfato ferroso são todos eficazes e recomendados para a maioria dos pacientes. Desses sais ferrosos, o sulfato ferroso é o que se encontra na RENAME, sendo um sal hidratado ($FeSO_4.7H_2O$) que contém 20% de ferro.

### Farmacocinética

Os sais inorgânicos de ferro, assim como o ferro não hêmico presente nos alimentos, devem ser reduzidos a ferro ferroso ($Fe^{2+}$) para serem absorvidos no duodeno e na porção proximal do jejuno. A absorção é diminuída quando há presença de agentes quelantes ou formadores de complexos na luz intestinal, e aumentada na presença de vitamina C e ácido clorídrico. Ao atravessar, por transporte ativo, a membrana das células da mucosa intestinal, o ferro recém-absorvido pode ser transportado através da transferrina para o plasma, ou pode ser armazenado nas células da mucosa sob a forma de ferritina. Porém, quando há baixa reserva de ferro, ou em situações de aumento da sua necessidade, o ferro recém-absorvido é transportado imediatamente para a medula óssea para produção de hemoglobina. O ferro penetra nas células eritroides em maturação através de receptores específicos que o internalizam, liberando-o no interior da célula, sendo então incorporado à hemoglobina dos eritrócitos em desenvolvimento.

### Efeitos farmacológicos

A ferroterapia é utilizada por pacientes que se encontram com anemia ferropriva, devida a: perda crônica de sangue, aumento da demanda; ingestão dietética ou absorção inadequadas. Em tais situações, o paciente necessita do metal para normalização dos seus processos fisiológicos, ou seja, aumento na taxa de produção de eritrócitos.

Diversos fatores influem na resposta de pacientes com anemia ferropriva à ferroterapia, incluindo a gravidade da anemia, a capacidade do paciente de tolerar e absorver o ferro medicinal, bem como a presença de doenças complicantes.

Há um teto natural da quantidade de ferro que pode ser administrado através de terapia oral, uma vez que o intestino delgado regula a absorção do ferro limitando sua entrada na corrente sanguínea. Ao ser obtida uma resposta ao ferro oral, o tratamento deve continuar até a normalização da hemoglobina, podendo ser prolongado até a reposição das reservas de ferro, o que pode exigir um período de tempo considerável, uma vez que há diminuição da taxa de absorção à medida que são reconstituídas as reservas de ferro.

## Efeitos adversos

Os efeitos adversos mais comuns da ferroterapia oral são náusea, cólica abdominal, desconforto epigástrico, constipação e diarreia, estando habitualmente relacionados à dose, podendo ser diminuídos ao reduzi-la, ou ao ser utilizado junto com as refeições. A biodisponibilidade do ferro, quando ingerido junto com alimento, é de aproximadamente metade a 33% daquela observada no indivíduo em jejum; sendo assim, é sempre preferível administrar o ferro em jejum, mesmo havendo necessidade de redução da dose devido aos efeitos colaterais gastrintestinais. A superdose de ferro é particularmente grave em crianças, visto requerer-se atenção imediata se a ingestão foi superior a cerca de 30mg/kg; o tratamento indicado é deferoxamina.

# REFERÊNCIAS BIBLIOGRÁFICAS

BRASILEIRO FILHO, Geraldo. *Bogliolo patologia*. Rio de Janeiro: Guanabara Koogan, 2006. 1471 p.

GILMAN, Alfred Goodman; HARDMAN, Joel G.; LIMBIRD, Lee E. *Goodman & Gilman: as bases farmacológicas da terapêutica*. Rio de Janeiro: McGraw Hill, 2003. 1647 p.

GUYTON, Arthur C.; HALL, John E. *Tratado de fisiologia médica*. Rio de Janeiro: Elsevier, 2006. 1115 p.

HOFFBRAND, A. Victor; GUBERT, Ida Cristina; PETTIT, John E. *Atlas colorido de hematologia clínica*. São Paulo: Manole, 2001. 346 p.

KATZUNG, Bertram; VOEUX, Patricia Lydie. *Farmacologia básica e clínica*. Rio de Janeiro: Guanabara Koogan, 2005. 991 p.

KIDD, Cecil et al. *Fisiologia humana*. Porto Alegre: Artmed, 2002. 980 p

LEITE, Ruth Moreira; RAPAPORT, Samuel I. *Hematologia: introdução*. São Paulo: Roca, 1990. 450 p.

RANG, H. P.; DALE, M. M.; RITTER, J. M. *Farmacologia*. Rio de Janeiro: Guanabara Koogan, 2001. 703 p.

SILVA, Loraine Storch Meyer da; GIUGLIAN, Elsa Regina Justo; AERTS, Denise Rangel Ganzo de Castro. Prevalência e determinantes de anemia em crianças de Porto Alegre, RS, Brasil. *Rev. Saúde Pública* [on-line], 2001, v. 35, n. 1, p. 66-73.

# 26. ANTICOAGULANTES

## INTRODUÇÃO

As drogas anticoagulantes, juntamente com as antiplaquetárias e trombolíticas, são utilizadas para prevenir e tratar os distúrbios trombóticos e tromboembólicos. A trombose engloba a formação (trombogênese) ou a presença de um coágulo sanguíneo (trombo) no sistema vascular. Desse modo, a trombogênese pode evitar a morte quando em resposta à hemorragia, mas pode ameaçar a vida, já que o trombo pode ocupar local inapropriado, destruir vaso sanguíneo e impedir o fluxo sanguíneo normal para tecidos posteriormente localizados ao coágulo.

Os anticoagulantes são administrados para prevenir a formação de novos coágulos, além da ampliação dos coágulos existentes. Portanto, não dissolvem coágulos formados, não melhoram o fluxo sanguíneo nos tecidos ao redor do coágulo, nem evitam a lesão isquêmica dos tecidos além do coágulo. Para ajudar a compreensão dos anticoagulantes, são descritas a seguir a hemostasia e a coagulação sanguínea.

## FISIOLOGIA

### Hemostasia

A hemostasia consiste na prevenção ou parada espontânea da perda de sangue a partir de um vaso lesado; desse modo, proporciona a integridade vascular.

As células endoteliais proporcionam um revestimento não trombogênico nos vasos sanguíneos, sendo resultante de fatores como manutenção de carga elétrica negativa, que é necessária para prevenir a aderência das plaquetas; liberação dos ativadores de plasminogênio, que consiste em ativar a via fibrinolítica; ativação da proteína C, que degrada os fatores da coagulação; a ativação de proteoglicanos semelhantes à heparina, que inibe a coagulação; liberação de prostaciclina, que consiste em inibidor da agregação plaquetária.

A hemostasia engloba a ativação de vários mecanismos, como vasoconstrição, construção de um tampão plaquetário (plaquetas agregadas), ativação dos fatores da coagulação, crescimento e manutenção do tecido fibroso para o coágulo sanguíneo tornar-se mais estável. A hemostasia normal envolve vários ativadores e inibidores, incluindo plaquetas, fatores endoteliais e fatores da coagulação sanguínea.

Poucos segundos após a lesão do vaso, as plaquetas fixam-se ao colágeno exposto do endotélio lesado (aderência plaquetária) e umas às outras (agregação plaquetária). Em seguida, as plaquetas perdem suas membranas e constroem uma massa gelatinosa, sendo que rapidamente esse tampão plaquetário cessa o sangramento. As plaquetas estimulam a ativação local dos fatores da coagulação proporcionando a formação de um coágulo de fibrina, que ajuda a manter o agregado plaquetário. O coágulo de fibrina e o agregado plaquetário são degradados à medida que ocorre a cicatrização.

## Coagulação sanguínea

A coagulação sanguínea proporciona hemostasia em pouco tempo, cerca de 1 a 2 minutos. Abrange a ativação sequencial de precursores inativos existentes no sangue (os fatores da coagulação) e na construção de uma rede de filamentos de fibrina que promove a junção dos componentes do sangue para formar o coágulo.

A ativação da via da coagulação intrínseca e extrínseca leva à coagulação sanguínea. Ambas são ativadas quando o sangue sai do vaso sanguíneo e, apesar de iniciarem separadamente, as vias convergem ao final para uma mesma etapa, ou seja, na ativação do fator X, na formação da trombina (fator IIa) e na transformação pela trombina do fibrinogênio em fibrina.

A via extrínseca, que ocorre nos tecidos, parece ser necessária para dar início à formação de fibrina; já a via intrínseca, que ocorre no sistema vascular, é importante no crescimento e na manutenção da fibrina.

A ativação da via intrínseca ocorre quando o sangue entra em contato com o colágeno existente na parede do vaso lesado. Desse modo, há ativação do fator XII da coagulação (o endotélio normal impede a sua ativação). Já a ativação da via extrínseca ocorre quando o sangue entra em contato com o tecido; assim, há conversão proteolítica do fator VII em fator VIIa.

Os sistemas extrínseco e intrínseco correspondem à cascata da coagulação, sendo essa composta por um conjunto de reações relacionadas entre si. Nas reações participam fatores que são as proenzimas (representadas por numerais romanos) convertidas em proteases (representadas por número romano seguido pelo sufixo "a") e cofatores que proporcionam rapidez às reações de proteases.

O sangue coagula em consequência da transformação do fibrinogênio solúvel em fibrina insolúvel; para isso há interação de proteínas em uma série de reações proteolíticas. Em cada etapa da cascata, um fator da coagulação sofre proteólise e transforma-se em protease ativa, a qual ativa o próximo fator da coagulação até a formação do coágulo. O fibrinogênio (fator I) consiste

FARMACOLOGIA HUMANA BÁSICA

no substrato da enzima trombina (fator IIa) protease formada através da ativação da protrombina (fator II). Os fatores da coagulação sanguínea servem de alvo para alguns fármacos. A tabela 26.1 resume algumas informações importantes a respeito dos fatores da coagulação.

**Tabela 26.1: Fatores da coagulação sanguínea/função/drogas que afetam.**

| FATOR | NOME | FUNÇÃO | DROGAS QUE AFETAM |
|---|---|---|---|
| I | Fibrinogênio | Forma fibrina | Heparina; Varfarina |
| II | Protrombina | Forma trombina | Heparina; Varfarina |
| III | Tromboplastina | Converte protrombina em trombina | Heparina; Varfarina |
| IV | Cálcio | Catalisa a conversão da protrombina em trombina | Heparina; Varfarina |
| V | Pró-acelerina | Importante para a formação de tromboplastina ativa | Heparina; Varfarina |
| VI | Pró-convertina | Acelera a ação da tromboplastina | Heparina; Varfarina |
| VII | Globulina anti-hemolítica (GAH) | Proporciona a decomposição de plaquetas e formação de tromboplastina plaquetária ativa | Heparina; Varfarina |
| VIII | Fator de Christmas | Função semelhante ao fator VIII | Heparina; Varfarina |
| IX | Fator Stuart-Prower | Proporciona ação da tromboplastina | Heparina; Varfarina |
| X | Antecedente tromboplastínico plasmático (ATP) | Proporciona agregação e decomposição plaquetária, com posterior liberação de tromboplastina plaquetária | Heparina; Varfarina |
| XI | Fator Hageman | Função semelhante ao fator XI | Heparina;Varfarina |
| XII | Fator estabilizador da fibrina | Converte a rede fibrina em massa densa e firme | Heparina;Varfarina |

Fonte: Proposta do autor.

## Fisiopatologia

Geralmente, os trombos são formados e destruídos (trombólise); entretanto, o sangue se mantém líquido e não ocorre destruição significativa do fluxo sanguíneo. Se houver alteração do equilíbrio entre trombogênese e trombólise, problemas como distúrbios trombóticos ou hemorrágicos irão ocorrer. Os distúrbios trombóticos geralmente são mais frequentes do que os distúrbios hemorrágicos, sendo que esses podem resultar de grandes quantidades de drogas que inibem a coagulação.

A trombose pode ocorrer tanto em artérias como em veias, sendo que a trombose arterial frequentemente está relacionada à placa aterosclerótica, à hipertensão e ao fluxo sanguíneo turbulento. Esses fatores lesam o endotélio e proporcionam a migração de plaquetas ao local lesado para desencadear a coagulação sanguínea.

As doenças geradas pelos trombos arteriais estão relacionadas com a destruição do fluxo sanguíneo, sendo que:

| DESTRUIÇÃO | CONSEQUÊNCIA |
| --- | --- |
| Incompleta ou temporária | Isquemia tecidual local |
| Completa ou prolongada | Infarto ou morte tecidual local |

A trombose venosa frequentemente está relacionada à estase venosa. Assim, quando o sangue percorre vagarosamente substâncias que proporcionam a coagulação e que estão no sangue, elas podem aglomerar-se no local e desencadear a coagulação sanguínea. Há duas formas de os trombos venosos gerarem doença: a primeira consiste no fato de que a trombose causa congestão local, edema e talvez inflamação por comprometer a saída normal do sangue; na segunda forma, é a embolização que destrói o suprimento sanguíneo quando o êmbolo (parte de um trombo que se desprende e vai para outra parte do corpo) é alojado – a embolização é comum nas artérias pulmonares.

## *FARMACOLOGIA*

As drogas utilizadas para prevenir ou tratar a trombose modificam alguma parte do processo normal de coagulação sanguínea. Os anticoagulantes são muito administrados em distúrbios trombóticos, sendo melhores para evitar a trombose venosa do que a trombose arterial. Outras drogas também são utilizadas, como as drogas antiplaquetárias que evitam a trombose arterial e os agentes trombolíticos utilizados para dissolver trombos. Entretanto, os anticoagulantes são o destaque desse capítulo.

FARMACOLOGIA HUMANA BÁSICA

# ANTICOAGULANTES PARENTERAIS

## Heparina sódica (Liquemine®)

## Química

A heparina é uma mistura de mucopolissacarídeos ácidos altamente eletronegativos que apresenta várias ligações N- e O- sulfato. É produzida basicamente pelos mastócitos no tecido conjuntivo pericapilar. A heparina endógena é encontrada em vários tecidos do corpo, como o fígado e o pulmão. Já a heparina exógena é obtida da mucosa pulmonar bovina ou intestinal suína.

## Mecanismo de ação

Para que a heparina tenha sua ação anticoagulante é preciso que no sangue normal haja um inibidor específico da serina-protease da trombina, ou antitrombina III, que consiste em um polissacarídeo de cadeia simples glicosilado. A antitrombina é produzida no fígado e circula no plasma numa concentração aproximada de 2,6μM. A heparina une-se à antitrombina e induz uma mudança na conformação dessa, tornando o local mais acessível à protease e acelerando a interação da antitrombina com os fatores da coagulação. Quando a trombina liga-se à antitrombina, a molécula de heparina é liberada do complexo. A heparina também catalisa a inibição da trombina pelo cofator II da heparina, que é um inibidor circulante.

**Figura 26.1**

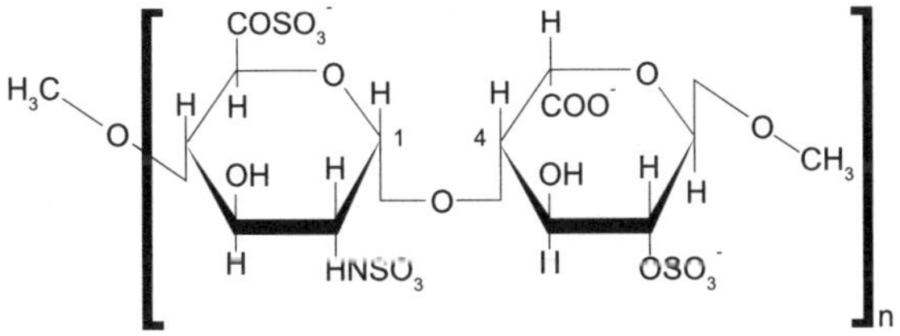

HEPARINA

Fonte: Proposta do autor.

## Ação farmacológica

O papel fisiológico da heparina ainda não é bem conhecido, sendo encontrada em pequenas quantidades no sangue normal. A heparina apresenta efeito antilipêmico por liberar a lipoproteína lipase a partir das células endoteliais; além disso, a heparina diminui a adesividade plaquetária às células endoteliais, reduz a liberação local do fator de crescimento derivado das plaquetas, realiza ação antiproliferativa sobre o músculo liso vascular e exerce atividade anticomplemento e anti-histamínica leve.

## Absorção e farmacocinética

A heparina não é bem absorvida após a administração oral, portanto, é administrada na forma de infusão intravenosa ou injeção subcutânea. A heparina tem início imediato de ação quando administrada por via intravenosa; entretanto, observa-se uma demora de aproximadamente 1 a 2 horas no início de ação da droga quando administrada por via subcutânea. A injeção intramuscular deve ser evitada devido às taxas de absorção imprevisíveis, sangramento local e irritação que acarreta.

A distribuição da heparina geralmente ocorre no compartimento intravascular; não se liga às proteínas plasmáticas. A droga em questão não é secretada no leite materno e não atravessa a placenta.

A meia-vida da heparina no plasma depende da dose administrada. Quando injetadas, por via intravenosa, doses de 100, 400 e 800 unidades/Kg têm, respectivamente, meia-vida de 1, 2,5 e 5 horas.

A ação da heparina acaba após ser depurada e degradada primariamente pelo sistema reticuloendotelial, o metabolismo hepático e a excreção renal do medicamento inalterado.

## Reações adversas

A principal reação adversa da terapia com heparina é a hemorragia, sendo que o sangramento pode ocorrer nos tratos urinário ou gastrintestinal e na glândula suprarrenal. Ocorre sangramento em 1 a 5% dos pacientes tratados com heparina intravenosa para tromboembolia venosa.

Com a suspensão do fármaco, o efeito anticoagulante da heparina desaparece em poucas horas, sendo que o sangramento leve causado pela heparina pode ser controlado sem a administração de antagonistas. Entretanto, a hemorragia fatal causada pela heparina pode ser revertida pela administração de antagonista como sulfato de protamina.

Foi relatado aumento na queda dos cabelos, assim como alopecia transitória reversível. O tratamento com heparina em longo prazo está relacionada ao surgimento de osteoporose e fraturas espontâneas, assim como uma deficiência de mineralocorticoides, já que ela acelera a depuração da lipidemia pós-prandial ao induzir a liberação da lipoproteína lípase dos tecidos.

A trombocitopenia induzida por heparina de início imediato e tardio ocorre em 3 a 30% dos pacientes e faz aumentar o risco de sangramento. Outros efeitos adversos englobam reação de hipersensibilidade, como urticária, febre, osteoalgia e hipoaldosteronismo.

## Contraindicações e interações medicamentosas

As contraindicações que se aplicam à terapia com heparina envolvem pacientes hipersensíveis à droga, com sangramento ativo, ou que possuam hemofilia, trombocitopenia, hipertensão grave, hemorragia intracraniana, endocardite infecciosa, tuberculose ativa, lesões ulcerativas do trato gastrintestinal, carcinoma visceral, doença hepática ou renal, aneurisma aórtico dissecante, discrasias sanguíneas, policitemia vera, ameaça de aborto, ou que passaram por cirurgia do cérebro, da medula espinhal e do olho.

Medicamentos como aspirina, que inibem a função plaquetária, promove aumento do sangramento quando o paciente administra heparina. Os anticoagulantes orais e a heparina promovem efeitos sinérgicos e medicamentos básicos como anti-histamínicos, tetraciclina, neomicina e fenotiazinas são quimicamente incompatíveis com a heparina – altamente ácida.

## Outros anticoagulantes parenterais

Além da heparina, existem outros anticoagulantes parenterais, como a Lepirudina, Bivalirudina, Argatrobana, Danaparoide e Drorecogina.

# ANTICOAGULANTES ORAIS

## Varfarina sódica (Marevan®)

## Química

Os anticoagulantes cumarínicos, quase sempre designados como anticoagulantes orais, são derivados lipossolúveis da 4-hidroxicumarina ou da idan-1,3-diona. Apresentam semelhança estrutural com a vitamina K, sendo a varfarina o membro mais confiável desse grupo.

## Mecanismo de ação

Os anticoagulantes orais são antagonistas da vitamina K, sendo essa importante para acelerar a conversão dos precursores de alguns fatores da coagulação que necessitam da vitamina K e das proteínas C e S em suas formas ativas. Para que isso ocorra é preciso a y-carboxilação dos resíduos do ácido glutâmico, que consiste em etapa fundamental para que os fatores da coagulação possam ligar-se, através do $Ca^{2+}$, na superfície fosfolipídica da membrana sobre a qual processam as reações da protease. A etapa de y-carboxilação está ligada a um ciclo de reações enzimáticas que engloba a forma hidroquinona ativa da vitamina K (K1H2). Desse modo, a regeneração de (K1H2) por epóxido-redutase proporciona hipocoagulabilidade por levar à formação de fatores da coagulação estruturalmente incompletos.

**Figura 26.2**

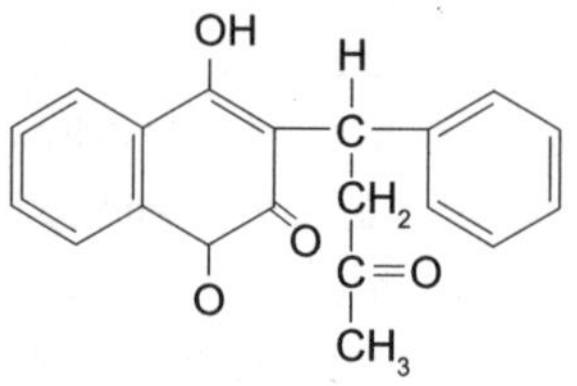

VARFARINA

Fonte: Proposta do autor.

## Ação farmacológica

O início da ação dos anticoagulantes orais é retardado, com período latente, sendo que o efeito anticoagulante somente se torna evidente depois que os fatores da coagulação ativos existentes no sangue tiverem sido catabolizados.

A anticoagulação máxima que ocorre três dias após o tratamento demonstra diminuição nos níveis de todos os fatores da coagulação que dependem da vitamina K, sendo a ação desses medicamentos potencializada quando o paciente apresenta menor ingestão de vitamina K ou de gordura ou quando possui algum problema que afeta a absorção da vitamina K.

A varfarina não tem efeito sobre os fatores da coagulação circulantes nem sobre a função plaquetária.

## Absorção e farmacocinética

Geralmente, a varfarina é administrada oralmente, na forma de sal sódico e com absorção rápida e quase completa após a administração por via oral, intravenosa ou retal, sendo que a presença do alimento no trato gastrintestinal pode reduzir a absorção. Em geral, a varfarina é encontrada no plasma dentro de 1 hora após a administração oral; entretanto, as concentrações adquirem valor máximo dentro de 2 a 8 horas. A varfarina liga-se quase completamente (99%) às proteínas plasmáticas, principalmente a albumina, e, portanto, apresentam meia--vida plasmática relativamente longa. Apesar de o medicamento não atravessar a barreira hematoencefálica e sua forma ativa não ser encontrada no leite, a varfarina pode atravessar a placenta e gerar teratogenicidade e hemorragia no feto.

A varfarina utilizada para fins clínicos consiste em uma mistura racêmica composta de quantidades iguais de dois enantimorfos anticoagulantes R e S, sendo a varfarina levógira S quatro vezes mais potente quando comparada à varfarina dextrógira R. A varfarina é metabolizada no fígado e seus metabólitos inativos são excretados nas fezes e, principalmente, na urina.

## Reações adversas

A principal reação adversa observada durante a terapia com varfarina é a hemorragia, sendo que o sangramento pode ser óbvio (por exemplo, pele), ou oculto (por exemplo, hemorragia gastrintestinal).

A varfarina atravessa facilmente a placenta; assim, a administração desse medicamento durante a gravidez provoca defeitos congênitos e aborto. A utilização de varfarina pela mãe durante o primeiro trimestre pode gerar uma síndrome caracterizada por hipoplasia nasal e calcificações epifisárias pontilhadas; defeitos no sistema nervoso central foram relatados durante o segundo e terceiro trimestres, além de hemorragia fetal ou neonatal e morte intrauterina.

Outras reações adversas mais raras são a diarreia, necrose do intestino delgado, urticária, alopecia, necrose cutânea e dermatite.

## Contraindicações e interações medicamentosas

Geralmente, os anticoagulantes orais estão contraindicados quando o paciente apresenta ulceração gastrintestinal, trombocitopenia, doença hepática ou renal, hipertensão maligna, alcoolismo crônico, gravidez, endocardite bacteriana, cirurgia cerebral, ocular ou medular recente.

*26. Anticoagulantes*

A terapia com outros medicamentos, seja de forma prévia ou concomitante, pode potencializar ou inibir as ações dos anticoagulantes orais (os laxantes e o óleo mineral, por exemplo, podem reduzir a absorção dos anticoagulantes orais).

Essas interações podem ser divididas em efeitos farmacocinéticos (consistem principalmente em indução enzimática, inibição de enzimas e redução da ligação às proteínas plasmáticas) e efeitos farmacodinâmicos (incluem sinergismo, antagonismo competitivo – vitamina K – e alteração da alça de controle fisiológico da vitamina K).

As interações mais graves com a varfarina são aquelas que geram aumento do efeito anticoagulante e risco de hemorragia. Dentre essas estão as interações farmacocinéticas com as pirazolonas, fenilbutazona e sulfimpirazona. Já a aspirina, a hepatopatia e o hipertireoidismo potencializam a varfarina ao nível farmacodinâmico.

Os fármacos que não provocam efeito significativos na terapia anticoagulante são: etanol, fenotiazinas, benzodiazepínicos, narcóticos, a maioria dos antibióticos, acetaminofeno e indometacina.

## Outros anticoagulantes orais

Além da varfarina, existem outros anticoagulantes orais, como a femprocumona e acenocumarol, derivados da indandiona, rodenticidas.

## CAUTELAS

### Cloridrato de protamina (Protamina®)

Quando um paciente está em terapia com heparina e ocorre uma pequena hemorragia, essa é controlada pela redução ou suspensão da administração do medicamento. Há um antagonista específico da heparina, a protamina, que pode ser utilizado para "neutralizar" a heparina quando houver hemorragias graves.

### Propriedades

As protaminas são proteínas de baixo peso molecular e são carregadas positivamente. Apresentam alta afinidade pelas moléculas de heparina que são carregadas negativamente, sendo sua principal fonte de extração os testículos de certas variedades de salmão. A ligação de protamina à heparina é rápida e proporciona formação de um complexo inerte. A protamina apresenta baixa atividade anticoagulante, sendo disponível em pó a ser dissolvido. Um miligrama de protamina neutraliza 90 unidades de heparina derivada do pulmão e 115 unidades derivada do intestino, sendo inativada enzimaticamente no plasma e eliminada principalmente por via renal.

## Indicação

As protaminas são indicadas para inativar a heparina no caso de hemorragia grave.

## Reações adversas

Correspondem principalmente a hipotensão arterial no período da administração e alergia (pacientes alérgicos a peixes ou vasectomizados).

## Contraindicação

O cloridrato de protramina é contraindicado a pacientes que apresentam hipersensibilidade ao fármaco.

## Fitomenadiona (Kanakion® MM)

Uma superdosagem de varfarina pode causar hemorragia, a qual poderá ser tratada pela interrupção da administração do fármaco. A administração de vitamina K (fitomenadiona) normaliza o tempo de protrombina dentro de 24 horas.

## Propriedades

A fitomenadiona consiste na vitamina K sintética e apresenta a mesma atividade que a vitamina K natural. Assim, esse fármaco participa na síntese dos fatores da coagulação II, VII, IX, X e atua como cofator na carboxilação pós--transducional dos precursores de tais fatores.

A fitomenadiona é rapidamente absorvida quando administrada na forma injetável, e após a absorção é completamente biodisponível quando passa pelo fígado. Esse medicamento atravessa a placenta e passa ao leite materno, e sua biotransformação é total e completa; por isso não é excretada pela urina.

## Indicação

São indicados quando há problemas na coagulação devido a falhas na produção dos fatores II, VII, IX e X, quando originados pela deficiência de vitamina K. A fitomenadiona pode ser também utilizada na prevenção da doença hemorrágica do recém-nascido, sendo mais segura que os análogos hidrossolúveis da vitamina K.

## Reações adversas

Após a administração da fitomenadiona, o paciente pode apresentar rubor transitório, pulso fraco, sudorese profunda, hipotensão, dispneia e cianose. Quando administrada em quantidade maior que 1 mg pode-se verificar hiperbilirrubinemia no recém-nascido.

## Contraindicação

A fitomenadiona é contraindicada em casos de disfunção hepática e deficiência de glicose-6-fosfato-desidrogenase.

# REFERÊNCIAS BIBLIOGRÁFICAS

ABRAMS, Anne Collins. *Farmacologia clínica: princípios para prática de enfermagem.* Rio de Janeiro: Guanabara Koogan, 2006.

BRODY, Theodore M. et al. *Farmacologia humana: da molecular à clínica.* Rio de Janeiro: Guanabara Koogan, 1997.

CATANI, Roberto et al. Heparina de alto peso molecular. Uma alternativa nas operações com circulação extracorpórea: estudo experimental. *Rev. Bras. Cir. Cardiovasc.*, São Paulo, v. 16, n. 2, jun. 2001.

CRAING, Charles R.; STITZEL, Robert E. *Farmacologia moderna.* Rio de Janeiro: Guanabara Koogan, 1996.

HARDMAN, Joel G.; LIMBIRD, Lee E.; GILMAN, Alfred Goodman. *As bases farmacológicas da terapêutica.* Rio de Janeiro: McGraw-Hill, 2003. Disponível em: *<http://www.anvisa.gov.br/medicamentos/referencia/lista_sum.pdf>.* Acesso em: 15 jul. 2009.

KATZUNG, Bertram G. *Farmacologia básica e clínica.* Rio de Janeiro: Guanabara Koogan, 2003.

LIBERMAN, A. Aspectos epidemiológicos e o impacto clínico da hipertensão no indivíduo idoso. *Rev. Bras. Hipertens.*, v. 14, 2007. p. 17-20.

OLSON, James M. *Farmacologia clínica fácil.* Rio de Janeiro: Revinter, 2002.

SILVA, Kátia Regina da. et al. Varfarina previne obstruções venosas pós-implante de dispositivos cardíacos em pacientes de alto risco: análise parcial. *Rev. Bras. Cir. Cardiovasc*, São José do Rio Preto, v. 23, n. 4, dez. 2008 .

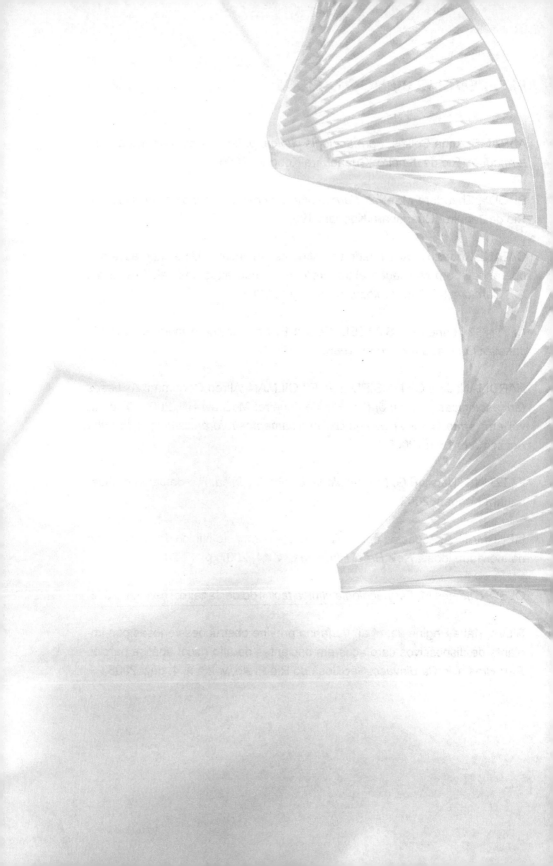

# 27. HIPOLIPEMIANTES

A hiperlipidemia é o principal fator que predispõe a doenças vasculares como acidente vascular cerebral (AVC), coronariopatias, trombose e doenças embólicas. A principal consequência da hiperlipidemia é o desenvolvimento de aterosclerose (ver adiante), que é caracterizada pela formação de *placas de ateroma* nas paredes das artérias provocando sua obstrução parcial ou total.

O quadro de hiperlipidemia é caracterizado pelo excesso de lipídios na corrente sanguínea, sendo que os lipídios mais relevantes relacionados com esse processo são os triglicerídeos e o colesterol. Os triglicerídeos são moléculas compostas por três ácidos graxos ligados a uma molécula de glicerol e são adquiridos principalmente pela dieta. Já o colesterol não possui ácidos graxos em sua composição, mas possui um núcleo esteroide que lhe confere características bem parecidas com as dos demais lipídios. Estudos já comprovaram que altos níveis de colesterol na corrente sanguínea (hipercolesterolemia) estão intimamente relacionados com a formação de placas de ateroma e consequente distúrbio aterosclerótico.

A cada ano, as taxas de mortalidade devido a problemas cardiovasculares provocados por hiperlipidemias vêm aumentando progressivamente. Esse aumento de mortalidade corresponde, principalmente, aos hábitos alimentares da população em geral, que apresenta dificuldades de realizar uma boa alimentação, isto é, uma dieta equilibrada. As pessoas acabam ingerindo mais alimentos com gorduras saturadas e gorduras *trans*, aumentando o risco de adquirir doenças cardiovasculares.

Atualmente existem no mercado vários fármacos para o tratamento das hiperlipidemias, como fibratos (clofibrato), niacina (ácido nicotínico), sequestradores de ácidos biliares (colestiramina) e os inibidores da HMG-CoA redutase (sinvastatina). Nesse capitulo, tratamos apenas dos Inibidores da HMG--CoA redutase, que são os principais fármacos utilizados para tratamento das hiperlipidemias e que pertencem à RENAME. Para entender corretamente o mecanismo de ação e os efeitos dos inibidores da HMG-CoA redutase, primeiramente é necessário compreender o metabolismo das lipoproteínas. Sendo assim, elucidaremos o metabolismo das lipoproteínas plasmáticas e, em seguida, trataremos da fisiopatologia do principal distúrbio vascular gerado pela hiperlipidemia, a aterosclerose. Fechando o capítulo, explicamos a Farmacologia dos hipolipemiantes inibidores da HMG-Coa redutase.

# METABOLISMO DAS LIPOPROTEÍNAS

O metabolismo das lipoproteínas está descrito na figura 27.1. Uma vez que os lipídios são insolúveis no plasma sanguíneo, é necessário que sejam transportados pelo sangue de seus locais de origem até tecidos periféricos para serem armazenados ou metabolizados e gerarem energia. Esse transporte é realizado por uma classe de proteínas plasmáticas denominadas *lipoproteínas*. As lipoproteínas são complexos proteicos formados por fosfolipídios, proteínas, colesterol, ésteres de colesterol e triglicerídeos, possuindo um arranjo esférico com suas cadeias hidrofóbicas viradas para o interior da esfera e suas cadeias hidrofílicas voltadas para o exterior. Existem cinco tipos de lipoproteínas plasmáticas (quilomícrons, VLDL, IDL, LDL e HDL) que se diferem de acordo com suas densidades, sendo essas relacionadas com a combinação de seus constituintes.

**FIGURA 27.1: Representação esquemática do metabolismo das lipoproteínas plasmáticas.**

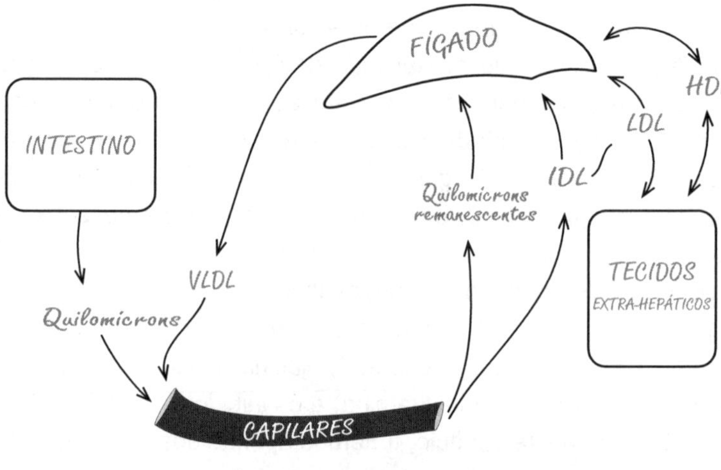

Fonte: Proposta do autor.

Cada lipoproteína exerce uma função diferente determinada por seu local de síntese, composição lipídica e tipos de proteína. As proteínas constituintes das lipoproteínas são denominadas apolipoproteínas e possuem funções específicas. As apolipoproteínas agem como sinalizadores proteicos, direcionando a lipoproteína para seu destino correto ou ativando enzimas específicas do plasma.

Os quilomícrons são lipoproteínas grandes e de baixíssima densidade, responsáveis pelo transporte de triglicerídeos e colesterol, oriundos da dieta, do intestino para outros tecidos. A síntese dos quilomícrons ocorre no retículo endoplasmático rugoso das células epiteliais que revestem o intestino delgado; assim, quando ocorre a ingestão de triglicerídeos, esses são incorporados nos quilomícrons no intestino delgado. Os quilomícrons são então levados pelos vasos linfáticos até a veia subclávia, onde são jogados para a corrente sanguínea. Os quilomícrons possuem três tipos de apolipoproteína: apoB-48, apoE e apoC-II. Quando os quilomícrons atingem os capilares dos tecidos adiposos, cardíaco e da musculatura esquelética, a apoC-II ativa a enzima lipase lipoproteica presente nesses capilares. Essa enzima cliva os triglicerídeos liberando ácidos graxos livres para serem utilizados por aqueles tecidos. Sendo assim, os quilomícrons transportam os ácidos graxos (triglicerídeos) vindos da dieta para os tecidos em que serão consumidos ou armazenados.

Os quilomícrons remanescentes, possuindo poucos triglicerídeos e contendo ainda o colesterol vindo da dieta, vão então para o fígado através da corrente sanguínea. O fígado possui receptores específicos para a apoE presentes nos remanescentes dos quilomícrons. Os receptores promovem a endocitose desses quilomícrons, ocorrendo a liberação de colesterol para dentro dos hepatócitos; logo em seguida, os quilomícrons endocitados são degradados pelos lisossomos hepáticos. Quando ocorre um aumento da ingestão de ácidos graxos e colesterol, a quantidade de quilomícrons remanescentes é maior devido à saturação dos tecidos periféricos em relação à necessidade de ácidos graxos. Esse aumento do número de quilomícrons leva o fígado a converter esse excesso de ácidos graxos em triglicerídeos incorporando-o à lipoproteína de muito baixa densidade (VLDL).

A VLDL é liberada para a corrente sanguínea e possui triglicerídeos, colesterol e ésteres de colesterol. A quantidade de colesterol nas VLDL é bem maior do que a quantidade presente nos quilomícrons. As apolipoproteínas pertencentes à VLDL são a apoB-100, apoC-I, apoC-II, apoC-III e apo-E. As VLDL são transportadas pela corrente sanguínea para os tecidos adiposos e músculos, onde sofrem ação da lipase lipoproteica, ativada pela apoC-II, resultando na liberação de ácidos graxos livres. A lipase lipoproteica é uma enzima-chave no processo de regulação do combustível lipídico em nosso organismo. Ela é expressa em vários tecidos periféricos, incluindo tecido adiposo, esquelético, músculo cardíaco e glândulas mamárias. Essa enzima realiza a hidrólise dos triglicerídeos circulantes no plasma, liberando ácidos graxos livres para os tecidos.

Os remanescentes de VLDL são captados pelo fígado mediante a expressão de receptores para apo-E ou podem ser convertidos no próprio plasma em IDL (lipoproteína de densidade intermediária). As IDL são rapidamente convertidas em lipoproteína de baixa densidade (LDL) por perderem parte de seu conteúdo de triglicerídeos.

As LDL são lipoproteínas ricas em colesterol e ésteres de colesterol, e são responsáveis pelo transporte de colesterol para os tecidos periféricos. Pelo fato de ser uma lipoproteína rica em colesterol, ela é também chamada de "colesterol ruim" e é um dos principais fatores de risco para a ocorrência de aterosclerose (ver adiante). A apoB-100 é a principal apolipoproteína constituinte da LDL, sendo que os tecidos periféricos e os tecidos hepáticos possuem receptores específicos para apoB-100 que medeiam a sua captação. A ligação da LDL nos receptores de LDL inicia um processo de endocitose, levando o LDL e seu receptor, acoplados, para dentro da célula através de um endossomo. Esse se funde a um lisossomo e isso resulta na hidrólise dos ésteres de colesterol, liberando colesterol e ácidos graxos no interior da célula. Após essa etapa, a LDL se degrada totalmente, mas o seu receptor é regenerado e expresso novamente na superfície celular.

Enfim, a HDL (lipoproteína de alta densidade) é sintetizada no fígado e no intestino delgado, e exerce a função de retirar colesterol das células e de outras lipoproteínas. Ela possui grande quantidade de proteína e pouca quantidade de colesterol, e nenhum éster de colesterol. A HDL contém apoA-1, apoC-I e apoC-II, além de outras apolipoproteínas; possui também a enzima lecitina-colesterol aciltransferase (LCAT), que catalisa a formação de ésteres do colesterol a partir da lecitina e do colesterol. Essa enzima está presente na superfície da HDL e converte a lecitina e o colesterol dos remanescentes de VLDL e quilomícrons em ésteres de colesterol; os ésteres de colesterol são então absorvidos pela HDL. As HDLs, quando ricas em colesterol voltam para o fígado e lá são endocitadas, e liberam o colesterol dentro dos hepatócitos, onde são transformados em sais biliares. A HDL é considerada "colesterol bom" devido ao fato de retirar o colesterol das células e da corrente sanguínea (retira colesterol das demais lipoproteínas).

## SÍNTESE DO COLESTEROL

O colesterol é produzido principalmente pelos hepatócitos a partir de precursores mais simples, como a acetil coenzima A (acetil-CoA), entre outros.

O processo de síntese do colesterol envolve quatro etapas principais. Na primeira etapa ocorre a síntese do *mevalonato*, iniciada com a condensação de duas moléculas de acetil-CoA formando acetoacetil-CoA. Esse composto se condensa com mais uma molécula de acetil-Coa formando um composto denominado β-hidroxi-β-metilglutaril-CoA (HMG-CoA). O HMG-CoA, por sua vez, é reduzido a mevalonato pela ação da enzima *HMG-CoA redutase*, sendo essa o principal ponto de regulação da síntese do colesterol.

Na segunda etapa, ocorre a formação de isoprenos ativados, como o $\Delta^3$-isopentenil pirofosfato e o dimetilalil pirofosfato. Após a segunda etapa, ocorre a condensação dos dois isoprenos formando o geranil pirofosfato; esse composto condensa-se com o isopentenil pirofosfato para formar o composto *escaleno*. Na última etapa ocorre a transformação do escaleno em colesterol em uma série de reações bioquímicas.

A enzima HMG-CoA redutase é uma proteína de membrana que catalisa a reação limitante da síntese do colesterol (redução do HMG-CoA a mevalonato). A HMG-CoA redutase é regulada por vários fatores, como insulina, glucagon e fármacos. O glucagon promove a fosforilação da enzima (inativando-a) e diminui sua expressão gênica. Já a insulina promove a desfosforilação da HMG-CoA redutase (ativando-a), promovendo um aumento na síntese de colesterol. Os fármacos hipolipemiantes da classe das estatinas, como vemos mais adiante nesse capítulo, inibem seletivamente a HMG-CoA redutase, diminuindo consideravelmente a síntese de colesterol endógeno pelo fígado. A figura 27.2 mostra resumidamente a via metabólica da síntese do colesterol e sua regulação.

**FIGURA 27.2: Processo simplificado da síntese do colesterol realizada pelos hepatócitos e o local de ação.**

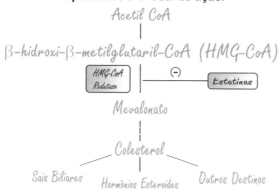

Fonte: Proposta do autor.

## Hipercolesterolemia e aterosclerose

A hipercolesterolemia é um dos principais fatores de risco para a formação de placas de ateroma e consequente surgimento de aterosclerose. Atualmente, os níveis circulantes de colesterol total ideais são abaixo de 200mg/dl; níveis entre 200 e 239mg/dl são aceitáveis, e níveis iguais ou acima de 240mg/dl de colesterol total circulante são considerados elevados e de risco ao paciente (tabela 27.1). Um dos grandes agravantes para o surgimento de aterosclerose é o colesterol LDL, que é o responsável pela formação de placas de ateroma nas íntimas das artérias. A quantidade de LDL colesterol circulante ideal é abaixo de 100 mg/dl; valores entre 100 e 159mg/dl são considerados limítrofes e já exigem um tratamento farmacológico ou alternativo. Níveis entre 160 e 189mg/dl são considerados altos e igual ou acima de 190mg/dl, muito alto, com riscos cardiovasculares. A quantidade de HDL colesterol circulante ideal é acima de 60mg/dl, e valores abaixo de 40mg/dl são considerados baixos.

Tabela 27.1: Valores ideais, limítrofes e patológicos dos colesteróis circulantes.

|  | Ideal | Limítrofe | Patológico |
|---|---|---|---|
| Colesterol total | < 200mg/dl | 200-239mg/dl | > 240mg/dl |
| LDL colesterol | < 100mg/dl | 100-159mg/dl | > 160mg/dl |
| HDL colesterol | > 60mg/dl | 40-60mg/dl | < 40mg/dl |

Fonte: Proposta do autor.

A hipercolesterolemia pode ser classificada de duas formas: hipercolesterolemia primária e hipercolesterolemia secundária. A hipercolesterolemia primária é caracterizada pelo aumento dos níveis séricos de colesterol independentemente de algum problema de saúde ou estilo de vida; já a hipercolesterolemia secundária é decorrente de algum problema de saúde ou hábitos de vida. A principal causa da hipercolesterolemia primária é de base genética; entre as outras causas estão a diminuição da expressão de receptores nas membranas celulares, defeitos nas apolipoproteínas e receptores defeituosos. Todos esses problemas genéticos acarretam uma menor captação de colesterol pela célula e consequente elevação dos níveis séricos.

As principais causas da hipercolesterolemia secundária são os hábitos alimentares e diabetes mellitus. Pessoas que ingerem alimentos ricos em gorduras e são sedentárias tendem a possuir níveis elevados de colesterol circulante, visto que uma dieta rica em gordura provoca um aumento das

VLDL e posterior aumento da conversão dessas em LDL. Devido às alterações metabólicas decorrentes da patologia, pessoas com diabetes mellitus tendem a aumentar os níveis séricos de lipoproteínas.

## FISIOPATOLOGIA DA ATEROSCLEROSE

A aterosclerose é uma doença caracterizada por formação de lesões fibrogordurosas (placas de ateroma) na íntima das artérias de grande e médio calibres, principalmente as artérias coronárias e cerebrais. Essas placas podem se desenvolver e obstruir parcial ou completamente o lúmen arterial impossibilitando o fluxo de sangue para um determinado local e gerando isquemia tecidual. Quando ocorre uma obstrução parcial das artérias coronárias há a *angina pectoris* e, se a obstrução é completa, ocorre o infarto agudo do miocárdio. O acidente vascular cerebral (AVC) é provocado por uma obstrução completa das artérias que irrigam o cérebro; esse bloqueio leva a isquemia cerebral e necrose tecidual. As placas de ateroma podem se desprender da parede da artéria formando um *êmbolo*, o qual pode se alojar em diversos tecidos obstruindo a passagem de sangue, provocando assim isquemia tecidual. Um dos principais locais onde os êmbolos se alojam são os pulmões, gerando a *embolia pulmonar*.

A aterosclerose é uma doença silenciosa que se inicia ainda na infância e vários motivos parecem estar envolvidos na sua progressão. Entretanto, o processo de formação das placas de ateroma (aterogênese) ainda não é conhecido. Sem sombra de dúvida, todos os indivíduos, a partir da infância, já iniciam o processo aterosclerótico. Cabe, então, ações que visem à prevenção da progressão da doença.

### Fatores de risco

Como citamos anteriormente, o processo de formação das placas de ateroma não está compreendido. Sabe-se quais os fatores que aumentam a incidência de formação dessas placas, fatores esses que podem ou não ser modificados.

O principal fator de risco para aterosclerose é, sem dúvida, a hipercolesterolemia, seja primária ou secundária. Outros fatores modificáveis incluem a hipertensão, *diabetes mellitus* e o tabagismo. Já os fatores que não podem ser modificados são idade, sexo, defeitos genéticos (p. ex., ausência de receptores de LDL) e hereditariedade.

Estudos epidemiológicos mostram que homens com idade avançada (a partir de 45 anos) tendem a sofrer mais com a aterosclerose em relação às mulheres da mesma faixa etária. Alguns efeitos genéticos propiciam a ocorrência de aterosclerose. Por exemplo, indivíduos que não sintetizam ou expressam receptores de LDL nas membranas celulares tendem consequentemente a possuir níveis elevados de colesterol LDL na corrente sanguínea, sendo esse o principal fator de risco (hipercolesterolemia) para a aterosclerose. As pessoas com esse distúrbio tendem a adquirir a doença mais facilmente.

A hipercolesterolemia é um grande fator de risco para a aterosclerose e pode ser modificada por uma dieta saudável e/ou medicamentos. Vários estudos comprovam que o LDL colesterol circulante em excesso é a principal causa de desenvolvimento de placas de ateroma (ver adiante), sendo que o LDL em excesso se acumula nas íntimas arteriais provocando uma progressão do processo aterosclerótico. Estudos comprovaram que a redução de 10% nos níveis de colesterol plasmático equivale à redução de 20% de risco de formação de placas de ateroma e de doença coronariana, corroborando a participação dos níveis de LDL colesterol com o processo aterosclerótico.

As proteínas animais contêm um aminoácido denominado metionina que, ao ser ingerido, é metabolizado e transformado em *homocisteína*. A homocisteína inibe alguns elementos que participam do processo anticoagulante e lesiona a parede dos vasos sanguíneos. Estudos apontam que níveis elevados de homocisteína plasmática estão relacionados com o aparecimento e a progressão das placas de ateroma. Isso pode ser visto pelo fato de que, ao inibir a cascata anticoagulante, consequentemente ocorre uma agregação plaquetária aumentada em resposta a alguma lesão vascular, que pode ser provocada também pela homocisteína. Esse aumento da agregação plaquetária pode resultar em formação de trombos vasculares, iniciando o processo aterosclerótico. Para que ocorra o metabolismo normal da homocisteína são necessárias concentrações ideais de ácido fólico, vitamina $B_6$, vitamina $B_{12}$ e riboflavina. Deficiências nessas vitaminas podem acarretar o quadro de hiperhomocisteínemia.

## Mecanismos de desenvolvimento da aterosclerose

Existem várias hipóteses a respeito do desenvolvimento ou iniciação do processo aterosclerótico. Porém, uma hipótese unificadora (discutida nessa sessão) corresponde atualmente ao possível mecanismo pelo qual as placas de ateroma se desenvolvem.

Em primeiro lugar, deve-se entender o que é exatamente uma placa de ateroma, isto é, do que ela é formada. As placas ateromatosas caracterizam-se pelo acúmulo intracelular e extracelular de lipídios, presença de proteínas colagenosas e tecido conjuntivo, além de se observar uma proliferação exacerbada de células da musculatura lisa vascular. Esses fenômenos geram uma massa celular dentro da íntima arterial e, à medida que essa massa cresce, ocorre estenose arterial, ou seja, surge um estreitamento do lúmen arterial. Essa etapa é a inicial do processo aterosclerótico. A etapa avançada compreende a ruptura dessa massa celular, podendo ocorrer hemorragias, processo de coagulação, formação de êmbolos e obstrução total do lúmen arterial com consequente isquemia tecidual adjacente.

Para que se inicie a formação de placas de ateroma é necessária uma lesão na camada endotelial vascular, e pressupõe-se que essas lesões ocorram em locais predispostos, como a aorta, artérias coronarianas e artérias cerebrais. Essas lesões são provocadas principalmente por estresse oxidativo, sendo que essa oxidação é realizada especialmente por LDL colesterol. Com a lesão na camada endotelial vascular, ocorre uma infiltração de monócitos (macrófagos plasmáticos) e linfócitos T para a íntima arterial. Com a permanência de LDL colesterol em excesso na corrente sanguínea, ocorrem mais lesões e, consequentemente, mais infiltração celular. Nesse local, os macrófagos fagocitam lipídios (LDL oxidado), tornando-se células espumosas e liberando citocinas como PDGF, FGF, TNF e IL-1, que produzem um aumento na proliferação das células da musculatura lisa. Se o problema fundamental não é tratado, esses fenômenos se tornam um círculo vicioso e podem gerar problemas graves à saúde de um indivíduo.

## FARMACOLOGIA DOS HIPOLIPIMIANTES

Os hipolipimiantes são os fármacos utilizados para o tratamento das dislipidemias, principalmente as hipercolesterolemias e as hipertrigliceridemias. Porém, para que haja o potencial efeito desses fármacos, é de extrema necessidade que sejam realizadas concomitantemente uma dieta hipocalórica e atividades físicas. Os fármacos por si só diminuem consideravelmente os níveis de LDL colesterol circulante, mas seus efeitos são potencializados com a realização da dieta e exercícios físicos.

Existem várias classes de hipolipimiantes disponíveis para comercialização atualmente. Os fármacos mais utilizados e eficazes para o tratamento das dislipidemias são as *estatinas*, que são abordadas mais detalhadamente a seguir. Os sequestradores de ácidos biliares, como a *colestiramina*, são os mais antigos fármacos utilizados para tratamento das dislipidemias e usados secundariamente ao tratamento com estatinas se essas não baixam os níveis de LDL colesterol satisfatoriamente. O *ácido nicotínico* (*niacina*) é uma vitamina do complexo B que também é utilizada para o tratamento das dislipidemias. Outra classe de fármacos utilizados para o tratamento das dislipidemias são os *fibratos* (*clofibrato, fenofibrato*), que agem principalmente aumentando a síntese da lipoproteína lípase, resultando assim na maior quebra e absorção de lipídios pelas células dos lipídios plasmáticos.

## Estatinas

As estatinas são os fármacos mais eficazes para o tratamento das dislipidemias e foram descobertas no ano de 1976, isoladas a partir de uma colônia de Penicillium citrinium. A primeira estatina a ser sintetizada e comercializada foi a lovastatina; posteriormente, desenvolvida por modelação molecular a partir da lovastatina, veio a sinvastatina (ZOCOR®). Outros fármacos dessa classe incluem a atorvastatina, a pravastatina e a fluvastatina. Todas as estatinas são análogas do metabólito 3-hidroxi-3-metilglutaril coenzima A (HMG-CoA) e, dessa forma, inibem competitivamente a enzima HMG-CoA redutase, responsável pela etapa limitante da síntese do colesterol.

## Mecanismo de ação

As estatinas exercem seus efeitos pela inibição parcial competitiva na enzima HMG-CoA redutase nos hepatócitos, impedindo a formação do mevalonato, que é um dos precursores para a síntese do colesterol (figura 27.2). Com a inibição parcial da síntese do colesterol endógeno, os hepatócitos tendem a promover o *up regulation* dos receptores específicos de LDL, aumentando assim sua síntese e expressão na membrana celular para suprir o "defeito" na síntese do colesterol. Com isso, os níveis de LDL colesterol plasmático diminuem devido à sua endocitose hepática aumentada, mediada pelos novos receptores. Outro mecanismo provável para a ação das estatinas é a remoção de seus precursores plasmáticos (VLDL e IDL). Essa remoção é mediada pela apoE presente nas VLDL e IDL, visto que os receptores de LDL também expressam sítios para essa apolipoproteína.

FARMACOLOGIA HUMANA BÁSICA

## Farmacocinética

A sinvastatina é administrada em forma inativa (pró-fármaco) e, posteriormente, no trato gastrintestinal, é hidrolisada para a sua forma ativa. Algumas estatinas, como a atorvastatina, não são pró-fármacos, ou seja, já são administradas em sua forma ativa. Todas as estatinas sofrem extenso metabolismo de primeira passagem e não possuem boa biodisponibilidade (5-20%), o que se contrapõe à sua ótima absorção (~100%). Cerca de 95% das estatinas estão ligadas às proteínas plasmáticas. A excreção das estatinas é principalmente biliar, podendo ocorrer, portanto, a circulação entero-hepática.

## Efeitos farmacológicos

Estudos comprovam que as estatinas exercem efeitos na função endotelial, provocando vasodilatação arterial. Em pacientes com hipercolesterolemia, os efeitos vasodilatadores da acetilcolina estão suprimidos e a administração de estatinas parece aumentar a sensibilidade do endotélio aos efeitos colinérgicos, porém, o mecanismo pelo qual isso ocorre permanece desconhecido. As estatinas também aumentam a expressão do mRNA da enzima óxido nítrico sintetase, elevando assim a síntese de óxido nítrico, um potente vasodilatador.

As estatinas parecem influenciar a infiltração celular nas placas ateroscleróticas, reduzindo assim a sua proliferação. Há evidências também de que as estatinas diminuem a proliferação da musculatura lisa vascular e aumentam o processo apoptótico dessas células, retardando a hiperplasia celular na musculatura lisa. O processo de oxidação das LDL é reduzido pela administração de estatinas, sendo que um dos principais mecanismos fisiopatológicos desencadeadores da aterosclerose é a oxidação das lipoproteínas.

Por esses motivos é que as estatinas são os fármacos mais utilizados e eficazes contra as dislipidemias e aterosclerose, visto que agem em diversos pontos-chave do processo aterosclerótico e hiperlipidêmico.

## Efeitos adversos

Em geral, as estatinas são bem toleradas pelos pacientes. Porém, podem ocorrer alguns efeitos adversos, tais como elevação da aminotransferase sérica decorrente de alguma lesão hepática gerada pelos fármacos. São observados aumentos da creatina cinase sérica em alguns pacientes em tratamento com estatinas; normalmente isso ocorre em decorrência de um estresse físico intenso (atividade física intensa). A elevação dessa enzima pode frequentemente acarretar dores musculares esqueléticas generalizadas, além de fraqueza e fadiga. Nesses casos deve-se interromper o tratamento, caso contrário pode ocorrer mioglobinúria (eliminação de mioglobina na urina), levando a um possível quadro de insuficiência renal.

# REFERÊNCIAS BIBLIOGRÁFICAS

BRODY, Theodore M. et al. *Farmacologia humana*: da molecular à clínica. Rio de Janeiro: Guanabara Koogan, 1997.

COTRAN, S. Ramzi. et al. *Patologia estrutural e funcional*. Rio de Janeiro: Guanabara Koogan, 2000.

DAVIS, Andrew; BLAKELEY, G. H. Asa.; KIDD, Cecil. *Fisiologia humana*. Porto Alegre: Artmed, 2002.

GUYTON & HALL. *Tratado de fisiologia médica*. Rio de Janeiro: Guanabara Koogan, 2002.

HARDMAN, Joel G.; LIMBIRD, Lee E.; GILMAN, Alfred Goodman. *As bases farmacológicas da terapêutica*. Rio de Janeiro: McGraw-Hill, 2003.

JACOB, Leonard S. *Farmacologia*: national medical series para estudo independente. Rio de Janeiro: Guanabara Koogan, 1998.

KATZUNG, Bertram G. *Farmacologia básica e clínica*. Rio de Janeiro: Guanabara Koogan, 2005.

KOROLKOVAS, A.; BURCKHALTER, H. Joseph. *Química farmacêutica*. Rio de Janeiro: Guanabara Koogan, 1988.

PORTH, M. Carol. *Fisiopatologia*. Rio de Janeiro: Guanabara Koogan, 2004.

RUBIN, E.; GORSTEIN, F.; RUBIN, R. *Patologia*: bases clínicopatológicas da medicina. Rio de Janeiro: Guanabara Koogan, 2006.

SILBERNAGL, S., LANG, F. *Fisiopatologia*: texto e atlas. Porto Alegre: Artmed, 2006.

# UNIDADE VI

## FARMACOLOGIA DO TRATO GASTRINTESTINAL

### *28. FÁRMACOS PROCINÉTICOS E ANTIEMÉTICOS*

Os fármacos procinéticos e os fármacos antieméticos são tratados juntamente nesse capítulo, pois o principal fármaco citado na RENAME, a metoclopramida, pertence às duas classes. O que difere a ação da metoclopramida como estimulante da motilidade gastrintestinal de sua ação como agente antiemético é a dose: em doses maiores, sua ação contra a náusea e o vômito se pronuncia. Também é citado nesse capítulo, com mais detalhes, outro fármaco utilizado na prevenção da êmese, a ondansetrona, assim como são discutidas a fisiopatologia desses distúrbios e as características farmacológicas dos fármacos utilizados no tratamento.

## *FARMACOLOGIA BÁSICA DAS DROGAS PROCINÉTICAS*

Esse grupo de fármacos é de grande importância por possuir várias aplicações clínicas. As drogas procinéticas podem auxiliar em problemas relacionados à motilidade gastrintestinal e procedimentos clínicos como: doença por refluxo gastroesofágico, gastroparestesia e comprometimento do esvaziamento gástrico, e na prevenção do vômito. Porém, hoje se trabalha com um número ainda pequeno de fármacos na prática clínica.

Para explicar a motilidade gástrica foi proposta a integração das atividades motoras, sensoriais e autonômicas do trato digestivo interagindo continuamente com o SNC. Compreende-se assim que informações exteriores ou cognitivas, mantendo conexões com centros que interferem na função gastrintestinal, têm capacidade de influenciar na secreção, na motilidade e nas sensações digestivas.

## *FISIOLOGIA DO SISTEMA NERVOSO ENTÉRICO*

A motilidade cólica é um processo complexo e incompletamente compreendido que envolve o sistema nervoso extrínseco, também denominado sistema nervoso autônomo, o sistema nervoso intrínseco ou entérico e a normalidade funcional da musculatura lisa da parede intestinal ou estriada do pavimento pélvico. Uma grande variedade de neurotransmissores participa dessa função, tais como a acetilcolina, substância P e a serotonina, que possuem atividade muscular excitatória, enquanto o óxido nítrico, o peptídeo vasoativo intestinal e a dopamina possuem função inibitória sobre a atividade muscular. Fatores hormonais, como estrogênios e progesterona, e hormônios com origem em células endócrinas do próprio tubo digestivo também participam ativamente no controle da motilidade, alguns deles com funções muitas vezes contraditórias. Mas é ao sistema nervoso entérico que cabe o papel principal nos mecanismos que levam à normalidade do trânsito intestinal. A alteração da fisiologia desse sistema leva à diminuição da motilidade, ao peristaltismo anormal e à constipação. Ao sistema nervoso extrínseco simpático ou parassimpático e ao plexo pélvico cabe o papel crítico do processo de defecação. O parassimpático transporta aferentes sensitivos do cólon e tem um papel estimulante na motilidade, ao contrário do efeito inibitório do simpático, que só é excitatório quanto aos esfíncteres. Hoje, o desenvolvimento de fármacos se volta para os antagonistas dos receptores de serotonina (5-HT), como é o caso da metoclopramida.

## METOCLOPRAMIDA (Plasil®)

### Mecanismo de ação

O mecanismo básico de ação da metoclopramida, uma benzamida substituída, é facilitar a liberação da acetilcolina dos neurônios entéricos. Essa ação pode ser mediada por uma variedade de mecanismos. A supressão de interneurônios inibitórios pelo antagonismo dos receptores $5-HT_3$ e a estimulação dos neurônios excitatórios por receptores $5-HT_4$ podem ocorrer. A metoclopramida é antagonista da dopamina (D2). No trato gastrintestinal, o antagonismo de receptores de dopamina pode potencializar a estimulação colinérgica do músculo liso. É muito provável que os efeitos dopaminérgicos na zona de gatilho quimiorreceptora contribuam para os efeitos antieméticos e inibidores de náuseas da metoclopramida. Esse agente aumenta a amplitude do peristaltismo esofágico, eleva a pressão do esfíncter esofágico inferior e acelera o esvaziamento gástrico. A metoclopramida tem sido amplamente utilizada no tratamento de pacientes com esvaziamento gástrico tardio.

## Farmacocinética

A metoclopramida é bem absorvida quando administrada por via oral. Sofre pequena transformação hepática e apresenta meia-vida plasmática de 2 a 6 horas em pacientes com função renal normal.

## Efeitos adversos

Os efeitos adversos mais comuns da metoclopramida envolvem o sistema nervoso central. Podem ocorrer inquietação, sonolência, insônia, ansiedade e agitação, particularmente em indivíduos idosos. Verifica-se a ocorrência aguda de efeitos extrapiramidais (distonia, acatisia, manifestações parkinsonianas) devido ao bloqueio dos receptores dopamínicos centrais. Foi constatado o desenvolvimento de discinesia tardia, algumas vezes irreversível, em pacientes tratados com metoclopramida durante um longo período.

# FARMACOLOGIA BÁSICA DOS ANTIEMÉTICOS

A náusea é uma sensação subjetiva e desagradável na região do epigástrio e orofaringe, associada a uma urgente necessidade de vomitar. O vômito é caracterizado por contração espasmódica do diafragma, parede muscular abdominal, músculos respiratórios e parede torácica, seguido pela expulsão de conteúdo gástrico através da boca como resultado dessa contratura.

# FISIOPATOLOGIA DA NÁUSEA E DO VÔMITO

O centro do vômito, localizado na formação reticular do tronco encefálico, controla e coordena o complexo processo do vômito. Essa área recebe impulsos de outras regiões dentro do sistema nervoso central, incluindo a área de gatilho quimiorreceptora, cerebelo, sistema vestibular, centros corticais e do núcleo do trato solitário, ricas em receptores serotoninérgicos, muscarínicos, histamínicos, opioides e dopaminérgicos. O bloqueio desses receptores tem sido postulado como mecanismo de ação das drogas antieméticas. Os antieméticos são classificados conforme sua ação sobre os receptores farmacológicos e, normalmente, a administração isolada pode não ser adequada na profilaxia de náuseas e vômitos pós-operatórios.

# ANTAGONISTA DOS RECEPTORES 5-HT3

Os antagonistas seletivos dos receptores 5-HT$_3$ possuem potentes propriedades antieméticas. O bloqueio dos receptores 5-HT$_3$ periféricos nos aferentes vagais intestinais é o principal efeito para ação desse grupo de fármacos. Além disso, o bloqueio dos receptores 5-HT$_3$ centrais no centro do vômito e na zona de gatilho quimiorreceptora também possui um papel importante. A ação antiemética desses agentes limita-se aos vômitos atribuíveis à estimulação vagal. Nesse grupo dispomos de três agentes: a ondasentrona (sobre o qual falamos adiante), a granisetrona e a dolasetrona.

## Ondasetrona (Zofran®)

A ondansetrona é completa e rapidamente absorvida no trato gastrintestinal, e não apresenta efeito acumulativo depois de repetidas doses. Apresenta biodisponibilidade de 59% a 67% após a primeira passagem. O pico de concentração plasmática é de meia a duas horas após a ingestão. Isso é insignificantemente aumentado quando a ondansetrona é administrada após uma refeição e não é influenciada por administração concomitante com antiácidos. A ondansetrona é amplamente distribuída (seu volume de distribuição é de aproximadamente 160 L) e possui ligação proteica moderada (70% a 76%). Noventa e cinco por cento da droga é metabolizada no fígado e eliminada por via renal. Em pacientes com insuficiência hepática, pode ser necessário reduzir a dose de ondansetrona. Os metabólitos não são ativos.

Os antagonistas dos receptores 5-HT[3] são agentes bem seguros e bastante tolerados. Os efeitos colaterais relatados com mais frequência são: cefaleia, tontura e constipação.

# BENZAMINAS SUBSTITUÍDAS

As benzaminas substituídas incluem a metoclopramida (mais detalhes a seguir e anteriormente, em fármacos procinéticos) e a trimetobenzamida.

## Metoclopramida (Plasil®)

A metoclopramida é um agente antiemético utilizado desde os anos 1970. Acredita-se que o mecanismo primário de sua ação antiemética consiste no bloqueio dos receptores dopamínicos. Para a prevenção e o tratamento da náusea e do vômito, a metoclopramida pode ser administrada em dose relativamente alta de 10 a 20 mg, por via oral ou intravenosa, a cada 6 horas. Apesar de sua eficiência ser questionada atualmente, a utilização da metoclopramida como antiemético profilático ainda é frequente. Porém, esse agente possui limitações devido à baixa eficiência e à possibilidade de ocorrência de efeitos colaterais indesejáveis, tais como sintomas extrapiramidais, como já explicamos anteriormente. A metoclopramida em doses elevadas (1 a 2 mg/kg) é usada com sucesso para prevenir ou reduzir o vômito induzido por quimioterapia.

*28. Fármacos procinéticos e antieméticos*

# REFERÊNCIAS BIBLIOGRÁFICAS

ABREU, Múcio Paranhos de. et al. Eficácia do ondansetron, metoclopramida, droperidol e dexametasona na prevenção de náusea e vômito após laparoscopia ginecológica em regime ambulatorial. Estudo comparativo. *Rev. Bras. Anestesiol.* [on-line], 2006, vol.56, n.1, p. 08-15.

BEDIN et al. Dexamethasone compared to metoclopramide in the prophylaxis of emesis in children undergoing ambulatory surgical procedures. *Revista Brasileira de Anestesiologia*, v. 55, n. 4, jul./ago., 2005.

CARVALHO, W. A.; VIANNA, P. T. G.; BRAZ, J. R. C. Náuseas e vômitos em anestesia: fisiopatologia e tratamento. *Rev. Bras. Anestesiol.*, 1999, v. 49, p. 65-79.

CESARINI, P. R.; FERREIRA, S. R. G.; DIB, S. A. Gastroparesia diabética. *Rev. Assoc. Med. Bras.* [on-line], 1997, vol.43, n.2, p. 163-168.

FREITAS, Beatriz Resende; MAGALHÃES, João Fernandes. Avaliação de xaropes contendo cloridrato de metoclopramida pelo método de Bratton--Marshall. *Rev. Bras. Cienc. Farm.*, São Paulo, jun. 2005, v. 41, n. 2.

GUIMARÃES, Elizabet Vilar; MARGUET, Christophe; CAMARGOS, Paulo Augusto Moreira. Tratamento da doença do refluxo gastroesofágico. *J. Pediatr. (Rio J.)*, Porto Alegre, nov. 2006, v. 82, n. 5.

GUYTON, C. Arthur. *Fisiologia humana*. Rio de Janeiro: Guanabara Koogan, 1988.

HENZI, I.; WALDER, B; TRAMER, M. R. Metoclopramide in the prevention of postoperative nausea and vomiting: a quantitative systematic review of randomized, placebo-controlled studies. *Br. J. Anaesth.*, 1999, v. 83, p. 761-771.

JACOB, Leonard S. *Farmacologia: national medical series para estudo independente*. Rio de Janeiro: Guanabara Koogan, 1998.

KOROLKOVAS, A. *Dicionário terapêutico Guanabara*. Rio de Janeiro: Guanabara Koogan, 1999. p.10.27-10.28.

LEWASCHIW, Elaine Milani; PEREIRA, Irla Abadia; AMARAL, José Luiz Gomes do. Ondansetrona oral na prevenção de náuseas e vômitos pós-operatórios. *Rev. Assoc. Med. Bras.*, São Paulo, fev. 2005, v. 51, n. 1.

MARTINS, R. S.; MARTINS, A. L. C.; GRILLO, F; BORTOLOZZO, C. R. Prevenção de náuseas e vômitos no pós-operatório com ondansetron: comparação com prometazina. *Rev. Bras. Anestesiol.*, 1995, v. 45, n.4, p. 253-8.

PASSOS, M. C. F. Síndrome do intestino irritável: ênfase ao tratamento. *J. Bras. Gastroenterol.*, Rio de Janeiro, jan./mar. 2006, v.6, n.1, p.12-18.

RANG, H. P.; DALE, M. M.; RITTER, J. M. *Farmacologia*. Rio de Janeiro: Guanabara Koogan, 2001.

SCHNAIDER, VIEIRA E BRANDÃO. Estudo comparativo de antieméticos e suas associações na prevenção de náuseas e vômitos pós-operatórios, em pacientes submetidas a procedimentos cirúrgicos ginecológicos. *Rev. Bras. de Anestesiol.*, 617, v. 58, n. 6, nov./dez., 2008

WATTS, S. A. A randomized double-blinded comparison of metoclopramide, ondansetron and cyclizine in day-case laparoscopy. *Aust. Soc. Anaesth.*, 1996, v. 24, p. 546-51.

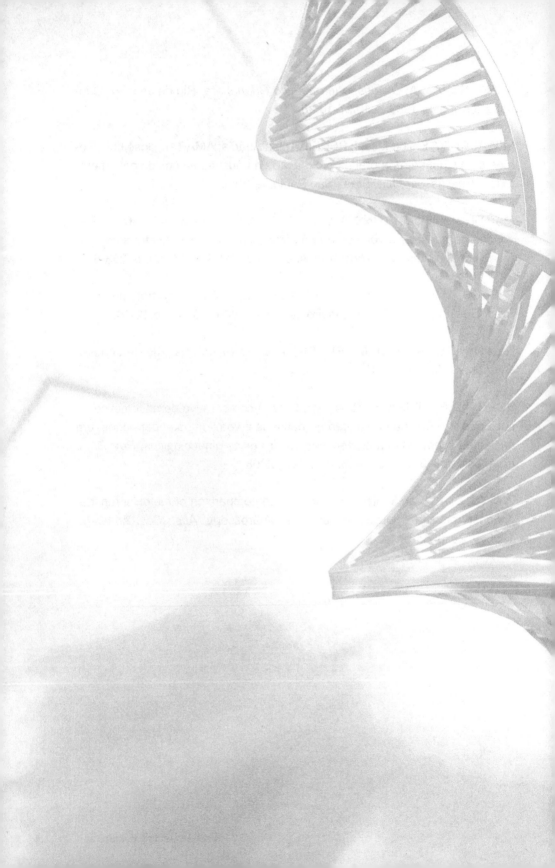

# 29. FÁRMACOS ANTIULCEROSOS

Os fármacos antiulcerosos estão hoje incluídos em uma classe mais ampla: são os fármacos utilizados em doenças acido-pépticas. Essas doenças incluem o refluxo gastroesofágico e a úlcera péptica (gástrica e duodenal), que são considerados juntamente porque as mesmas drogas são usadas para tratá-los. A esofagite de refluxo é uma inflamação da mucosa esofágica causada por refluxo de conteúdo ácido proveniente do estômago. O problema subjacente geralmente é o esfíncter esofágico inferior incompetente, que surge após algumas doenças, como a obesidade e o tabagismo, que provocam o relaxamento do esfíncter inferior. Podemos perceber que, assim como no refluxo, na úlcera péptica também aparecem erosões ou ulcerações da mucosa quando os efeitos cáusticos de fatores agressivos, como ácido, pepsina e bile, superam os fatores de defesa da mucosa gastrintestinal, como a secreção de muco e bicarbonato, as prostaglandinas, o fluxo sanguíneo e os processos de restauração e regeneração após lesão celular.

Os objetivos do tratamento geralmente são: aliviar os sintomas, cicatrizar as lesões e prevenir recidivas e complicações. Os fármacos antiulcerosos podem ser divididos em duas classes: 1) fármacos que reduzem a acidez gástrica, os antiácidos, e 2) agentes que promovem a defesa da mucosa.

Hoje se sabe que mais de 99% dos casos de úlcera péptica são causados por infecção pela bactéria *Helicobacter pylori* ou pelo uso de agentes anti-inflamatórios não esteroides. Por isso, os esquemas terapêuticos atualmente preconizados para a erradicação da *H. pylori* incluem um inibidor de bomba protônica em combinação com dois antibióticos, como, por exemplo, a amoxicilina, a claritromicina e o metronidazol. A inclusão de uma droga antissecretora nos regimes terapêuticos induz uma elevação do pH intragástrico com diminuição do volume da secreção gástrica. Como o crescimento da *H. pylori* é mais pronunciado em uma faixa estreita de pH (entre 5 e 7), essa terapêutica adjuvante, além de promover melhor atividade dos antimicrobianos pH-dependentes, facilita a replicação bacteriana, fase essa em que os microrganismos se tornam mais vulneráveis à ação de alguns antibióticos, como, por exemplo, a claritromicina, que interfere na síntese proteica, e a amoxicilina, que age na parede celular. A úlcera péptica desenvolve-se em cerca de um em seis indivíduos infectados por *H. pylori*. A maior parte das pessoas infectadas não apresenta sintomas, ou, se apresenta, esses são transitórios e brandos.

## MECANISMOS DE SECREÇÃO DE ÁCIDO

Basicamente, dois grupamentos de células estão envolvidos na liberação de ácido na luz intestinal. Reúnem as células parietais e as células endócrinas intestinais, denominadas células enterocromaffín-like (ECL). A célula parietal contém receptores de gastrina, histamina (H2) e acetilcolina (muscarínicos M3). Quando a acetilcolina ou a gastrina liga-se aos receptores da célula parietal, produz aumento do cálcio intracelular o qual estimula a proteína cinases, promovendo então a secreção de ácido a partir de uma $H^+/K^+$ ATPase (a bomba de prótons) na superfície do canal de ligação com a luz intestinal (figura 29.1). A principal fonte de liberação de histamina são as células ECL. Essas estão próximas às células parietais e possuem receptores de gastrina e acetilcolina. A acetilcolina, ao se ligar ao receptor H2 na célula parietal, ativa a adenilato ciclase, que por sua vez, aumenta a concentração intracelular de AMPc (Monofosfato de adenosina cíclico). O AMPc ativa a proteína cinase e, assim, estimula a liberação de ácido ($H^+$) pela bomba de prótons. Todo esse processo pode ser acompanhado na figura 29.1, em que é apresentado um modelo didático do mecanismo de liberação de ácido, assim como o local de ação dos antagonistas dos receptores de H2 e dos fármacos que agem bloqueando a bomba de prótons.

FIGURA 29.1: Sistema esquemático da secreção ácida a partir das células ECL e parietal, e local de ação dos fármacos que agem como antagonistas dos receptores de H2 e dos fármacos que agem bloqueando a bomba de prótons.

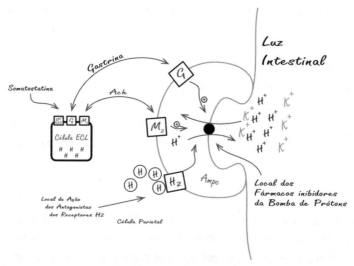

Fonte: Proposta do autor.

# FARMACOLOGIA BÁSICA DAS DROGAS ANTIULCEROSAS

## Antiácidos

Os antiácidos são bases fracas que reagem com o ácido clorídrico estomacal formando sal e água. Sabe-se que alguns antiácidos são capazes também de promover os mecanismos de defesa da mucosa através da estimulação da produção de prostaglandinas. A produção local de certas prostaglandinas na mucosa gástrica parece protegê-la de lesões possivelmente por aumentar a produção local de muco ou bicarbonato, por promover a regeneração celular local ou pela manutenção do fluxo sanguíneo da mucosa. Aspirina e outras drogas anti-inflamatórias não hormonais (não asteroides) promovem úlceras por inibirem a cicloxigenase, reduzindo, portanto, a produção de prostaglandinas e a "citoproteção" da mucosa gástrica, tornando-a mais susceptível à ulceração. A capacidade de neutralização do ácido difere-se consideravelmente em diferentes marcas, dependendo da taxa de dissolução, hidrossolubilidade, taxa de reação com ácido e taxa de esvaziamento gástrico. O bicarbonato de sódio reage rapidamente com HCL para produzir dióxido de carbono e NaCl. O dióxido de carbono é eliminado por eructações, enquanto o álcali formado que não reage é absorvido, podendo causar alcalose metabólica quando administrado em altas doses ou em pacientes com insuficiência renal. As formulações contendo hidróxido de magnésio ou hidróxido de alumínio reagem lentamente com HCl, formando cloreto de magnésio ou cloreto de alumínio e água. Como não há produção de gás, não há eructações. Sendo a reação de neutralização bem eficiente, não há risco de alcalose metabólica. Porém, os sais de magnésio não absorvidos podem causar diarreia osmótica e os sais de alumínio, constipação. Por isso, esses agentes costumam ser administrados em associação (como, por exemplo, Mylanta®), o que diminui a disfunção intestinal. Tanto o magnésio quanto o alumínio são excretados pelos rins; consequentemente, pacientes com insuficiência renal devem evitar esses agentes ou não utilizá-los por um longo período.

Todos os antiácidos podem afetar a absorção de outros fármacos: a) através de sua ligação ao fármaco, reduzindo a sua absorção; ou b) através do aumento do pH intragástrico, que afeta a dissolução ou a solubilidade do fármaco, particularmente os fracamente ácidos ou básicos. Por esse motivo, não devem ser administrados antiácidos dentro de duas horas após a administração de tetraciclina, fluoroquinolonas, itraconazol e ferro.

# ANTAGONISTAS DOS RECEPTORES H2

Os antissecretores são medicamentos de primeira linha no tratamento da úlcera péptica (UP) e da doença do refluxo gastresofagiano (DRGE). Têm sido utilizados também no tratamento de sintomas digestivos altos em pacientes considerados funcionais. Dois grupos de medicamentos são, atualmente, prescritos nas situações citadas: os bloqueadores dos receptores da histamina (BIH2) e os inibidores da bomba de prótons (IBP). Esses últimos são considerados como praticamente obrigatórios nos esquemas de tratamento para a erradicação da *Helicobacter pylori* (Hp), bem como os preferidos para o tratamento tanto da UP como da DRGE.

## Cimetidina e Ranitidina (Tagamet® e Antak®)

### Mecanismo de ação

Os antagonistas H2 tornaram-se rapidamente as drogas mais populares para o tratamento da úlcera péptica, tendo sido introduzidos na década de 1970. Porém, com o reconhecimento da *H. pylori* na doença ulcerosa (que deve ser tratada com terapia antibacteriana) e o advento dos inibidores da bomba de prótons, o uso dos bloqueadores H2 adquiridos com prescrição médica declinou acentuadamente.

Essas drogas são eficazes, de administração facilitada e bem tolerada, sendo as preferidas no tratamento das crianças. Competem bloqueando os receptores de histamina (H2) das células parietais produtoras de ácido tornando-as menos responsivas não somente à estimulação histamínica mas também à estimulação com acetilcolina e gastrina devido às interações pós-receptores.

### Farmacocinética

Os antagonistas H2 são depurados através da combinação de metabolismo hepático, filtração glomerular e secreção tubular renal. Portanto, pacientes com insuficiência renal deveriam receber doses reduzidas. No paciente idoso observa-se um declínio de até 50% na depuração dos fármacos, bem como uma redução significativa no volume de distribuição. Preparações endovenosas são disponíveis para pacientes impossibilitados de receber medicação oral. Na tabela 29.1 são apresentados alguns aspectos farmacocinéticos da ranitidina e da cimetidina.

FARMACOLOGIA HUMANA BÁSICA

**Tabela 29.1: Aspectos farmacocinéticos dos antagonistas H2**

| Fármaco | Volume de distribuição | Ligação às proteínas plasmáticas (%) | Meia-vida (h) |
|---|---|---|---|
| Cimetidina (Tagamet®) | 0,8 – 2,1 | 13 – 25 | 1,6 – 2,1 |
| Ranitidina (Antak®) | 1,2 – 1,9 | 15 | 1,6 – 2,1 |

Fonte: Proposta do autor.

## Reações adversas

Todos os bloqueadores H2 podem ocasionalmente produzir sintomas no sistema nervoso central, como cefaleia, confusão mental e sonolência. Quando utilizados em altas doses e em longo prazo no tratamento de estados hipersecretórios, a cimetidina não raramente causa ginecomastia e impotência reversíveis. Raramente podem ocorrer discrasias sanguíneas, hepatoxicidade e toxicidade renal.

## Interações medicamentosas

Os antiácidos interferem na absorção de bloqueadores H2, portanto, não devem ser ingeridos em um intervalo de duas horas. A cimetidina, e em menor grau a ranitidina, ligam-se ao citocromo hepático P-450 da enzima microssomal e, assim, podem inibir o catabolismo de muitas drogas metabolizadas por esse sistema. Essa interação, entretanto, não é significante clinicamente, exceto com algumas drogas que apresentam níveis tóxicos próximos a níveis terapêuticos, ou seja, a teofilina, a fenitoína e alguns anticoagulantes, como a varfarina. Independentemente da raridade de reações adversas graves com essas drogas, os níveis de teofilina e fenitoína, e o tempo de protombina, se for utilizado o anticoagulante, devem ser monitorizados cuidadosamente no caso da associação, ou ainda outros bloqueadores H2, tais como a famotidina, poderiam ser utilizados como alternativa. Recentemente demonstrou-se que os bloqueadores H2, com exceção da famotidina, podem inibir a álcool desidrogenase gástrica, enzima importante no metabolismo do álcool ingerido por via oral, levando a uma maior absorção dele, consequentemente com maiores níveis séricos e, portanto, maior susceptibilidade à sua toxicidade no caso da associação.

*29. Fármacos antiulcerosos*

# BLOQUEADORES DA BOMBA DE PRÓTONS

## Omeprazol (Losec®)

## Mecanismo de ação

O Omeprazol foi a primeira droga de uma nova classe de agentes, os inibidores da bomba de prótons. Como os bloqueadores H2, essas drogas suprimem a secreção ácida gástrica, especificamente inibindo irreversivelmente e não competitivamente a ATPase $H^+$, $K^+$ das células parietais (polo apical), a denominada bomba de prótons. Essa enzima está localizada na membrana secretória das células parietais e é responsável pela secreção de um íon $H^+$ em troca por um íon $K^+$. O Omeprazol, entretanto, é muito mais potente que os bloqueadores H2. Na dose habitual (20 – 40 mg/dia), inibe acima de 90% da secreção ácida de 24 horas na maioria dos pacientes, tornando-os aclorídricos. Devido a essa potência, há dúvidas sobre a segurança de seu uso em longo prazo. O ácido gástrico, por um mecanismo de *feedback*, inibe a secreção endócrina da gastrina pelas células G localizadas nas glândulas antrais (pilóricas). Se a acidez gástrica é nitidamente reduzida, as células G secretam quantidades aumentadas de gastrina, levando à hipergastrinemia. A gastrina é um hormônio trófico, estimula a proliferação e crescimento de certas células e tecidos, incluindo as células enterocromains-like (ECL), as células endócrinas predominantes no corpo e fundo do estômago.

## Farmacocinética

Os inibidores da bomba de prótons são administrados na forma de pró-farmacos inativos. Para proteger o pró-farmaco de sua rápida destruição na luz gástrica, esses agentes são formulados como formulações de revestimento entérico resistente ao ácido. Após ter passado pelo estômago e atingir a luz intestinal alcalina, o revestimento entérico dissolve-se e o pró-farmaco é absorvido. Como a biodisponibilidade desse fármaco é reduzida à metade pelo alimento, recomenda-se que seja administrado com o estômago vazio, especificamente uma hora antes da refeição. O Omeprazol apresenta meia-vida sérica curta de cerca de 0,5-1 hora, porém, a inibição da secreção ácida dura até 18 horas. É necessário um longo tempo até que novas moléculas de bomba de $H^+/K^+$ ATPase sejam sintetizadas. Os inibidores da bomba de prótons sofrem rápido metabolismo hepático sistêmico e de primeira passagem. Ao contrário dos fármacos já citados, nesse grupo não há a necessidade de redução da dose em pacientes com insuficiência renal ou com hepatopatia leve e moderada.

## Reações adversas

Os inibidores da bomba de prótons são muito seguros. Relata-se a ocorrência de diarreia, cefaleia e dor abdominal em poucos pacientes. Observa-se uma discreta redução na absorção da vitamina $B_{12}$ (ácido age liberando a cianocobalamina dos alimentos).

## Interações medicamentosas

Semelhante a alguns bloqueadores H2, o Omeprazol interage com algumas enzimas microssomais do citocromo P-450, podendo reduzir o catabolismo de varfarina e fenitoína, mas não da teofilina.

# REFERÊNCIAS BIBLIOGRÁFICAS

FREITAS, José Alves de. et al. Avaliação da eficácia, segurança e tolerabilidade de rabeprazol no tratamento de doenças ácido-pépticas. *Arq. Gastroenterol.* [on-line], 2002, v. 39, n.1, p. 60-65.

GAVAZZONI, Fabiano B. et al. Esofagite por refluxo e laringite por refluxo: Estágios clínicos diferentes da mesma doença?. *Rev. Bras. Otorrinolaringol.*, São Paulo, v. 68, n. 1, mai., 2002

GUYTON, C. Arthur. *Fisiologia humana.* Rio de Janeiro: Guanabara Koogan, 1988.

HALM, U; HALM, F; THEIN, D. et al. Helicobacter pylori infection: a risk factor for upper gastrintestinal bleeding after cardiac surgery? *Crit. Care Med.*, 2000, v. 28, p. 110-3.

JACOB, Leonard S. *Farmacologia: national medical series para estudo independente.* Rio de Janeiro: Guanabara Koogan, 1998.

KATZUNG, Bertram G. *Farmacologia básica e clínica.* Rio de Janeiro: Guanabara Koogan, 2005.

KAWAKAMI, Elisabete; MACHADO, Rodrigo S.; FONSECA, Jacqueline A.; PATRICIO, Francy R. S. Aspectos clínicos e histológicos da úlcera duodenal em crianças e adolescentes. *J. Pediatr.* [on-line], Rio de Janeiro, 2004, vol.80, n.4, p. 321-325.

PINHO, R.; ROMAOZINHO, J. M. Profilaxia de úlceras de stresse numa unidade de cuidados intensivos: estado da arte. *J. Port. Gastrenterol.*, nov. 2008, v.15, n.5, p. 202-210.

STOLLMAN, N.; METZ, D. C. Pathophysiology and prophylaxis of stresse ulcer in intensive care unit patients. *Journal of Critical Care*, 2005, v.20, p. 35-45

VECINA, S. T. Farmacología de los antiulcerosos. *Emergências*, 2002, v.14, p.S2-S13.

ZATERKA, Schlioma. Os antissecretores alteram a distribuição do Helicobacter pylori no estômago. *Arq. Gastroenterol.* [on-line], 2001, v. 38, n.1, p. 01-02.

# 30. FÁRMACOS LAXATIVOS E ANTIDIARREICOS

Atualmente, essas duas classes farmacológicas vêm sendo extremamente banalizadas e utilizadas de modo indiscriminado. Na tentativa rápida de aliviar os desconfortos provocados por problemas na motilidade intestinal, muitas pessoas acabam recorrendo de maneira errônea e desnecessária a laxativos e antidiarreicos, mascarando, dessa forma, problemas maiores, como, por exemplo, uma prisão de ventre crônica por alguma disfunção de cólon intestinal. Quanto aos antidiarreicos, um grande risco é a sua utilização em quadros de infecção intestinal bacteriana, quando o trânsito intestinal deveria ser fluente, atentando-se apenas para a reposição hidroeletrolítica do paciente. Nesse capítulo, conhecemos um pouco mais sobre os principais fármacos utilizados nos quadros de constipação e diarreia, assim como as alternativas para evitar, sempre que possível, sua utilização desnecessária.

## FISIOPATOLOGIA DA CONSTIPAÇÃO INTESTINAL

Constipação é sintoma comum, mais frequente em mulheres, incidindo de preferência nos idosos. Foram já estabelecidos critérios que facilitam o diagnóstico, que incluem: ritmo intestinal com menos de três evacuações por semana, sensação de dificuldade para evacuar, fezes pequenas e endurecidas e sensação de evacuação incompleta. Considera-se constipado aquele que apresenta dois ou mais desses sintomas durante pelo menos três meses ao longo do ano. Vários hormônios e neurotransmissores – incluindo a somatostatina, os opioides, os agonistas dopaminérgicos e adrenérgicos, o hormônio antidiurético, os peptídeos intestinais vasoativos, as prostaglandinas e os agonistas colinérgicos – influenciam o fluxo de água e eletrólitos pela parede dos cólons, de tal forma que qualquer substância que interfira com esses hormônios ou enzimas modifica sua capacidade de absorção. Vários medicamentos podem provocar constipação, por diferentes mecanismos de ação, como podemos visualizar na tabela 30.1.

**Tabela 30.1: Principais medicamentos que causam constipação intestinal.**

| | |
|---|---|
| antiácidos | 1.hidróxido de alumínio<br>2. carbonato de cálcio |
| anticolinérgicos | |
| antidiarreicos | 1.pectina<br>2.caseína |
| antiparkinsonianos | 1. biferideno |
| antidepressivos | 1. tricíclicos<br>2. lítio |
| antihipertensivos/antiarrítmicos | bloqueadores do canal de cálcio |
| metais | 1. bismuto<br>2. ferro<br>3. metais pesados |
| opioides | |
| laxativos | uso crônico |
| Anti-inflamatórios não esteroidais | |
| simpatomiméticos | pseudoefedrina |

Fonte: Proposta do autor.

## FARMACOLOGIA BÁSICA DAS DROGAS LAXATIVAS

As mudanças no estilo de vida, que incluem modificações na dieta, maior atividade física, ingestão de maior quantidade de líquidos, reeducação intestinal e o tratamento com "fibras vegetais", podem ser os componentes de uma terapêutica de sucesso para a maioria dos casos de constipação intestinal crônica. Em situações mais graves, mesmo no paciente adulto ou jovem, numa fase inicial da abordagem, a utilização de "laxativos" pode ser necessária e aconselhável, desde que o paciente compreenda que essa é uma fase transitória e o referido medicamento será suspenso tão logo seja possível. Há dois tipos fundamentais de constipação e sua caracterização é importante para tratá-la de modo adequado: trânsito lento e defecação obstruída. Indivíduos com trânsito lento do cólon beneficiam-se das fibras e laxantes, ao passo que os com defecação obstruída geralmente não necessitam de medicação, mas reposição de fibras e treinamento funcional do diafragma pélvico.

Os laxantes podem ser classificados com base no seu principal mecanismo de ação, embora a maioria deles possa atuar através de mais de um mecanismo.

## Laxantes formadores de massa

Os laxantes formadores de massa são colopides hidrofílicos não digeríveis que, ao chegar ao intestino, absorvem água, provocando o aumento do bolo fecal ao formar um gel emoliente. Esse aumento de volume provoca a distensão do cólon e promove aumento do peristaltismo. Esses laxantes podem ser provenientes de produtos naturais, como é o caso do *psyllium*, ou de fibras sintéticas, como o *policarbofil*. O principal efeito colateral desse grupo de fármacos é o aparecimento de flatulências devido à distensão aumentada do cólon.

## Agentes surfactantes

São também conhecidos como amolecedores do bolo fecal, pois, como o próprio nome diz, possuem a capacidade de amolecer o material fecal ao permitir a penetração de água e lipídios. Esses fármacos podem ser administrados via oral ou retal. São eles o *docusato*, disponível por via oral e os supositórios de *glicerina*.

## Laxantes osmóticos

Os laxantes osmóticos são compostos solúveis, porém não absorvíveis, que provocam o aumento de água fecal, resultando em um aumento de liquefação das fezes.

## Açúcares ou sais não absorvíveis

Os agentes desse grupo podem ser utilizados tanto no tratamento da constipação aguda quanto na prevenção da constipação crônica. O óxido de magnésio (*leite de magnésia*) é o laxante osmótico mais comumente utilizado. Contudo, ele não deve ser administrado em pacientes com insuficiência renal por períodos prolongados, devido ao risco de hipermagnesemia. Os *sorbitol* e a *lactulose* são açúcares não absorvíveis que podem ser utilizados no tratamento e na prevenção da constipação crônica. Esses açúcares são metabolizados pelas bactérias intestinais, podendo levar a flatulência e cólicas.

*30. Fármacos laxativos e antidiarreicos*

## FARMACOLOGIA BÁSICA DOS AGENTES ANTIDIARREICOS

A diarreia é um sintoma que integra um grande número de situações, agudas ou crônicas, cuja presença não significa prescrição obrigatória de um antidiarreico. Sempre que possível, deve ser feita uma identificação clínica e etiológica, pois há desde a diarreia aguda autolimitada, muitas vezes viral, em que o antidiarreico não é necessário, até a shigelose, em que a sua utilização pode prolongar o quadro febril e os riscos de complicações por atrasar a natural eliminação fecal das bactérias.

A terapêutica antibacteriana impõe-se em surtos de diarreia ocorridos em instituições, como infantários ou internatos, ou em casos isolados, com suspeita ou confirmação, de infecção por salmonela ou shigella; os antibióticos mais ativos, nessas situações, são a ampicilina, a ciprofloxacina, o trimetropim e a cloromicetina. A diarreia aguda é um problema de saúde mundial, em especial nos países em desenvolvimento e subdesenvolvidos, onde a incidência é maior, e constitui uma das principais causas de mortalidade infantil.

Os agentes antidiarreicos também podem ser utilizados para controlar a diarreia crônica causada por condições, como a síndrome do cólon irritável ou a doença intestinal inflamatória.

### Agonistas opioides

Os opioides possuem a capacidade de aumentar significativamente a atividade peristáltica. Isso se dá através da inibição dos nervos colinérgicos pré-sinápticos nos plexos submucosos e mioentérico; essa inibição resulta em aumento de tempo do trânsito colônico e absorção de água pelo bolo fecal. Embora todos os opioides possuam efeitos antidiarreicos, os efeitos sobre o sistema nervoso central e sua potencial capacidade de gerar dependência química limitam a utilização da maioria dos agentes.

### Loperamida (Imosec®)

A loperamida (Imosec®) pode ser adquirida livremente. É uma das substâncias opioides que não atravessa a barreira hematoencefálica, não exibe propriedade analgésica nem potencial de dependência, e que pode ser adquirida livremente. Clinicamente, a loperamida é administrada em doses de 2 mg, de uma a quatro vezes ao dia.

# REFERÊNCIAS BIBLIOGRÁFICAS

ABREU, Cristiano Nabuco de; CANGELLI FILHO, Raphael. Anorexia nervosa e bulimia nervosa: abordagem cognitivo-construtivista de psicoterapia. *Rev. Psiquiatr. Clín.* [on-line], 2004, v. 31, n. 4, p. 177-183.

BELO, Geise Maria da Silva; DINIZ, Alcides da Silva; PEREIRA, Ana Paula Campos. Efeito terapêutico da fibra goma-guar parcialmente hidrolisada na constipação intestinal funcional em pacientes hospitalizados. *Arq. Gastroenterol.*, São Paulo, v. 45, n. 1, mar. 2008 .

CESAR, Maria Auxiliadora Prolungatti. et al . Alterações das pressões anais em pacientes constipados por defecação obstruída. *Rev. Bras. Colo-proctol.*, Rio de Janeiro, v. 28, n. 4, dez. 2008.

GUYTON, C. Arthur. *Fisiologia humana*. Rio de Janeiro: Guanabara Koogan, 1988.

JACOB, Leonard S. *Farmacologia: national medical series para estudo independente*. Rio de Janeiro: Guanabara Koogan, 1998.

KOROLKOVAS, A. *Dicionário terapêutico Guanabara*. Rio de Janeiro: Guanabara Koogan, 1999. p. 10.27-10.28.

PASSOS, M. C. F. *Síndrome do intestino irritável: ênfase ao tratamento. J. Bras. Gastroenterol.*, Rio de Janeiro, jan./mar. 2006, v. 6, n. 1. p. 12-18.

RANG, H. P.; DALE, M. M.; RITTER, J. M. *Farmacologia*. Rio de Janeiro: Guanabara Koogan, 2001.

SANTOS JÚNIOR, J. C. M. *Laxantes e purgativos: o paciente e a constipação intestinal. Rev. Bras. Coloproct.*, 2003, v. 23, n. 2, p. 130-134.

SANTOS JÚNIOR, J. C. M. Constipação intestinal. *Rev. Bras. Colo-proctol.*, 2005, v. 25, n. 1, p. 79-93.

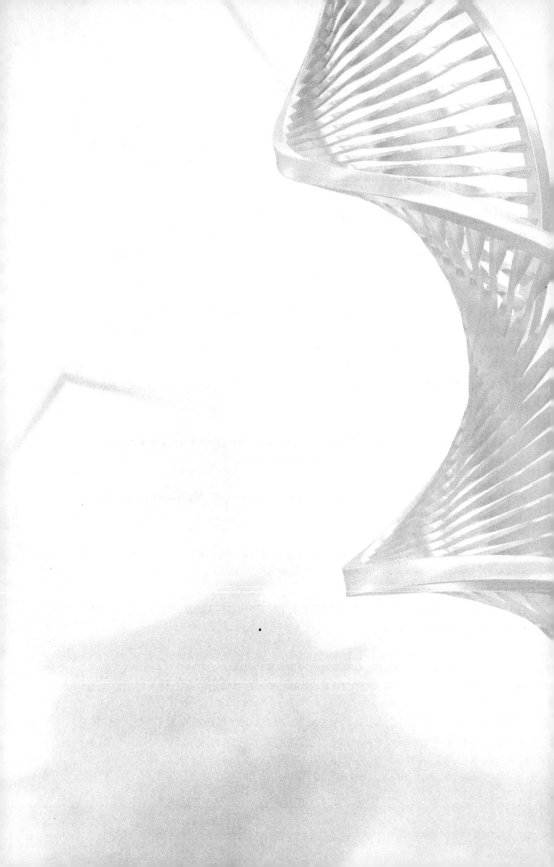

# UNIDADE VII

## IMUNOFARMACOLOGIA

### 31. IMUNOLOGIA BÁSICA

O sistema imunológico compreende um conjunto de moléculas e tipos celulares capazes de garantir a defesa contra fatores estranhos ao organismo (por e.x., microrganismos e órgãos transplantados). A ele cabe diferenciar o que é próprio (*self*) do não próprio (*not self*), contando para isso com uma potente diversidade de mecanismos. O contato com patógenos ou estruturas extrínsecas promove uma ativação extremamente eficiente do sistema imunológico, que age na extinção do agente externo e ainda garante uma aguçada memória imunológica. Contudo, existem quadros patológicos em que o sistema imune apresenta anormalidades. Quando ele se encontra debilitado, sendo ineficaz contra os agentes externos, diz-se tratar de um paciente imunocomprometido. Em outros casos, o sistema imunológico pode atacar células e moléculas próprias do organismo (doenças autoimunes) e/ou agir de forma exacerbada, causando lesões teciduais (hipersensibilidade). A expressão das defesas do sistema imune culmina nas respostas imunológicas, as quais se diferenciam de acordo com as características e a agressividade do fator desencadeante.

A imunofarmacologia estuda os mecanismos de proteção do organismo e as formas farmacológicas de intervir de maneira a estimular ou diminuir a atividade do sistema imune. Em tal âmbito, esse capítulo objetiva expor as características inerentes ao sistema imunológico e seus constituintes, enfatizando as características passíveis de ação farmacológica.

## SISTEMA IMUNOLÓGICO

### Características do sistema imune

O sistema imune é formado por órgãos, tecidos, células e moléculas, os quais em consonância, objetivam a defesa do organismo. Os principais órgãos vinculados ao sistema imunológico são: a medula óssea (produção e amadurecimento de fagócitos e linfócitos), o timo (amadurecimento de linfócitos T) e órgãos linfáticos secundários (baço, gânglios linfáticos e linfonodos – armazenamento de linfócitos e reconhecimento de antígenos).

As células do sistema imunológico são primariamente produzidas na medula óssea a partir das células-tronco pluripotentes. As principais células são: os linfócitos (T e B), leucócitos polimorfonucleares (neutrófilos, eosinófilos e basófilos), macrófagos, monócitos e mastócitos. Os linfócitos, após o amadurecimento, migram para os órgãos linfoides secundários, onde são armazenados, e os outros tipos celulares migram para os tecidos e para a corrente sanguínea e linfática.

Diante de situações agressoras ao organismo, os elementos do sistema imune deflagram respostas, as quais podem ser classificadas em inata (natural, inespecífica ou nativa) e/ou adaptativa (adquirida ou específica). A imunidade inata é a primeira linha de defesa e atua de forma imediata; já a adaptativa se manifesta quando a imunidade inata não é eficaz e apesar de ser mais lenta para o início de ação, é mais prolongada (memória imunológica).

São aqui abordados os elementos cujas funções e atuação são alvos de fármacos atuantes no sistema imunológico quando em situações patológicas.

## Respostas imunes

### Imunidade inata

A imunidade inata compreende as barreiras epiteliais, como a pele e as mucosas gastrintestinais e pulmonares; componentes celulares; proteínas circulantes, como o sistema complemento; e as citocinas.

As primeiras barreiras fisiológicas são a pele e as mucosas que possuem contato com o meio externo. A pele é formada por um epitélio com uma camada de células relativamente unidas e queratinizadas, o qual impede a passagem de microrganismos. Os tecidos de mucosa (gastrintestinal e pulmonar) também apresentam uma continuidade que, quando associada ao muco protetor constituído de proteínas e enzimas, torna-se ainda mais fortalecido. Concomitantemente, os epitélios produzem defensinas e catelicidinas, as quais possuem função antibiótica natural. Além disso, a presença de linfócitos T intrapiteliais contribui significativamente para o arsenal presente nas barreiras epiteliais.

Entretanto, quando a defesa inicial é ultrapassada, entra em ação um conjunto de células circulantes e teciduais que, em atividade sincronizada, objetivam eliminar o corpo estranho. As principais células da defesa inata

**FARMACOLOGIA HUMANA BÁSICA**

são os neutrófilos, eosinófilos, basófilos, monócitos, macrófagos, células dendríticas e células *natural killers*. Os neutrófilos e os macrófagos são os primeiros a encontrar os agentes estranhos. Enquanto os neutrófilos se encontram circulantes na corrente sanguínea e migram para os tecidos diante de sinalização química, os macrófagos estão presentes no tecido. Os monócitos, assim como os basófilos (muito raros), estão presentes na corrente sanguínea e apresentam a função de liberar mediadores, principalmente em processos alérgicos (histamina, heparina, leucotrienos, prostaglandinas, fator de ativação de plaquetas, fator de crescimento neural e interleucinas). Quando os mastócitos migram para os tecidos, eles se maturam e recebem o nome de macrófagos. Os eosinófilos estão vinculados a infecções parasitárias e atuam liberando seus grânulos tóxicos.

Os fagócitos, neutrófilos e macrófagos possuem a função de reconhecer, ingerir e destruir o agente estranho. Os neutrófilos morrem no local da infecção devido à produção de agentes tóxicos formando pus. Os macrófagos são responsáveis pela liberação de citocinas e quimiocinas que atraem mais fagócitos, além de encaminhar e apresentar informações sobre o antígeno para os linfócitos T nos órgãos linfáticos secundários.

Os macrófagos e as células dendríticas são conhecidos como APCs (células apresentadoras de antígeno) e, após a fagocitose, são responsáveis por apresentar o antígeno originário do agente invasor aos linfócitos T (imunidade adaptativa). Na membrana das APCs há receptores conhecidos como receptores de reconhecimento de padrões, também chamados de TLRs ou Tolls, os quais identificam padrões moleculares associados ao patógeno (PAMPs). Os PAMPs são estruturas presentes apenas em microrganismos estranhos e são os responsáveis pela diferenciação em relação às estruturas próprias do organismo. Quando há o encontro de um PAMP com um TLR (ver figura 31.1), as células produzem mediadores como citocinas pró-inflamatórias, fator de necrose tumoral-$\alpha$ (TNF-$\alpha$), interleucina 1 (IL-1), prostaglandinas e histamina. Eles são os responsáveis pelo processo inicial de inflamação, mediado pela expressão de moléculas de aderência nos vasos, além de estimular o aumento da permeabilidade vascular e a quimiotaxia (passagem de células da corrente sanguínea para os tecidos). Os principais mecanismos relacionados a tais substâncias são: (1) a expressão de selectinas P e E por células endoteliais e selectina L em linfócitos e outros leucócitos, (2) expressão e ativação de integrinas nos leucócitos e APCs, (3) expressão de moléculas de adesão da célula vascular (VCAM), e (4) expressão de moléculas de adesão intercelular (ICAM).

**FIGURA 31.1: Mecanismos de sinalização imunológica realizados pelo macrófago.**

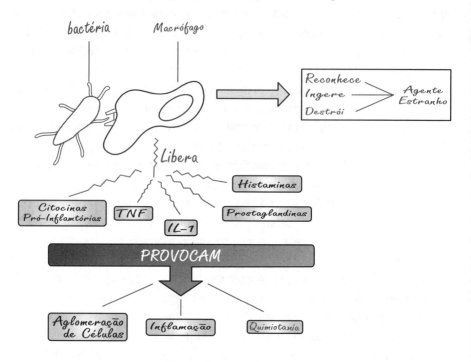

Fonte: Proposta do autor.

Dessa forma, os leucócitos circulantes são atraídos, fixam-se no epitélio e migram para o tecido para auxiliar na eliminação dos agentes invasores. Essa passagem de células e o seu acúmulo, associado à vasodilatação resultante do óxido nítrico liberado pelas células vasculares, pode levar ao aumento do líquido local causando edema, o qual pressiona as terminações nervosas presentes, causando a dor. Os sintomas da inflamação, comuns na imunidade inata, na maioria das vezes colaboram para o sucesso da atuação das células imunológicas e são sinalizadores perceptíveis da presença de processos infecciosos.

As células *natural killers* são um tipo de linfócitos cuja função é destruir células infectadas e alteradas e liberar citocinas inflamatórias e sinalizadoras para ativação de macrófagos. A detecção das células danificadas ocorre a partir do reconhecimento de proteínas defeituosas e da ausência ou alteração do complexo principal de histocompatibilidade (MHC) – trata-se de uma proteína especializada responsável fisiologicamente pela apresentação de antígenos peptídicos aos linfócitos T. Ele está presente em quase todas as células do organismo humano e é característico de cada indivíduo.

Outro mecanismo de defesa da imunidade natural é a ativação do sistema complemento, o qual é formado por nove constituintes principais, definidos de C1 a C9. Suas funções primordiais são promover e/ou induzir a fagocitose de microrganismos e opsonizar o agente invasor, isto é, sinalizar a sua presença para atuação de leucócitos e estimular a inflamação. O sistema complemento pode atuar de três maneiras: 1) Via Clássica, que utiliza uma proteína (C1) para identificação de anticorpos ligados ao microrganismo, 2) Via Alternativa, deflagrada a partir da identificação de estruturas microbianas, e 3) Via da Lectina, que se baseia na atividade da proteína plasmática lectina de ligação à manose (MBL), cuja função é reconhecer resíduos na constituição do microrganismo. Caso a imunidade natural não seja capaz de eliminar completamente o agente estranho, ela apresenta um papel essencial na ativação da imunidade adaptativa. O reconhecimento promovido por seus constituintes possibilita a apresentação do agente invasor, levando à promoção da defesa específica.

## Imunidade adaptativa

A imunidade adaptativa é valorizada por sua grande especificidade e constituição da memória imunológica. Sua contribuição para o arsenal de defesas do organismo é de estimada importância e conta com inúmeras substâncias sinalizadoras e estimuladoras e células altamente especializadas. Ela apresenta uma relação constante com a imunidade inata, sendo que quando essa se torna insuficiente, entram em cena os constituintes da imunidade adaptativa.

A imunidade adaptativa é constituída principalmente pelos linfócitos T e B. Diante de estímulos, eles se diferenciam em vários outros tipos de células efetoras e/ou outras produtoras de anticorpos. Os mecanismos de atuação em que se baseiam essa imunidade são as respostas celulares e humorais. A resposta celular ocorre por meio da ação de linfócitos T citotóxicos (CTL), linfócitos T auxiliares, células *natural killers* (NK) e macrófagos. Já a resposta humoral é mediada pela ação de anticorpos produzidos pelos linfócitos B.

O conjunto de eventos que se sucedem inicia-se com a apresentação do antígeno pelas APCs (por ex., macrófagos e células dendríticas) ao linfócito

*31. Imunologia básica*

T. Essa interação ocorre pela ligação do antígeno peptídico associado ao MHC I aos receptores CD8 (presentes no linfócitos T citotóxicos) ou ao MHC II nos receptores CD4 (presentes nos linfócitos T auxiliares). Os linfócitos T auxiliares virgens ou *naïves* (LTh0) se diferenciam em linfócitos Th1 (LTh1), que medeiam a resposta celular, ou em linfócitos Th2 (LTh2), que medeiam a proliferação e diferenciação de linfócitos B. Os linfócitos T citotóxicos desencadeiam respostas celulares.

A ligação da APC ao receptor do linfócito T promove a liberação de citocinas, as quais determinam qual mecanismo de defesa será acionado (celular ou humoral). Essa escolha dependerá das características do antígeno apresentado, sendo que nos órgãos linfoides secundários já há um linfócito T com receptores específicos para o antígeno a ser apresentado.

## Imunidade adaptativa mediada por células

A imunidade mediada por células é de suma importância na defesa contra infecções virais, bactérias intracelulares e alguns parasitas. Ela atua eliminando os microrganismos intracelulares e, quando necessário, destruindo as células infectadas ou aquelas anormais, como nos casos de tumores, transplantes de órgãos ou doenças autoimunes.

Na interação APC – LTh0 (ver figura 31.2), se a APC liberar principalmente as interleucinas IL-12, IL-18 e interferon-γ (IFN-γ ou interferon tipo II), haverá o estímulo da via em que o LTh0 se diferencia em LTh1 e consequentemente culminará na resposta celular. O IFN-γ, além de promover a diferenciação de LTh1, inibe a proliferação de LTh2 e estimula a expressão de MHC de classe I e II, presentes nas APCs. Há liberação também de IL-2, cuja função autócrina promove a expansão clonal das células.

As células LTh1 produzem primordialmente as citocinas IFN-γ, IL-2, e fator de necrose tumoral-β (TNF-β ou linfotoxina). Os eventos característicos dessa fase são: 1) ativação de macrófagos e inibição da proliferação de células LTh2, pelo IFN-γ, 2) proliferação celular e síntese aumentada de citocinas, pela IL-2, e 3) recrutamento de neutrófilos e monócitos nos locais de infecção, pelo TNF-β.

As células T também sofrem diferenciação para células T de memória, que respondem imediatamente a um contato posterior com o mesmo antígeno. Todas as ações são mediadas por liberação de citocinas e recrutamento constante de novas células de defesa, até que a infecção seja extinta.

**FIGURA 31.2: Citocinas liberadas pelas células T ativadas pelo macrófago.**

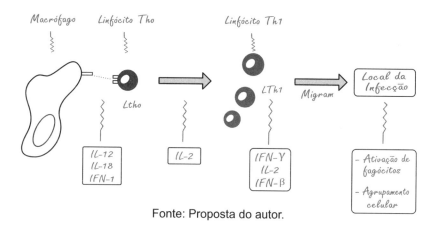

Fonte: Proposta do autor.

Os LTh1 migram para o local da infecção e ativam os fagócitos infectados para destruírem o patógeno intracelular, sendo que as células LTh1 são eficazes quando esse se encontra dentro das vesículas fagocíticas. Todas as ações são mediadas por liberação de citocinas e recrutamento constante de novas células de defesa, até que a infecção seja extinta.

Quando os linfócitos T citotóxicos são ativados, ligação APC– CTL, eles migram para o local da infecção e são eficazes na eliminação de microrganismos livres no citoplasma celular. Eles promovem a destruição completa das células infectadas.

As células *natural killers* também atuam na imunidade adaptativa celular. As citocinas liberadas pelos LTh1 promovem sua ativação e o direcionamento para o local da infecção. Elas destroem as células infectadas e alteradas, sendo, portanto, imprescindíveis no processo.

O equilíbrio da atividade das células imunes é imprescindível para a normalidade dos mecanismos. Quando o agente estranho for eliminado, é necessário que a resposta imune retroceda, a fim de se evitarem danos ao hospedeiro. Dentre outros mecanismos de regulação, destaca-se a ação dos linfócitos T supressores. Eles liberam citocinas que modulam a atividade dos linfócitos T e B culminando em um estado de homeostasia da resposta imune.

## Imunidade adaptativa humoral

A imunidade humoral é extremamente eficaz na defesa contra antígenos extracelulares e toxinas produzidas pelo microrganismo invasor. Sua atuação ocorre por meio de anticorpos, os quais apresentam diversos mecanismos distintos.

Quando ocorre a ligação da APC - LTh0 (figura 31.3), se a APC liberar principalmente as interleucinas IL-4, IL-5, IL-6 e IL-13, haverá o estímulo da via em que o LTh0 se diferencia em LTh2, levando à ativação de linfócitos B. O LTh0 também produz a interleucina IL-2, que estimula a expansão clonal das células.

**FIGURA 31.3: Citocinas liberadas pela diferenciação dos linfócitos LTh0.**

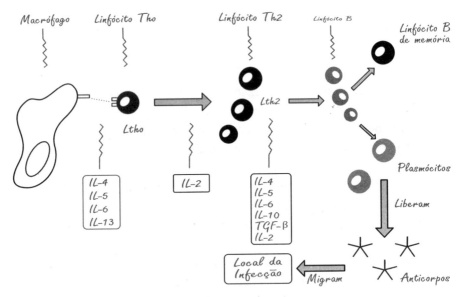

Fonte: Proposta do autor.

As células LTh2 produzem principalmente as interleucinas IL-4, IL-5, IL-6, IL-10 e o fator de crescimento transformador (TGF-β). Os eventos característicos dessa via de defesa podem ser simplificados em: 1) indução da diferenciação e proliferação de células B em plasmócitos produtores de anticorpos, pela ação de IL-4; 2) aumento da proliferação de células B, pela IL-5; 3) estímulo do crescimento de linfócitos B, produtores de anticorpos, pela IL-6; 4) inibição da produção de citocinas pelo LTh1, através da ação da IL-10; e 5) inibição da proliferação de linfócitos e outros leucócitos, com o intuito de regulação da resposta imune, por meio do TGF-β.

Os linfócitos B ativados se diferenciam em células B de memória e/ou plasmócitos. As primeiras armazenam informações sobre os antígenos combatidos e respondem mais rapidamente a um contato posterior ao mesmo agente invasor. Os plasmócitos são os responsáveis pela produção dos anticorpos.

Existem cinco classes de anticorpos que se diferem quanto à sua estrutura: IgG, IgM, IgE, IgA e IgD (ver tabela 31.1). Eles são imunoglobulinas e apresentam certas distinções quanto aos mecanismos de atuação e etapa da resposta imune em que são mais encontrados. Suas funções gerais são: 1) reconhecer e interagir especificamente com os antígenos, opsonizando-os; 2) ativar componentes do sistema imune inato e/ou adaptativo; 3) ativar mais especificamente o sistema complemento; 4) neutralizar as toxinas bacterianas; 5) fixar parasitas, facilitando a sua destruição; e 6) fagocitose de microrganismos.

**Tabela 31.1: Principais funções das cinco classes de anticorpos.**

| ANTICOR-POS | CARACTERÍSTICAS |
|---|---|
| IgG | • estrutura monomérica<br>• produzido na fase secundária da doença<br>• encontrado no meio extravascular<br>• ativa o sistema complemento<br>• opsonisa estruturas<br>• atravessa a barreira placentária |
| IgM | • estrutura pentamérica<br>• produzido na fase inicial da doença<br>• encontrado no meio intravascular e tecidos inflamados<br>• ativa o sistema complemento |
| IgE | • estrutura monomérica<br>• relacionado a reações alérgicas e combate a helmintos<br>• liga-se a mastócitos, basófilos e eosinófilos |
| IgA | • estrutura monomérica, no soro<br>• estrutura dimérica e trimérica nas secreções (saliva, lágrimas, leite, trato TGI, trato respiratório e geniturinárino)<br>• opsoniza estruturas<br>• neutraliza patógenos e toxinas |
| IgD | • presente na superfície de muitos linfócitos<br>• provável receptor de antígenos<br>• função pouco elucidada |

Fonte: Proposta do autor.

## ATUAÇÃO SISTÊMICA DAS CITOCINAS LIBERADAS NAS RESPOSTAS IMUNES

As respostas imunes são viáveis devido à existência de substâncias sinalizadoras e estimuladoras denominadas citocinas. Cada uma delas possui uma atuação específica de acordo com os receptores aos quais se associam. Entretanto, elas atuam em diferentes locais, tanto nos mecanismos imunológicos quanto nos órgãos periféricos.

As citocinas atuantes no sistema imune apresentam diversos papéis imprescindíveis na evolução da infecção, na inflamação e nos diversos mecanismos envolvidos. Elas agem geralmente no local onde são produzidas; entretanto, quando liberadas em grandes quantidades, podem exercer efeitos sistêmicos.

Existem várias classes de citocinas, podendo-se citar as interleucinas (IL), as quimiocinas, fator de crescimento tumoral, fator de crescimento transformador e interferons. As citocinas produzidas nas respostas imune, cujas ações sistêmicas são mais pronunciadas são o TNF, a IL-1, IL- 5, IL-13 e  TGF (ver tabela 31.2).

A sinalização das citocinas deflagra cascatas de reações que resultam na liberação de mais citocinas, evento comum em diferentes locais do organismo. Como consequência, as altas concentrações de citocinas sistêmicas são capazes de provocar inúmeras alterações metabólicas, lesões teciduais graves, reações inflamatórias agressivas e ativação exacerbada do sistema imunológico. Quando os efeitos das citocinas tornam-se incontroláveis para os mecanismos fisiológicos, faz-se necessária a intervenção por fatores extrínsecos, sobretudo os agentes farmacológicos.

**Tabela 31.2: Atuação sistêmica de citocinas liberadas nas respostas imunes.**

| CITOCINA | AÇÃO SISTÊMICA |
|----------|----------------|
| TNF | • indução da febre por estimulação do hipotálamo à liberação de prostaglandinas<br>• supressão do apetite<br>• queda acentuada da pressão sanguínea<br>• trombose intravascular<br>• hipoglicemia<br>• apoptose de alguns tipos celulares |

| IL-1 | • indução da febre |
|---|---|
| | • aumento da síntese de proteínas plasmáticas |
| | • aumento da produção de neutrófilos e plaquetas pela medula óssea |
| IL-5 | • ativação de eosinófilos maduros, tornando-os capazes de destruir helmintos |
| IL-13 | • promoção de fibrose, pelo aumento da síntese de colágeno |
| | • estimulação da produção de muco pelas células epiteliais pulmonares |
| TGF | • reparação tecidual após a regressão das respostas imunológicas |

Fonte: Proposta do autor.

# ANORMALIDADES DO SISTEMA IMUNE

O sistema imunológico é uma arma extremamente eficiente na defesa do organismo. Os mecanismos para a realização de suas funções são inúmeros e de alta complexidade. Dessa forma, alterações funcionais ficam susceptíveis de ocorrer. Tanto fatores genéticos quanto ambientais e biológicos podem interferir no funcionamento normal do sistema imune. As disfunções mais frequentes são as doenças autoimunes, as hipersensibilidades e as imunodeficiências.

## Doenças autoimunes

As doenças autoimunes são caracterizadas por um ataque do sistema imunológico aos próprios componentes do hospedeiro. Tanto a imunidade celular quanto a humoral se destacam na autoimunidade, sendo elas incapazes de diferenciar as estruturas próprias das não próprias.

Como consequências, originam-se as doenças autoimunes. As de maior incidência são o lúpus eritematoso sistêmico, a esclerose múltipla, a miastenia grave, a artrite reumatoide e diabetes melito tipo I.

O lúpus eritematoso sistêmico (LES) é caracterizado pela produção de anticorpos que atacam o DNA e outros componentes celulares, histonas, hemácias e as plaquetas. Na esclerose múltipla há uma atuação da resposta celular contra a mielina presente nos neurônios. Na miastenia grave são produzidos anticorpos que se ligam aos receptores de acetilcolina, na musculatura esquelética. Tal interação promove a inativação dos receptores e consequentes sintomas de fraqueza muscular e limitação dos movimentos voluntários. Na artrite reumatoide há liberação de anticorpos contra as imu-

*31. Imunologia básica*

noglobulinas próprias do hospedeiro, formando complexos que se depositam nas articulações. Como consequência, desencadeiam-se inflamações locais e aglomerados celulares que destroem os tecidos adjacentes. No diabete melito tipo I há uma resposta celular contra as células B das ilhotas de Langerhans do pâncreas, responsáveis pela produção de insulina.

As patologias em questão possuem atuação em locais diferentes, entretanto, são decorrentes de um transtorno comum: desordem do sistema imunológico.

## Hipersensibilidades

Algumas respostas imunes indevidas podem levar a determinadas lesões teciduais. Elas são conhecidas como reações de hipersensibilidade ou alérgicas e podem ser de quatro tipos diferentes: I, II, III e IV.

A hipersensibilidade do tipo I, também conhecida como imediata ou anafilática, ocorre devido à estimulação da produção da imunoglobulina IgE por antígenos não patogênicos (por ex.: pólen, ácaros de poeira e pelos de animais). Ela se fixa à membrana dos basófilos, eosinófilos e mastócitos e, quando em contato posterior com tais antígenos, as células liberam grânulos causadores das reações alérgicas, que podem ser locais ou sistêmicas. São exemplos dessas reações a asma, urticárias e rinite alérgica.

A hipersensibilidade do tipo II, também conhecida como citotóxica anticorpo-dependente, é decorrente da ligação de anticorpos, IgG e IgM, à superfície de células impróprias do organismo ou que lhe parecem estranhas. Tal interação resulta na sinalização para a ação de células fagocíticas e/ou ativação do sistema complemento. Um exemplo dessa hipersensibilidade são as reações de rejeição a transfusão sanguínea, eritroblastose fetal e alterações celulares causadas por fármacos.

A hipersensibilidade tipo III é ocasionada devido à formação de complexos entre anticorpos, IgG e IgM, e antígenos solúveis. Esses complexos ativam o sistema complemento ou se ligam a mastócitos, fazendo com que haja a liberação de mediadores que atraem fagócitos e desencadeiam os sintomas característicos das lesões teciduais. Um exemplo dessa hipersensibilidade é a glomerulonefrite.

A hipersensibilidade do tipo IV, também denominada hipersensibilidade tardia (celular), envolve diversos tipos celulares como linfócitos T auxiliares e citotóxicos, macrófagos e mastócitos. Essas células encontram-se sensibilizadas e, quando em contato subsequente com o patógeno, deflagram respostas imunológicas inadequadas para exterminá-lo.

FARMACOLOGIA HUMANA BÁSICA

## Imunodeficiências

As imunodeficiências são caracterizadas por uma ineficiência do sistema imune quando em contato com microrganismos não excessivamente patogênicos. Essa incapacidade pode ser devida a fatores genéticos ou extrínsecos. Geralmente, os pacientes imunocomprometidos são incapazes de produzirem respostas suficientes para eliminar totalmente o patógeno, sendo, portanto, importante estímulos das respostas imunológicas. São exemplos de imunodeficiência a síndrome de Di Geordi (ausência ou ineficiência do timo), a agamaglobulinemia ligada ao X (impossibilidade do LB se maturar em plasmócitos), e a Aids, ou Sida.

# REFERÊNCIAS BIBLIOGRÁFICAS

ABBAS, A. K.; LICHMAN, A. H.; SHIV, P. *Imunologia: celular e molecular.* Rio de Janeiro: Elsevier, 2008.

BENJAMINI, E.; COICO, R.; SUNSHINE, G. *Imunologia.* Rio de Janeiro: Guanabara Koogan, 2002.

BIER, O. G.; MOTA, I.; SILVA, W. D. da. *Imunologia: básica e aplicada.* Rio de Janeiro: Guanabara Koogan, 2003.

BRODY, T. M.; LARNER, J.; MINNEMAN, K. P.; NEU, H. C. *Farmacologia humana: da molécula à clínica.* Rio de Janeiro: Guanabara Koogan, 1997.

BRUNTON, L. L.; LAZO, J. S.; PARKER, K. L. *As bases farmacológicas da terapêutica.* Rio de Janeiro: McGraw Hill Interamericana do Brasil, 2006.

CARVALHO, M. H. C. de; COLACO, A. L.; FORTES, Z. B. Citocinas, disfunção endotelial e resistência à insulina. *Arq. Bras. Endocrinol. Metab.* [on-line], 2006, v. 50, n. 2, p. 304-312.

CRAIG, C. R.; STITZEL, R. E. *Farmacologia moderna.* Rio de Janeiro: Guanabara Koogan, 1996.

FUKS, M. A.; ROITT, I. M. *Imunologia.* São Paulo: Atheneu, 2000.

JANEWAY, C. A. et al. *Imunobiologia: o sistema imune na saúde e na doença.* Porto Alegre: Artmed, 2007.

KATZUNG, B. G. *Farmacologia básica e clínica.* Rio de Janeiro: Guanabara Koogan, 2005.

PARHAM, P. *O sistema imune.* Porto Alegre: Artmed, 2001.

RANG, H. P.; DALE, M. M.; RITTER, J. M.; FLOWER, R. J. *Farmacologia.* Rio de Janeiro: Elsevier, 2007.

VIZONI, S. L. et al. Papel das citocinas na imunopatogênese da doença do enxerto contra o hospedeiro. *Rev. Bras. Hematol. Hemoter.* [on-line], 2008, v. 30, n. 2, p. 142-152.

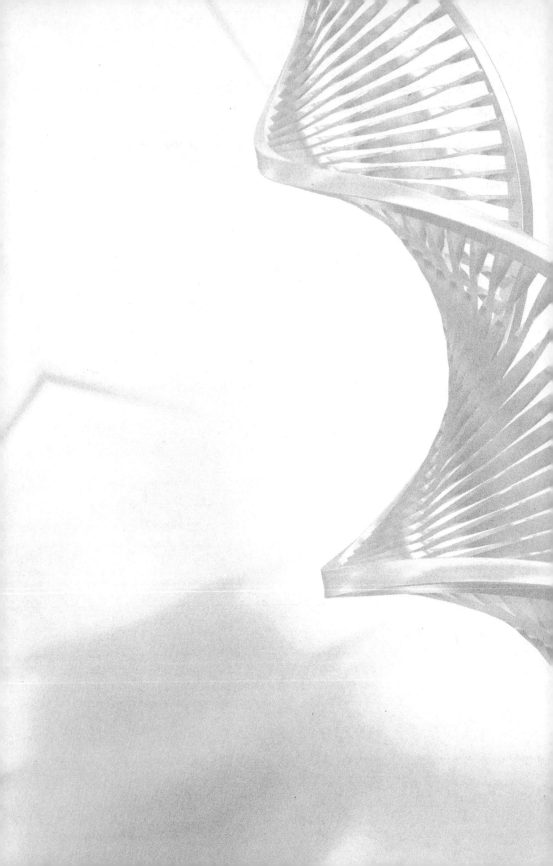

# 32. IMUNOSSUPRESSORES E IMUNOESTIMULADORES

O sistema imunológico age em constante equilíbrio, proporcionando uma defesa extremamente eficaz contra agentes externos. Contudo, existem situações em que os mecanismos imunes entram em colapso e podem atuar contra ele próprio ou de forma ineficaz diante de fatores extrínsecos. Nesses casos são utilizados medicamentos que atuam de forma a suprimir ou estimular o sistema imune, almejando estabelecer a homeostasia do organismo. Inúmeras pesquisas, *in vivo* e *in vitro*, estão constantemente sendo realizadas com o intuito de obter fármacos mais específicos e que contenham o mínimo de reações adversas ao paciente. Em alguns casos, foram constatados, empiricamente, bons resultados, embora o mecanismo de ação não tenha sido totalmente elucidado.

Em tal âmbito, esse capítulo objetiva expor os fármacos imunossupressores e imunoestimuladores comumente utilizados na clínica das alterações imunológicas, bem como as características inerentes mais importantes no estudo da imunofarmacologia.

## IMUNOSSUPRESSORES

Os imunossupressores são fármacos que suprimem a resposta imunológica quando se apresentam exacerbadas. Diversas patologias são decorrentes de uma atividade descontrolada e anormal do sistema imune. Nesses casos são imprescindíveis a presença de fármacos que modulem a resposta imune de forma a torná-la menos agressiva.

### Azatioprina

A azatioprina (Imuran®) é um pró-fármaco sintetizado a partir da 6-mercaptopurina. Ela é amplamente utilizada devido à sua eficaz atuação em células em divisão acelerada. Sua atividade imunossupressora é evidente, principalmente, nos transplantes e enxertos hepáticos e renais. Ela também é utilizada em algumas doenças autoimunes, como artrite reumatoide, LES, doença de Crohn e esclerose múltipla.

**Figura 32.1**

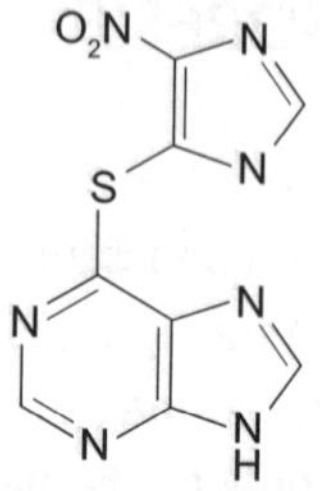

AZATIOPRINA

Fonte: Proposta do autor.

## Mecanismo de ação

A azatioprina é primeiramente metabolizada em 6-mercaptopurina e posteriormente em ácido tioinosínico, composto ativo. Os mecanismos de ação não estão ainda totalmente elucidados. Contudo, existem indícios de que o metabólito ativo aja como um antimetabólito das purinas (essenciais à síntese de DNA), além de interagir com o DNA impedindo a síntese proteica e a ativação de genes indispensáveis aos mecanismos de defesa. Dessa forma, há uma inibição da proliferação celular, sobretudo a proliferação clonal característica das respostas imunológicas. Várias funções linfocitárias são reduzidas, possuindo, portanto, atividade tanto na resposta celular quanto na humoral.

## Farmacocinética

A azatioprina possui uma boa absorção gastrintestinal e atinge picos sanguíneos máximos de 1 a 2 horas após a administração. Os metabólitos do fármaco se ligam moderadamente às proteínas e apresentam metabolismo hepático e nas hemácias. A via de excreção da droga é através da urina, sendo que a meia-vida do seu metabólito ativo é de aproximadamente 5 a 6 horas.

## Efeitos adversos

Os efeitos adversos são mais comuns com doses elevadas e/ou pelo uso permanente. Aqueles já relatados foram: 1) supressão da medula ós-

FARMACOLOGIA HUMANA BÁSICA

sea, devido à inibição da síntese de DNA, levando principalmente à leucopenia, e, mais raramente à trombocitopenia e à anemia; 2) insuficiência hepática, com sinais de icterícia, devido a lesões hepáticas resultantes da biotransformação dos metabólitos tóxicos; 3) febre; 4) náuseas, vômito e diarreia, devido à toxicidade gastrintestinal; 5) erupções cutâneas; 6) alopecia; 7) pancreatite, devido à ação agressiva dos metabólitos tóxicos; e 8) desenvolvimento de neoplasias.

A azatioprina apresentou-se teratogênica em animais, sendo aconselhável evitar sua administração nos primeiros três meses de gravidez.

As interações medicamentosas relatadas encontram-se simplificadas na tabela 32.1.

**Tabela 32.1: Interações medicamentosas relacionadas à azatioprina.**

| FÁRMACOS | INTERAÇÃO |
|---|---|
| Ciclofosfamida (Genuxal®) Melfalano (Alkeran®) Clorambucil (Leukeran®) | Aumentam o risco de desenvolvimento de neoplasias. |
| Alopurinol (Zyloric®) | Aumenta a atividade e a toxicidade da azatioprina, por impedir a inativação do metabólito ativo. |
| Inibidores da ECA (IECA) | Associação leva à leucopenia severa. |
| Varfarina (Marevan®) | Ação diminuída pela azatioprina. |
| Succinilcolina (Quelicin®) | Ação potencializada pela azatioprina. |
| Furosemida (Lasix®) | Diminui o metabolismo da azatioprina. |
| Cimetidina (Tagamet®) Indometacina (Indocid®) | Efeitos mielossupressores aumentados pela azatioprina. |

**Fonte:** Proposta do autor.

## Ciclofosfamida

A ciclofosfamida (Genuxal®) é um pró-fármaco usado como imunossupressor do sistema imunológico. Ele apresenta uma atuação eficaz contra doenças autoimunes como LES, esclerose múltipla, artrite reumatoide grave, nefrose infantil e granulomatose de Wegener. Entretanto, não é uma alternativa promissora nas reações de rejeição a transplante de órgãos. Ela é efetiva em períodos curtos e é uma solução útil quando o tratamento com a azatioprina não está surtindo efeitos ou quando o paciente apresenta comprometimento hepático.

*32. Imunossupressores e imunoestimuladores*

**Figura 32.2**

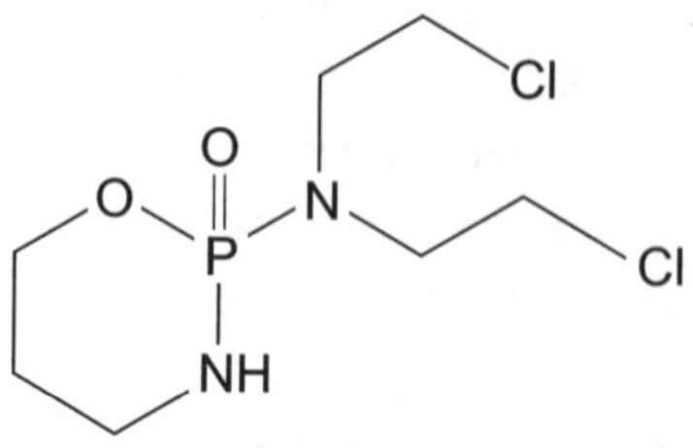

$$O \overset{\overset{\displaystyle O}{\parallel}}{\underset{\underset{\displaystyle NH}{|}}{P}} N \overset{CH_2CH_2Cl}{\underset{CH_2CH_2Cl}{}}$$

**CICLOFOSFAMIDA**

Fonte: Proposta do autor.

## Mecanismo de ação

Quando metabolizada, a ciclofosfamida é transformada em mostarda de fosforamida que alquila e estabelece uma ligação cruzada com o DNA, o qual fica impossibilitado de se replicar e se proliferar normalmente. O fármaco atua tanto em linfócitos T quanto em linfócitos B; entretanto, sobre esses últimos o efeito é maior. Dessa forma, a efetividade sobre a resposta humoral é mais pronunciada. Estudos mostram que em baixas doses, a ciclofosfamida também atua inibindo a replicação de células T supressoras, podendo causar um indesejável aumento das respostas imunológicas.

## Farmacocinética

A ciclofosfamida é bem absorvida no trato gastrintestinal e também pode ser administrada por vias parenterais. Seu metabolismo ocorre no fígado e sua excreção é renal, sendo que parte da droga é eliminada inalterada. A meia-vida do fármaco inalterado varia em torno de 3 a 12 horas, sendo que o restante dos metabólitos pode ser detectado em até 72 horas após a administração.

## Efeitos adversos

Os efeitos adversos na utilização da ciclofosfamida são mais observados quando ela é usada em altas doses e/ou por períodos prolongados. Os efeitos mais comumente relatados são: 1) pancitopenia, leucopenia e trombocitopenia, devido à depressão da medula óssea; 2) cistite hemorrágica ou não hemorrágica, devido ao metabólito tóxico mostarda de acroleína na urina e à lesões na bexiga; 3) anorexia, náuseas e vômito, devido à toxicidade gastrintestinal; 4) fibrose pulmonar intersticial; 5) supressão das gônadas, levando à infertilidade e esterilidade; 6) cardiotoxicidade; 7) alopecia; 8) hiperpigmentação da pele e das unhas; 9) infecções frequentes; e 10) potencialidade carcinogênica.

As interações medicamentosas relatadas encontram-se simplificadas na tabela 32.2.

**Tabela 32.2: Interações medicamentosas relacionadas à ciclofosfamida.**

| FÁRMACO | INTERAÇÃO |
|---|---|
| Digitálicos Quinolonas | Ação diminuída pela ciclofosfamida |
| Citarabina (Aracytin®) Doxorrubicina (Adriblastina®) Alopurinol (Zyloric®) Colchicina (Colchis®) Cloranfenicol (Sintomicetina®) Anticoagulantes orais | Toxicidade aumentada pela ciclofosfamida |
| Cimetidina (Tagamet®) | Aumenta a toxicidade da ciclofosfamida |
| Fenobarbital (Gardenal®) Fenitoína (Hidantal®) | Aumentam a metabolização da ciclofosfamida |
| Tiazidas | Prolonga a leucopenia causada pela ciclofosfamida. |
| Antidiabéticos | A ciclosporina aumento os efeitos hipoglicemiantes. |
| Lovastatina (Mevacor®) | Aumenta os riscos de insuficiência renal. |

Fonte: Proposta do autor.

## Metotrexato de sódio

O metotrexato de sódio (Miantrex®) foi uma das primeiras drogas a ser utilizada para a imunossupressão. Atualmente, ele está sendo substituído por outros medicamentos, os quais provocam efeitos adversos menos agressivos e que possuem menor toxicidade. Entretanto, em baixas concentrações, ele está sendo utilizado no tratamento da artrite reumatoide, psoríase e outras doenças autoimunes, além se ser amplamente indicado nas reações de rejeição a transplantes de alguns órgãos, como o de medula óssea.

*32. Imunossupressores e imunoestimuladores*

**Figura 32.3**

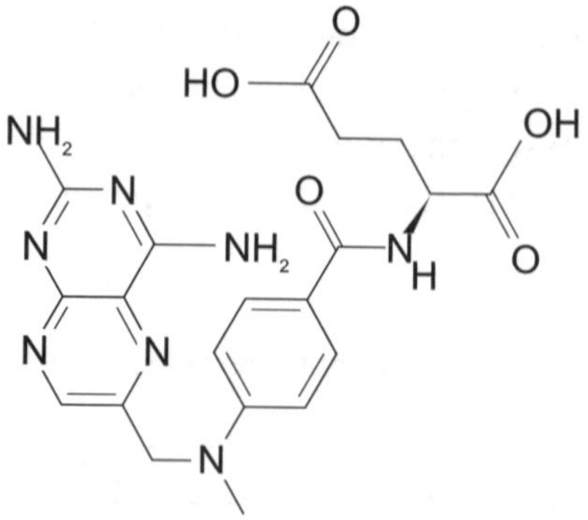

METOTREXATO

Fonte: Proposta do autor.

## Mecanismo de ação

O metotrexato de sódio atua inibindo a enzima diidrofolato redutase, essencial para a conversão dos folatos em timidina, imprescindível à síntese de DNA. Consequentemente, há um bloqueio da replicação do DNA. Essa ação compromete a proliferação linfocítica, amenizando assim a resposta imune.

## Farmacocinética

O metotrexato de sódio é bem absorvido no trato gastrintestinal, mas depende muito da dose administrada, sendo que o pico da concentração plasmática é alcançado em torno de 1-2 horas após a administração. Utilizando--se a via parenteral, o pico de concentração plasmática é alcançado ao fim de 30-60 minutos.

O metabolismo do fármaco é prioritariamente hepático, sendo uma pequena parcela biotransformada pela flora intestinal, no caso da administração oral. A maior via de eliminação do fármaco é renal, sendo uma pequena parte excretada na bile e no leite materno.

# Efeitos adversos

**Tabela 32.3: Interações medicamentosas relacionadas ao metotrexato de sódio.**

| FÁRMACO | INTERAÇÃO |
|---|---|
| Colestiramina (Flotac®) | Diminui a absorção gastrintestinal do metotrexato. |
| Barbitúricos Fenotoína (Hidantal®) | Aumentam os efeitos adversos do metotrexato, devido à potencialização da inibição da enzima diidrofolato redutase. |
| Carbamazepina (Tegretol®) | O metotrexato diminui a absorção do antiepilético. |
| Glucosídicos cardiotônicos | O metotrexato diminui a absorção intestinal dos digitálicos. |
| Dipirona sódica (Novalgina®) AINES Fenilbutazona (Butazona calcica®) Sulfasalizina (Azulfin®) Sulfonamidas | Competem com o sítio de ligação das proteínas plasmáticas, levando a uma diminuição da eliminação renal do metotrexato, bem como os efeitos adversos relacionados à depressão da medula óssea. |
| Omeprazol (Peprazol®) | Diminui a excreção urinária do metotrexato. |
| Ceftriaxonas | Aumentam a retenção do metotrexato no organismo. |
| Quinolonas | Diminuem a eliminação do fármaco. |
| Cisplatina (Platiran®) | Potencializa a depressão da medula óssea. |
| Etretinato (Tigason®) | Aumenta o acúmulo do metotrexato no organismo. |
| Tamoxifeno (Nolvadex®) | Potencializa a depressão da medula óssea. |

**Fonte:** Proposta do autor.

Os efeitos adversos relatados no uso de metotrexato de sódio são náuseas, vômito, diarreia, distúrbios hepáticos, estomatites, cirrose hepática, tosse persistente e alopecia, e depressão da medula óssea, com leucopenia, trombocitopenia, anemia e pancitopenia.

O metotrexato atravessa a barreira placentária, daí ser contraindicado para mulheres grávidas.

As interações medicamentosas relatadas encontram-se simplificadas na tabela 32.3.

## Ciclosporina

A ciclosporina (Sandimmun®) é um polipeptídio cíclico derivado dos fungos da espécie *Beauveria nivea*. Ela é altamente eficaz na supressão das respostas de rejeição de transplantes de órgãos (rim, fígado, coração, coração-pulmão, pâncreas e medula óssea) e em baixas doses é uma alternativa às inflamações crônicas e doenças autoimunes, sobretudo uveíte endógena, dermatite atópica, artrite reumatoide, diabetes insulino-dependente, psoríase, asma e lúpus eritematoso sistêmico.

Devido aos seus resultados promissores, ela substitui frequentemente os tratamentos com a ciclosfofamida e azatioprina.

**Figura 32.4**

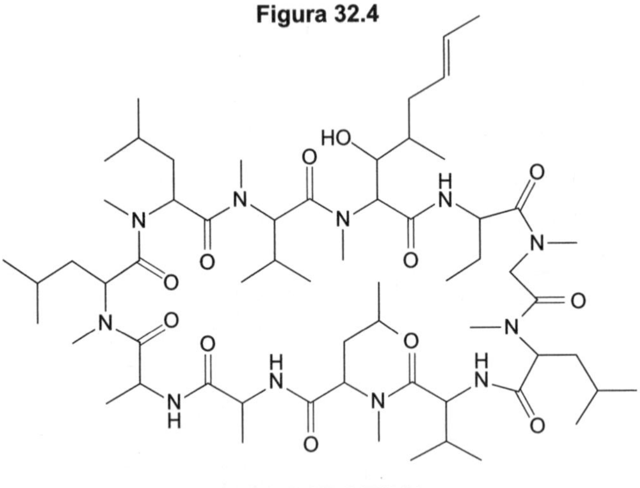

CICLOSPORINA

Fonte: Proposta do autor.

## Mecanismo de ação

A ciclosporina se liga a uma imunofilina intracelular conhecida como ciclofilina, formando um complexo que inibe a calcineurina, a qual é essencial para a desfosforilação de um componente citoplasmático (NFAT), impossibilitando sua entrada no núcleo celular. Como consequência, a transcrição do fator AP-1, essencial à síntese da interleucina IL-2, é bloqueada. Dessa forma, é inibida a ativação de linfócitos T, bem como a sua proliferação e diferenciação. Portanto, a resposta imunológica é inativada em uma etapa inicial.

Os principais efeitos observados na utilização desse fármaco são: 1) redução da proliferação de linfócitos T, devido à redução da produção da interleucina IL-2; 2) redução da ativação e proliferação de linfócitos T citotóxicos; 3) redução da resposta mediada por células, devido à inativação de linfócitos T efetores; 4) redução da atividade dos linfócitos B dependentes da ativação por linfócitos T; e 5) estimulação da expressão do TGF-β que é um potente inibidor da proliferação de linfócitos T.

Observam-se efeitos maiores na imunidade celular, entretanto, uma pequena atuação é exercida sobre a imunidade humoral.

## Farmacocinética

A ciclosporina é uma droga altamente lipossolúvel e pouco hidrossolúvel. Como consequência, sua absorção oral é limitada, a não ser quando administrada numa formulação adequada. Uma alternativa é a administração parenteral. O fármaco apresenta um pico de concentração plasmática máxima de aproximadamente 2-3 horas após a administração, e a meia-vida varia em torno de 24 horas. O metabolismo do fármaco ocorre no fígado e seus metabólitos são eliminados através da bile. A droga também pode ser excretada em baixas concentrações no leite materno.

## Efeitos adversos

Em altas doses, o fármaco é passível de causar efeitos indesejáveis e desagradáveis ao paciente. Há relatos de nefrotoxicidade, hepatotoxicidade, hipertensão, hiperglicemia, hiperlipidemia, hirsutismo, colelitíase em crianças, surgimento de tumores secundários e estímulo à metástase, anorexia, letargia, tremores, parestesia (formigamento), hipertrofia gengival e distúrbios gastrintestinais.

As interações medicamentosas relatadas estão simplificadas na tabela 32.4.

**Tabela 32.4: Interações medicamentosas relacionadas ao uso de ciclosporina.**

| FÁRMACOS | INTERAÇÃO |
|---|---|
| Barbitúricos<br>Carbamazepina (Tegretol®)<br>Fenitoína (Hidantal®)<br>Rifampicina (Rifaldin®)<br>Ticlopidina (Ticlid®)<br>Terbinafina (Lamisil®) | Reduzem os níveis de ciclosporina |
| Eritromicina (Eritrex®)<br>Azitromicina (Zitromax®)<br>Claritromicina (Klaricid®)<br>Cetoconazol (Nizoral®)<br>Fluconazol (Zoltec®)<br>Diltiazem (Balcor®)<br>Verapamil (Dilacoron®)<br>Metoclopramida (Plasil®)<br>Anticoncepcionais orais<br>Alopurinol (Zyloric®)<br>Amiodarona (Ancoron®)<br>Danazol (Ladogal®) | Aumentam os níveis de ciclosporina |
| Tacrolimus (Prograf®) | Aumenta a nefrotoxicidade da ciclosporina |
| Diclofenacos (sódio e potássio) | A ciclosporina aumenta a biodisponibilidade do diclofenaco |
| Digoxina (Digobal®)<br>Colchicina (Colchic®)<br>Prednisolona (Prednisolon®)<br>Estatinas | Depuração diminuída pela ciclosporina |

Fonte: Proposta do autor.

## Glicocorticoides

Os glicocorticoides são anti-inflamatórios esteroidais cujas funções anti--inflamatórias e imunossupressoras são bastante exploradas em situações de rejeição de transplantes de órgãos e doenças autoimunes. Eles são utilizados usualmente no tratamento de artrite reumatoide, LES, asma, psoríase e outras doenças inflamatórias, distúrbios alérgicos, distúrbios hematológicos autoimunes, doença intestinal inflamatória e esclerose múltipla. Eles podem ser utilizados em monoterapia ou associado a outros imunossupressores.

Os glicocorticoides mais utilizados na farmacoterapêutica são o fosfato sódico de prednisolona (Prednisolon®) e a prednisona (Meticorten®). Ambos possuem mecanismos de ação e outras características semelhantes. As diferenças entre esses glicocorticoides residem em um único grupo funcional distinto. As estruturas químicas dos dois fármacos são bastante semelhantes, diferindo apenas pela presença do grupamento álcool na prednisolona e do grupamento cetona na prednisona, que confere a inatividade dessa. O tempo para início de ação também se distingue, sendo que o fosfato sódico de prednisolona exerce seus efeitos mais rapidamente do que a prednisona.

**Figura 32.5**

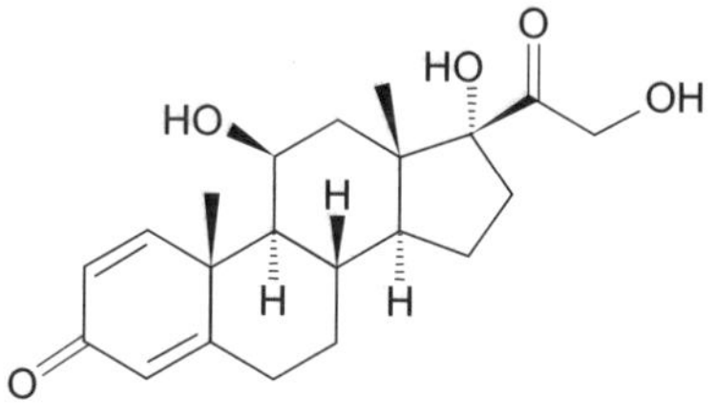

PREDNISOLONA

Fonte: Proposta do autor.

**Figura 32.6**

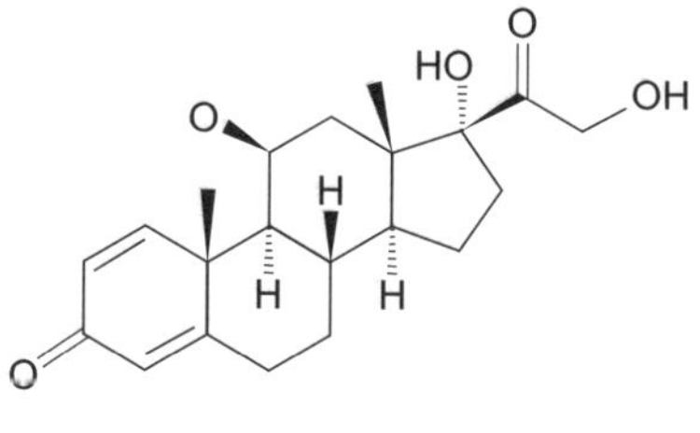

PREDNISONA

Fonte: Proposta do autor.

## Mecanismo de ação

Os glicocorticoides atuam de forma semelhante e agem inibindo a transcrição de genes essenciais à produção de citocinas estimuladoras da proliferação e diferenciação de leucócitos, sobretudo IL-2. Isso ocorre através da ligação a receptores intracelulares, formando complexos com os fatores transcritivos, tornando assim inviáveis os mecanismos de transcrição. Além disso, os glicocorticoides promovem a modificação de proteínas de membrana, levando a uma alteração da redistribuição dos leucócitos, isto é, eles tendem a retornar à medula óssea.

Os efeitos imunossupressores ocasionados com o tratamento com glicocorticoides são bruscos e modificam diversos mecanismos inerentes ao sistema imunológico. Os efeitos mais pronunciados são principalmente: a 1) inibição da produção de mediadores inflamatórios, como PAF (fator ativador de plaquetas), leucotrienos, prostaglandinas, histamina e bradicinina, o que leva ao controle da inflamação; 2) diminuição do influxo de leucócitos para o local da inflamação; 3) redução da expressão de selectinas e integrinas, e consequentemente da quimiotaxia, culminando em neutrofilia; 4) diminuição da produção de enzimas lisossômicas pelos fagócitos; 5) diminuição da proliferação de linfócitos T e B; 6) interferência na ligação dos anticorpos ao antígeno-alvo; 7) diminuição da produção de IgG (principal classe de imunoglobulina); 8) redistribuição linfocitária, sendo frequente a linfopenia; e 9) redução dos componentes do sistema complemento do sangue.

Os efeitos dessa classe de imunossupressores é evidente tanto na imunidade inata quanto na adaptativa. Entretanto, a atuação na imunidade adaptativa humoral é mais branda, enquanto que na imunidade adaptativa celular há uma acentuada participação.

## Farmacocinética

Os glicocorticoides são altamente lipossolúveis, o que facilita sua penetração passiva nas células. Sua absorção é sistêmica, bem como os seus efeitos. Após a absorção, eles se ligam às proteínas plasmáticas, CBG (globulina de ligação a corticosteroides) e albumina, a fim de serem distribuídos. O metabolismo do fármaco ocorre principalmente no fígado, através do complexo enzimático P-450, e, em menor grau, nos rins. A excreção é essencialmente renal, sendo que a excreção biliar e fecal é irrisória nos humanos.

O fosfato sódico de prednisolona é um pró-fármaco, que é convertido em prednisolona na parede intestinal, antes da absorção, pela enzima fosfatase alcalina. A prednisolona é absorvida no trato gastrintestinal e é metabolizada no fígado. Sua meia-vida é em torno de 2-4 horas. Sua eliminação é renal e parte do fármaco é excretado inalterado. Já a prednisona é um pró-fármaco que, no fígado, é convertido em prednisolona.

## Efeitos adversos

A eficácia dos glicocorticoides na promoção da imunossupressão é evidente, sendo que o seu uso em inúmeras doenças e transplantes é na maioria das vezes essencial. Entretanto, os efeitos adversos no uso crônico e/ou com altas dosagens são bastante nocivos e desconfortáveis.

Os efeitos adversos mais comuns aos pacientes usuários dos glicocorticoides são: 1) hiperglicemia, devido a diminuição da captação de glicose, aumento da gliconeogênese no fígado e aumento da resistência das células à glicose; 2) insuficiência renal, decorrente de agressões por complexos proteicos; 3) miopatia (fraqueza muscular), devido ao aumento do catabolismo de proteínas; 4) osteoporose e osteopenia, decorrentes da diminuição da matriz óssea ocasionada pela inibição dos osteoblastos, ativação dos osteoclastos e inibição da absorção intestinal, e reabsorção renal de cálcio; 5) redistribuição de gordura, garantindo um aspecto característico da obesidade; 6) hipertensão, decorrente da vasodilatação reduzida, elevada retenção de sódio e diminuição da exsudação de líquidos; 7) gastrite e úlcera, devido à inibição de prostaglandina, a qual age fisiologicamente no controle da acidez estomacal; 8) redução do processo de cicatrização e da elasticidade, oriunda da ação proteolítica sobre os componentes da coagulação e do colágeno, respectivamente; possibilidade de infecções constantes, recorrentes da supressão exagerada do sistema imune; 9) Síndrome de Cushing; e 10) ganho de peso, sobretudo devido ao aumento do apetite.

Outros efeitos indesejáveis foram observados empiricamente, como problemas oftálmicos (catarata, glaucoma e elevação da pressão intraocular); retenção de líquidos na face (rosto em forma de lua); atraso do crescimento em crianças devido à diminuição da secreção dos hormônios do crescimento, bem como dos receptores; alterações epiteliais como acne, equimose e estrias; hirsutismo; complicações hematológicas (neutrofilia, linfopenia, eosinopeni e monocitopenia); e distúrbios comportamentais (insônia, nervosismo, alterações do humor, depressão, euforia, manias e quadros psicóticos).

As interações medicamentosas já relatadas estão simplificadas na tabela 32.5.

**Tabela 32.5: Interações medicamentosas relacionadas aos glicocorticoides.**

| FÁRMACO | INTERAÇÃO |
|---|---|
| Metilprednisolona (Solu-medrol®) Ciclosporina (Sandimmun®) | Uso concomitante pode provocar convulsões |

| Fenobarbital (Gardenal®) Fenitoína (Hidantal®) Rifampicina (Rifaldin®) | Aumentam a depuração renal dos corticosteroides, isto é, sua eliminação do organismo. |
|---|---|
| Cetoconazol (Nizoral®) | Diminui a metabolização dos corticosteroides. |
| Anticoagulantes orais | Os corticosteroides provocam alterações na atuação desses fármacos. |
| Relaxantes musculares | Efeitos prolongados pelo uso dos corticosteroides. |
| Contraceptivos orais | Diminuem a metabolização dos corticosteroides. |

**Fonte:** Proposta do autor.

## IMUNOESTIMULADORES

Os fármacos imunoestimuladores foram desenvolvidos com o intuito de modular o sistema imune de forma a aumentar a sua resposta. Eles ampliam as habilidades de sistemas imunes incapacitados. Essa característica é explorada nos casos de imunodeficiências, controle de infecções e inviabilização de tumores.

Porém, o uso de tais fármacos é limitado, pois há indícios de baixa eficácia e elevada toxicidade (janela terapêutica reduzida). Empiricamente, observou-se que os resultados foram mais promissores no tratamento de agentes patológicos em quantidades pequenas. A literatura não apresenta uma descrição minuciosa a respeito dos imunoestimuladores; entretanto, estudos estão sendo atualmente realizados com o objetivo de detalhar a preferência na utilização de tais fármacos.

### Citocinas

As citocinas foram amplamente estudadas para descobrir o seu potencial farmacológico. Diversas pesquisas experimentais e clínicas foram executadas a fim de se chegar a um consenso dos quadros patológicos em que apresentariam uma relevância de uso. As principais citocinas utilizadas atualmente são a interleucina-2 e os interferons (α, β e γ).

### Interleucina-2

A interleucina-2 recombinante (rIL-2) está disponível comercialmente, aldesleucina (Proleukin®) – e é sintetizada a partir do DNA da *E. coli*. Ela é frequentemente utilizada no tratamento da Síndrome da Imunodeficiência Adquirida (AIDS), no carcinoma metastático de células renais e no melanoma maligno. As doses e duração do tratamento variam de acordo com o estado do paciente, sendo observado o custo-benefício do uso clínico.

A aldesleucina se liga aos receptores de IL-2 e estimula a proliferação de linfócitos T e B, dependentes da IL-2; aumenta o potencial citotóxico das células *natural killers* e exacerba a atividade dos fagócitos.

Os efeitos adversos documentados são mais frequentes na administração de elevadas dosagens. Aqueles característicos da maioria dos pacientes são: febre, distúrbios gastrintestinais (náuseas, vômito, diarreia e mal-estar), anorexia, fadiga, calafrios, disfunções renais, erupções cutâneas, hipotensão, devido ao extravasamento de líquidos plasmáticos para o espaço extravascular, congestão pulmonar; e, efeitos cardiovasculares (infarto do miocárdio, arritmias, angina e taquicardia).

## Interferons (IFN)

Os interferons (α, β, γ) são uma classe de citocinas que, além de possuir uma ação antiviral eficiente, são responsáveis por atividades imunomoduladoras importantes. Nos vírus, os interferons atuam interferindo no DNA, no RNA e na síntese de proteínas. No sistema imunológico, esses imunoestimuladores interagem com proteínas específicas da membrana celular e culminam em inúmeras alterações que potencializam as respostas imunes. As modificações mais importantes são o estímulo de linfócitos T auxiliares e citotóxicos, aumento da fagocitose pelos macrófagos e da atividade das células *natural killers*; indução da expressão de MHC nas APCs e nos linfócitos B, aumentando assim a apresentação dos antígenos.

Existem comercialmente quatro interferons: interferon α-2b recombinante (Viferon®), interferon γ-1b recombinante (Actimmune®) e interferon β-1a (Avonex®) e β-1b (Betaferon®). As atividades deles são em geral muito similares, entretanto, apresentam algumas diferenças em relação à maior potência em determinados mecanismos imunes e mais especificamente em determinadas patologias.

O IFN α-2b recombinante apresenta uso clínico em diversos tipos de neoplasias (leucemia de células pilosas, leucemia mielógena crônica, melanoma maligno, sarcoma de Kaposi e carcinoma de células renais), estágios iniciais da Aids e infecções por Papiloma Vírus. Eles são distribuídos gratuitamente pelo SUS e possuem ampla utilização no tratamento da hepatite B e C. Os sintomas indesejáveis mais comuns são febre, calafrios, sintomas gripais, dor de cabeça, hipotensão e arritmias. Já foram relatados casos de depressão da medula óssea.

O IFN γ-1b recombinante demonstra sucesso na clínica da doença granulomatosa crônica, evitando as infecções graves associadas. As reações adversas mais frequentes são: febre; cefaleia; arrepios; erupções; dor muscular; depressão e distúrbios gastrintestinais.

Os IFNs β-1a e β-1b recombinantes são utilizados no tratamento da esclerose múltipla recidivante. Os efeitos adversos mais comuns são: dor de cabeça, sintomas gripais e reações no local de aplicação da injeção.

## Bacilo de Calmette-Guérin (BCG)

O BCG é uma cepa viável de *Mycobacterium bovis* utilizada na imunização da tuberculose. Atualmente, está sendo indicada para o tratamento e profilaxia de cânceres vesiculares, sobretudo do carcinoma *in situ* da bexiga. Os efeitos adversos no uso desse agente imunomodulador são de baixa frequência, o que estimula o seu uso nos casos em que é eficaz.

O composto ativo do BCG, que apresenta atividade confirmada no sistema imune, é o dipeptídio muramil e está presente em sua parede celular. Ele atua principalmente sobre as células T efetoras; contudo, observou-se ativação de linfócitos B, macrófagos e células *natural killers*.

# REFERÊNCIAS BIBLIOGRÁFICAS

ALHEIRA, F. V.; BRASIL, M. A. A. O papel dos glicocorticoides na expressão dos sintomas de humor: uma revisão. *Rev. Psiquiatr. Rio Gd. Sul* [on-line], 2005, v. 27, n. 2, p. 177-186.

BASILE, A. C.; OGA, S. *Guia Zanini-Oga de interações medicamentosas*. São Paulo: Atheneu, 2002.

BRODY, T. M.; LARNER, J.; MINNEMAN, K. P.; NEU, H. C. *Farmacologia humana*: da molécula à clínica. Rio de Janeiro: Guanabara Koogan, 1997.

BRUNTON, L. L.; LAZO, J. S.; PARKER, K. L. As bases farmacológicas da terapêutica. Rio de Janeiro: McGraw Hill Interamericana do Brasil, 2006.

CASTRO, M. de. Efeitos anti-inflamatórios e antiproliferativos dos glicocorticoides: concordância ou discordância?. *Arq. Bras. Endocrinol. Metab.* [on-line], 2005, v. 49, n. 3, p. 334-336.

CRAIG, C. R.; STITZEL, R. E. *Farmacologia moderna*. Rio de Janeiro: Guanabara Koogan, 1996.

FONSECA, A. L. da. *Interações medicamentosas*. Rio de Janeiro: EPUB, 2000.

GRAHAME-SMITH, D. G.; ARONSON, J. K. *Tratado de Farmacologia clínica e farmacoterapia*. Rio de Janeiro: Guanabara Koogan, 2004.

KATZUNG, B. G. *Farmacologia básica e clínica*. Rio de Janeiro: Guanabara Koogan, 2005.

LANNA, C. M.M.; MONTENEGRO JR., R. M.; PAULA, F. J. A. Fisiopatologia da osteoporose induzida por glicocorticoide. *Arq. Bras. Endocrinol. Metab.* [on-line], 2003, v. 47, n. 1, p. 9-18.

LIMA, H. C. Fatos e mitos sobre imunomoduladores. *An. Bras. Dermatol.* [on-line], 2007, v. 82, n. 3, p. 207-221.

MOREIRA, M. A. et al. Consenso expandido do BCTRIMS para o tratamento da esclerose múltipla: II. As evidências para o uso de glicocorticoides e imunomoduladores. *Arq. Neuro-Psiquiatr.* [on-line], 2002, v. 60, n. 3B, p. 875-880.

NETO, M. P. et al. Monitoração terapêutica da azatioprina: uma revisão. *J. Bras. Patol. Med. Lab.*, 2008, v. 44, n. 3, p. 161-167.

PARHAM, P. *O sistema imune*. Porto Alegre: Artmed, 2001.

RANG, H. P.; DALE, M. M.; RITTER, J. M.; FLOWER, R. J. *Farmacologia*. Rio de Janeiro: Elsevier, 2007.

SILVA, P. *Farmacologia*. Rio de Janeiro: Guanabara Koogan, 2006.

SILVA, S. R. C. da; LENGYEL, A. M. J. Influência dos glicocorticoides sobre o eixo somatotrófico. *Arq. Bras. Endocrinol. Metab.* [on-line], 2003, v. 47, n. 4, p. 388-397.

# UNIDADE VIII

## FARMACOLOGIA DA DOR E INFLAMAÇÃO

### *33. ANALGÉSICOS OPIOIDES*

Sob afirmativa de Hipócrates, fundamentalmente, a Medicina nasceu das tentativas de aliviar a dor: "*sedare dolorem divinum opus est*", e é sobre ela – a DOR, e uma de suas formas de tratamento, os opioides – que trata esse capítulo. A seguir encontra-se a fisiologia do sistema nervoso relacionado à dor e sua fisiopatologia, assim como a farmacoterapia dos opioides.

Definida como "planta da alegria" em um ideograma do povo sumério, a papoula (*Papaver somniferum* – planta da qual é extraído o ópio, que possui o alcaloide morfina) tem evidência de cultivo que data de 5.000 anos, pelo mesmo povo sumério.

O ópio e seus derivados exercem ponderável influência sobre o comportamento dos seres humanos, tendo sido empregados como sedativo e analgésico desde tempos imemoriáveis.

Foi a partir do século XIX, quando foram isolados os alcaloides do ópio – o que facilitou o emprego de tais substâncias, que houve um aumento do interesse no uso criterioso dos opioides na área médica, assim como na análise das consequências sociais de seu uso de forma abusiva.

Mesmo com tantas pesquisas com drogas analgésicas sendo desenvolvidas no alvorecer do terceiro milênio os opioides continuam sendo os analgésicos mais potentes. Porém, os conhecimentos atuais da Farmacologia clínica proporcionam a possibilidade de seleção do opioide a ser utilizado levando-se em consideração a doença, as condições do paciente e a análise do custo-benefício.

Os receptores opioides, assim como qualquer outro receptor, são macromoléculas específicas no tecido-alvo, nos quais a droga, ou uma determinada substância, se liga para que haja uma ação biológica. Quando a ligação de uma droga com um receptor gera um evento bioquímico ou biofísico, o que corresponde à sua ação biológica, a droga é chamada de agonista; porém, quando uma droga, ao interagir com um receptor, não desencadeia nenhuma ação, mas impede o acesso de qualquer agonista, é chamada de antagonista, sendo ela, então, uma droga com estrutura semelhante ao agonista, capaz de se ligar ao sítio receptor, sem entretanto produzir efeito biológico. Os opioides tratados nesse capítulo são os agonistas, ou analgésicos opioides, e os antagonistas, os quais estão descritos na RENAME.

## FISIOLOGIA

Os opioides (ou fármacos semelhantes à morfina) produzem analgesia atuando principalmente sobre o sistema nervoso central; dessa forma, a fisiologia desse capítulo trata da percepção de dor.

*DOR: uma desagradável, porém essencial proteção.*

A maioria das enfermidades do corpo causa dor.

A dor é uma experiência, e não simplesmente uma sensação; define-se dor como uma SENSAÇÃO e uma EXPERIÊNCIA EMOCIONAL relacionadas a um dano tecidual presente ou potencial; é um evento neuropsicológico multidimensional.

Sempre que um tecido é lesionado há dor, o que faz que o indivíduo reaja para remover o estímulo doloroso.

A percepção da dor é gerada por influência de vários fatores, físicos e psicológicos. Entre os físicos, os estímulos que excitam os receptores para a dor são mecânicos, térmicos e químicos.

Os receptores para dor são terminações nervosas livres, que estão espalhadas nas camadas superficiais da pele e em certos tecidos internos (como o periósteo, paredes das artérias, superfícies articulares e o tentório na abóbada craniana). Terminações nervosas para a dor distribuídas esparsamente suprem a maioria dos outros tecidos profundos, nos quais lesões teciduais extensas podem somar-se e causar uma dor lenta e crônica.

A dor pode ser dividida em dor visceral e dor somática, ou dor rápida e dor lenta, de acordo com a qualidade ou duração, respectivamente. A figura 33.1 dá uma visão para a descrição da dor.

**FIGURA 33.1:** Descrição para a dor.

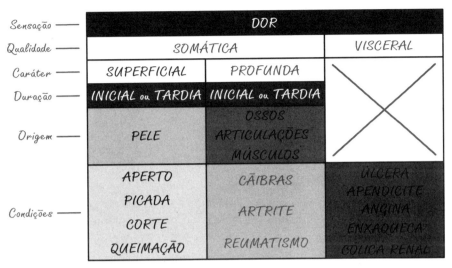

Fonte: Proposta do autor.

A variável "duração da evolução da dor" deve ser bem analisada; uma dor, que inicialmente é um simples sintoma, que orienta o diagnóstico (dor-sintoma), pode tornar-se uma afecção autônoma, exigindo um encaminhamento terapêutico bastante independente de sua etiologia (dor-doença). Dessa forma, a distinção entre dor aguda/sintoma e dor crônica/síndrome é justificada por diferenças de ordens neurofisiológica e comportamental.

---

**DOR RÁPIDA X DOR LENTA**

**DOR RÁPIDA:** também conhecida como dor pontual, dor em agulhada, dor aguda e dor elétrica, a dor rápida é uma dor sentida dentro de 0,1 segundo após ser aplicado um estímulo doloroso. É sentida quando uma agulha é introduzida na pele, em um corte, em uma queimadura ou em um choque elétrico, por exemplo. A dor pontual-rápida não é sentida nos tecidos mais profundos do corpo. É, em geral, desencadeada por estímulos mecânicos e térmicos.

**DOR LENTA:** possui vários nomes, como dor em queimação, dor persistente, dor pulsátil, dor nauseante e dor crônica; a dor lenta começa somente após um segundo ou mais, aumentando lentamente após vários segundos e algumas vezes durante minutos. Esse é um tipo de dor geralmente associado à destruição tecidual e que pode levar a um sofrimento prolongado e insuportável, podendo ocorrer na pele e em quase todos os órgãos ou tecidos profundos. Pode ser desencadeada por estímulos mecânico, térmico e químico.

A dor rápida e a dor lenta atuam em conjunto na **proteção** do indivíduo; a dor rápida "avisa" rapidamente sobre o perigo, desempenhando papel importante na reação imediata para se afastar do estímulo doloroso; a dor lenta, que tende a aumentar com o passar do tempo, produz eventualmente um sofrimento intolerável de dor continuada, fazendo com que se continue tentando aliviar a causa.

É importante ressaltar que definir a dor e suas variáveis, como a causa, a duração e sua resposta nociceptiva, é uma complexa tarefa, pois diversas são as abordagens a respeito do assunto.

## FISIOPATOLOGIA DA DOR

A resposta normal a estímulos lesivos ou potencialmente lesivos ao organismo é a descrição para o termo "nocicepção". Entre o estímulo da lesão tecidual e a experiência subjetiva da dor ocorrem complexos fenômenos elétricos e químicos envolvendo quatro processos distintos: TRANSDUÇÃO, TRANSMISSÃO, MODULAÇÃO e PERCEPÇÃO da dor.

### *Transdução*

A transdução é um processo que ocorre quando há um estímulo nocivo gerando uma atividade elétrica nas terminações sensoriais localizadas na pele, nos músculos, na polpa dentária, nas articulações e nas vísceras.

Existem duas teorias do século XIX para o mecanismo da dor, mas nenhuma delas explica, de forma satisfatória, os resultados obtidos em estudos eletrofísicos e histológicos.

1. *Teoria da especificidade*: formulada em 1848 por Schiff, afirma que a dor é uma sensação específica e que possui "sistema sensorial" próprio, independente da sensibilidade táctil, térmica e mecânica etc.
2. *Teoria da intensidade*: sugerida por grandes nomes da ciência, e formulada por Erb e Goldsheider, e depois por Nafe, defende que cada estímulo sensorial pode se tornar doloroso se for suficientemente intenso.

Atualmente, o que se sabe é que existem fibras nervosas finas, de lenta condução, que são excitadas por estímulos que produzem ou ameaçam produzir dano tecidual, ou seja, estímulos nocivos. Para tal, existem quatro "categorias" de receptores aferentes primários, ou seja, os nociceptores:

• Receptor Mecânico A delta (mielinizado)

FARMACOLOGIA HUMANA BÁSICA

- Receptor Termomecânico A delta (mielinizado)
- Receptor Polimodal C: são as fibras C que respondem a estímulos mecânicos, térmicos e químicos (não mielinizado)
- Receptor específico para temperaturas extremas

Dessa forma, os nociceptores são terminações (não encapsuladas ou livres) que se despolarizam ao alcançar níveis nociceptivos, mecânicos, térmicos ou químicos. Porém, não se sabe ainda se o estímulo nocivo age de forma direta sobre o terminal aferente primário ou se age sobre outras células que ativam os nociceptores de modo secundário.

Contudo, uma atraente hipótese entre os mecanismos é a de que os nociceptores seriam quimiossensitivos, podendo assim ser ativados por substâncias químicas alogênicas ou algésicas, as quais teriam, ao menos, três origens:
- das células lesadas
- da síntese de enzimas oriundas das células, ou, secundariamente, provindas da migração linfocitária ou do extravasamento plasmático
- da atividade do nociceptor

Entre as substâncias algésicas encontram-se íons ($K^+$ e $H^+$), histamina, substância P (de *pain*), serotonina, bradicinina, catecolaminas, prostaglandinas e leucotrienos.

## Transmissão

Ao ser captado pelas terminações nervosas livres ou não encapsuladas, o impulso nociceptivo é transmitido pelos respectivos axônios aferentes periféricos, as fibras A delta e C, cujo corpo celular (neurônio de primeira ordem) encontra-se no gânglio da raiz dorsal.

Os transmissores sinápticos, liberados pelos neurônios sensoriais primários, são divididos em duas classes em relação à sua ação pós-sináptica excitatória:
- AÇÃO RÁPIDA: L-glutamato, N-metil-D-aspartato (NMDA) e adenosina trifosfato (ATP)
- AÇÃO LENTA: taquicininas (substâncias P, neurocinina A, etc) e outros neuropeptídeos (o peptídeo relacionado com o gene da calcitonia – CGRP, a somatostatina, a colecistocinina – CCK, a galina etc.)

Dos transmissores de ação lenta, a substância P e o CGRP são excitatórios, enquanto a somatostatina, a CCK e a galina são inibitórios.

Os nociaferentes primários fazem sinapse no corno posterior com neurônios de segunda ordem, sendo esses pertencentes a três grandes categorias e desempenhando os seguintes papéis:

- Neurônios de projeção: transmitem a mensagem nociceptiva a centros mais elevados
- Interneurônios excitatórios: propagam a mensagem nociceptiva a células de projeção, a outros neurônios ou a neurônios maiores, que medeiam reflexos espinhais
- Interneurônios inibitórios: contribuem para o controle da transmissão sensorial

Os axônios dos neurônios de segunda ordem (célula de projeção), os quais têm os corpos celulares situados no corno posterior, ascendem na medula até alcançar centros nervosos mais superiores, nos níveis bulbar, mesencefálico e diencefálico, onde constituem sinapses (neurônios de terceira ordem) ou se terminam. Entre as estruturas nervosas superiores encontram-se a formação reticular, o tálamo, o hipotálamo, o sistema límbico e o córtex.

## Modulação

De forma ampla, a modulação é o processo que facilita ou inibe a transmissão. Em vários estágios do processo (inibição medular ou segmentar e controles descendentes superiores) ocorrem mecanismos inibitórios, os quais envolvem substâncias bioquímicas endógenas e circuitos nervosos.

A modulação medular da dor, em termos neurofisiológicos, ocorre por três mecanismos:
- Bloqueio dos receptores dos neurotransmissores liberados pelas fibras primárias
- Inibição da liberação dos neurotransmissores
- Estrangulamento ou impedimento do processo de transmissão nociceptiva

Das substâncias que interferem na modulação da dor, no nível medular, as principais são: serotonina, noradrenalina, somatostatina (provável neurotransmissor aferente primário) e peptídeos opioides endógenos (sistema que pode ser ativado, por intermédio de estimulações elétricas ou de analgésicos opioides, provocando analgesia).

O estresse também é um importante fator de ativação dos sitemas modulatórios da dor que atua através de mecanismos opioides e não opioides levando a um estado denominado "analgesia induzida pelo estresse".

## Percepção/reação

As dimensões sensorial-discriminativa, afetivo-emocional e cognitivo-avaliativa são consideradas para a representação cerebral da dor. Para os dois primeiros aspectos, a ideia de que há substratos neuroanatômicos distintos tem-se confirmado através de observações clínicas; porém, com relação às bases neurobiológicas do componente cognitivo-avaliativo, não tem ocorrido muito progresso no conhecimento.

É de fundamental importância o papel desempenhado pelos fatores psicológicos no que diz respeito à percepção do estímulo nociceptivo e na reação a ele.

São variáveis os fatores que determinam o comportamento do indivíduo em relação à sensação dolorosa, os quais dependem da natureza da própria lesão, das experiências passadas, até suas crenças, valores éticos e contexto social e cultural.

**FIGURA 33.2: Em primeiro plano, estão os processos envolvidos na nocicepção, a partir da transdução do estímulo nocivo, sua transmissão e sua modulação, até sua percepção. Em destaque, o processo explicado pela hipótese de Jessel e Iversen: o nociceptor aferente primário sendo a fibra C (que responde a estímulo mecânico, térmico e químico), de origem periférica, é induzido à liberação da substância P (SP) pelos influxos veiculados por ela; a liberação da SP provoca excitação no elemento pós-sináptico (neurônio convergente). Quando a metencefalina (ENK) se liga aos receptores morfínicos da terminação pré-sináptica, a liberação da SP é bloqueada. É esse processo fisiológico que a morfina mimetiza artificialmente.**

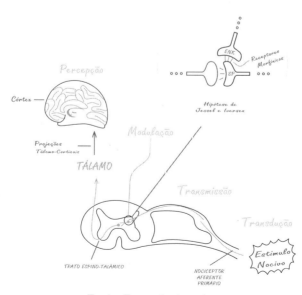

Fonte: Proposta do autor.

# FÁRMACOS OPIOIDES

Morfeu, o deus grego dos sonhos foi o homenageado quando, em 1803, Serturner nomeou a *morfina*, alcaloide isolado do ópio, extraído da papoula, *Papaver somniferum*. Conhecida por sua eficácia em aliviar dor intensa, a morfina é o protótipo dos agonistas opioides (termo usado para referência aos compostos relacionados ao ópio), sendo o padrão a partir do qual são comparadas as drogas com acentuadas ações analgésicas. A tabela 33.1 apresenta alguns detalhes dos analgésicos opioides.

**Tabela 33.1: Opioides presentes na RENAME e algumas características.**

| OPIOIDE | ESTRUTURA QUÍMICA | NATUREZA | AÇÃO |
|---|---|---|---|
| Morfina | | Opioide natural | Agonista integral no receptor de opioide µ (mu) |
| Codeína | | Opioide semissintético | Agonista parcial dos receptores µ |
| Fentanil | | Composto sintético | Farmacologicamente semelhante à morfina |
| Naloxona | | Composto sintético | Antagonista não seletivo dos opioides |

Fonte: Proposta do autor.

Nas regiões do cérebro, onde atuam os alcaloides opioides, são encontrados peptídios com propriedades farmacológicas semelhantes às dos opioides, sendo essas substâncias endógenas "chamadas" de peptídios opioides endógenos ou endorfinas, como antigamente eram denominadas. Tais peptídeos opioides endógenos e suas moléculas precursoras são encontrados no sistema nervoso central (SNC) em locais relacionados com a modulação da dor; evidências "revelam" que os peptídios opioides endógenos são liberados durante condições de estresse, como a dor ou a antecipação dela, para que haja diminuição dos estímulos nocivos.

As famílias de peptídios opioides clássicos já identificadas são três: dinorfinas, endorfinas e encefalinas.

Existem também três tipos clássicos de receptores opioides (μ, δ e κ), vastamente estudados, como mostra a tabela 33.2. Porém, descobertas mais recentes adicionaram uma nova dimensão ao estudo dos opioides: o receptor N/OFQ.

Cada um dos principais tipos de receptor opioide possui uma distribuição anatômica única na periferia, na medula espinhal e no cérebro, o que sugere possíveis funções.

É através dos receptores opioides μ que a morfina e a maioria dos outros agonistas opioides exercem seus efeitos.

Os opioides atuam sobre uma ampla gama de sistemas fisiológicos, produzindo analgesia, afetando o humor e o comportamento de recompensa, e alterando as funções respiratória, cardiovascular, gastrintestinal e neuroendócrina.

Uma questão bem estabelecida em relação aos opioides é que seus efeitos analgésicos são obtidos por sua capacidade de inibir diretamente a transmissão ascendente da informação nociceptiva, a partir do corno dorsal da medula espinhal, e por sua capacidade de ativar os circuitos de controle da dor que descem do prosencéfalo através da porçao rostral ventromedial do bulbo até o corno dorsal da medula espinhal.

Tabela 33.2: Subtipos de receptores opioides e algumas de suas funções.

| SUBTIPOS DE RECEP-TORES OPIOIDES | FUNÇÕES |
| --- | --- |
| M (mu) | Analgesia supraespinhal e espinhal, sedação; inibição da respiração, redução do trânsito gastrintestinal (GI), modulação da liberação de hormônios e neurotransmissores |

| δ (delta) | Analgesia supraespinhal e espinhal, modulação da liberação de hormônios e neurotransmissores |
|---|---|
| κ (capa) | Analgesia supraespinhal e espinhal, efeitos psicotomiméticos, redução do trânsito GI |

Fonte: Proposta do autor.

Entre os fármacos opioides disponíveis na RENAME (Relação Nacional de Medicamentos Essenciais) encontram-se três agonistas (Citrato de fentanila – Fentanil®, Fosfato de codeína – Tylex®, Sulfato de morfina – Dimorf®) e um antagonista (Cloridrato de naloxona – Narcan®), os quais já foram anteriormente mencionados.

O mecanismo de ação dos opioides é através de sua ligação a receptores específicos, os quais estão acoplados à proteína G e se localizam, principalmente, no cérebro e em regiões da medula espinhal envolvidas na transmissão e na modulação da dor. Os opioides podem atuar como agonista, agonista parcial ou antagonista, em mais de uma classe de receptores; dessa forma, exercem diversos efeitos farmacológicos. A figura 33.3 ilustra o mecanismo de ação dos opioides.

Os receptores opioides são uma família de receptores que se acoplam às proteínas G e, através dessa interação, afetam a regulação de canais iônicos, modulam o processamento de $Ca^{2+}$ e alteram a fosforilação de proteínas.

Sendo assim, os opioides atuam de duas formas sobre os neurônios:

1. Fecham os canais de $Ca^{2+}$ regulados por voltagem nas terminações nervosas pré-sinápticas, reduzindo assim a liberação de neurotransmissor.
2. Hiperpolarizam, inibindo neurônios pós-sinápticos através da abertura dos canais de $K^+$.

**FIGURA 33.3:** Os opioides atuam sobre os receptores pré-sinápticos μ, δ e κ de maneira distinta, fechando os canais de cálcio e consequentemente diminuindo sua entrada no neurônio, o que resulta na diminuição da liberação de neurotransmissores, os quais, de acordo com experimentos, são o glutamato (principal aminoácido liberado das terminações nervosas nociceptivas), a acetilcolina, a noradrenalina, a serotonina e a substância P. Os opioides também atuam sobre os receptores pós-sinápticos μ, que, ao ser ativados, hiperpolarizam ao aumentar a condutância do K⁺, inibindo assim o neurônio transmissor da dor de segunda ordem.

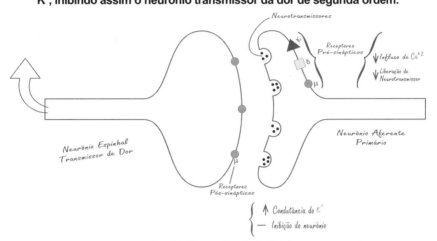

**Fonte:** Proposta do autor.

## AGONISTAS OPIOIDES

### Farmacocinética

Em geral, os analgésicos opioides são bem absorvidos quando administrados por via oral, subcutânea e intramuscular. Porém, a maior parte dos opioides (incluindo a morfina) sofre significativo metabolismo hepático de primeira passagem; dessa forma, o efeito de uma determinada dose após a administração oral será menor que a parenteral. Ao serem administradas por via intravenosa, a morfina e a maioria dos opioides agem prontamente. A curva tempo-efeito também varia de acordo com a via de administração, sendo frequentemente observada maior duração de ação com a administração por via oral. A eliminação da morfina é por filtração glomerular; muito pouco dela é excretada sem alteração.

A *codeína*, um opioide semissintético e agonista parcial dos receptores μ, possui maior eficácia oral, uma vez que seu metabolismo hepático de primeira passagem é menor. Depois de absorvida, a codeína é metabolizada pelo fígado, sendo seus metabólitos excretados principalmente na urina como forma inativa.

Após a administração, os opioides se ligam, com afinidade variável, às proteínas plasmáticas. Apesar de tal fato, as drogas abandonam rapidamente a corrente sanguínea, localizando-se em concentrações mais altas em tecidos acentuadamente perfundidos, como o baço, os rins, o fígado, os pulmões e o cérebro. O acúmulo de opioides é um fator muito importante, principalmente quando da administração de grandes doses ou infusão contínua dos mais lipofílicos, que são lentamente metabolizados, como o *fentanil*®, embora se saiba que o fluxo para o tecido adiposo seja bem menor do que para os tecidos ricamente perfundidos.

## Efeitos farmacológicos

Os agonistas opioides inibem a liberação de neurotransmissores excitatórios pelos neurônios aferentes primários e, diretamente, a transmissão da dor pelo neurônio transmissor do corno dorsal. Dessa forma, os opioides exercem seu efeito analgésico diretamente na medula espinhal, aliviando habitualmente a dor *intensa* e *constante*, não sendo tão eficazes no controle da dor aguda e intermitente. Os opioides também são frequentemente utilizados durante o trabalho de parto obstétrico, mas é preciso ter cuidado, pois atravessam a barreira placentária e chegam ao feto, o que pode ocasionar depressão neonatal. Caso ocorra, a depressão deve ser tratada com injeção do antagonista naloxona.

Os opioides possuem alguns usos clínicos além da analgesia, descritos a seguir:

**Edema pulmonar agudo** – O mecanismo para alívio produzido pela morfina intravenosa na dispneia em decorrência de edema pulmonar associado a insuficiência ventricular esquerda ainda não foi esclarecido, mas é provável que envolva a redução da percepção da dispneia e diminuição da ansiedade do paciente, assim como a redução do tônus venoso e diminuição da resistência periférica.

**Tosse** – Uso de doses mais baixas do que as necessárias para causar analgesia eram utilizadas para obter supressão da tosse; atualmente, esse uso dos opioides vem diminuindo, uma vez que estão sendo desenvolvidos compostos que não são analgésicos nem causam dependência.

**Diarreia** – Os opioides podem controlar a diarreia de quase todas as causas. No passado, preparações de ópio não purificado (elixir paregórico) eram utilizadas para controlá-la, mas hoje em dia preparações mais específicas são utilizadas para esse propósito.

**Aplicações na anestesia** – Em virtude de suas propriedades sedativas, ansiolíticas e analgésicas, os opioides são frequentemente utilizados como pré-medicação na anestesia e na cirurgia. Atuam também no período intraoperatório como adjuvante de outros anestésicos.

## Efeitos adversos

Os analgésicos opioides possuem como efeitos tóxicos diretos, a partir de suas ações farmacológicas agudas, a depressão respiratória, náusea, vômitos e constipação, além de tonteiras, obnubilação mental, disforia, prurido, hipertensão do trato biliar, retenção urinária e hipotensão.

A sensibilidade aos opioides pode ser alterada por diversos fatores, devendo o tratamento e a escolha da dosagem serem determinados com cautela. A integridade da barreira hematoencefálica é um fator crítico a ser observado quando, por exemplo, administra-se um opioide a neonatos, nos quais tal estrutura ainda é imatura. Pacientes com doença hepática também necessitam de atenção, uma vez que todos os analgésicos opioides são metabolizados pelo fígado e sua biodisponibilidade é aumentada após administração oral, podendo também ocorrer presença de efeitos cumulativos.

A liberação de histamina causada pela morfina pode levar a broncoconstrição e vasodilatação, devendo ser evitada por pacientes com história de asma, já que possui potencial de precipitar ou exacerbar ataques asmáticos.

Os efeitos depressores de alguns opioides podem ser aumentados e prolongados quando do uso concomitante com fenotiazinas, inibidores da MAO e antidepressivos tricíclicos.

A tolerância e a dependência física e psicológica são outros fatores importantes.

## Antagonistas opioides

Apresentando, relativamente, alta afinidade pelos receptores opioides µ, os antagonistas opioides são derivados da morfina, diferindo dela pela presença de substituintes volumosos na posição $N_{17}$. Estruturalmente falando, pequenas alterações em um opioide podem converter um agonista em um antagonista.

## Farmacocinética

A naloxona, antagonista opioide, possui pouca eficácia quando administrada por via oral, apesar de sua absorção ser imediata a partir do trato gastrintestinal; sua metabolização hepática é quase completa antes que seja alcançada a circulação sistêmica, devendo assim ser administrada por via parenteral. A meia-vida é de aproximadamente 1 hora, sendo que sua duração de ação pode ser ainda menor.

## Efeitos farmacológicos

Quando na ausência de opioides ou de ativação dos sistemas opioides endógenos, os antagonistas produzem pouco efeito. Sendo assim, para que haja ação deve haver presença de opioides com ação agonista e/ou sistemas opioides endógenos sendo ativados, como no choque ou em determinadas formas de estresse.

A utilidade terapêutica dos antagonistas opioides é clara, sendo usados no tratamento de superdosagem de opioides, especialmente na depressão respiratória, no diagnóstico da dependência física e na terapia de usuários compulsivos de tais fármacos.

O cloridrato de naloxona tem sua aplicação na *overdose* de opioides, revertendo rapidamente a depressão respiratória ocasionada por altas doses; porém, deve ser utilizada com cautela, visto que pode desencadear síndrome de abstinência.

Um fator importante a ser analisado no uso da naloxona é sua curta duração, visto que o paciente pode recuperar-se de uma grave depressão após uma única dose e parecer normal, mas novamente entrar em estado de coma após 1-2 horas.

## Efeitos adversos

O principal efeito adverso é observado em indivíduos dependentes de opioides semelhantes à morfina, precipitando uma síndrome de abstinência moderada a grave, semelhante à que seria observada após interrupção súbita dos opioides, exceto pelo fato de aparecer alguns minutos após a administração e ceder em cerca de 2 horas. A gravidade dessa síndrome está relacionada ao grau de dependência e à dose do antagonista utilizada.

Outra adversidade dos antagonistas opioides está relacionada ao efeito "rebote" que frequentemente é gerado pela naloxona. Um exemplo: quando se administra a naloxona em um paciente com frequência respiratória deprimida, essa torna-se transitoriamente mais alta do que antes do período de depressão.

FARMACOLOGIA HUMANA BÁSICA

# REFERÊNCIAS BIBLIOGRÁFICAS

DRUMMOND, J. P. *Dor aguda: fisiologia, clínica e terapêutica.* São Paulo: Atheneu, 2000.

GILMAN, Alfred Goodman; HARDMAN, Joel G.; LIMBIRD, Lee E. Goodman & Gilman. *As bases farmacológicas da terapêutica.* Rio de Janeiro: McGraw Hill, 2003.

RANG, H. P.; DALE, M. M.; RITTER, J. M. *Farmacologia.* Rio de Janeiro: Guanabara Koogan, 2001.

BRASILEIRO FILHO, Geraldo. *Bogliolo patologia.* Rio de Janeiro: Guanabara Koogan, 2006.

GUYTON, Arthur C.; HALL, John E. *Tratado de fisiologia médica.* Rio de Janeiro: Elsevier, 2006.

KATZUNG, Bertram; VOEUX, Patricia Lydie. *Farmacologia básica e clínica.* Rio de Janeiro: Guanabara Koogan, 2005.

KIDD, Cecil. et al. *Fisiologia humana.* Porto Alegre: Artmed, 2002.

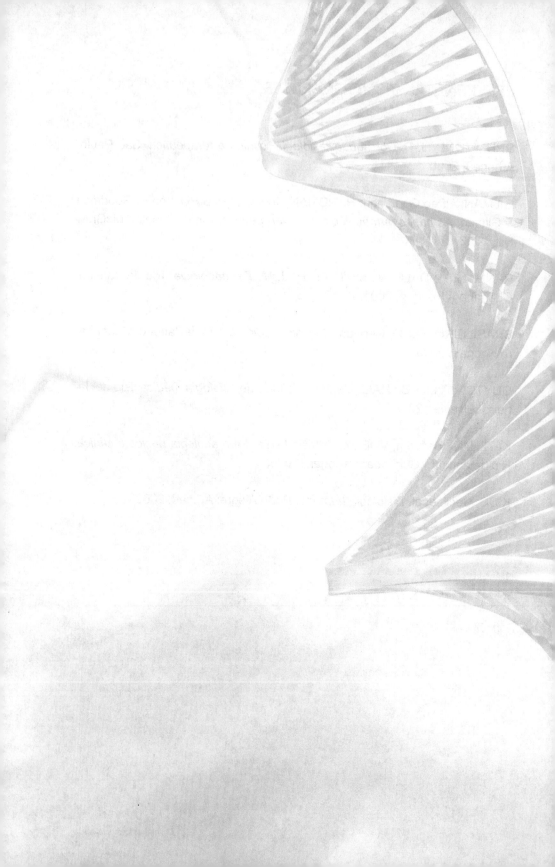

# 34. FÁRMACOS ANALGÉSICOS, ANTIPIRÉTICOS E ANTI-INFLAMATÓRIOS NÃO ESTEROIDAIS (AINES)

Dor, febre e inflamação estão presentes em muitas afecções e têm a função de alertar o indivíduo no sentido de que há algum problema com seu organismo. Desse modo, para elas serem eliminadas é preciso remover a causa; entretanto, o estímulo causador nem sempre é detectado ou há dificuldade em sua retirada. Então, muitas vezes a dor, a febre e a inflamação são tratadas como sintomas com ajuda de analgésicos/antipiréticos/anti-inflamatórios, que consistem em um conjunto de drogas cuja estrutura química e mecanismo de ação são variados, mas que apresentam a semelhança de aliviar a dor, febre e/ou inflamação.

Nesse capítulo são abordados fármacos como aspirina, ibuprofeno, dipirona sódica e paracetamol, bem como são citadas doenças relacionadas – gota e artrite reumatoide.

## FISIOLOGIA

### Dor

A dor consiste em sensação de desconforto, ferimento ou sofrimento. É uma experiência subjetiva, difícil de ser definida, embora seja própria do ser humano. A dor é influenciada por fatores psicológicos; assim, alguns pacientes apresentam dor quando submetidos a um estímulo aparentemente pequeno, fenômeno caracterizado como baixo limiar para dor, enquanto outros não reclamam de dor mesmo diante de estímulos aparentemente dolorosos, apresentando aí um alto limiar para a dor. Essa pode ser interpretada diferentemente, atè por uma mesma pessoa, dependendo do momento em que é vivida e dos fatores a que está submetida, como, por exemplo, ansiedade, depressão e aborrecimento.

A dor é importante, pois alerta o indivíduo sobre algo errado em seu organismo. Tipicamente, consiste em resposta direta a um evento indesejável relacionado a uma lesão tecidual, como inflamação, mas pode surgir independentemente de qualquer causa e permanecer por longo período mesmo quando a causa é retirada, como a dor do membro fantasma. Também pode surgir em consequência de lesão cerebral ou de nervo. Assim, a dor deve ser interpretada de modo mais amplificado, e não apenas como simples resposta a uma lesão tecidual.

Os efeitos da dor podem variar desde um pequeno desconforto à debilitação do indivíduo, sendo suspensa quando a causa é removida. Entretanto, nem sempre é fácil determinar ou retirar a causa.

A dor pode ocorrer na forma aguda e crônica. Não precisa estar associada a uma patologia, e pode permanecer por grande período, mesmo quando a causa é retirada, como, por exemplo a dor do membro fantasma, sendo algumas vezes difícil a verificação da causa – a dor crônica é estressante, prejudica as atividades cotidianas e atrapalha o sono. Já a dor aguda está relacionada com o estímulo nocivo e em geral identifica-se facilmente uma causa para esse tipo de dor, e medidas específicas devem ser adotadas para o tratamento da causa.

A percepção da dor aguda está relacionada a dois componentes subjetivos: o sensorial/discriminativo e o afetivo/motivacional. O primeiro consiste na percepção da informação sensorial nociva, enquanto o afetivo/motivacional relaciona-se aos aspectos emocionais da dor, que mudam de um indivíduo para outro.

Há três categorias de dor. A nociceptiva – dor proveniente da estimulação dos receptores para dor, podendo ser somática, como a queimadura da pele ou visceral, como a cólica renal. A dor neuropática é aquela cuja causa está relacionada com anormalidades nas vias nervosas, e que são úteis na ausência de estímulos nociceptivos, como, por exemplo, a dor após acidente vascular cerebral. E há a dor em que predominam fatores psicológicos.

Como a dor é tanto uma sensação como uma emoção, as drogas podem participar como analgésico e alterá-la de várias formas. Entretanto, é possível minimizar a intensidade da dor ao se tranquilizar o indivíduo com métodos alternativos, como hipnose, meditação, acupuntura e administração de material inativo, que proporcionam a resposta placebo. Desse modo, é importante que durante o tratamento da dor o paciente seja tratado como um todo, e não apenas com uso de analgésicos.

Os estímulos nocivos são capturados pelos receptores existentes nos tecidos sensíveis à dor. O sinal criado pelos receptores é encaminhado por nervos sensitivos até o corno dorsal da medula espinhal. Essa processa o sinal que chega dos mecanismos sensitivos periféricos e em seguida o encaminha, por vias ascendentes da medula espinhal, a muitas partes do cérebro. Os sinais que chegam à substância cinzenta periventricular, na formação reticular do tronco encefálico e nos núcleos talâmicos, são processados e direcionados ao córtex sensitivo, gerando sensação de dor. Os sinais que chegam a locais, como o bulbo e na formação reticular descem até o corpo dorsal da medula espinhal, facilitando ou inibindo a atividade.

**FARMACOLOGIA HUMANA BÁSICA**

# Febre

A febre consiste em um aumento da temperatura corporal acima do padrão normal. Geralmente há um equilíbrio entre produção e perda de calor para proporcionar temperatura constante ao organismo, a qual é controlada por um centro regulador no hipotálamo. Quando há desequilíbrio, de modo a aumentar a produção de calor, certos mecanismos, como dilatação dos vasos sanguíneos e sudorese, são ativados para promover sua perda fazendo com que a temperatura volte ao estado normal. Mas quando há febre, causada, por exemplo, por inflamação, desidratação ou processos infecciosos, o centro termorregulador do hipotálamo é reajustado, para poder suportar uma temperatura corporal mais elevada.

As prostaglandinas, assim como toxinas bacterianas e outras substâncias, funcionam como pirógenos – substâncias que geram febre.

## Inflamação

A inflamação é a resposta normal do corpo a um estímulo nocivo, originado por agentes nocivos, como anticorpos, infecções e lesões físicas. É uma forma de o corpo retirar o agente prejudicial e reparar o tecido lesado, sendo importante para a sobrevivência do indivíduo diante de lesões e patógenos do ambiente. Entretanto, em alguns momentos e doenças, a resposta inflamatória ocorre de forma exagerada e prolongada, o que gera prejuízo ao organismo. As manifestações locais de uma resposta inflamatória clássica são calor, dor, edema e eritema. O eritema e o calor são provenientes da vasodilatação e elevação do suprimento sanguíneo; o edema é gerado pelo extravasamento de plasma para a região; e a dor é causada quando há estímulo – por calor, pressão, substâncias liberadas pelas células lesadas e prostaglandinas – dos receptores de dor nas terminações nervosas.

## Resposta inflamatória

A resposta inflamatória é mediada por várias substâncias endógenas, como os fatores imunológico e quimiotáxico, proteínas do sistema complemento, histamina, serotonina, bradicinina, leucotrienos e prostaglandinas. Esses dois últimos favorecem os sintomas da inflamação: as prostaglandinas E2 e I2 geram edema e infiltração de leucócitos, assim como aumentam as propriedades de dor da bradicinina; já os leucotrienos promovem a permeabilidade vascular e elevam a mobilização dos mediadores endógenos da inflamação.

As respostas inflamatórias ocorrem em três fases: a inflamação aguda, a resposta imune e a inflamação crônica. A inflamação aguda está relacionada a uma resposta inicial à lesão tecidual, sendo mediada por autacoides como histamina, serotonina, bradicinina, prostaglandinas e leucotrienos, sendo muitas vezes anterior à resposta imune. A resposta imune surge quando células imunológicas são ativadas em consequência da presença de organismos estranhos e/ou substâncias antigênicas liberadas durante a resposta inflamatória aguda ou crônica; pode ser favorável quando o agente invasor é eliminado; entretanto, não é benéfica quando resulta em inflamação crônica e compreende a liberação de vários mediadores, como interleucina-1,-2 e -3, TNFα e interferons.

Quando há lesão celular ocorre a liberação de enzimas lisossomais pelos leucócitos e, a seguir, de ácido araquidônico pelos fosfolipídios presentes nas membranas celulares. Depois de produzido, o ácido araquidônico é metabolizado por enzimas ciclooxigenase, dando origem as prostaglandinas.

Como se pode verificar na tabela 34.1, as prostaglandinas apresentam muitos efeitos, os quais podem ser opostos conforme o local.

**Tabela 34.1: Efeitos específicos de cada subtipo de prostaglandinas.**

| PROSTAGLANDINA | LOCAL | EFEITO |
|---|---|---|
| F2 | Músculo liso vascular, olhos, útero, vias aéreas | Broncoconstrição, aumento da atividade do músculo liso GI, da contração uterina |
| E2 | Plaquetas, rins, células musculares lisas, encéfalo | Broncodilatação, gastroproteção, vasodilatação, aumento da temperatura corporal, da sensibilidade à dor, da atividade do músculo liso GI |
| D2 | Mastócitos, encéfalo, vias aéreas | Broncoconstrição |
| Tromboxano A2 | Plaquetas, macrófagos, rins, músculo liso vascular | Vasoconstrição; aumento da agregação plaquetária |
| I2 | Plaquetas, rins, endotélio, encéfalo | Redução da agregação plaquetária; gastroproteção; vasodilatação |

Fonte: Proposta do autor.

No metabolismo do ácido araquidônico, a lipoxigenase atua na produção do leucotrieno, que apresenta efeito quimiotático sobre os eosinófilos, os macrófagos e neutrófilos, além de broncoconstrição e modificações na permeabilidade vascular. Há também a liberação de cininas, citocinas, histaminas, neuropeptídeos, componentes do complemento e produtos dos leucócitos e plaquetas, que, juntamente com o ácido araquidônico, levam à permanência do processo inflamatório.

## FISIOPATOLOGIA

O grupo de drogas analgésica/antipirética/anti-inflamatórias é utilizado para prevenir e tratar dor leve a moderada e/ou inflamação relacionada a problemas musculoesqueléticos (como osteoartrite e gota), cefaleia, dismenorreia, traumatismo leve, cirurgias (como extração de dente) entre outros.

Apesar de a aspirina ser bastante eficaz em alguns distúrbios, o seu uso é comprometido em certas indicações devido a seus efeitos adversos no trato gastrintestinal em contrapartida, sua administração vem aumentando, em pequenas doses, a pacientes sob risco de infarto do miocárdio ou acidente vascular cerebral por trombose – devido a sua atividade antiplaquetária.

Alguns AINEs, como o ibuprofeno, são amplamente utilizados como anti-inflamatórios e analgésicos, entretanto, a maioria é considerada tóxica para ser usada como analgésicos e antipirético. O paracetamol, muitas vezes, substitui a aspirina na dor e na febre, embora seja quimicamente diferente da aspirina e não apresente efeitos anti-inflamatórios e antiplaquetários.

A principal aplicação dos AINES é no tratamento de distúrbios musculoesqueléticos, sendo que, muitas vezes, oferecem alívio da dor e inflamação e não impedem a progressão da lesão patológica. Uma única dose de AINF é necessária para pacientes cujos distúrbios limitam-se a dificuldades para dormir devido à dor; entretanto, quando apresentam problemas mais graves, doses terapêuticas de AINES não são suficientes.

A bursite, dismenorreia, enxaqueca, osteoartrite, gota e artrite reumatoide são exemplos de distúrbios nos quais a aspirina, o paracetamol, e outros AINEs são empregados. Esses últimos distúrbios são destaque nesse capítulo.

## Gota

A gota consiste em doença metabólica caracterizada por elevada concentração de ácido úrico no plasma – produto final do metabolismo das purinas, sendo pouco solúvel – e por episódios de artrite aguda em consequência da deposição de urato nas cartilagens e articulações.

Inicialmente, os cristais de urato são fagocitados por sinoviócitos e, em seguida, secretam mediadores da inflamação, como prostaglandinas e interleucina-1. Esses atraem leucócitos e fagócitos mononucleares (macrófagos), e a resposta inflamatória aumenta.

O tratamento da gota é necessário para proporcionar alívio ao paciente, sendo importante diferenciar aquele cuja hiperuricemia está relacionada a gota daquele que apenas apresenta hiperuricemia. Os fármacos utilizados no tratamento da gota são: alopurinol (inibe a síntese de ácido úrico), agentes uricosúricos como a probenecida (promovem aumento da eliminação de ácido úrico), colchicina (inibe a movimentação de leucócitos para as articulações) e AINEs (proporcionam efeito analgésico e anti-inflamatório geral).

## Artrite reumatoide

A artrite reumatoide é um distúrbio inflamatório, doloroso, crônico e imunológico que provoca efeitos sistêmicos e reduz a mobilidade e qualidade de vida do indivíduo.

O tratamento conservador nessa patologia consiste em repouso, fisioterapia e dieta adequada. Os fármacos geralmente utilizados são os ARMDs (antirreumatoides modificadores da doença) e os AINEs. As finalidades são as de reduzir a dor e a inflamação, manter a função das articulações e prevenir deformidades. Não há droga que leve à cura e que proporcione o alívio total do desconforto do paciente.

Os AINEs proporcionam alívio dos sintomas, diminuem a inflamação e a dor; entretanto, exercem pouco efeito sobre a progressão da doença. Já os ARMDs consistem em grupo heterogêneo de agentes com estruturas químicas não relacionadas capazes de interromper ou retardar essa progressão ao modificar essa doença.

A terapia com os ARMDs inclui entre outros, metotrexato, azatioprina, penicilamina, cloroquina e sulfassalazina – normalmente eles têm ação lenta quando comparados aos AINEs. Esses, geralmente, são administrados concomitantemente com os ARMs, sendo notadamente reduzido quando se obtém sucesso.

# FARMACOLOGIA

## Mecanismo de ação

Os AINES, o paracetamol e a aspirina são drogas que atuam na inativação das ciclo-oxigenases, as quais são enzimas úteis na produção de prostaglandinas. Há três isoformas conhecidas: COX-1, COX-2 e COX-3; como não se conhece exatamente a segurança, na forma funcional, da COX-3 no homem, o capítulo irá discutir apenas a COX-1 e COX-2.

A COX-1 consiste em uma enzima constitutiva, expressa na maioria dos tecidos e tipos celulares, principalmente plaquetas, células endoteliais, trato gastrintestinal e rins. São produzidas continuamente, e as prostaglandinas sintetizadas pela COX-1 estão relacionadas às funções homeostáticas do organismo, ou seja, a "manutenção", sendo responsáveis pela proteção gástrica, agregação plaquetária, autorregulação do fluxo sanguíneo renal e no início do parto. A inibição dessas prostaglandinas pode levar a efeito, como irritação gástrica, ulceração e sangramento.

A COX-2 está presente em alguns tecidos, como no do encéfalo, trato gastrintestinal, ossos e rins, e acredita-se que esteja em pequenas quantidades, ou seja, na forma inativa, até ser estimulada por dor e inflamação. A COX-2 é induzida nas células inflamatórias por mediadores químicos, como interleucina-1 (IL-1) e fator de necrose tumoral alfa (TNF-α), sendo que no trato gastrintestinal essa enzima pode ser induzida por traumatismo e infecção por *Helicobacter pylori*. As prostaglandinas sintetizadas a partir da COX-2 normalmente estão relacionadas a dor e alguns sinais da inflamação. As drogas responsáveis pela inibição dessa enzima, como os AINEs, atuam de forma seletiva e geram analgesia e atividade anti-inflamatória com menos efeitos adversos.

## Anti-inflamatório não esteroidal (AINE)

Os AINEs são considerados anti-inflamatórios, analgésicos e antipiréticos e constituem um grupo de substâncias quimicamente heterogêneas que geralmente não apresentam relação química entre si, mas compartilham algumas ações terapêuticas e efeitos adversos.

A maior parte dos AINEs "tradicionais" é considerada inibidora das duas isoenzimas – COX-1 E COX-2 – e diferenciada no grau de inibição. Acredita-se que a ação anti-inflamatória, bem como a analgésica estão associadas a inibição da COX-2 e os efeitos adversos estão relacionados a inibição da COX-1.

*34. Fármacos analgésicos, antipiréticos e anti-inflamatórios não esteroidais (aines)*

**Efeito antipirético** – A temperatura corporal é controlada por um centro regulador no hipotálamo; assim há um equilíbrio entre a perda e ganho de temperatura. O desequilíbrio desse centro aumenta o ponto de ajuste da temperatura corporal, o que gera febre.

Os AINEs "reajustam" o centro regulador no hipotálamo e, consequentemente, os mecanismos que regulam a temperatura corporal atuam no sentido de diminuir a temperatura. Apresentam efeito antipirético fundamentalmente ao inibir a produção de prostaglandina no hipotálamo.

**Efeito analgésico** – Os AINEs são drogas úteis no combate da dor leve a moderada, sendo atuantes perifericamente – reduzem a síntese de prostaglandinas que sensibilizam os nociceptores a mediadores inflamatórios como a bradicinina – e na região central, provavelmente na medula espinhal.

**Efeito anti-inflamatório** – Os AINEs diminuem efeitos como dor, edema e vasodilatação provenientes das prostaglandinas, principalmente as originadas da COX-2. Entretanto, não têm ação sobre outros componentes da inflamação, como a migração de leucócitos e a liberação de enzimas lisossômicas.

As drogas em destaque para esse capítulo são o ácido acetilsalicílico, dipirona sódica, ibuprofeno e paracetamol.

## Ácido acetilsalicílico (Aspirina®)

O ácido acetilsalicílico é o salicilato mais importante, que adquiriu popularidade em 1899, quando suas propriedades anti-inflamatórias foram reconhecidas.

Consiste em um ácido fraco que fica protonado no meio ácido do estômago, o que facilita sua passagem pela mucosa. Sua maior absorção ocorre no íleo devido às microvilosidades, e é distribuído para todos os tecidos e líquidos do corpo, como leite materno, tecido fetal e sistema nervoso central. Apresenta concentrações maiores no plasma, fígado, coração e pulmão, e tem grande ligação com a albumina – cerca de 75 a 90%.

Embora o ácido acetilsalicílico seja uma droga farmacologicamente ativa, é rapidamente hidrolisada após sua absorção em 30 minutos por estearases no plasma e nos tecidos para ácido acético e salicilatos. Esse metabólito ativo apresenta meia-vida de 2 a 3 horas em pequenas doses e 6 a 12 horas em doses anti-inflamatórias terapêuticas, passa por oxidação e conjugação no fígado, e seus metabólitos são eliminados pelos rins.

**Efeito anti-inflamatório** – Ao contrário da maioria dos outros AINEs, o ácido acetilsalicílico inibe irreversivelmente as duas isoformas da COX de modo não seletivo. Além disso, diminui a produção de mediadores e, em consequência, impede a migração de leucócitos e macrófagos para o local da inflamação.

**Efeito analgésico** – O ácido acetilsalicílico atua na redução da dor leve a moderada.

**Efeito antipirético** – Provavelmente, o efeito antipirético do ácido acetilsalicílico está relacionado à inibição da COX no sistema nervoso central e da IL-1. A redução da temperatura está associada a uma elevação da liberação de calor proporcionada pela vasodilatação dos vasos sanguíneos superficiais.

**Figura 34.1**

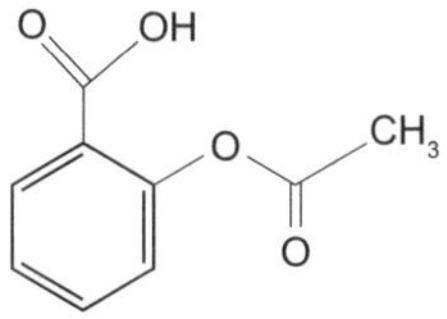

ÁCIDO ACETILSALICÍLICO

Fonte: Proposta do autor.

## Indicações

O ácido acetilsalicílico consiste em um fármaco de grande utilidade anti-inflamatória, analgésica e antipirética, empregado no alívio da dor de intensidade leve a moderada, como na cefaleia e dor articular; entretanto, não é eficaz para a dor visceral intensa – na qual utilizam-se os opioides – como por exemplo, na cólica renal ou biliar, ou no infarto do miocárdio.

O ácido acetilsalicílico e outros AINEs têm sido associados a analgésicos opioides para o tratamento da dor provocada por câncer, como o câncer de colo e retal, pois seus efeitos anti-inflamatórios atuam de modo sinérgico com os opioides, ampliando a analgesia.

Há uma diferença dose-dependente entre os efeitos analgésicos e antirreumáticos dos salicilatos: uma dose pequena gera efeito analgésico e doses altas por período longo trazem efeitos antirreumáticos, recomendáveis, por exemplo, na artrite reumatoide e na febre reumática.

Foi verificado que a aspirina reduz a incidência de ataques isquêmicos transitórios e da angina instável, trombose da artéria coronária com infarto do miocárdio.

O ácido acetilsalicílico possui grande eficácia antipirética, embora sua administração para essa finalidade seja reduzida em consequência de dados epidemiológicos que apontam relação entre o uso do ácido acetilsalicílico, principalmente no tratamento da varicela e/ou de infecções gripais, e o surgimento da Síndrome de Reye.

O ácido acetilsalicílico também é útil na diarreia induzida por radiação e nos distúrbios musculares, como bursite, tendinite e mialgia. Apesar de não ser previamente recomendado na gravidez, o ácido acetilsalicílico pode ser valioso no tratamento da pré-eclâmpsia e eclampsia.

## Reações adversas

Na dose habitual, o efeito adverso do ácido acetilsalicílico mais frequente é o distúrbio gástrico, que pode ser reduzido por meio do tamponamento e da administração do ácido acetilsalicílico durante as refeições acompanhado da ingestão de um copo de água.

O uso de salicilatos pode provocar perda oculta de sangue pelo tubo gastrintestinal, e, apesar de ser menos frequente, há relatos de hemorragia gastrintestinal pelo uso do ácido acetilsalicílico. A anemia por deficiência de ferro pode ser consequência da terapia em longo prazo com aspirina.

A ocorrência de gastrite devido ao uso de aspirina pode ser devida à irritação da mucosa gástrica pelo comprimido não dissolvido, à absorção de salicilatos não ionizado no estômago, ou à inibição da produção de prostaglandinas protetoras. Acredita-se que o uso crônico dos salicilatos favorece o surgimento de úlcera péptica, devendo ser evitados em indivíduos com úlceras ativas.

As altas doses de salicilato podem afetar o SNC e gerar um quadro denominado salicilismo, caracterizado por zumbidos, diminuição da audição, vertigens e, algumas vezes, náuseas e vômitos, que são reversíveis ao se reduzir a ingestão do fármaco.

Doses levemente mais altas podem estimular o centro respiratório e gerar alcalose respiratória em consequência do aumento da ventilação. Pode-se observar a acidose metabólica, que aparentemente representa a reação de uma deterioração no metabolismo dos carboidratos e dos lipídeos devido ao efeito do salicilato em desacoplar a fosforilação oxidativa.

Em pacientes hipersensíveis, o ácido acetilsalicílico pode desenvolver erupção cutânea, rinorreia, pancitopenia, e raramente reação anafilactoide. Além disso, o ácido acetilsalicílico pode causar elevação das enzimas hepáticas, raramente refere-se à hepatite / função renal e agravamento da asma.

Outro efeito indesejável específico que ocorre com o ácido acetilsalicílico e outros salicilatos é a Síndrome de Reye, que consiste em distúrbio raro em crianças e é caracterizada por encefalopatia hepática após doença viral aguda.

## Interações e contraindicações

Como o ácido acetilsalicílico inibe a agregação plaquetária e prolonga o tempo de sangramento, ele deve ser usado com cautela em pacientes que recebem cumarina ou outros anticoagulantes, que fazem uso de heparina, e que apresentam graves distúrbios hemorrágicos.

Doses elevadas do ácido acetilsalicílico promovem lesão hepática, não sendo recomendadas a pacientes com hepatopatia crônica.

Baixas doses do ácido acetilsalicílico, por si próprias, diminuem a eliminação de uratos, pois esse medicamento interfere no efeito de agentes uricosúricos, como a probenecida, não devendo ser usado na gota.

O ácido acetilsalicílico pode causar retenção de sal e água, e assim reduzir a função renal em pacientes suscetíveis.

## Dipirona sódica (Novalgina®)

A dipirona consiste em derivado pirazolônico: é o sulfonato de sódio da amidopirina. Funciona como inibidor seletivo das prostaglandinas F2α e sua meia-vida no organismo é aproximadamente de 7 horas. É eliminado por via urinária como 4-metilaminoantipirina, 4-aminoantipirina e 4-acetilaminoantipirina.

**Figura 34.2**

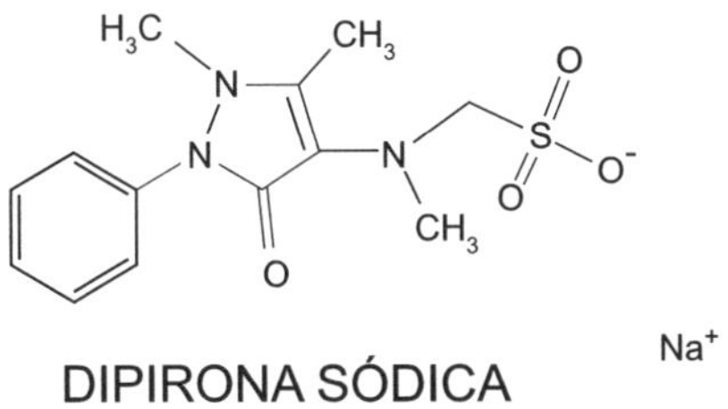

DIPIRONA SÓDICA

Fonte: Proposta do autor.

## Indicações

A dipirona é indicada em casos de febre cuja medicação anterior não tenha sido eficiente. Além disso, é utilizada em cefaleias, em dores provocadas por doenças reumáticas, odontológicas, intervenções cirúrgicas, condutos biliares, vias urinárias, rins e espasmos do aparelho gastrintestinal.

## Reações adversas

Os efeitos adversos mais frequentes são as reações de hipersensibilidade, que podem gerar problemas hematológicos por mecanismos imunes, sendo de maior relevância a agranulocitose. Apesar dessa, juntamente com a leucopenia e trombocitopenia serem pouco frequentes, deve-se levar em consideração tal gravidade.

Podem surgir reações de hipersensibilidade cutânea em mucosas oculares, área nasofaríngea e o choque caracterizando-se com prurido, náuseas, suor frio, descoloração da pele e dispneia.

## Interações e contraindicações

Pacientes com hipersensibilidade às pirazolonas e que apresentam algum distúrbio metabólico não devem fazer uso da dipirona sódica. Além disso, esse medicamento diminui a ação da ciclosporina e possui efeito potencializado quando ingerido concomitantemente ao álcool.

## Ibuprofeno (Motrin®)

O ibuprofeno consiste em um derivado simples do ácido fenilpropiônico, sendo absorvido rapidamente, atingindo níveis plasmáticos máximos de 15-20 µg/ml em aproximadamente 1 hora após a administração de uma dose única oral de 200 mg. O ibuprofeno liga-se amplamente com as proteínas plasmáticas (cerca de 90%), assim como com outras drogas da sua classe, apresenta meia-vida de mais ou menos 2 horas e sofre metabolismo hepático com excreção renal dos metabólitos.

**Figura 34.3**

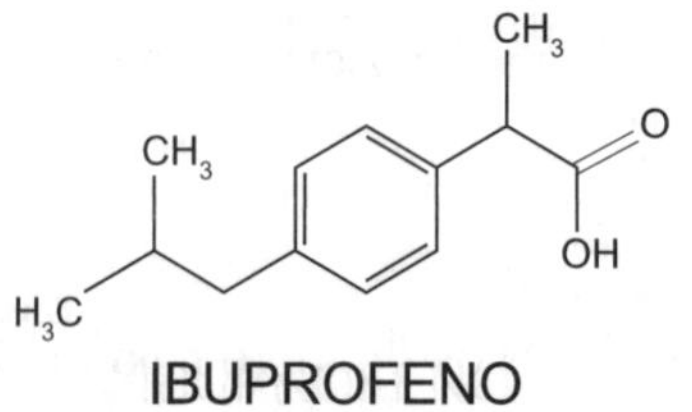

IBUPROFENO

Fonte: Proposta do autor.

## Indicações

O ibuprofeno é indicado a pacientes que apresentam artrite reumatoide, osteoartrite, doença articular degenerativa, dor leve a moderada, como a da dismenorreia primária e em casos de febre.

## Reações adversas

O ibuprofeno é considerado mais bem tolerado do que o ácido acetilsalicílico; entretanto, alguns indivíduos apresentam efeitos colaterais gastrintestinais. Outros efeitos adversos consistem em náusea, azia, tontura, erupção cutânea, dor epigástrica, redução da visão, trombocitopenia, cefaleia e, em alguns casos, retenção de líquidos e edema.

Devido a seus efeitos no terceiro trimestre e a liberação no leite materno, o ibuprofeno deve ser utilizado com cautela em grávidas e mulheres que estão amamentando.

## Interações e contraindicações

O uso do ibuprofeno com a aspirina pode reduzir o efeito anti-inflamatório total e, além disso, inibir a agregação das plaquetas prolongando o tempo de sangramento para valores normais altos. Deve ser utilizado com cautela em indivíduos com déficit de coagulação ou nos que fazem uso de anticoagulantes – (a interação com anticoagulantes do tipo cumarina não foi determinada). O ibuprofeno reduz os efeitos diuréticos da furosemida.

Devido às reações cruzadas, o ibuprofeno é contraindicado a indivíduos sensíveis à aspirina, aos que apresentam pólipos nasais, angiodema e broncoespasmo desencadeado por essa.

## Paracetamol (Tylenol®)

O paracetamol (acetaminofeno; N-acetil-p-aminofenol) consiste no metabólito ativo da fenacetina. É um dos analgésicos-antipiréticos mais utilizados e um componente de muitas formulações de venda livre. Essa droga possui fraca atividade inflamatória e não apresenta os efeitos adversos gástricos ou plaquetários dos outros AINEs, por esse motivo, algumas vezes, não é classificado como AINE.

O acetaminofeno é um ácido fraco, administrado por via oral, com absorção rápida a partir do trato gastrintestinal, sendo alcançadas as concentrações plasmáticas máximas em 30-60 minutos. A distribuição é bastante uniforme em todos os tecidos corporais, e a meia-vida plasmática das doses terapêuticas é de 2-4 horas.

A maior parte do composto original (aproximadamente 94%) é biotransformada por enzimas microssomais hepáticas em metabólitos inativos e excretada na urina como glucuronato e conjugados de sulfatos. Entretanto, uma pequena quantidade é excretada sob a forma inalterada, e cerca de 4% é transformada pelo sistema P-450 em um metabólito tóxico altamente reativo, que geralmente é inativado por conjugação com a glutationa e excretado na urina.

No caso de doses terapêuticas, a quantidade de glutationa é suficiente para desintoxicação do paracetamol; entretanto, quando ocorre superdosagem pode haver falta de glutationa e o metabólito tóxico ligar-se aos hepatócitos e gerar lesão ou necrose hepática. A redução da glutationa proporciona toxicidade, aí sendo necessário diminuir a quantidade de paracetamol e administrar N-acetilcisteína como antídoto específico.

O paracetamol é uma droga de venda livre e geralmente usado como substituto da aspirina por não gerar náusea, hemorragia, não interferir na coagulação e por apresentar efeito analgésico e antipirético semelhante aos dessa. A diferença é que o acetaminofeno essencialmente não exerce atividade anti-inflamatória, sendo que essa função ainda não é bem compreendida.

O acetaminofeno consiste em inibidor fraco na síntese de prostaglandina; entretanto, é um bom antipirético e analgésico. Isso pode ser consequência de maior inibição da ciclooxigenase no SNC em relação aos tecidos periféricos.

**Figura 34.4**

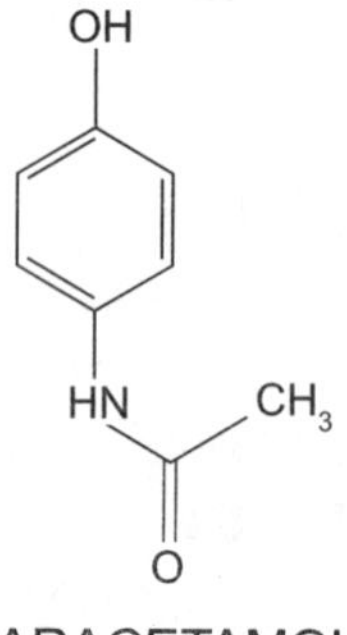

PARACETAMOL

Fonte: Proposta do autor.

## Indicações

Apesar de o acetaminofeno ser semelhante à aspirina como antipirético e analgésico, essa droga não apresenta as propriedades anti-inflamatórias; assim, o seu uso isolado no tratamento da inflamação, como na artrite reumatoide, é inviável.

Entretanto, o paracetamol consiste em uma alternativa para a aspirina no tratamento da cefaleia, mialgia, dor leve a moderada, dor pós-parto e febre, entre outras patologias, já que a incidência de efeitos colaterais é mais baixa; há menor potencial de toxicidade em casos de superdosagem; mais tolerável por muitos pacientes; não inibe a agregação plaquetária; além de não induzir depressão no SNC, nem causar tolerância e dependência.

O paracetamol não interfere nos níveis de ácido úrico, além de ser preferível à aspirina em pacientes alérgicos a salicilatos, com hemofilia, com úlcera péptica, broncoespasmo desencadeado por essa, crianças, infecção viral e pessoas que fazem tratamento com agentes uricosúricos – diferentemente da aspirina, que afeta os efeitos desses fármacos.

## Reações adversas

Com a administração de doses terapêuticas, há poucos efeitos adversos, sendo que em alguns casos ocorrem reações alérgicas na pele. O uso de doses maiores pode favorecer o surgimento de tonteira, excitação e desorientação, e a ingestão de doses tóxicas, cerca de (10-15 gramas), pode ser fatal, levando à morte por necrose hepática, às vezes associada a necrose tubular. Isso ocorre porque há depleção de glutationa e o metabólito tóxico (N-acetil-p-benzoquinonaimina) se acumula e reage com a célula.

Se o atendimento ao paciente for rápido, com ingestão de substâncias que aumentem a quantidade de glutationa – como a acetilcisteína – a lesão hepática é prevenida. Entretanto, se a administração do antídoto for mais de 12 horas após a ingestão da alta dose de paracetamol, há menor eficácia.

## Interações e contraindicações

O paracetamol é bem tolerado nas doses terapêuticas recomendadas, mas é preciso ter cautela em pacientes com hepatopatia.

Em doses altas, o acetaminofeno pode causar necrose hepática, além de potencializar os anticoagulantes.

*34. Fármacos analgésicos, antipiréticos e anti-inflamatórios não esteroidais (aines)*

# REFERÊNCIAS BIBLIOGRÁFICAS

ABRAMS, Anne Collins. *Farmacologia clínica: princípios para prática de enfermagem*. Rio de Janeiro: Guanabara Koogan, 2006.

ARONSON, J. K.; SMITH, D. G., Grahame. *Farmacologia clínica e farmacoterapia*. Rio de Janeiro: Guanabara Koogan, 2002.

BECKER, Helena M. G. et al. Uso de analgésicos e anti-inflamatórios em pacientes portadores de polipose nasossinusal eosinofílica tolerantes e intolerantes à aspirina. *Rev. Bras. Otorrinolaringol.*, São Paulo, v. 69, n. 3, jun. 2003.

BRODY, Theodore M. et al. *Farmacologia humana*: da molecular à clínica. Rio de Janeiro: Guanabara Koogan, 1997.

CRAING, Charles R.; STITZEL, Robert E. *Farmacologia moderna*. Rio de Janeiro: Guanabara Koogan, 1996.

ESPIRIDIAO, Sílvia. et al. Ação crônica do ácido acetilsalicílico na prenhez da rata. *Rev. Bras. Ginecol. Obstet.*, Rio de Janeiro, v. 20, n. 5, jun. 1998.

HARDMAN, Joel G.; LIMBIRD, Lee E.; GILMAN, Alfred Goodman. *As bases farmacológicas da terapêutica*. Rio de Janeiro: McGraw-Hill, 2003.

KATZUNG, Bertram G. *Farmacologia básica e clínica*. Rio de Janeiro: Guanabara Koogan, 2003.

OLSON, James M. *Farmacologia clínica fácil*. Rio de Janeiro: Revinter, 2002.

RANG, H. P.; DALE, M. M.; RITTER, J. M. *Farmacologia*. Rio de Janeiro: Elsevier, 2007.

TIERLING, Vera L. et al. Nível de conhecimento sobre a composição de analgésicos com ácido acetilsalicílico. *Rev. Saúde Pública*, São Paulo, v. 38, n. 2, abr. 2004.

# UNIDADE XI

## FARMACOLOGIA ENDÓCRINA

### 35. FÁRMACOS CONTRACEPTIVOS

Os fármacos contraceptivos foram lançados no mercado mundial devido a uma alta produtividade da população, sendo justificado seu uso para "paralisar" o crescimento populacional. No Brasil, a primeira pílula contraceptiva foi lançada e comercializada em 1962 com o nome comercial de Enovid®, após dois anos de sua liberação nos Estados Unidos pela Food and Drug Administration (FDA). Atualmente, há disponibilidade de várias preparações de fármacos anticoncepcionais, sendo a preparação oral a mais utilizada para a terapia. Além das preparações orais, estão disponíveis preparações parenterais (injeções) e tópicas em forma de adesivos transdérmicos.

Há muito tempo sabe-se que a fertilidade feminina está inteiramente relacionada com duas classes de hormônios, os estrogênios e os progestógenos. Os fármacos contraceptivos são simplesmente hormônios sintéticos que mimetizam os efeitos dessas duas classes de hormônios.

Nesse capítulo, abordamos os fármacos contraceptivos elucidando seus mecanismos de ação, farmacocinética e efeitos adversos. Como esses fármacos são hormônios sintéticos e mimetizam as ações hormonais femininas, é impossível compreender seus efeitos sem antes conhecer as propriedades fisiológicas dos hormônios femininos. Assim sendo, começamos com a fisiologia endócrina dos hormônios sexuais femininos para, posteriormente, abordarmos a Farmacologia dos fármacos contraceptivos.

## FISIOLOGIA ENDÓCRINA REPRODUTIVA

Essa parte do capítulo é voltada para a fisiologia endócrina relacionada com a reprodução feminina, sendo abordados os sistemas de liberação dos hormônios femininos, ciclo menstrual e efeitos orgânicos provenientes das ações desses hormônios.

**FIGURA 35.1: Mecanismo de liberação das gonadotrofinas e hormônios sexuais femininos, assim como sua regulação.**

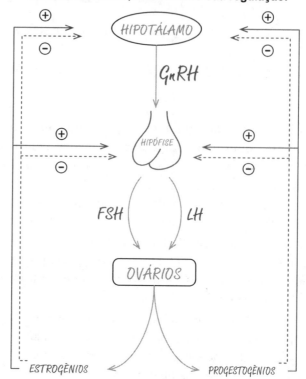

Fonte: Proposta do autor.

A liberação dos hormônios sexuais femininos é realizada pelo sistema hipotalâmico-hipofisário-ovariano (HHO), que funciona de forma extremamente regulada para manter a homeostase do organismo. Ele é formado por três estruturas distintas, mas interligadas por vias neurais e vasculares. A primeira estrutura é o hipotálamo, onde começa o estímulo para a liberação dos hormônios sexuais; a segunda estrutura é a hipófise anterior, que libera fatores estimulantes ovarianos; e, por último, os ovários, que recebem o estímulo da hipófise e liberam os hormônios sexuais femininos. A figura 35.1 representa esquematicamente esse sistema e seus fatores de liberação.

## Hipotálamo

A relação do hipotálamo com a liberação de gonadotrofinas permaneceu desconhecida e questionável durante muito tempo, sendo que se acreditava que a hipófise anterior era responsável pela produção desses hormônios. Apenas em 1940 foi mostrada a existência dos hormônios hipotalâmicos que eram secretados e se armazenavam na hipófise anterior. Em 1964, pesquisadores verificaram a existência de substâncias hipotalâmicas que estimulam a secreção de gonadotrofinas (FSH e LH) pela hipófise anterior, e, no início da década de 1970, concluíram que era apenas uma substância que estimulava a secreção tanto de FSH quanto de LH, sendo chamada de GnRH.

## Fator de liberação de gonadotrofinas (GnRH)

O GnRH é um hormônio controlador da liberação de gonadotrofinas (FSH e LH) pela hipófise anterior. Esse hormônio é um decapeptídeo sintetizado por neurônios presentes no núcleo arqueado do hipotálamo, sendo sintetizado nos ribossomos e armazenado no Complexo de Golgi celular. A síntese e liberação de GnRH pelo hipotálamo é regulada por retroalimentação *feedback* positiva ou negativa. Os hormônios sexuais femininos secretados pelos ovários participam desse processo de *feedback* (retrocontrole de alça longa), as gonadotrofinas (LH e FSH) por retrocontrole de alça curta, e o próprio GnRH por retrocontrole de alça ultracurta. Se o *feedback* é positivo, ocorre uma maior síntese e liberação de GnRH; caso contrário, ocorre diminuição da síntese e liberação de GnRH pelo hipotálamo.

A liberação de GnRH diverge dos demais hormônios hipotalâmicos, sendo essa uma característica única. O processo de liberação de GnRH ocorre em *pulsos* (secreção pulsátil), fator esse que ocorre apenas com esse hormônio. O gonadotrofo hipofisário, quando sofre exposição contínua ao GnRH, desencadeia um processo de regulação negativa (*down-regulation*), em que seus receptores específicos para GnRH invaginam para o interior da célula e o número de receptores expressos na membrana celular diminui, resultando em redução da resposta ao hormônio. Quando o gonadotrofo hipofisário sofre exposição intermitente do GnRH, ocorre uma regulação positiva (*up-regulation*), aumentando a expressão de receptores na membrana para esse hormônio. Esse processo de *up-regulation* faz que a célula tenha maior resposta ao GnRH quando esse for liberado pelo hipotálamo. Essa secreção pulsátil é necessária porque o GnRH possui um tempo de meia-vida muito baixo (aproximadamente 4 minutos), devido à catálise por proteínas específicas.

O GnRH é transportado para a hipófise anterior por uma estrutura anatômica denominada "sistema vascular porta". Esse sistema é formado por densa rede de capilares oriundos das artérias hipofisárias superiores, sendo o fluxo sanguíneo direcionado do hipotálamo para a hipófise anterior. O GnRH é armazenado no complexo de Golgi no corpo celular dos neurônios, é transportado ativamente pelo axônio neuronal, e então liberado na circulação sanguínea do sistema porta. Chegando nas células hipofisárias anteriores, o GnRH estimula a liberação das gonadotrofinas.

## Hipófise anterior

A hipófise anterior é responsável pela produção de vários fatores de liberação hormonal, incluindo as gonadotrofinas (LH e FSH). Outros hormônios liberados são o TSH, GH, prolactina e ACTH. Cada hormônio é liberado por um tipo específico de célula hipofisária. Esse tópico visa explicar apenas a liberação e ação das gonadotrofinas LH e FSH.

As gonadotrofinas FSH (hormônio folículo estimulante) e LH (hormônio luteinizante) são glicoproteínas muito semelhantes, possuindo duas subunidades, alfa e beta. A subunidade alfa de ambas é idêntica, diferindo-se uma da outra pela subunidade beta. Essa subunidade beta é responsável pela especificidade ao receptor ovariano. Esses hormônios são sintetizados pelos gonadotropos, que são células presentes nas porções laterais da hipófise anterior, e liberados para a corrente sanguínea. Após essa liberação, as gonadotrofinas ligam a seus receptores específicos nos ovários, estimulando a liberação dos hormônios sexuais femininos. O FSH e LH atuam nos receptores localizados na membrana das células do compartimento folicular e luteal, respectivamente, desencadeando uma cascata intracelular via AMPc.

## CICLO MENSTRUAL

O conhecimento do ciclo menstrual do ponto de vista farmacológico é importante, pois é essencial que se saiba quais os processos de ovulação para se entender como os contraceptivos funcionam. Sendo assim, elucidamos os princípios básicos da ovulação e ciclo menstrual. A figura 35.2 esquematiza todo o ciclo.

O ciclo menstrual pode ser divido em quatro fases principais:
- Fase folicular
- Ovulação
- Fase lútea
- Fase menstrual

**FIGURA 35.2:** Relação entre a concentração plasmática das gonadotrofinas hipofisárias e o desenvolvimento folicular, assim como a relação entre os hormônios ovarianos e os efeitos no endométrio.

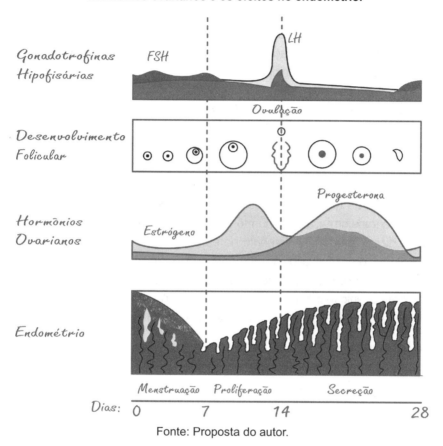

Fonte: Proposta do autor.

## Fase folicular

A fase folicular é a primeira do ciclo menstrual e é nela que o folículo passa a se tornar dependente e sofrer ação da gonadotrofina FSH. Essa dependência é caracterizada pela expressão de receptores para o FSH na membrana dos folículos. Quando ocorre a estimulação gonadotrófica, inicia-se a etapa de recrutamento na qual há o desenvolvimento sincrônico de vários folículos para que, no final, aconteça uma seleção do folículo dominante. Essa seleção se dá entre o quinto e o décimo dia do ciclo menstrual. Após tal processo, os folículos "não dominantes" sofrem apoptose, restando apenas o folículo dominante. Ainda não se conhece apropriadamente o mecanismo dessa seleção, porém, acredita-se que a especificidade e a quantidade de receptores de FSH expressos na membrana do folículo sejam importantes nessa etapa.

Após o recrutamento e a seleção do folículo dominante, começa a etapa de desenvolvimento desse folículo. Então, ele passa por vários estágios e sofre inúmeras alterações morfológicas e funcionais. O folículo começa a se desenvolver através da estimulação, predominantemente do FSH, preparando-se para a fase ovulatória. As principais alterações relevantes do ponto de vista farmacológico são as endócrinas. O folículo libera hormônios sexuais femininos sob ação do LH, sendo essa a etapa de esteroidogênese (síntese de hormônios esteroides) folicular LH-dependente. A princípio, o folículo produz mediante LH hormônios androgênicos (androstenediona e testosterona) que são transformados em hormônios estrogênios (estrona e estradiol, respectivamente) sob ação do FSH. Então, podemos resumir que o FSH é responsável predominantemente pelo processo de recrutamento, seleção e desenvolvimento folicular, além de promover a transformação dos hormônios androgênicos em estrogênicos. Aqui, O LH participa, predominantemente na esteroidogênese. A presença de FSH proporciona teores mais altos de estrogênios em relação a androgênios, e a sua falta, teores mais baixos de estrogênios e mais altos de androgênios. A quantidade de estrogênio (estradiol) secretada pelo folículo no período pré-ovulatório é muito elevada, sendo seu pico máximo cerca de 24-36 horas antes da ovulação.

## Ovulação

Vários mediadores influenciam a ovulação, sendo os mais importantes as gonadotrofinas hipofisárias (LH e FSH), hormônios sexuais femininos como estradiol e progesterona, enzimas proteolíticas, certos eicosanoides e prostaglandinas E e F.

Nessa fase, o LH desempenha um papel muito importante, sendo observado seu pico máximo cerca de dez horas antes da ovulação. O LH aumenta a síntese de prostaglandinas e eicosanoides. As enzimas proteolíticas atuam rompendo a parede do folículo e a progesterona induz um aumento na pressão intrafolicular, resultando em abertura do folículo e liberação do óvulo.

## FASE LÚTEA

A fase lútea ocorre depois na ovulação, em que o LH tem um papel fundamental. O LH induz o corpo lúteo a secretar altos níveis de estradiol e progesterona. Os níveis de progesterona aumentam progressivamente durante a fase lútea, tendo seu pico máximo uma semana após o pico máximo de LH. O corpo lúteo secreta inibina, que diminui os níveis de FH circulantes.

## FASE MENSTRUAL

Nessa fase ocorre uma involução do corpo lúteo (luteólise) e uma desintegração e expulsão da camada funcional do endométrio (descamação endometrial). A descamação endometrial é precedida de uma drástica queda nos níveis de estradiol e progesterona. A diminuição abrupta da progesterona é o determinante principal para o início da menstruação. Logos após a fase menstrual o ciclo se reinicia novamente.

## ESTROGÊNIOS

Os estrogênios são hormônios sexuais femininos liberados pelos ovários mediante estímulo das gonadotrofinas hipofisárias. O principal estrogênio, sem dúvida, é o estradiol, que promove principalmente a proliferação e o crescimento de células específicas no corpo, responsáveis, em sua maior parte, pelo desenvolvimento das características femininas.

## PROPRIEDADES FISIOLÓGICAS

Os estrogênios atuam em diversos sistemas orgânicos, sendo de vital importância o conhecimento de seus efeitos para a compreensão dos resultados gerados pela administração exógena desses hormônios.

### No útero e órgãos sexuais femininos externos

Os estrogênios são liberados em quantidades muito pequenas na infância; seu nível cresce cerca de vinte vezes na puberdade. Nessa etapa, tais hormônios são responsáveis pelo crescimento significativo do útero, da vagina, dos ovários e das tubas uterinas. Também ocorre um aumento na deposição de gordura nos grandes lábios e no púbis, e no tamanho dos pequenos lábios. O tecido que reveste a vagina também é modificado pelas ações dos

*35. Fármacos contraceptivos*

estrogênios; o epitélio cuboide passa a se estratificado, mais resistente a infecções e traumatismos provocados eventualmente pela relação sexual.

O útero sofre muitas mudanças durante os primeiros anos após a puberdade, sendo as endometriais as mais significativas. O estroma endometrial passa por uma alta proliferação e as glândulas endometriais começam a se desenvolver. As glândulas endometriais são responsáveis, mais tarde, pela nutrição do óvulo em fase de implantação.

Nas tubas uterinas, os estrogênios exercem praticamente as mesmas ações que o útero. Uma alteração importante é a estimulação da proliferação de células ciliadas que revestem as tubas uterinas, sendo as responsáveis pela movimentação do óvulo dos ovários até o útero.

Os efeitos dos estrogênios nas mamas são (1) crescimento do sistema de ductos, (2) deposição de gordura nas mamas e (3) desenvolvimento dos tecidos do estroma das mamas. Ocorre também a estimulação do crescimento das mamas e do aparelho produtor de leite. É importante ressaltar que os estrogênios não influenciam a produção de leite, sendo esse papel destinado à prolactina.

## No metabolismo ósseo

A massa óssea é aumentada na presença de estrogênios, ocorrendo um aumento na atividade osteoblástica (ação formadora) e diminuição da atividade osteoclástica (ação reabsortiva). Os estrogênios elevam a síntese de colágeno tipo I, osteocalcina, osteonectina e fosfatase alcalina pelos osteoblastos. A redução da atividade osteoclástica é devida em parte à inibição da liberação de citocinas (IL-1, IL-6 e TNF-alfa) que ativam os osteoclastos. Os estrogênios afetam o crescimento ósseo e o fechamento das epífises em ambos os sexos.

## No metabolismo proteico

Os estrogênios promovem um aumento da proteína corporal total, evidenciado pelo balanço nitrogenado positivo levemente observado quando estes são administrados. As alterações mais proeminentes estão relacionadas com algumas proteínas séricas, principalmente proteínas de ligação hormonal e proteínas do sistema de coagulação. Normalmente, os estrogênios aumentam os níveis de globulina de ligação ao cortisol (GLC), da globulina de ligação tiroxina (GLT) e da globulina de ligação de esteroides sexuais (GLEs).

## No metabolismo lipídico

Os estrogênios provocam um aumento na deposição de gordura nos tecidos subcutâneos, nádegas e coxas. Os efeitos mais importantes dos estrogênios no metabolismo lipídico relacionam-se às lipoproteínas plasmáticas e aos triglicerídeos. Os triglicerídeos se encontram levemente aumentados sob ação dos estrogênios, ocorrendo uma leve diminuição nos níveis de colesterol total. Os estrogênios elevam as lipoproteínas de alta densidade (HDL) e reduzem as lipoproteínas de baixa densidade (LDL) circulantes. A composição da bile é alterada pelos estrogênios, aumentando a excreção de colesterol e diminuindo a de ácidos biliares, favorecendo, assim, o aparecimento de cálculos biliares pela saturação da bile com colesterol.

## No metabolismo dos carboidratos

Não há relatos significativos da influência dos estrogênios no metabolismo dos carboidratos. Observa-se uma redução ligeira dos níveis de glicose e insulina em jejum, mas nada significante.

## No sistema cardiovascular

Os estrogênios promovem um aumento dos fatores da coagulação sanguínea VII e XII e diminuem fatores anticoagulantes como antitrombina III. Dessa forma, os estrogênios aumentam o processo de coagulação e, em excesso, podem provocar trombose. Eles restringem a concentração de renina circulante e a expressão de receptores de angiotensina I, reduzindo a síntese da enzima conversora de angiotensina (ECA). Na parede vascular, os estrogênios promovem o aumento na produção de óxido nítrico, além de induzir a óxido nítrico sintetase (fora indutível) e aumentar a produção de prostaciclina; todas essas ações na vasculatura geram vasodilatação.

## No equilíbrio eletrolítico

Os estrogênios possuem algumas semelhanças químicas com os hormônios adrenocorticais mineralocorticoides. Dessa forma, promovem uma retenção de sódio e água pelos rins, aumentando o volume vascular.

# PROGESTOGÊNIOS

O progestogênio mais importante é a progesterona. Contudo, existem outros, como os derivados 19-nortestosterona (estranos) e o norgestrel. Os progestogênios estão relacionados principalmente com a preparação final do útero para a gravidez e das mamas para a lactação, além de influenciarem no ciclo menstrual na segunda metade de cada ciclo ovariano, quando são secretados pelo corpo lúteo.

## PROPRIEDADES FISIOLÓGICAS

### No útero, nas tubas uterinas e nos órgãos sexuais femininos externos

A função mais importante dos progestogênios é, sem dúvida, a promoção das alterações secretórias no endométrio uterino durante a segunda metade do ciclo menstrual, preparando o útero para implantação do óvulo. Ocorre também uma diminuição das contrações uterinas.

Nas mamas, os progestogênios promovem o desenvolvimento dos lóbulos e dos alvéolos, determinando a proliferação e o aumento das células alveolares. Os progestogênios também estimulam o aumento do tamanho das mamas.

Ocorre uma elevação da secreção do revestimento mucoso das tubas uterinas, necessário para a nutrição do óvulo que caminha para o útero.

### No sistema nervoso central

Os progestogênios aumentam a temperatura corporal em 0,5ºC, sendo isso observado claramente nos dias da ovulação até o início da menstruação. Estudos sugerem que os progestogênios podem induzir ações depressoras e hipnóticas no SNC.

### No metabolismo geral

Os níveis de insulina basal estão aumentados na presença de progestogênios. A lípase lipoproteica é estimulada pela progesterona, aumentando a deposição de gorduras e elevando os níveis séricos de LDL.

# FÁRMACOS CONTRACEPTIVOS

Desde sua comercialização em 1960, os fármacos contraceptivos estão entre os mais utilizados no Brasil e em todo o mundo. Com a implantação de um método contraceptivo oral (comprimidos), ocorreu melhora na qualidade de vida de milhares de mulheres sexualmente ativas. Os contraceptivos orais revolucionaram a indústria farmacêutica, pois até então não havia um método contraceptivo tão eficaz e de tão fácil administração. Desde então, as gestações indesejadas e os atos de aborto diminuíram consideravelmente.

Os contraceptivos estão entre os fármacos mais eficazes disponíveis para o impedimento da gravidez: cerca de 99,9% de eficácia terapêutica. Atualmente existem no mercado vários fármacos contraceptivos disponíveis em formulações, doses e posologias diferentes. Os efeitos contraceptivos desses fármacos são esperados, porém, existem mais efeitos desejáveis e benéficos ao organismo decorrentes de sua administração.

## TIPOS DE FÁRMACO CONTRACEPTIVO

### Fármacos contraceptivos orais combinados

Esses tipos de contraceptivo são largamente prescritos pelos médicos e utilizados pelos pacientes na terapêutica. A combinação usual é de um estrogênio e um progestogênio, sendo o *etinilestradiol* e o *mestranol* os estrogênios mais utilizados, e o *levonorgestrel* o progestogênio de escolha. Porém, existem outros progestogênios que também são utilizados, como a *noretisterona*, a *noretindrona* e, mais recentemente, a *drosperinona*.

Existem três preparações disponíveis para os contraceptivos orais: preparações monofásicas, bifásicas e trifásicas, normalmente fornecidas em cartelas para 21 dias. As preparações monofásicas possuem quantidades iguais de estrogênios e progestogênios em cada pílula, que é tomada durante 21 dias, com interrupção do "tratamento" durante 7 dias. Nesse período de 7 dias ocorre uma queda nos níveis hormonais e inicia-se a menstruação. Já as preparações bifásicas e trifásicas contêm quantidades variáveis de estrogênios e progestogênios em cada pílula, administrada também por 21 dias. Essas preparações são interessantes pelo fato de a pessoa ingerir menos quantidade de hormônios em cada dia, aproximando-se mais adequadamente do ciclo fisiológico.

## Fármacos contraceptivos contendo apenas progestogênios

Atualmente existem várias pílulas contendo apenas progestogênios, sendo comprovadamente menos eficazes em relação aos contraceptivos conjugados. Estudos indicam uma eficácia de aproximadamente 99% em relação a 99,9% dos contraceptivos combinados. As preparações específicas são as chamadas "minipílulas", contendo doses baixas de progestogênios, normalmente noretindrona, administradas diariamente sem interrupção. Outras preparações são implantes subdérmicos de norgestrel de liberação lenta e ação prolongada, e suspensões cristalinas de medroxiprogesterona para aplicação parenteral intramuscular. Essa aplicação intramuscular possui eficácia de três meses, sendo necessário a cada trimestre uma nova aplicação. É muito importante ressaltar que a administração parenteral de contraceptivos deve ser realizada por pessoas qualificadas, pois se ocorrer qualquer alteração na administração (p. ex., perda de material), o efeito contraceptivo estará comprometido. Há também um dispositivo intrauterino que libera aos poucos quantidades pequenas de progesterona dentro do útero, tendo sua eficácia entre 97-98%. Sua ação contraceptiva pode estar relacionada à ação local diretamente no endométrio.

## Fármacos contraceptivos de emergência

Os contraceptivos de emergência ("pílula do dia seguinte") são utilizados até 72 horas após o coito para evitar uma possível gravidez. Recentemente, o Food and Drug Administration (FDA) aprovou dois tipos de contraceptivos de emergência: um contendo apenas estrogênio e outro contendo um estrogênio e um progestogênio. Esses fármacos contêm altas doses de hormônios e por isso são administrados apenas em casos emergenciais. O fármaco contendo só estrogênio (0,75 mg de levonorgestrel) é administrado em duas doses de uma pílula intercalada por 12 horas. O fármaco contendo estrogênio e progestogênio (0,25 mg de levonorgestrel + 0,05 mg de etinilestradiol) é administrado em duas doses de duas pílulas com intervalo de 12 horas. A eficácia dessas pílulas gira em torno de 75%.

### Mecanismo de ação

O mecanismo de ação dos contraceptivos baseia-se no controle que esses fármacos realizam sobre o hipotálamo e a hipófise anterior (figura 35.1). Os estrogênios e progestogênios administrados exercem um *"feedback* negativo" sobre o hipotálamo, reduzindo a liberação pulsórica de GnRH. A hipófise anterior diminui a secreção de LH e FSH pela falta de estímulo no GnRH; além desse mecanismo, os hormônios exógenos inibem diretamente a liberação das gonadotrofinas hipofisárias também por *"feedback* negativo". Com isso, não acontece o pico de LH para realizar a ovulação. Além dos efeitos hipofisários e hipotalâmicos, os contraceptivos alteram a espessura do endométrio, fazendo com que ele fique impróprio para a implantação caso ocorra a ovulação.

## Farmacocinética

Todos os contraceptivos orais são bem absorvidos pelo trato gastrintestinal, possuindo uma ótima biodisponibilidade. Possuem metabolismo hepático via citocromo P-450 e excreção biliar. Essa excreção é importante do ponto de vista da circulação entero-hepática. A interação de anticoncepcionais com antibióticos é séria, pois os antibióticos diminuem a flora intestinal provocando um menor metabolismo bacteriano sobre o fármaco excretado, reduzindo assim sua circulação entero-hepática. Isso leva a uma menor concentração plasmática do fármaco e, consequentemente, a uma redução da sua resposta terapêutica, havendo risco de gravidez.

## Efeitos adversos

A maioria dos efeitos adversos decorrentes da administração de contraceptivos é de baixo impacto e reversível. Esses efeitos leves tendem a aparecer no início do tratamento farmacológico; posteriormente, eles desaparecem na maioria das vezes. Não é necessária a interrupção do tratamento.

Os efeitos leves incluem náuseas, vômitos, mastalgia, sangramento inesperado (de escape), edema e cefaleia. Esses efeitos dependem muito da preparação do fármaco, principalmente da quantidade de estrogênio presente na formulação.

Os efeitos adversos moderados já exigem suspensão do tratamento ou mudança do tipo de contraceptivo, principalmente dos contraceptivos orais. São eles: ganho ponderal, aumento da pigmentação cutânea em mulheres de pele escura (sendo que esse efeito tende a aumentar no decorrer do tempo). O surgimento de acne severa devido à quantidade exagerada de progestogênios semelhantes a androgênios, o hirsutismo pode ser agravado pelos derivados "19-nortestosterona", infecções vaginais e dilatação uretral podem ocorrer, a amenorreia pode ocorrer em determinadas pacientes.

*35. Fármacos contraceptivos*

Os efeitos adversos graves dos contraceptivos são principalmente ligados ao sistema cardiovascular, e a qualquer indício desses efeitos deve-se imediatamente suspender o uso do contraceptivo. Os efeitos principais são doença tromboembólica venosa e infarto do miocárdio. Esse último é mais comum em mulheres obesas, com história de pré-eclâmpsia, hipertensão ou diabetes. Esses riscos de infarto do miocárdio se devem principalmente a elevação da agregação plaquetária à diminuição do HDL e ao aumento dos níveis de LDL. A doença vascular cerebral (AVC) é um efeito adverso encontrado em mulheres acima de 35 anos de idade; o risco de AVC em mulheres que usam contraceptivos orais é de cerca de 37 em cada 100.000 usuárias por ano. A depressão está presente em 6% das mulheres tratadas com contraceptivos. O câncer endometrial e ovariano é reduzido em pacientes que administram contraceptivos, sendo esse efeito estudado por muitos anos.

# REFERÊNCIAS BIBLIOGRÁFICAS

ADAMS, T. E.; NORMAN, R. L.; SPIES, H. G. Gonadotrofin releasing hormone receptor binding and pituitary responsiveness in estradiol-primed monkeis. *Science*, v. 213, 1981. p. 1388-1395.

BAIRD, D. T.; GLASIER, A. F. Hormonal contraception. *N. Engl. J. Med.*, v. 328, 1993. p. 1543.

COTRAN, S. Ramzi. et al. *Patologia estrutural e funcional*. Rio de Janeiro: Guanabara Koogan, 2000.

DARNEY, P. D. The androgenicity of pregestins. *Am. J. Med.*, v. 98, 1995. p. 104.

DAVIS, Andrew.; BLAKELEY, G. H. Asa.; KIDD, Cecil. *Fisiologia humana*. Porto Alegre: Artmed, 2002.

GUYTON & HALL. *Tratado de fisiologia médica*. Rio de Janeiro: Guanabara Koogan, 2002.

HARDMAN, Joel G.; LIMBIRD, Lee E.; GILMAN, Alfred Goodman. *As bases farmacológicas da terapêutica*. Rio de Janeiro: McGraw-Hill, 2003.

JACOB, Leonard S. *Farmacologia:* national medical series para estudo independente. Rio de Janeiro: Guanabara Koogan, 1998.

JOANA, Maria Pedro. A experiência com contraceptivos no Brasil: uma questão de geração. *Revista Brasileira de História.*, v. 23, 2003. p. 239-260.

MAKEPEACE, A. W.; WEINSTEIN, G. L.; FRIEDMAN, M. H. The effect of progestin and progesterone on ovulation in the rabbit. *Am. J. Physiol.* v. 119, 1937. p. 512-526.

PIATO, S. *Tratado de ginecologia*. São Paulo: Artes Médicas, 2002.

REBAR, R. W.; ZESERSON, K. Characteristics of the new progestogens in combination oral contraceptives. *Contraception.*, v. 44, 1991. p. 1-10.

SCHALLY, A. V; ARIMURA, A.; KASTIN, A. J. et al. GnRH: one polypeptide regulate secretion of luteinizing and follicular stimulating hormones. *Science*, v. 173, 1971. p. 1036-1043.

SCHARRER, E.; SCHARRER, B. Secretory cells within the hypothalamus. In the hypothalamus. Hafner. New York, 1940.

SHOUPE, D. New progestins, clinical experiences: gestodene. *Am. J. Obstet. Gynecol.*, v. 170, 1994. p. 1562-1568.

TESSARO, S.; BÉRIA, J.U.; TOMASI, E.; BARROS, J. D. A. Contraceptivos orais e câncer de mama: estudo de casos e controles. *Rev. Bras. de Ginec. e Mast.*, v. 35, 2001. p. 32-38.

# 36. FÁRMACOS TIREOIDIANOS

A tireoide (ou tiroide) é uma glândula localizada na região anterior do pescoço que desempenha papel fundamental no controle do metabolismo do organismo. Secreta três hormônios: triidotironina (conhecido como T3), tiroxina (T4) e calcitonina. Esse último se encontra envolvido no metabolismo e controle do cálcio plasmático; sendo assim, não abordamos sua síntese, armazenamento e liberação no presente capítulo. O termo *principais hormônios tireoidianos* é utilizado aqui em referência apenas a T3 e T4.

Basicamente, a função dos hormônios tireoidianos triidotironina e tiroxina está relacionada com a regulação da velocidade na qual a energia produzida pelo organismo é utilizada em prol de suas funções fisiológicas, além do crescimento. No entanto, vários distúrbios endócrinos são capazes de causar a disfunção da glândula, levando a alterações na síntese, armazenamento e/ou liberação dos hormônios produzidos, podendo comprometer suas ações sistêmicas. A tabela 36.1 lista as principais funções de cada um dos hormônios produzidos na tireoide.

Nesse capítulo, fazemos primeiramente uma abordagem geral sobre os principais distúrbios que acometem a glândula tireoide, as partes em que os processos hormonais acontecem, e os fármacos mais indicados para tratamento.

**Tabela 36.1: Principais ações fisiológicas dos hormônios tireoidianos.**

| Hormônio | Ações |
|---|---|
| Tiroxina (T4) | Aumento geral do metabolismo de carboidratos, proteínas e gorduras. Potencialização dos efeitos dos hormônios de crescimento nos tecidos-alvo, bem como influência na produção de tais hormônios. |
| Triidotironina (T3) | Ações semelhantes ao T4, mas apresentando atividade três vezes maior nas funções metabólicas. |
| Calcitonina | Inibição da reabsorção óssea nos osteoclastos. Redução da reabsorção de cálcio e fosfato nos rins. Diminuição da concentração de cálcio plasmático. |

Fonte: Proposta do autor.

# FISIOPATOLOGIA DOS DISTÚRBIOS DA TIREOIDE

Para um melhor entendimento tanto dos distúrbios da glândula quanto dos mecanismos de ação dos medicamentos indicados, temos a seguir uma breve explicação sobre como os hormônios são sintetizados, armazenados e liberados pela tireoide.

Dentro da tireoide, as moléculas de iodo (obtidas através do iodeto extraído da circulação sanguínea, proveniente da alimentação) se fixam à tirosina (aminoácido também proveniente da alimentação) formando os hormônios T3 e T4 propriamente ditos. Esses hormônios são armazenados de forma inativa na molécula de tireoglobulina, onde ficam prontos para sua liberação. A glândula só é capaz de liberar tais hormônios para a corrente sanguínea mediante um estímulo de outro hormônio, conhecido como tireotropina (TSH) ou simplesmente hormônio de estimulação da tireoide. Tal hormônio é liberado pela hipófise anterior e estimula a liberação dos hormônios T3 e T4 através de sua ativação dentro da tireoide (a hipófise anterior também recebe o estímulo de outro hormônio para que realize a liberação do TSH, o TRH, produzido no hipotálamo). A molécula inativa de tireoglobulina é quebrada por enzimas proteolíticas, liberando assim as formas ativas dos dois hormônios, os quais, por possuir tamanhos e formas compatíveis, atravessam as membranas celulares, caem na circulação sanguínea e ligam-se amplamente às proteínas plasmáticas, exercendo posteriormente suas funções. A figura 36.1 mostra, de forma simplificada e clara, as reações que resultam na liberação dos principais hormônios tireoidianos.

**FIGURA 36.1: Síntese e liberação dos hormônios tireoidianos a partir do iodo e tirosina.**

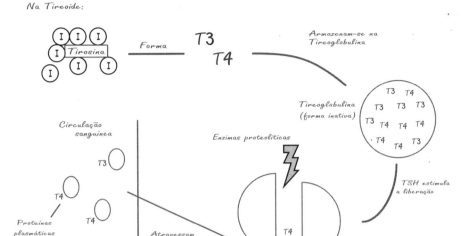

Fonte: Proposta do autor.

A tireoide é uma glândula susceptível a uma série de anomalias. No entanto, três delas (além do câncer da tireoide, o qual exige tratamento específico para neoplasias malignas e que não é discutido no presente capítulo) obrigatoriamente exigem farmacoterapia, e é por esse motivo que abordamos adiante tais distúrbios e seus tratamentos farmacoterápicos. São elas: bócio simples, hipotireoidismo e hipertireoidismo.

## Bócio simples

Fruto de uma dieta deficiente em iodo, o bócio simples é caracterizado pelo aumento da glândula tireoide devido a uma superprodução do hormônio TSH pela hipófise anterior. Como já citamos anteriormente, as moléculas de iodo obtidas na alimentação são imprescindíveis na síntese de ambos os hormônios tireoidianos; uma dieta pobre desse elemento impede a produção normal de T3 e T4 na tireoide. Com a diminuição na síntese desses hormônios, a hipófise anterior eleva a produção de TSH (hormônio que estimula a tireoide a produzir seus hormônios) com o intuito de compensar a falta de T3 e T4, causando um visível aumento de volume na glândula. Esse aumento visa a elevar os níveis de produção dos hormônios tireoidianos, diminuídos pela falta de iodo. Caso a glândula aumentada seja capaz de voltar a produzir seus hormônios em quantidades normais (é o que geralmente acontece), as principais consequências do bócio simples acabam sendo desfiguramento (pescoço apresentando uma grande "papada" em decorrência do aumento da tireoide) e dificuldade na deglutição (disfagia) e na respiração (dispneia), além de possíveis lampejos de angústia devido à própria aparência. Já nos casos em que a tireoide mesmo aumentada no seu volume não é capaz de suprir as necessidades hormonais do organismo, ocorre hipotireoidismo. O bócio simples se mostra cada vez menos frequente nos dias de hoje: tal fato pode ser atribuído à adição de iodo no sal de cozinha, exigida por lei em vários países (entre eles, o Brasil).

## Hipotireoidismo

Caracteriza-se pela deficiência na produção de hormônios tireoidianos devido a destruição dos tecidos glandulares ou a doenças que acometem a glândula. É o distúrbio mais comum da tireoide, e sua maior causa em todo o mundo sempre foi a deficiência de iodo ingerido pela população. Como já citamos, uma série de países, visando a uma redução na incidência de casos de hipotireoidismo, adotou o uso do sal de cozinha iodado, tornando menor a porcentagem de casos desse distúrbio relacionados à falta de iodo no organismo. Nessas áreas, o principal fator causador do hipotireoidismo é uma tireoidite crônica autoimune, conhecida como tireoidite de Hashimoto. Os sinais e sintomas da deficiência hormonal tireoidiana muitas vezes podem ser discretos, porém, uma série de características pode ser indicativa da doença, como fala arrastada, expressão facial apática, comprometimento mental, letargia, fadiga, pele seca e áspera, bradicardia e sensibilidade ao frio, entre outras.

O hipotireoidismo pode existir sob a forma primária, secundária, congênita (também conhecida como cretinismo), do adulto (mixedema) e grave, quando recebe o nome de coma mixedematoso. A tabela 36.2 faz um paralelo entre as formas nas quais o hipotireoidismo pode se manifestar e suas causas.

A forma primária do hipotireoidismo tem como principais causas a tireoidite crônica autoimune (também conhecida como tireoidite de Hashimoto), radioterapias na região do pescoço que envolve a tireoide, cirurgias realizadas para retirada de neoplasias, tratamentos que utilizam drogas antitireoidianas (usada contra o hipertireoidismo), bócio simples (mais raramente no dias de hoje), e uso de medicamentos como amiodarona, lítio e/ou iodo. O hipotireoidismo secundário é consequência de uma redução nos níveis de produção da tireotropina (TSH) pela hipófise anterior e/ou TRH, pelo hipotálamo. Já o hipotireoidismo congênito, também conhecido como cretinismo, ocorre quando o indivíduo nasce com grande deficiência da tireoide ou até mesmo sem possuir a glândula. É o distúrbio de ordem endócrina que mais acomete recém-nascidos em todo o mundo, e, caso não seja tratado nos primeiros meses de vida, pode levar ao retardo mental permanente. Pode ter como causa uma alimentação pobre em iodo por parte da mãe durante a gestação. Mais frequente em mulheres do que em homens, o mixedema é o hipotireoidismo que acomete adultos. Pode ser dividido em clínico e subclínico, sendo que o segundo é o distúrbio mais comum da tireoide, raramente traz sintomas e apresenta ligeira elevação do nível de TSH sérico. O hipotireoidismo clínico varia nos sintomas, pois esses dependem da concentração de hormônio tireoidiano circulante. A idade é um fator determinante na incidência do mixedema, pois com o passar dos anos a tireoide sofre atrofia gradual, tendo seu tecido glandular funcionante substituído por tecido fibroso não funcionante. O hipotireoidismo grave é também conhecido como coma mixedematoso e caracteriza-se pela forma mais grave da doença, podendo levar à morte. O coma causado pelo hipotireoidismo vem acompanhado de depressão respiratória, hipotermia, inconsciência e distúrbios metabólicos graves, e apresenta uma série de fatores precipitantes, como infecções pulmonares, exposição ao frio, acidente vascular cerebral e uso de drogas depressoras do sistema nervoso central. Os distúrbios no metabolismo ocasionados pelo coma mixedematoso impossibilitam a um indivíduo em tal estado metabolizar e excretar drogas, tamanha a gravidade do quadro.

Tabela 37.2: Formas e causas mais frequentes do hipotireoidismo.

| HIPOTIREOIDISMO | CAUSAS MAIS FREQUENTES |
|---|---|
| Primário | Tireoidite de Hashimoto |
| | Tratamento com antitireoidianos |
| | Radioterapia |
| | Cirurgias |
| | Uso de amiodarona, lítio e iodo |
| | Bócio |
| Secundário | Diminuição na produção de TSH devido a distúrbios na hipófise anterior |
| Congênito (cretinismo) | Deficiência de iodo na alimentação da gestante |

*36. Fármacos tireoidianos*

| Do adulto (mixedema) | Elevação dos níveis de TSH pela hipófise |
|---|---|
| | Atrofia gradual da tireoide |
| | Substituição do tecido glandular por tecido conjuntivo fibroso. |
| Grave (coma mixede-matoso) | Causas anteriores agravadas por AVC, frio intenso, doença pulmonar, infecções, entre outros. |

Fonte: Proposta do autor.

## Hipertireoidismo

Caracterizado pela secreção excessiva dos hormônios tireoidianos devido à hiperfunção da glândula, o hipertireoidismo pode estar associado a uma série de fatores, tais como tireoidites, doença de Graves, excessos no tratamento com drogas tireoidianas, secreção excessiva do hormônio TSH (devido a um adenoma hipofisário), bócio nodular ou carcinoma funcionante da tireoide. A glândula aumentada eleva sua captação de iodo, aumentando a velocidade de secreção dos seus hormônios. A maior concentração de hormônios livres circulantes eleva a taxa metabólica do organismo, levando a um aumento na temperatura da pele do indivíduo, bem como da sua sudorese e sensibilidade ao calor (são os sinais iniciais, que podem variar de acordo com a quantidade de hormônio tireoidiano circulante).

A doença de Graves, um distúrbio autoimune, é causa mais comum do hipertireoidismo, na qual anticorpos IgG se ligam aos receptores do TSH, ativando-os. Tal ativação promove uma estimulação elevada e anormal da tireoide, resultando na liberação excessiva dos hormônios T3 e T4 e, posteriormente, em hipertireoidismo. Também conhecida como bócio tóxico difuso ou bócio exoftálmico, a doença de Graves ainda causa oftalmopatia (doença inflamatória da órbita); o mecanismo desse mal ainda não foi totalmente compreendido.

O hipertireoidismo tratado de forma inadequada pode resultar na chamada crise tireotóxica, complicação de rara incidência, porém grave, caracterizada pelos sinais mais extremos do hipertireoidismo, tais como desidratação, insuficiência cardíaca, taquicardia grave, febre e coma.

## FÁRMACOS TIREOIDIANOS E ANTITIREOIDIANOS

Apresentando mecanismos de ação diferentes, os fármacos utilizados no tratamento de distúrbios da tireoide são divididos em tireoidianos (utilizados no tratamento do hipotireoidismo) e antitireoidianos (contra hipertireoidismo). A tabela 36.3 lista as principais substâncias utilizadas no tratamento de distúrbios da tireoide, bem como seus mecanismos de ação.

**Tabela 37.3: Substâncias utilizadas em distúrbios da tireoide.**

| Nome | Ação | Mecanismo |
|------|------|-----------|
| Levotiroxina | Tireoidiana | Reposição do hormônio T4 |
| Liotironina | Tireoidiana | Reposição do hormônio T3 |
| Propiltiouracila | Antitireoidiana | Bloqueio da síntese hormonal<br>Bloqueio parcial da desiodação periférica de T4 em T3. |
| Propranolol | Adjuvante no tratamento com antitireoidianos | Bloqueio de uma série de receptores ß--adrenérgicos, controlando os sintomas do hipertireoidismo, do uso de propiltiouracil e do iodo radioativo |
| Iodeto de Potássio | Antitireoidiana | Inibição da liberação de hormônios da tireoide, causando um acúmulo na glândula |
| Iodo radioativo | Antitireoidiana | Destruição do tecido tireoidiano através da radiação |

Fonte: Proposta do autor.

## HORMÔNIOS TIREOIDIANOS

Utilizados no tratamento do hipotireoidismo, a levotiroxina (Synthroid®) e a liotironina (Cytomel®) são preparações sintéticas dos hormônios T4 e T3, respectivamente. Têm como objetivo básico suprir a falta dessas substâncias no organismo, e são capazes de tal feito por possuírem todas as ações tanto da triiodotironina quanto da tiroxina endógenas. Existe ainda uma mistura composta de tiroxina e triiodotironina na razão de 4:1, conhecida e comercializada com o nome liotrix (Euthroid®). A proporção dos hormônios contidos na mistura assemelha--se à apresentada pelo hormônio tireoidiano natural, porém, apresenta efeitos altamente variáveis e custo alto quando comparado à levotiroxina, o que a coloca em segundo plano nos critérios de escolha do medicamento a ser utilizado.

*36. Fármacos tireoidianos*

# LEVOTIROXINA E LIOTIRONINA

Por possuir efeitos prolongados e potência uniforme, o hormônio sintético conhecido como levotiroxina é geralmente indicado para pacientes com hipotireoidismo que exige um tratamento de longa duração (a terapia de reposição com levotiroxina geralmente deve ser realizada durante toda a vida, exceto nos casos de hipotireoidismo transitório, geralmente associados a tireoidites). Ainda é utilizado na supressão do TSH em indivíduos portadores de câncer da tireoide e raramente em casos de bócio simples. Já a liotironina é mais frequentemente utilizada quando se deseja um início de ação e eliminação mais rápidos, como nos casos de coma mixedematoso e quando se deseja suprimir o TSH a curto prazo. Tem efeito terapêutico similar à levotiroxina, mas é metabolizada mais rapidamente, o que lhe confere efeitos de curta duração. Além disso, exige múltiplas doses diárias devido à sua meia-vida mais curta, e torna mais difícil sua monitorização adequada através de exames laboratoriais. Muitas características atribuídas à levotiroxina são aplicadas à liotironina, uma vez que aproximadamente 80% do T3 no organismo é proveniente da desiodação (ou deiodação) de T4. A partir disso, é possível concluir que, ingerindo T4, o indivíduo obterá ambos os hormônios.

## Mecanismo de ação

Apesar de não possuírem seus mecanismos de ação completamente conhecidos, acredita-se que os principais efeitos ocorrem através do controle da transcrição de DNA e da síntese de proteínas. Tanto T4 como T3 se difundem para os núcleos celulares (T4 é desiodado a T3 antes da entrada no núcleo) e se ligam às proteínas receptoras do hormônio tireoidiano ligadas ao DNA. Essa interação hormônio-receptor nuclear ativa a transcrição de genes e a síntese do RNA mensageiro e proteínas citoplasmáticas.

## Efeitos farmacológicos

Os hormônios tireoidianos regulam uma série de processos metabólicos, participando tanto de processos catabólicos quanto anabólicos. Desempenham papel essencial no crescimento e desenvolvimento normais, além de atuarem na maturação normal dos sistemas nervoso central e ósseo. Os efeitos metabólicos dos hormônios da tireoide incluem ainda o aumento da respiração celular e da termogênese, bem como o metabolismo de proteínas, carboidratos e lipídeos. Os efeitos anabólicos pelos quais os hormônios tireoidianos são responsáveis são de suma importância para o crescimento e desenvolvimento normais do organismo.

## Farmacocinética

Administrada por via oral, a levotiroxina é absorvida com maior eficácia no íleo e no duodeno, com absorção de 50 a 80%. Sua absorção, altamente variável e incompleta, pode sofrer interferências na presença de alimentos, por isso recomenda-se sua ingestão com o estômago vazio (o que aumenta ligeiramente a absorção). Determinados fármacos, tais como sucralfato e suplementos de ferro e cálcio, interferem na absorção da levotiroxina. Liga-se quase integralmente às proteínas plasmáticas (99%), e seu metabolismo ocorre de forma idêntica ao hormônio tireoidiano endógeno. O iodo desprende-se da molécula nos tecidos periféricos (é quando T4 é convertido em T3) e pequenas quantidades são metabolizadas no fígado e excretadas na bile. Essa excreção pode ser aumentada na presença de fármacos que induz o citocromo P-450 no fígado (como carbamazepina e fenitoína), e tal aumento pode exigir uma maior dose de levotiroxina administrada por via oral. Apresenta meia-vida de aproximadamente 10 dias e sua ação terapêutica permanece por até 4 semanas após a interrupção do tratamento. A liotironina, administrada por via intravenosa, é quase totalmente absorvida (cerca de 95%), e apresenta meia-vida muito reduzida quando comparada à levotiroxina (apenas 24 horas).

## Efeitos adversos

As possíveis reações adversas da terapia de reposição com levotiroxina estão relacionadas às doses do hormônio ingerido pelo indivíduo. Doses relativamente altas do hormônio podem ocasionar taquicardia, respiração curta, dor no peito, dores de cabeça, nervosismo, cãibras nas pernas, vômitos, diarreia, perda ou ganho de peso, intolerância ao calor, suor excessivo, febre, tremores, alterações do apetite, urticária, erupções cutâneas e alterações no ciclo menstrual. Nos primeiros meses de tratamento pode ocorrer ainda uma queda parcial dos cabelos, mas tal reação, além de rara, é transitória. Por apresentar maior afinidade com os receptores (e, consequentemente, maior potência – cerca de quatro vezes maior que a levotiroxina), a liotironina possui uma capacidade maior de induzir hipertireoidismo, se comparada à levotiroxina. Além disso, produz maiores doses nos tecidos e na circulação sanguínea, tornando grandes as chances de ocorrerem efeitos adversos.

## Fármacos antitireoidianos

Medicamentos utilizados no tratamento do hipertireoidismo podem apresentar três diferentes formas de ação: interferindo na produção dos hormônios, destruindo os tecidos glandulares por radiação, ou modificando a resposta dos tecidos aos hormônios. Apesar de apresentar resultados eficientes na redução da concentração hormonal por parte da tireoide, os medicamentos até hoje desenvolvidos para esse fim não são capazes de curar definitivamente a doença, uma vez que os mecanismos autoimunes atuantes no hipertireoidismo não são afetados. O tratamento da hiperfunção tireoidiana certas vezes exige procedimentos cirúrgicos, sendo que nesses, geralmente, apenas parte da glândula é removida. Os tioureilenos, pertencentes à família das tionamidas, são os fármacos de maior utilidade clínica no tratamento do hipertireoidismo, sendo que a propiltiouracila é utilizada como protótipo dessa classe. Os iodetos, muito utilizados no começo do século XX, eram os principais agentes antitireoidianos antes da descoberta das tionamidas, e na segunda década do século XXI ainda são utilizados como terapia adjuvante às outras existentes. ß-bloqueadores sem atividade simpaticomimética intrínseca, como o propranolol, também são amplamente utilizados como adjuvantes no tratamento com antitireoidianos por serem capazes de suprimir sintomas relacionados à estimulação exagerada do sistema nervoso simpático. Usa-se ainda o iodo radioativo, com os raios ß emitidos pelo isótopo, para destruir parte do tecido tireoidiano.

## PROPILTIOURACILA

Principal representante da família das tionamidas, a propiltiouracila é, com o carbimazol e o metimazol, um fármaco de ação antitireoidiana de grande utilidade clínica. Introduzidos nos tratamentos antitireoidianos na década de 1940, os tioureilenos tornaram-se os principais fármacos utilizados no tratamento do hipertireoidismo. A propiltiouracila ainda é administrada nas emergências de crise tireotóxica, no preparo pré-operatório de cirurgias da tireoide (tireoidectomia) e no tratamento com iodo radioativo, sendo utilizada antes ou depois das exposições da glândula à radiação.

## Mecanismo de ação

A propiltiouracila tem a capacidade de inibir a formação dos hormônios tireoidianos por interferir na incorporação do iodo aos resíduos de tirosila provenientes da tireoglobulina, bem como impedir que tais resíduos se unam para a formação das iodotironinas. Diferentemente dos demais fármacos da classe dos tioureilênicos, a propiltiouracila ainda inibe parcialmente a conversão periférica de T4 em T3, o que aumenta a sua preferência na escolha do antitireoidiano a ser utilizado. Outra diferença entre a propiltiouracila e metimazol é que o primeiro não influencia a liberação dos hormônios pela tireoide. O carbimazol, amplamente utilizado em países europeus, como a Inglaterra, é convertido em metimazol no organismo, e esse último é cerca de dez vezes mais potente que a propiltiouracila (teoricamente, esse seria mais um fator favorável à escolha da propiltiouracila).

## Farmacocinética

Absorvida efetivamente em cerca de 30 minutos, a propiltiouracila atinge seu pico máximo de concentração sérica em 1 hora. Apresenta cerca de 75% de sua dose ligada a proteínas plasmáticas e grande efeito de primeira passagem no fígado. Possui meia-vida plasmática de 75 minutos, seu volume de distribuição é de aproximadamente 20 litros, e a maior parte de sua dose ingerida é eliminada pelos rins dentro de 24 horas, sendo que tanto o fármaco íntegro quanto seus metabólitos estão presentes na urina. A propiltiouracila acumula-se na tireoide, possui baixa passagem transplacentária e para o leite materno. Seu uso por gestantes e lactantes, contudo, deve ser realizado com cautela.

## Efeitos adversos

A propiltiouracila e o metimazol apresentam efeitos adversos semelhantes, os quais geralmente acometem o indivíduo precocemente e incluem, mais comumente, erupções cutâneas acompanhadas de febre e dores de cabeça. Icterícia, dores nas articulações, hepatite, dermatite esfoliativa e artralgia aguda são efeitos adversos mais raros, mas que devem ser considerados. Apesar desses possíveis efeitos, a reação adversa de maior gravidade ainda é a agranulocitose, que apresenta baixíssima incidência, mas mostra-se potencialmente fatal. A idade avançada do paciente é um fator que aumenta sua predisposição a esse efeito adverso, além do uso descontrolado de metimazol (que, como já foi citado, possui altíssima potência quando comparado à propiltiouracila). Apesar da gravidade, os sinais de agranulocitose em geral são rapidamente revertidos com a suspensão do fármaco, mas certos casos exigem terapia com antibióticos para possíveis infecções resultantes da baixa temporária sofrida pelos granulócitos.

## IODETO DE POTÁSSIO

Os iodetos sempre foram as principais substâncias indicadas no tratamento do hipertireoidismo até a descoberta das tionamidas, mais eficientes. O iodeto de potássio é um composto pertencente ao grupo químico dos iodetos inorgânicos, e a solução saturada de iodeto de potássio, bem como a chamada solução de iodo forte (iodo de Lugol) é utilizada às vezes no tratamento em curto prazo de hipertireoidismo. Atualmente, é rara a utilização isolada na terapia, sendo útil na preparação pré-operatória da tireoidectomia, no tratamento da crise tireotóxica (associado com propranolol e antitireoidianos), e na defesa das células da tireoide após o tratamento com iodo radioativo.

### Mecanismo de ação

O mais conhecido mecanismo de ação dos iodetos trata da inibição da síntese de iodotirosinas e iodotropinas, ainda que os reais efeitos dessas substâncias em nível celular não estejam totalmente esclarecidos. A possibilidade de redução dos níveis de $H_2O_2$, necessário para a iodação da tireoglobulina, também deve ser considerada.

### Efeitos farmacológicos

O iodeto de potássio apresenta rápida resposta da maioria dos pacientes que o utiliza devido à sua capacidade de inibir a liberação dos hormônios para a corrente sanguínea, o que o torna eficiente em emergências de crise tireotóxica. Atua inibindo a liberação hormonal, gerando acúmulo dos hormônios na glândula. Ainda diminui a vascularização da tireoide, reduzindo o tamanho das células e enrijecendo o tecido glandular, diminuindo seu volume e auxiliando no preparo da glândula para cirurgias de tireoidectomia. A diminuição na taxa metabólica causada pelo iodeto de potássio pode, inclusive, ser comparada à obtida após a própria cirurgia. O iodeto de potássio não deve ser usado isoladamente no tratamento, pois sua inibição da tireoide tem duração de no máximo 2 meses e, por gerar acúmulo dos hormônios na glândula, sua suspensão poderia agravar seriamente o quadro de hipertireoidismo. O iodeto de potássio possui ainda a capacidade de proteger a tireoide de efeitos radioativos, motivo pelo qual é utilizado após tratamento com iodo radioativo (e em casos de acidente nuclear), bloqueando a radiação proveniente do isótopo após o fim da terapia. Os efeitos radioativos podem continuar após a suspensão do uso do isótopo radioativo, o que pode gerar um risco de lesão genética, resultando em leucemia ou neoplasia.

## Farmacocinética

É absorvido rapidamente pelo trato gastrintestinal sob forma de aminoácidos iodados e é amplamente distribuído intracelularmente. Acumula-se na tireoide e sua concentração é maior nas secreções gástricas e salivares do que nos fluidos extracelulares. Atinge seu efeito máximo entre 10 e 15 dias, sendo que 24 horas após a administração seus efeitos já são notáveis. É excretado em maior parte pelos rins e em menor parte pelas fezes, pelo leite materno, pelo suor e pela saliva.

## Efeitos adversos

Alguns pacientes podem apresentar certa sensibilidade ao iodeto de potássio, porém, tais reações, além de pouco frequentes, são em sua maioria revertidas com a suspensão da terapia. O mais notável efeito negativo do seu uso é o angioedema, mas também pode ocorrer um aumento do volume das glândulas salivares, *rash* cutâneo por hipersensibilidade e ulcerações nas mucosas. A administração excessiva de iodeto pode causar sensação de queimação na boca, gengivite, sabor metálico e febre. Em pacientes susceptíveis, o iodeto de potássio é capaz de induzir hipertireoidismo através do chamado fenômeno de Jod Basedow, ou até mesmo precipitar hipotireoidismo.

## PROPRANOLOL

Dotado de propriedades antiadrenérgicas (e não antitireoidianas), o propranolol é de grande utilidade como adjuvante no tratamento do hipertireoidismo. O bloqueio exercido por esse fármaco nos receptores ß-adrenérgicos é capaz de controlar uma série de sintomas decorrentes da estimulação excessiva do sistema nervoso simpático (a qual ocorre no hipertireoidismo), tais como sudorese excessiva, palpitações, agitação e tremores. É frequentemente utilizado em conjunto com as tionamidas e o iodo radioativo nos casos de crise tireotóxica e no preparo de pacientes para tireoidectomia.

# REFERÊNCIAS BIBLIOGRÁFICAS

ABRAMS, Anne C. *Farmacoterapia clínica: princípios para prática de enfermagem*. Rio de Janeiro: Guanabara Koogan, 2006.

GOODMAN & GILMAN. *As bases farmacológicas da terapêutica*. Rio de Janeiro: McGraw-Hill Interamericana do Brasil, 2006.

KATZUNG, Bertram G. *Farmacologia básica e clínica*. Rio de Janeiro: Guanabara Koogan, 2005.

KOROLKOVAS, A.; BURCKHALTER, H. Joseph. *Química farmacêutica*. Rio de Janeiro: Guanabara Koogan, 1988.

SORIAK COMÉRCIO E PROMOÇÃO. P. R. Vade-mécum. 14.ed. São Paulo: Soriak, 2008. p. 941-983.

RANG, H. P. et al. *Farmacologia*. Rio de Janeiro: Elsevier, 2007.

*36. Fármacos tireoidianos*

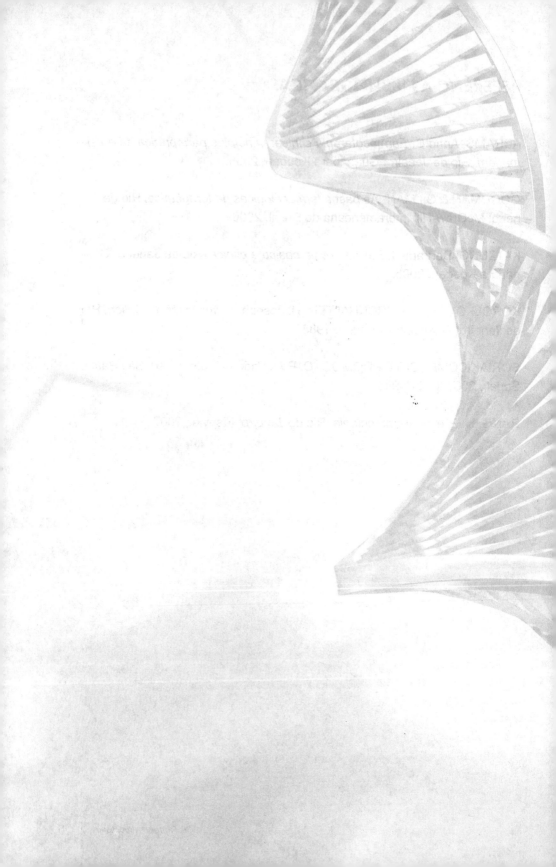

# 37. FÁRMACOS ANTIDIABÉTICOS

O mal conhecido como *diabetes melito* atualmente acomete, segundo a Organização Mundial de Saúde (OMS), cerca de 6% da população (aproximadamente 240 milhões de pessoas) e o número de portadores da doença aumenta em torno de 3% ao ano. É um distúrbio metabólico crônico caracterizado pelo aumento anormal da concentração de glicose sanguínea atribuído à produção deficiente de insulina pelo pâncreas e/ou a uma resistência a ela desenvolvida pelo organismo. Segundo um estudo de rastreamento realizado pelo Ministério da Saúde em 2001, o Brasil possui cerca de 11 milhões de diabéticos. Estudos indicam ainda, de forma imprecisa, que as primeiras suspeitas de casos de diabetes datam da era egípcia e também de escritas do povo judeu, contemporâneas às missões de Abraão no Oriente.

Descoberta de forma definitiva em 1921 pelo cirurgião canadense Frederick Banting, a insulina tem a função básica de diminuir a concentração de glicose sanguínea, transformando-a em glicogênio e estimulando sua entrada nas células. Sendo assim, a deficiência na produção desse hormônio e/ou a resistência do organismo a ele são responsáveis pela hiperglicemia que caracteriza o diabetes melito, classificado em quatro tipos: diabetes melito tipo 1, 2, 3 ou 4. O diabetes melito tipo 1 e tipo 2, além de mais frequentes, apresentam causas mais específicas e, em decorrência disso, sempre receberam maior atenção por parte dos estudiosos da área. Seguindo essa linha de raciocínio, damos aqui ênfase principal a essas duas manifestações da doença. As formas de indução da hiperglicemia diferem entre si, bem como seu tratamento farmacológico.

Os principais fármacos utilizados no tratamento do diabetes, além da própria insulina exógena, são divididos em hipoglicemiantes e anti-hiperglicemiantes. As características dos medicamentos representantes dessas classes serão abordadas no presente capítulo, bem como os efeitos fisiológicos e consequências da hiperglicemia.

## FISIOPATOLOGIA DO DIABETES MELITO

No ano de 1869, o estudante de medicina alemão Paul Langerhans observou que o pâncreas de um adulto era constituído basicamente de dois tipos de célula: células secretoras de enzimas digestivas e células agrupadas como ilhotas, as quais mais tarde ganharam o nome de ilhotas de Langerhans. Tais ilhotas são constituídas por quatro tipos de célula: células A, secretoras de glucagon; células ß, secretoras de insulina e amilina; células D, secretoras de somatostatina; e células PP, secretoras de um polipeptídeo pancreático. As células ß formam a porção central das ilhotas de Langerhans, enquanto as demais células a circundam, formando um "manto" ao redor das células secretoras de insulina.

A insulina, formada por duas cadeias contendo 51 aminoácidos, é um hormônio responsável pelo controle da glicemia sanguínea. Seus mecanismos de controle glicêmico incluem: inibição da saída de glicose do fígado, bem como diminuição da degradação de proteínas no órgão; aumento da captação de glicose e síntese de glicogênio e proteínas pelos músculos; elevação da captação de glicose e ácidos graxos pelos adipócitos, resultando na síntese de triglicerídeos. Tais efeitos hipoglicemiantes e anabólicos (de síntese de substâncias) ocorrem de forma mais intensa quando há alta concentração de açúcar no sangue com intuito de baixá-la a níveis normais.

Já o glucagon, polipeptídeo de cadeia única dotado de 21 aminoácidos, possui ação contrária à da insulina. Seus efeitos hiperglicemiantes e catabólicos incluem a estimulação da glicogenólise e da gligoneogênese no fígado, além da estimulação da lipólise nos adipócitos, liberando ácidos graxos. A figura 37.1 mostra, de forma esquemática e simplificada, a ação de ambos os hormônios no indivíduo sadio (não portador do diabetes melito).

Também gerada no hipotálamo, a somatostatina é um hormônio inibitório. Atua na inibição da liberação do hormônio do crescimento, bem como da insulina e glucagon, sendo importante na regulação da glicemia. O polipeptídeo pancreático secretado pelas células PP das ilhotas ainda não apresenta função claramente esclarecida, mas desconfia-se que possua ligação com os efeitos nos níveis de glicogênio hepático e/ou nas secreções gastrintestinais.

**FIGURA 37.1:** Mecanismo de controle da glicemia pela insulina e glucagon.

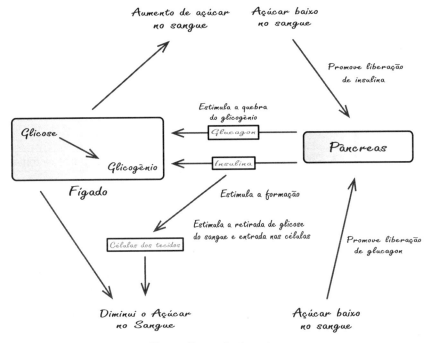

Fonte: Proposta do autor.

Quando as taxas de açúcar no sangue estão demasiadamente altas, a insulina é liberada pelo pâncreas, estimulando a formação de glicogênio pelo fígado (a glicose é retirada do sangue para que tal síntese ocorra) bem como a passagem da glicose sanguínea para as células dos tecidos (muscular, renal e adiposo), diminuindo para níveis normais a glicemia do indivíduo. Em contrapartida, o glucagon é liberado pelo pâncreas quando as concentrações de açúcar no sangue estão abaixo do necessário para o metabolismo normal do organismo. Uma vez liberado, esse hormônio estimula a quebra do glicogênio em glicose e a síntese do glicose (gliconeogênese) no fígado, elevando a glicemia do indivíduo. Ambos os processos ocorrem constitutivamente no organismo, sempre visando ao equilíbrio glicêmico. Vale observar que a liberação da insulina é mais elevada pouco tempo após as refeições (ingestão de glicose a partir dos alimentos) e a de glucagon em períodos de jejum.

Testes laboratoriais de dosagem da glicemia sanguínea do indivíduo são necessários para o diagnóstico do diabetes melito. Os valores das alterações glicêmicas relacionados com seus significados podem ser conferidos na tabela 37.1.

**Tabela 37.1: Valores determinados pela Sociedade Brasileira de Diabetes (SBD) – 2008.**

| | Jejum | 2 horas após 75g de glicose anidra* | Casual |
|---|---|---|---|
| Glicemia normal | 70 – 99mg/dL | < 140mg/dL | – |
| Intolerância à glicose** | 100 – 125mg/dL | 140 – 200mg/dL | – |
| Diabetes | ≥ 126mg/dL | ≥ 200mg/dL | ≥ 200mg/dL + sintomas |

*Solução de glicose preparada em laboratório com intuito de aumentar a glicemia.
**Também chamada de pré-diabetes, é uma predisposição à doença.
Fonte: Proposta do autor.

Para se diagnosticar o diabetes melito, na coleta feita em jejum, é necessário colher duas amostras em diferentes dias e o resultado deve ser igual ou acima de 126mg/dL. Nas coletas casuais (feitas a qualquer hora), o paciente só é diagnosticado como diabético quando o resultado de sua glicose é igual ou superior a 200mg/dL e ele apresentar os seguintes sintomas: poliúria (o paciente urina excessivamente), polidipsia (aumento da ingestão de líquidos, sede excessiva) e perda de peso.

O diabetes melito, como já mencionamos anteriormente, é consequência da produção ineficiente (ou ausente) de insulina por parte do pâncreas ou de uma resistência à insulina desenvolvida pelo organismo (existem casos nos quais o indivíduo apresenta ambas as manifestações). Dependendo do tipo de diabetes e do tratamento empregado, a doença é capaz de desenvolver várias complicações, muitas vezes em longo prazo. Polidipsia e poliúria são apenas duas das várias consequências da hiperglicemia, sendo que existem outras de caráter muito mais agudo e até fatal. A poliúria é consequência direta da glicosúria, quando a glicose é eliminada via urina pelo fato de o limiar de reabsorção renal da glicose ter sido excedido. Em outras palavras, "sobra" tanta glicose na corrente sanguínea do indivíduo que ela acaba sendo eliminada na urina. O emagrecimento também é uma marca do diabetes, a qual provoca um aumento na degradação de proteínas e diminuição na síntese dessas. A acidose metabólica (ou cetoacidose diabética) é uma complicação aguda e possivelmente fatal do diabetes, sendo mais comum no tipo 1. A deficiência na ação da insulina eleva a degradação dos triglicerídeos em acetil-CoA dentro das células, que acaba sendo convertida em acetona, ácido acetoacético e ácido ß-hidroxibutírico, os quais acidificam o sangue, consomem excessivamente o bicarbonato (que atua como tampão na corrente sanguínea) e levam à acidose metabólica. A figura 37.2 mostra como a ausência da ação da insulina sobre a célula pode baixar perigosamente o pH sanguíneo.

As células do tecido adiposo, muscular e renal possuem receptores de insulina em suas membranas. Tais receptores, quando ativados, aumentam a entrada de glicose na célula, dando sequência aos processos metabólicos normais, nos quais a quebra da glicose resulta, após uma série de reações, na produção de ATP. A falta de insulina diminui a ativação de seus receptores, diminuindo, consequentemente, a entrada de glicose na célula. Na falta de carboidratos, o organismo "improvisa" utilizando triglicerídeos para obter o ATP como produto final. A consequência negativa desse "improviso" é que, em meio às reações de metabolismo dos triglicerídeos, é produzida acetil co-enzima A (acetil-CoA) em excesso, o que leva à formação de corpos cetônicos na corrente sanguínea, diminuindo seu pH.

**FIGURA 37.2: Acidose metabólica a partir da quebra de triglicerídeos nos adipócitos.**

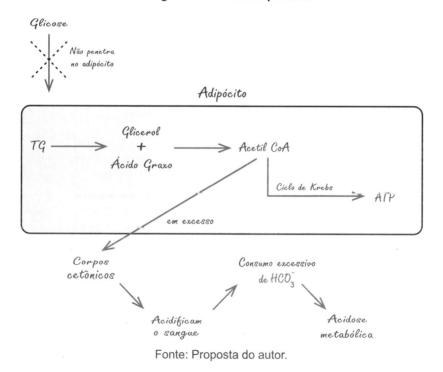

Fonte: Proposta do autor.

## Diabetes melito tipo 1

Também conhecido como diabetes insulino-dependente, o diabetes melito tipo 1 caracteriza-se pela destruição autoimune e progressiva das células ß das ilhotas de Langerhans, o que resulta numa deficiência grave ou total da produção de insulina. É a forma mais rara e mais grave do diabetes, representando de 5 a 10% dos casos e podendo levar à morte por acidose metabólica, retardar o crescimento normal do indivíduo e levá-lo ao coma diabético por hiperglicemia, se não tratado. Ocorre em crianças e adolescentes (geralmente até os 20 anos) e tem início súbito. Os sintomas são intensos e geralmente começam a aparecer quando as ilhotas ainda apresentam cerca de 20% das células ß funcionantes (poliúria, polidipsia e polifagia) e evoluem até que tais células sejam totalmente destruídas. A figura 37.3 mostra um gráfico que indica a concentração de glicose e insulina plasmáticas após a ingestão de alimentos em função do tempo, em que a linha 1 se refere à glicose e a linha 2 à insulina.

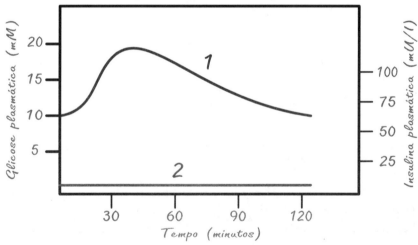

FIGURA 37.3: Concentrações de glicose/insulina após ingestãode alimentos no tipo 1.

Fonte: Proposta do autor.

Em indivíduos normais, a concentração de glicose antes da alimentação é de cerca de 5 mM e atinge seu pico máximo em aproximadamente 12 mM cerca de 35 minutos após a alimentação. Isso porque o nível de insulina "acompanha" o de glicose, atingindo seu pico máximo em 60 mU/l no mesmo tempo, reduzindo gradativamente a glicose plasmática e, dessa forma, controlando a glicemia do indivíduo. Como a insulina não é produzida, a glicose plasmática se encontra em 10 mM antes mesmo da ingestão dos alimentos e atinge o valor de 19 mM após 40 minutos. Tem sua concentração lentamente reduzida, mantendo o organismo em níveis altíssimos de glicemia na maior parte do tempo.

## Diabetes melito tipo 2

Caracterizado pela resistência dos tecidos à ação insulínica somado a certa deficiência na secreção do hormônio, o diabetes melito tipo 2 (ou diabetes não insulino-dependente) é a manifestação mais comum da doença (cerca de 90% dos diabéticos), ocorrendo em qualquer idade, mas geralmente acima dos 35 anos. A hiperglicemia que caracteriza a doença é fruto de um aumento na produção de glicose hepática, a qual naturalmente é controlada pela ligação da insulina nas células dos tecidos (o que permite a entrada da glicose nas células, retirando-a do sangue e reduzindo a glicemia). A resistência dessas células ao hormônio impede sua ligação, não permitindo o controle glicêmico. Diferentemente do tipo 1, a insulina existe no plasma sanguíneo, mas não é capaz de atuar de forma eficiente. Grande parte da resistência ao hormônio no diabetes tipo 2 está relacionada com mecanismos intracelulares, ligados aos receptores de insulina presentes na membrana celular.

O diabetes melito tipo 2 geralmente é precedido por uma fase conhecida como pré-diabética, na qual as células diminuem a quantidade de receptores de insulina disponíveis em suas membranas, aumentando a taxa de insulina disponível no sangue. Nessa fase, o indivíduo apresenta níveis de glicemia acima dos considerados normais, mas ainda abaixo dos necessários para se diagnosticar um quadro de diabetes. Sedentarismo e obesidade são fatores de risco associados ao desenvolvimento do diabetes tipo 2, e a falta de tratamento adequado pode levar à glicação gradual de proteínas, ocasionando retinopatia (cegueira), nefropatia (falência ronal), doenças cardíacas, neuropatia (dores neurogênicas em nervos periféricos), aterosclerose, hemorragias e necrose, podendo até mesmo exigir amputação de membros. Casos de acidose metabólica e coma diabético são raros, uma vez que há presença de insulina na corrente sanguínea. A figura 37.4 mostra um gráfico relativo às concentrações de glicose e insulina após a ingestão de alimentos por um paciente portador do diabetes melito tipo 2 (glicose representada pela linha 1 e insulina, pela linha 2).

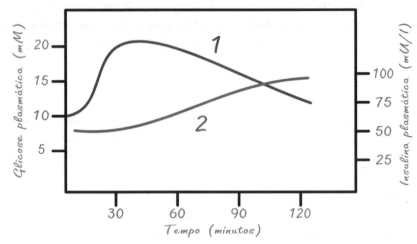

**FIGURA 37.4:** Concentrações de glicose/insulina após ingestão de alimentos no tipo 2.

Fonte: Proposta do autor.

Nota-se que há presença de insulina plasmática, mas esta é liberada tardiamente (devido à relativa deficiência na secreção do hormônio). A resistência das células gerada pela diminuição de receptores insulínicos aumenta a taxa de insulina no sangue, como se pode conferir no gráfico. Tal aumento é grande o suficiente para que, após determinado tempo, a quantidade de insulina no plasma exceda a de glicose.

## Diabetes melito tipo 3

Outras causas do aumento anormal da glicemia são enquadradas nessa designação. Responsável por menos de 5% dos casos de diabetes, o tipo 3 pode ser caracterizado por defeitos genéticos nas células ß das ilhotas, resistência à insulina determinada geneticamente, doenças no pâncreas, por defeitos hormonais, ou por uso de fármacos e outras substâncias químicas.

## Diabetes melito tipo 4

Conhecido como diabetes gestacional (DMG), o tipo 4 se refere a qualquer alteração nos níveis de glicose detectada pela primeira vez durante a gestação, na qual os hormônios secretados pela placenta desenvolvem certa resistência à insulina no organismo da mãe. As causas exatas do diabetes gestacional são desconhecidas, contudo, certos fatores são considerados de risco, tais como obesidade ou ganho de peso excessivo durante a gravidez, histórico familiar de diabetes em parentes de primeiro grau, crescimento fetal excessivo e gordura em excesso no tronco da mãe. Alguns especialistas veem o DMG como uma etapa do diabetes melito tipo 2, uma vez que mulheres com diabetes gestacional são mais propensas a desenvolver diabetes tipo 2 no futuro.

## FÁRMACOS ANTIDIABÉTICOS

O tratamento do diabetes melito varia de acordo com seu tipo, uma vez que os tipos 1 e 2 apresentam diferentes causas e efeitos fisiológicos. Ambos incluem em seu tratamento uma dieta adequada e exercícios físicos regulares, mas o diabetes melito tipo 1 exige apenas uma substância em seu tratamento: a insulina exógena (a qual não é classificada como um fármaco antidiabético). Os demais fármacos descritos se destinam ao tratamento do diabetes melito tipo 2 e são divididos em agentes hipoglicemiantes e anti-hiperglicemiantes.

### Insulina

É preparada a partir da insulina bovina, suína ou humana, mas a usada atualmente é quase totalmente humana (produzida por tecnologia de DNA recombinante), uma vez que a bovina e a suína são capazes de causar resposta imune. A insulina exógena é administrada via subcutânea (ou mesmo via intramuscular, em casos de emergência), uma vez que as proteases presentes no trato gastrintestinal a destroem. Existe sob várias formas, as quais se diferem principalmente nos seus tempos de ação: insulina lispro e insulina aspartato (ação rápida), insulina regular (ação curta), NPH insulina e insulina lenta (ação intermediária), insulina ultralenta e insulina glargina (ação prolongada). É bem absorvida em cerca de 1 hora, permanecendo com efeito por até 6 horas. Sua meia-vida é de aproximadamente 10 minutos e pequena parte da dose é eliminada via urina.

O efeito adverso mais grave em relação ao tratamento com insulina é a hipoglicemia, que, dependendo da gravidade, é capaz de gerar coma insulínico, convulsão e morte. O indivíduo percebe que está hipoglicêmico quando ocorrem sinais de liberação de adrenalina (aumento da frequência cardíaca, tremores, suor frio e fraqueza) em uma tentativa do organismo de aumentar a liberação de glicose pelo fígado através da glicogenólise. A aplicação de insulina deve ser feita em locais diferentes para que seja evitado acúmulo de triglicerídeos no local da aplicação.

Após muitos anos de estudo, foi aprovada pelo Comitê para Produtos Medicinais de Uso Humano (CHMP) e já está sendo comercializada a insulina inalatória, com a intenção de complementar o tratamento com insulina parenteral nos diabéticos tipo 1 e fármacos antidiabéticos no tipo 2 (existem casos de diabetes tipo 2 em que o uso da insulina também se faz necessário).

## HIPOGLICEMIANTES ORAIS

São substâncias que, basicamente, promovem a liberação de insulina das células ß das ilhotas de Langerhans no pâncreas. Seus principais representantes são as sulfonilureias e meglitinidas, sendo que as sulfonilureias são divididas em fármacos de primeira e de segunda geração. A primeira inclui a tolbutamida, tolazamida, acetoexamida e clorpropamida, e a segunda é composta pela glibenclamida, glipizida e glimepirida. Os fármacos que estimulam a secreção de insulina têm eficácia apenas se as células ß ainda são capazes de exercer suas funções. A classe das metiglinidas tem como principais membros a repaglinida e a nateglinida.

Pelo fato de os medicamentos incluídos no grupo das sulfonilureias serem derivados da sulfonamida, todos possuem o mesmo mecanismo de ação, mas as substituições moleculares que os diferenciam entre si são também responsáveis por diferenças na farmacocinética dos medicamentos e, consequentemente, na duração dos efeitos farmacológicos. Ambas as classes de sulfonilureias são capazes de reduzir a glicemia por estimular a liberação da insulina nas células ß. Em nível molecular, o fármaco bloqueia canais de potássio sensíveis ao ATP, responsáveis pelo controle do potencial de membrana nas ilhotas de Langerhans. A inibição desses canais reduz a ação do potássio, promovendo despolarização e influxo de cálcio pelos canais de cálcio dependentes de voltagem. A taxa elevada de cálcio no interior da célula resulta na liberação de insulina. Esses medicamentos não são capazes de estimular a produção de insulina nas células ß, mas potencializam a sua liberação por tais células.

### Clorpropamida

A clorpropamida (Diabinese®) foi, com a tolbutamida, a primeira sulfonilureia a ser utilizada terapeuticamente, e deve ser utilizada de forma complementar à dieta específica do indivíduo diabético tipo 2. Apresenta grande potência terapêutica e, devido a certas ações tóxicas no organismo (como hiponatremia e intoxicação hídrica), seu uso é contraindicado por vários estudiosos, muitos dos quais dão preferência à tolbutamida por possuir efeitos terapêuticos equivalentes aos da clorpropamida e não apresentar os mesmos efeitos negativos.

## Efeitos farmacológicos

A clorpropamida reduz a glicogenólise e a gliconeogênese no fígado, e eleva a sensibilidade dos tecidos extrapancreáticos à insulina, diminuindo assim a concentração de glicose no sangue.

## Farmacocinética

Possui meia-vida de 25 a 60 horas, sendo que a concentração máxima no organismo é alcançada de 3 a 6 horas após seu uso. Seus efeitos duram de 24 a 48 horas e é rapidamente absorvida por via oral. Apresenta alto percentual de ligação a proteínas plasmáticas (cerca de 90%), metabolismo 80% hepático, e é excretada por via renal. Pode ter seus efeitos potencializados se administrada em conjunto com outras drogas de grande ligação às proteínas plasmáticas. Não apresenta acúmulo no sangue quando utilizada em longo prazo, pois as taxas de absorção e excreção estabilizam-se entre 5 e 7 dias após iniciado o uso do medicamento.

## Efeitos adversos

Na maioria dos casos, os efeitos adversos dependem da dose utilizada, são passageiros e respondem à diminuição ou interrupção do tratamento. Icterícia colestática, vômitos, náuseas e anorexia foram poucas vezes observados em indivíduos submetidos ao tratamento com clorpropamida. Ainda mais raramente foram registrados casos de prurido, erupções maculopapulosas e urticária. Reações de fotossensibilidade e porfiria cutânea também podem existir, bem como sensação de falta de ar, cãibras musculares, sonolência e crises convulsivas. O uso de sulfonilureias no geral pode ocasionar quadros de agranulocitose, trombocitopenia, leucopenia, anemia aplástica, anemia hemolítica e pancitopenia. Se não utilizada na dosagem correta, pode ainda diminuir, de forma grave, a glicemia para níveis abaixo dos valores normais, levando o paciente a sérios quadros de hipoglicemia.

## Glibenclamida

A glibenclamida (Gliben®) é uma sulfonilureia de segunda geração, conhecida em alguns países como gliburida. As sulfonilureias de segunda geração são prescritas com maior frequência quando comparadas às de primeira, uma vez que apresentam efeitos colaterais mais brandos e um número menor de interações medicamentosas. Possuem ainda uma maior potência, apesar de não controlarem a glicemia com a mesma eficiência da tobultamida e da clorpropamida. Assim como as demais sulfonilureias, é indicada no tratamento de adultos diabéticos tipo 2, como complemento à dieta específica seguida pelo indivíduo.

**Figura 37.5**

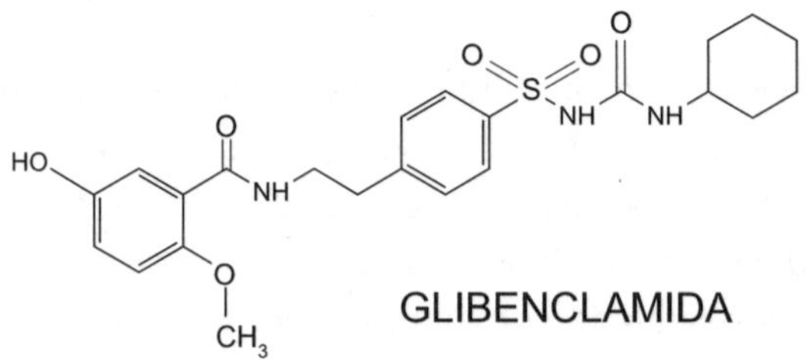

GLIBENCLAMIDA

Fonte: Proposta do autor.

## Farmacocinética

Possui meia-vida de aproximadamente 10 horas, seus efeitos duram cerca de 1 dia, e em 4 horas atinge sua concentração máxima. Apresenta rápida absorção no trato gastrintestinal e alta taxa de ligação a proteínas plasmáticas (90%). É metabolizada no fígado, sendo que seus metabólitos inativos são excretados por via renal (50%) e biliar (os 50% restantes). Metabólitos ativos formados no fígado podem se acumular na insuficiência renal e, em função disso, deve-se evitar a prescrição de glibenclamida para pacientes idosos ou com algum grau de comprometimento renal.

## Efeitos adversos

Apesar de apresentar poucos efeitos adversos, pode causar hipoglicemia (por superdosagem). Os sinais são: calafrios, confusão, pele pálida e fria, ansiedade, cefaleia, sonolência, agitação, nervosismo e cansaço não habitual.

## Glipizida

Representante da segunda geração das sulfonilureias, a glipizida (Minidiab®) é membro dessa classe com menor meia-vida, porém, está entre as mais potentes, junto à glibenclamida. Possui ação diurética e é capaz de promover alterações favoráveis nos perfis lipoproteicos de indivíduos diabéticos.

### Farmacocinética

Uma dose única de glipizida confere 24 horas de controle glicêmico. É absorvida de forma uniforme, rápida e praticamente integral. Sua concentração máxima é atingida entre 1 e 3 horas após a administração, e liga-se quase que inteiramente às proteínas plasmáticas (99%). A maior parte da droga sofre metabolismo hepático em produtos inativos, que são excretados via urina. São eliminados 12% junto com as fezes. Produtos inativos acumulam--se na insuficiência renal.

### Efeitos adversos

Assim como as reações adversas relacionadas à clorpropamida, a maior parte dos efeitos negativos da glipizida está relacionada com sua dose, respondendo à diminuição ou à supressão do tratamento. Certos efeitos colaterais mais graves também podem estar associados à hipersensibilidade à droga, como *rashes* cutâneos e lesões da medula óssea, que, embora extremamente raros, podem ser graves. Reações características de hipoglicemia podem ocorrer, tais como sudorese, palpitações e fome (a estimulação do apetite é uma grande preocupação dos diabéticos obesos). Uma pequena parcela dos pacientes apresenta distúrbios gastrintestinais, como náuseas, constipação e diarreia.

## ANTI-HIPERGLICEMIANTES

São fármacos que não promovem a liberação de insulina e apresentam potenciais hipoglicemiantes mais brandos. Têm como principais representantes a metformina, as tiazolidinodionas e os fármacos inibidores da enzima α-glicosidase intestinal, e apresentam diferentes mecanismos de ação. As tiazolidinodionas (ou glitazonas) atualmente comercializadas são a rosiglitazona e a pioglitazona, pois os primeiros representantes da classe, ciglitazona

*37. Fármacos antidiabéticos*

e troglitazona, apresentavam grande toxicidade hepática. São clinicamente utilizados em terapia unidas a metformina ou a sulfonilureias no tratamento do diabetes tipo 2, porém, sua capacidade de aumentar a sensibilidade dos tecidos à insulina as tornam úteis também no tratamento do diabetes melito tipo 1 quando esta apresenta resistência aumentada à insulina (quadro não muito comum). Acarbose e miglitol são exemplos de fármaco que inibe a α-glicosidase, enzima responsável por quebrar açúcares complexos em monossacarídeos, reduzindo assim a absorção de açúcares pelo intestino. É uma boa opção para pacientes diabéticos obesos, pois não promovem ganho de peso, como as sulfonilureias. A tabela 37.2 mostra um paralelo entre as duas principais substâncias utilizadas no tratamento do diabetes melito tipo 2.

## Metformina

Trata-se do fármaco de primeira escolha no tratamento do diabetes melito tipo 2, pois não causa aumento de peso e apresenta baixo potencial hipoglicemiante, diminuindo as possibilidades de quedas drásticas de glicemia. Em outras palavras, a metformina (Glifage®) é capaz de controlar a hiperglicemia sem reduzir a taxa glicêmica a níveis abaixo do esperado, o que lhe coloca à frente dos demais fármacos antidiabéticos. Representante da classe das biguanidas, a metformina foi, junto com a ferformina, introduzida em 1957, sendo que esta foi retirada do mercado em muitos países por ter sido relacionada a quadros de acidose lática. Seu uso é indicado nos casos em que o tratamento com dieta não apresenta resultado efetivo, e pode ser associada com glitazonas, sulfonilureias ou insulina. Possui ainda a capacidade de reduzir as lipoproteínas de baixa e de muito baixa densidades, além de ser uma boa opção para pacientes obesos e para indivíduos hipersensíveis às sulfonilureias.

## Mecanismo de ação

Diferentemente dos agentes hipoglicemiantes, a metformina independe da presença de células ß funcionantes nas ilhotas pancreáticas. Seus efeitos fisiológicos incluem a elevação da captação de glicose nos músculos e adipócitos por aumentar a migração de vesículas contendo transportadores de glicose (GLUT4) para as membranas das células (reduzindo, assim, a resistência à insulina) e a diminuição da produção, bem como a liberação de glicose hepática (reduzindo a taxa de glicose enviada ao plasma). Em ter-

**FARMACOLOGIA HUMANA BÁSICA**

mos moleculares, esses efeitos estão relacionados, de alguma forma, com a ativação da cinase celular. A metformina inibe ainda a absorção da glicose em nível intestinal (mas a importância clínica de tal ação ainda não foi constatada) e estudos dizem que ela também é capaz de reduzir os níveis de glucagon no plasma. Apesar dos mecanismos já elucidados pelos especialistas, a forma como a metformina age no organismo continua ainda não completamente esclarecida.

## Farmacocinética

A metformina é um fármaco estável, administrada por via oral, e apresenta biodisponibilidade de 50 a 60%. É absorvida de forma integral no intestino delgado, não sofre metabolismo hepático e não se liga às proteínas plasmáticas, circulando sob forma livre. Sua meia-vida é de cerca de 2 horas, nas quais 90% da dose administrada é eliminada. Os 10% restantes são eliminados lentamente em um processo que pode levar de 9 a 12 horas. Indivíduos submetidos a tratamento de longa duração com 2 ou 3 comprimidos ao dia, apresentam o nível sanguíneo de metformina pela manhã (quando em jejum) de cerca de 1µg/mL. É excretada rapidamente e de forma inalterada via urina. Seu clearance (depuração da substância pelos rins) é de 400 mL/min, indicando filtração glomerular seguida por secreção tubular. Nos pacientes que sofrem de insuficiência renal, a metformina tem sua meia-vida aumentada, expondo-os ao risco de acumulação.

## Efeitos adversos

A metformina presenta como efeitos colaterais mais comuns (e agudos), diarreia, anorexia, náuseas e desconforto abdominal, que geralmente estão relacionados à dose e muitas vezes são transitórios. A metformina não deve ser utilizada em pacientes que apresentem qualquer quadro de predisposição à acidose lática, uma vez que o fármaco é capaz de induzi-la (os casos relatados são realmente raros, mas devem ser considerados uma vez que a acidose lática pode ser fatal), e seu uso deve ser evitado em pacientes idosos exatamente pelo mesmo motivo. Os efeitos adversos podem geralmente ser reduzidos com o lento aumento da dose e o uso da substância durante as refeições. Seu uso prolongado ainda é capaz de diminuir a absorção da vitamina B12 e de folatos no intestino, sendo que suplementos de cálcio são capazes de reverter tais situações.

*37. Fármacos antidiabéticos*

**Tabela 37.2: Características dos principais fármacos utilizados no diabetes tipo 2**

| MEDICAMENTO | SULFONILUREIAS (GLIBEN-CLAMIDA) | BIGUANIDAS (METFOR-MINA) |
|---|---|---|
| Ação | Hipoglicemiante | Anti-hiperglicemiante |
| Mecanismo | Liberação da insulina ao inibir canais de K das células ß do pâncreas | Inibem a absorção intestinal da glicose |
| Vantagens | Promovem grande liberação de insulina | Não causam ganho de peso |
| Desvantagens | Hipoglicemia Ganho de peso Aumento da ligação de drogas às proteínas plasmáticas | Menores efeitos na diminuição da glicemia Aumento da concentração de ácido lático |

# REFERÊNCIAS BIBLIOGRÁFICAS

ALBERTS, Bruce. et al. *Fundamentos da biologia molecular.* Porto Alegre: Artmed, 2006. KATZUNG, Bertram G. *Farmacologia básica e clínica.* Rio de Janeiro: Guanabara Koogan, 2005.

ABRAMS, Anne C. *Farmacoterapia clínica:* princípios para prática de enfermagem. Rio de Janeiro: Guanabara Koogan, 2006.

CARVALHEIRA, José B. C.; ZECCHIN, Henrique G.; SAAD, Mario J. A. Vias de sinalização da insulina. *Arquivos Brasileiros de Endocrinologia e Metabologia,* v. 46, n. 4, São Paulo, ago. 2002.

CINGOLANI, Horácio E.; HOUSSAY, Alberto E. *Fisiologia humana de Houssay.* Porto Alegre: Artmed, 2004.

DAVIS, Andrew.; BLAKELEY, G. H. Asa.; KIDD, Cecil. *Fisiologia humana.* Porto Alegre: Artmed, 2002.

GREENBERG, James A.; BOOZER, Carol N.; GELIEBTER, Allan. Coffee, diabetes, and weight control. *Am. J. Clinical Nutrition,* Oct 2006, v. 84, p. 682-693.

GOODMAN & GILMAN. *As bases farmacológicas da terapêutica.* Rio de Janeiro: McGraw-Hill Interamericana do Brasil, 2006.

HISSA, Miguel N.; HISSA, Ana Sofia R.; BRUIN, Veralice M. S. de. Tratamento do diabetes mellitus tipo 1 com bomba de infusão subcutânea contínua de insulina e insulina lispro. *Arquivos Brasileiros de Endocrinologia e Metabologia,* oct. 2001, v. 45, n. 5, p. 487-493, GRA, TAB.

KOROLKOVAS, A.; BURCKHALTER, H. Joseph. *Química farmacêutica.* Rio de Janeiro: Guanabara Koogan, 1988.

LIMA, Darcy R. *Manual de Farmacologia clínica, terapêutica e toxicologia* (volume 1). Rio de Janeiro: Guanabara Koogan, 2004.

*37. Fármacos antidiabéticos*

MITCHEL, Richard N. et al. *Fundamentos de patologia*. Rio de Janeiro: Elsevier, 2006.

RUBIN, Emanuel. et al. *Patologia: bases clínicopatológicas da medicina.* Rio de Janeiro: Guanabara Koogan, 2006.

RANG, H. P. et al. *Farmacologia*. Rio de Janeiro: Elsevier, 2007.

SORIAK COMÉRCIO E PROMOÇÃO. P. R. Vade-mécum. 14. ed. São Paulo: Soriak, 2008. p. 941-983.

VIRTANEN, Suvi M.; KNIP, Mikael. Nutritional risk predictors of ß cell autoimmunity and type 1 diabetes at a young age. *Am. J. Clinical. Nutrition*, dec. 2003, v. 78, p. 1053-1067.

# 38. GLICOCORTICOIDES

O ano de 1949, quando Philip Hench indicou corticosteroide na terapêutica da artrite reumatoide, foi um dos marcos dentro da medicina.

Os glicocorticoides (um tipo de corticosteroide), além de apresentar seus efeitos metabólicos, exibem atividade anti-inflamatória e imunossupressora, sendo utilizados na terapêutica por essas atividades. É dos glicocorticoides que trata este capítulo; porém, para que haja entendimento de sua ação, ele focaliza também sua presença fisiológica no organismo, as doenças relacionadas à sua deficiência ou seu excesso, e outras situações em que são utilizados.

O principal glicocorticoide é o cortisol, que possui importantes funções em relação ao metabolismo dos carboidratos, gorduras e proteínas, sendo vital componente para as defesas contra o estresse.

**Figura 38.1**

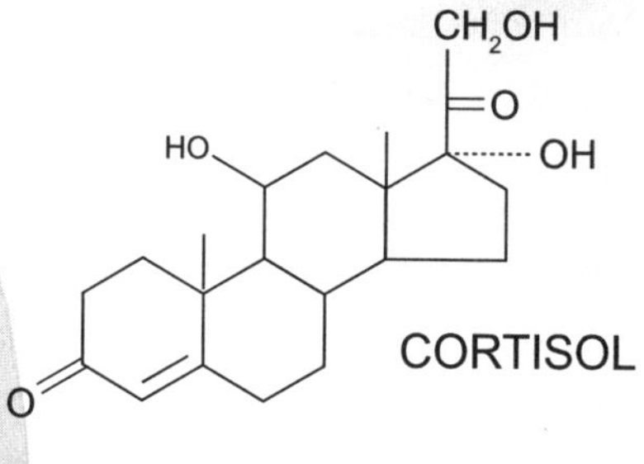

Fonte: Proposta do autor.

## FISIOLOGIA

Controlada por centros superiores do encéfalo e de outras regiões de sua própria estrutura, por vias indiretas originadas no sistema nervoso periférico e por sinais carreados pelo sangue, a função endócrina do hipotálamo sintetiza e libera diversos hormônios, inibitórios e excitatórios, que atuam regulando a atividade das células secretoras de hormônio da adeno-hipófise e os hormônios armazenados e liberados pela neuro-hipófise. Tal controle ocorre por meio de sistema de vasos sanguíneos porta (anteriormente) e por trato neural (posteriormente).

Conhecida há mais de 2.000 anos, a hipófise possui sua ação controlada pelo hipotálamo. Juntos, a hipófise e o hipotálamo formam, estrutural e funcionalmente, o local de interação dos sistemas nervoso e endócrino.

Estruturas que posteriormente darão origem à hipófise começam a se desenvolver em torno da sexta semana no embrião humano. Em torno da décima semana, a glândula hipófise já está formada e contém seus principais tipos celulares secretores de hormônio.

A hipófise madura é "dividida" anatomicamente em:

- adeno-hipófise = lobo anterior = parte distal
- neuro-hipófise = lobo posterior = parte nervosa

A neuro-hipófise secreta dois hormônios: a ocitocina (que contrai o músculo liso do útero) e o hormônio antidiurético (também chamado de vasopressina). Já a adeno-hipófise secreta hormônios que regulam:

- a liberação de glicocorticoides pelo córtex suprarrenal
- a liberação de hormônios tireoidianos
- a ovulação (da mulher) e a espermatogênese (no homem), bem como a liberação de hormônios sexuais
- o crescimento
- a estrutura e a formação das glândulas mamárias

A liberação dos hormônios pela adeno-hipófise (hormônio adrenocorticotrópico – ACTH) é regulada por um fator de liberação específico do hipotálamo: o *fator liberador de corticotropina* (CRF), sendo também influenciada por mecanismos de retroalimentação.

Compreendendo dois tecidos, a medula interna e o córtex externo, cada qual com diferentes secreções, as glândulas adrenais, também conhecidas como suprarrenais, são reguladas pelo ACTH, que por sua vez tem a secreção regulada pelo CRF; os esteroides adrenocorticais, liberados pelas suprarrenais, foram classificados com base em suas funções em três grupos:

- mineralocorticoides: com efeitos sobre o balanço eletrolítico
- androgênios adrenais: masculinizantes
- glicocorticoides: com efeitos de aumento da concentração de glicose, no sangue e sobre o armazenamento de glicogênio, no fígado

## Glicocorticoides

Os glicocorticoides são liberados pela glândula adrenal – a qual é composta pela medula neuroectodérmica interna, que secreta as catecolaminas noradrenalina e adrenalina, e é estimulada por neurônios pré-ganglionares esplâncnicos simpáticos – e pelo córtex mesodérmico, que compreende a zona glomerulosa (secretora dos mineralocorticoides) e a zona fasciculada (secretora de glicocorticoides e dos androgênios adrenais).

O mecanismo de regulação da secreção de glicocorticoides está esquematizado na figura 38.2.

**FIGURA 38.2:** Tem-se como aspecto fundamental do controle da secreção de glicocorticoides o estresse, que nas suas diversas formas estimula o hipotálamo. O estímulo do hipotálamo ativa a secreção de ACTH (hormônio adrenocorticotrópico) pela hipófise, através da ação do fator liberador de corticotropina (CRF). A ativação desse sistema provoca a rápida liberação de cortisol (principal glicocorticoide), que, por sua vez, inicia sua série de efeitos metabólicos, os quais têm como objetivo aliviar a natureza lesiva do estado de estresse. O cortisol também atua, através de um sistema de feedback negativo direto tanto sobre o hipotálamo quanto sobre a hipófise anterior, o que leva à redução da concentração de cortisol no plasma nos momentos em que o organismo não está em estado de estresse.

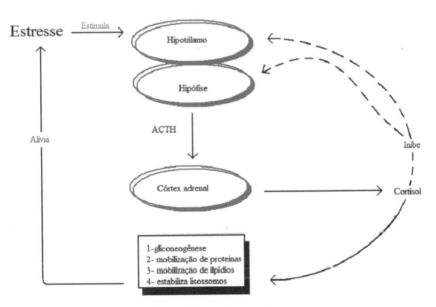

Fonte: Proposta do autor.

Diversas são as propriedades glicocorticoides, e essas são mediadas por receptores intracelulares denominados "receptores de glicocorticoides". O modo pelo qual tal receptor é atingido parece ser devido à provável difusão passiva por meio da membrana lipídica, não necessitando de transporte específico. O esteroide difunde-se através das membranas celulares e forma complexos com os receptores citoplasmáticos específicos. Tais complexos penetram no núcleo da célula, unindo-se ao DNA, estimulando a transcrição do mRNA e, posteriormente, a síntese de várias enzimas responsáveis pelos efeitos dos corticosteroides sistêmicos. A figura 38.2 esquematiza a interação de um esteroide com seu receptor, até a obtenção de uma resposta.

**FIGURA 38.3: Modelo esquemático da interação de um esteroide (S) e o seu receptor (receptor de glicocorticoide – GR), assim como os eventos, até que uma resposta seja gerada em uma célula-alvo. Circulante no sangue encontra-se o esteroide, ligado à globulina de ligação dos corticosteroides (CGB), porém, sua penetração na célula é como molécula livre. No interior da célula encontra-se fixado a proteínas estabilizadoras (incluindo a proteína de choque térmico 70 e 90 – HSP70 e HSP90, entre outras não representadas no presente esquema) o receptor. Tal "complexo receptor" é incapaz de ativar o processo de transcrição; quando na presença do esteroide, o "complexo receptor" torna-se instável, liberando a HSP70, a HSP90 e as moléculas associadas. Em conformação esteroide-receptor, o complexo tem capacidade de penetrar no núcleo ligando-se ao elemento de resposta dos glicocorticoides (GRE) sobre o gene e regulando a transcrição pela RNA polimerase II e fatores de transcrição associados. O mRNA (RNA mensageiro) resultante é editado e exportado para o citoplasma para que a produção da proteína, a qual produz a resposta hormonal final. Diversos fatores reguladores (não esquematizados aqui) podem facilitar ou inibir a resposta ao esteroide.**

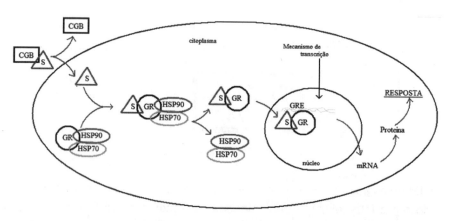

Fonte: Proposta do autor.

Para os efeitos dos glicocorticoides, que são múltiplos, seguem os itens:

**– Efeito sobre o metabolismo dos carboidratos**

O estímulo da gliconeogênese é o efeito metabólico mais conhecido dos glicocorticoides, assim como a elevação da concentração plasmática de glicose. Sua capacidade de estimular a gliconeogênese resulta de dois efeitos:

- aumento das enzimas necessárias para a conversão, pelas células hepáticas, de aminoácidos em glicose, que é devida à ação dos glicocorticoides sobre a transcrição de DNA das células hepáticas, gerando, consequentemente, um conjunto de enzimas necessárias para a gliconeogênese
- mobilização extra-hepática (dos músculos, por exemplo) de aminoácidos, estando esses mais disponíveis no plasma para entrar no processo de gliconeogênese pelo fígado e, assim, promover a formação de glicose

A elevação da concentração plasmática de glicose é, em parte, gerada pelo aumento da gliconeogênese, mas também ocorre devido à moderada redução na taxa de utilização de glicose pela maior parte das células do organismo (mecanismo ainda não elucidado). Esta elevação, por sua vez, estimula a secreção de insulina, que não é tão efetiva na manutenção de glicose plasmática quanto em condições normais; por motivos ainda não compreendidos, níveis elevados de glicocorticoides reduzem a sensibilidade de muitos tecidos (principalmente músculo esquelético e tecido adiposo) aos efeitos estimulantes da insulina sobre a captação e utilização da glicose.

**– Efeito sobre o metabolismo de proteínas**

A redução dos depósitos de proteínas em praticamente todas as células corporais (exceto o fígado) é um dos principais efeitos sobre o metabolismo do organismo, sendo causada tanto pelo maior catabolismo das proteínas já presentes nas células quanto pela redução da síntese proteica (visto que também há redução na formação de DNA).

Enquanto nas demais partes do corpo há redução de proteínas, no fígado encontram-se aumentadas, efeito esse provavelmente gerado por ação do cortisol (95% dos glicocorticoides secretados são cortisol), que estimula o transporte de aminoácidos para o interior das células hepáticas e a produção de enzimas hepáticas necessárias para a síntese proteica.

**– Efeito sobre o metabolismo de lipídios**

O cortisol mobiliza ácidos graxos a partir do tecido adiposo, elevando a concentração de ácidos graxos livres no plasma, o que aumenta sua utilização para geração de energia.

*38. Glicocorticoides*

A combinação de mobilização de gordura pelo cortisol e maior oxidação de ácidos graxos nas células contribui para que os sistemas metabólicos celulares passem a utilizar ácidos graxos (em momentos de jejum e estresse) para geração de energia, ao invés de glicose; sendo esse um importante fator para a conservação de longo prazo de glicose e glicogênio corporais.

### – Efeito importante na resistência ao estresse e à inflamação

Um aumento imediato e acentuado na secreção do hormônio adrenocorticotrópico (ACTH) pela hipófise anterior, e consequente elevação de secreção adrenocortical de cortisol, ocorre após praticamente qualquer tipo de estresse, físico ou neurogênico. Entre os tipos de estresse encontram-se:

- trauma, praticamente de qualquer tipo
- calor e frio intensos
- cirurgia
- infecção
- praticamente qualquer doença debilitante
- outros

A secreção frequentemente aumentada de cortisol em situações de estresse representa um benefício, possivelmente por atuar causando rápida mobilização de aminoácidos e gorduras. A partir de suas reservas celulares, tornando-os disponíveis para a geração de energia e para a síntese de novos compostos (incluindo a glicose), necessários aos diferentes tecidos do organismo. Os efeitos anti-inflamatórios dos glicocorticoides, assim como seu efeito sobre a imunidade do organismo são discutidos mais à frente, uma vez que é necessária a secreção ou a injeção, na pessoa, de grande quantidade para que haja tais efeitos.

Outro efeito apresentado pelos glicocorticoides é o de inibir a liberação da corticotropina (ACTH) e de seu hormônio de liberação (CRF) através de um sistema de *feedback* negativo, controlador de sua própria liberação (a figura 38.1 mostra o mecanismo de regulação da secreção de glicocorticoides).

## FISIOPATOLOGIA – SITUAÇÕES DE APLICABILIDADE DOS GLICOCORTICOIDES

Um diversificado grupo de doenças suprarrenais e não suprarrenais é tratado e diagnosticado com a utilização de glicocorticoides.

Aqui, dividimos a fisiopatologia em alterações da função suprarrenal e distúrbios não suprarrenais.

## Alterações da função suprarrenal

### Insuficiência córtico-suprarrenal

Crônica (doença de Addison): caracterizada por fraqueza, fadiga, perda de peso, hipotensão, hiperpigmentação e incapacidade de manter o nível de glicemia em jejum, a doença de Addison ocorre por uma insuficiência córtico-suprarrenal que com pequenos estímulos nocivos, traumáticos e infecciosos, pode vir a produzir insuficiência suprarrenal aguda, com choque circulatório e até morte.

Na doença de Addison, ou em outra situação patológica em que haja insuficiência de cortisol, a intensidade da glicogênese, da gliconeogênese e da glicogenólise no fígado tornam-se diminuídas. Ocorre proteólise no músculo e nos tecidos linfoide e conjuntivo, além de lipólise no tecido adiposo branco. Dessa forma, há insuficiência de glicogênio e comprometimento da capacidade de produzir glicose e ácidos graxos (em resposta aos estressores jejum e exercício, por exemplo). Em conjunto com a ação incontrolada da insulina, tal situação leva à tendência aumentada de hipoglicemia e à sua lenta recuperação, o que é lesivo, especialmente, aos neurônios (consumidores obrigatórios de glicose).

### Hipo e hiperfunção córtico-suprarrenal

Hiperplasia suprarrenal congênita: é caracterizada por defeitos específicos na síntese de cortisol, na qual o mais comum é a redução ou ausência de atividade da enzima de síntese dos esteroides suprarrenais P450c21 (21 β-hidroxilase). Esse distúrbio leva à diminuição na síntese de cortisol, com consequente aumento compensatório na liberação de ACTH. A virilização do indivíduo pode ocorrer resultando da hiperplasia da glândula, que produz quantidades anormalmente grandes de precursores (como a 17-hidroxiprogesterona) os quais podem ser desviados para a via dos androgênios. Dependendo da etapa da síntese de cortisol em que é observado o efeito, diferentes situações podem ocorrer.

### Síndrome de Cushing

Com manifestações associadas à presença crônica de glicocorticoides em excesso, a síndrome de Cushing pode ocorrer por diversas causas, entre elas:

- adenomas da hipófise anterior, havendo grande secreção de ACTH, causando então hiperplasia adrenal e secreção excessiva de cortisol
- altos níveis de hormônio liberador de corticotropina (RCH), resultante da função anormal do hipotálamo, o qual estimula a secreção de ACTH
- "secreção ectópica" de ACTH por um tumor em alguma outra parte do corpo, como um carcinoma abdominal;
- adenomas do córtex adrenal

Quando a síndrome de Cushing é secundária à secreção excessiva de ACTH pela hipófise anterior, ela é chamada de doença de Cushing.

Outra situação na qual ocorre a síndrome de Cushing é quando altas doses de glicocorticoides são utilizadas cronicamente por motivos terapêuticos (exemplo: inflamação crônica). A figura 39.3 mostra os efeitos do excesso prolongado de glicocorticoides.

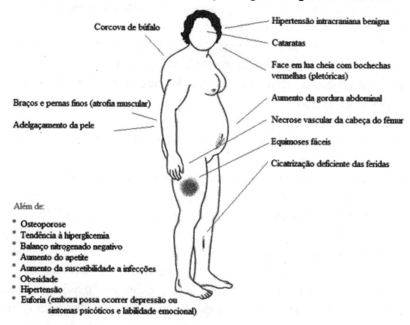

**FIGURA 38.4: Efeitos do excesso prolongado de glicocorticoides.**

Fonte: Proposta do autor.

## Distúrbios não suprarrenais

A atuação dos glicocorticoides no tratamento de um vasto e diversificado grupo de doenças não relacionadas a distúrbios suprarrenais é dependente de sua capacidade de suprimir as respostas inflamatórias e imunes.

Para que haja um entendimento mais claro a respeito da ação anti-inflamatória dos glicocorticoides, segue uma revisão dos estágios básicos do processo inflamatório.

1. Após lesão tecidual, as células liberam substâncias químicas que ativam o processo inflamatório (sendo elas: histamina, bradicinina, enzimas proteolíticas, prostaglandinas e leucotrienos.
2. Alguns produtos liberados pelo tecido levam a um aumento do fluxo sanguíneo na área inflamada – eritema.
3. Há aumento da permeabilidade dos capilares, e com isso, extravasamento de uma elevada quantidade de plasma quase puro para as áreas lesadas, provocando o que é chamado de edema sem cacifo.
4. Infiltração da área por leucócitos.
5. O crescimento de tecido fibroso, que contribui para o processo regenerativo, ocorre após dias ou semanas.

Vale lembrar que a inflamação, tenha ela a causa que for, é caracterizada pelo extravasamento e infiltração de leucócitos no tecido afetado.

## Fármacos glicocorticoides

Os glicocorticoides eram vistos, há algum tempo, com a distinção entre ação fisiológica (refletindo as ações dos glicocorticoides em doses correspondentes aos níveis normais de produção diária) e farmacológica (sendo os efeitos observados apenas com doses acima da produção diária normal); porém, mais recentemente, foi sugerido que um de seus principais usos farmacológicos (ações anti-inflamatória e imunossupressora) também proporciona um mecanismo protetor em situações fisiológicas. Um ponto a ser analisado, e que está de acordo com essa hipótese, é que a taxa diária de produção de cortisol, quando na presença de estresse intenso, pode aumentar em pelo menos dez vezes.

Recapitulando: o córtex adrenal sintetiza os esteroides – os corticosteroides. O principal glicocorticoide (um dos corticosteroides), nos seres humanos, é o cortisol (hidrocortisona). Os corticosteroides têm sua liberação regulada, entre outros fatores, por hormônios; dessa forma, as ações dos corticosteroides (e consequentemente, dos glicocorticoides) estão inter-relacionadas com a de outros hormônios.

Alguns esteroides com ação glicocorticoide predominante também possuem uma modesta porém significativa ação mineralocorticoide, podendo afetar, em algumas situações clínicas, o processamento hidroeletrolítico ("regulado" pelos mineralocorticoides). Entretanto, quando usados em terapia de reposição, os efeitos mineralocorticoides (dos glicocorticoides) tornam-se insuficientes para substituir os da aldosterona (mineralocorticoide mais importante), fazendo-se necessária uma terapia concomitante com mineralocorticoide.

Como dissemos anteriormente, um diversificado grupo de doenças suprarrenais e não suprarrenais é tratado e diagnosticado com a utilização dos glicocorticoides.

A figura 38.5 mostra um resumo de indicações clínicas com alguns exemplos.

**FIGURA 38.5: Algumas indicações clínicas dos glicocorticoides,com exemplos.**

| Indicações Clínicas dos Glicocorticoides |
| --- |
| ▯ Terapia de reposição para pacientes com insuficiência renal → ( Doença de Addison |
| ▯ Terapia antiinflamatória e imunossupressora |
| ↳ Na asma |
| ↳ Condições inflamatórias da pele, dos olhos, dos ouvidos ou do nariz → ( Eczema, conjuntivite ou rinite alérgica |
| ↳ Estados de hipersensibilidade → ( Reações alérgicas graves a drogas ou ao veneno de insetos |
| ↳ Doenças com componentes autoimunes e inflamatórios → ( Artrite reumatoide e outras doenças do "tecido conjuntivo", doenças intestinais inflamatórias, algumas formas de anemia hemolítica, púrpura trombocitopênica idiopática |
| ↳ Prevenção da doença de enxerto-*versus*-hospedeiro após transplante de órgãos ou de medula óssea |
| ▯ Doenças neoplásicas |
| ↳ Tratamento de malignidades específicas (em combinação com agentes citotóxicos) → ( Doença de Hodgkin, leucemia linfocítica aguda |
| ↳ Redução de edema cerebral → ( Pacientes com tumores cerebrais primários ou metastáticos |
| ↳ Tratamento antiemético (em combinação com a quimioterapia) |

## *Farmacocinética*

A absorção dos glicocorticoides pode ser realizada por diversas vias:
- sendo efetiva por via oral tanto a absorção da hidrocortisona e seus congêneres, quanto de seus análogos sintéticos
- alcançando rapidamente elevadas concentrações nos líquidos corporais quando administrados através da via intravenosa certos ésteres hidrossolúveis da hidrocortisona e seus congêneres sintéticos

- a obtenção de efeitos mais prolongados pode ocorrer quando são utilizadas em injeção intramuscular suspensões de hidrocortisona, seus ésteres e congêneres
- locais de administração como os espaços sinoviais, o saco conjuntival, a pele e o trato respiratório também levam à absorção sistêmica dos glicocorticoides.

Após ser absorvido, 90% ou mais do cortisol no plasma se liga às proteínas de forma reversível, em circunstâncias normais. Ou seja, em concentrações normais ou baixas, a maior parte dos corticosteroides está ligada a proteínas; porém, apenas a fração não ligada pode penetrar nas células para mediar os efeitos corticosteroides. Quando em elevadas concentrações, a capacidade de ligação dos esteroides às proteínas é ultrapassada; sendo assim, uma maior concentração de esteroides encontra-se no estado livre. A CBG (globulina de ligação dos corticosteroides) e a albumina são as proteínas plasmáticas responsáveis por quase toda capacidade de ligação dos esteroides.

Em linhas gerais, o metabolismo dos hormônios esteroides (que é de ocorrência hepática) envolve adições sequenciais de átomos de oxigênio ou hidrogênio, seguidas de conjugação, para que haja formação de derivados hidrossolúveis. Diversas outras reações ocorrem até resultar na formação de ésteres de sulfato e glicuronídios, os quais são hidrossolúveis, sendo assim excretados na urina.

Os glicocorticoides penetram nas células através de difusão, como está descrito e esquematizado na figura 38.2.

Alterações na estrutura química da molécula de cortisol levam à formação de produtos com maior separação entre as atividades glicocorticoide e mineralocorticoide. Tais modificações alteram a afinidade e a atividade intrínseca nos receptores de corticosteroides, assim como a absorção, ligação a proteínas, taxa de transformação metabólica e de excreção, ou permeabilidade da membrana, o que pode levar à alteração na especificidade e/ou potência.

Os anti-inflamatórios esteroides, como estão denominados e listados na RENAME, são:

- doxametasona (oral) ou fosfato dissódico de dexametasona – injetável – (Decadron®): é absorvida rapidamente por via oral e, por completo, por via IM. Seu metabolismo é hepático, assim como outros glicocorticoides, porém mais lento. É escolhida quando se requer um corticoide de ação prolongada.
- fosfato sódico de prednisolona – oral – (Prelone®): sua absorção por via oral é rápida e a união a proteínas é alta.
- succinato sódico de metilprednisolona – injetável – (Solumedrol®): é absor-

vido rápida e quase completamente por via oral e por via parenteral (IV-IM). Possui início da ação rápido, e o efeito máximo em uma hora. Sua ligação às proteínas é muito elevada e a meia-vida é de aproximadamente 3 horas.

- prednisona – oral – (Meticorten®): é um glicocorticoide sintético potente e com pouca ação mineralocorticoide. Por via oral é rápida e completamente absorvido, sendo sua biodisponibilidade elevada (80%). Por via parenteral (IV-IM), possui início de ação rápido, e o efeito máximo observável em uma hora. Tem elevada ligação a proteínas (70-90%) e sua meia-vida biológica é de 18-36 horas.
- succinato sódico de hidrocortisona – injetável – (Solucortef®): assim como o succinato sódico de metilprednisolona, o succinato sódico de hidrocortisona é absorvido de forma rápida e quase completamente por via oral, e através de administração parenteral (IV-IM). Seu início de ação é rápido, e o efeito máximo é obtido em 1 hora.

## Efeitos farmacológicos

Como na fisiopatologia, a ação ou efeito farmacológico dos glicocorticoides está descrita a seguir em cada situação. Para tal, elas estão divididas em dois grupos: ações sobre alterações da função suprarrenal e ações em distúrbios não suprarrenais.

### Ações sobre alterações da função suprarrenal

#### – Insuficiência córtico-suprarrenal
Crônica (doença de Addison): a atuação na doença de Addison, ou em outra situação patológica em que há insuficiência de cortisol, é como terapia de reposição.

#### – Hipo e hiperfunção córtico-suprarrenal
Hiperplasia suprarrenal congênita: ao ser detectada, o tratamento inicial é utilização de soluções hidreletrolíticas apropriadas e hidrocortisona intravenosa em doses para situações de estresse. Ao ser estabilizado, o paciente inicia a administração oral de hidrocortisona com a posologia ajustada, permitindo assim o crescimento e a maturação óssea normais e evitando qualquer excesso de androgênios.

Síndrome de Cushing: a remoção cirúrgica do tumor produtor de ACTH ou cortisol, a irradiação do tumor hipofisário ou a ressecção de uma ou de ambas as glândulas suprarrenais é o tratamento para o distúrbio causado por tumor ou hiperplasia. A terapia com cortisol deve ser utilizada por tais pacientes durante

FARMACOLOGIA HUMANA BÁSICA

e após a intervenção cirúrgica. Após a cirurgia, a dose é reduzida lentamente (uma vez que a redução rápida pode provocar sintomas de abstinência, como febre e dor articular) até que sejam atingidos níveis normais de reposição.

## Ações em distúrbios não suprarrenais

A utilidade dos glicocorticoides em doenças não relacionadas a distúrbios suprarrenais está relacionada à sua capacidade de suprimir as respostas inflamatórias e imunes.

As ações anti-inflamatória e imunossupressora dos glicocorticoides estão relacionadas aos seus efeitos sobre o número de linfócitos e sobre a alteração que ocasiona suas respostas imunes, com isso, podem inibir ou impedir a inflamação desencadeada por diversos estímulos, entre eles os estímulos radiantes, químicos, mecânicos, infecciosos e imunológicos. A ação anti-inflamatória dos glicocorticoides não está direcionada para a causa subjacente da doença, e sim para a supressão da resposta inflamatória.

Além da supressão dos efeitos sobre a função leucocitária, são vários os mecanismos envolvidos na supressão da inflamação. Atualmente, sabe-se que os glicocorticoides inibem a produção de fatores por múltiplas células; esses fatores são decisivos para a geração da resposta inflamatória: a liberação diminuída de fatores vasoativos e quimioatraentes – assim como a redução da secreção de enzimas lipolíticas e proteolíticas, a redução do extravasamento de leucócitos para áreas de lesão, e a fibrose diminuída – ocorre em consequência. A expressão de citocinas pró-inflamatórias, como a COX-2 e NOS2, também pode ser reduzida. Dessa forma, o efeito final das ações descritas anteriormente leva à diminuição da resposta inflamatória.

A inibição das funções dos macrófagos teciduais e de outras células apresentadoras de antígenos também faz parte das ações dos glicocorticoides, verificando se uma redução na capacidade dessas células de responder a antígenos e mitógenos. Sobre os macrófagos, o efeito exercido é limitar sua capacidade de fagocitar e destruir microorganismos, bem como produzir o fator de necrose tumoral α, a interleucina-I, metaloproteinases e o ativador do plasminogênio.

## Efeitos adversos

Duas categorias de efeitos adversos podem ser observadas com o uso terapêutico dos glicocorticoides: a dos que resultam do uso contínuo em doses suprafisiológicas e a dos que decorrem da interrupção da terapia.

*38. Glicocorticoides*

## Uso contínuo em doses suprafisiológicas

Além da supressão do eixo hipotálamo-hipófise-suprarrenal (eixo HHSR), o uso contínuo de glicocorticoides leva a diversas outras complicações:

- anormalidades hidroeletrolíticas (observável em pacientes tratados com glicocorticoides, mas com carência de atividades mineralocorticoides)
- hipertensão (gerada por alterações no processamento hidreletrolítico, podendo, pelo mesmo motivo, ocorrerem edema e alcalose hipopotassêmica)
- aumento da suscetibilidade à infecção (presente devido à supressão do sistema imunológico e da resposta inflamatória)
- osteoporose (é uma complicação grave, frequente e relacionada à dose administrada)
- miopatia
- distúrbios do comportamento
- cataratas (relacionada tanto à dose, quanto ao tempo de tratamento; a opacidade relacionada ao uso prolongado de glicocorticoides não é solucionada com a interrupção da terapia, e a catarata pode até progredir, mesmo com a redução ou interrupção da terapia)
- parada do crescimento
- compleição característica da superdosagem de esteroides (que consiste na redistribuição da gordura, estrias e equimoses) – síndrome de Cushing iatrogênica (ver figura 38.4)

## Interrupção da terapia

A interrupção da terapia com glicocorticoides deve ser feita de maneira lenta e gradual. O problema mais observável na supressão do tratamento com tais esteroides é a exacerbação da doença subjacente para qual a terapia foi determinada. São várias as complicações relacionadas à interrupção da terapia porém, a mais grave é a insuficiência suprarrenal aguda, que ocorre na presença de interrupção abrupta após terapia prolongada, quando já há supressão do eixo HHSR. Diferentes são as respostas e a recuperação dos pacientes com relação à supressão do eixo HHSR, podendo levar de semanas a anos.

Quando são utilizados por sua ação anti-inflamatória e imunossupressora, todas as ações metabólicas dos glicocorticoides tornam-se efeitos colaterais indesejáveis.

# REFERÊNCIAS BIBLIOGRÁFICAS

BRASILEIRO FILHO, Geraldo. *Bogliolo patologia*. Rio de Janeiro: Guanabara Koogan, 2006. 1471 p.

FAIÇAL, S.; UEHARA, M. H. Efeitos sistêmicos e síndrome de retirada em tomadores crônicos de corticosteroides [artigo de revisão]. *Rev. Ass. Med. Brasil.*, 1998, v. 44, n. 1, p. 69-74.

GILMAN, Alfred Goodman; HARDMAN, Joel G.; LIMBIRD, Lee E. Goodman & Gilman. *As bases farmacológicas da terapêutica*. Rio de Janeiro: McGraw Hill, 2003.

GUYTON, Arthur C.; HALL, John E. *Tratado de fisiologia médica*. Rio de Janeiro: Elsevier, 2006.

KATZUNG, Bertram; VOEUX, Patricia Lydie. *Farmacologia básica e clínica*. Rio de Janeiro: Guanabara Koogan, 2005.

KIDD, Cecil. et al. *Fisiologia humana*. Porto Alegre: Artmed, 2002.

RANG, H. P.; DALE, M. M.; RITTER, J. M. *Farmacologia*. Rio de Janeiro: Guanabara Koogan, 2001.

RENAME (Relação Nacional de Medicamentos Essenciais). Ministério da Saúde, Secretaria de Ciência, Tecnologia e Insumos Estratégicos, Departamento de Assistência Farmacêutica e Insumos Estratégicos. (4. ed. rev.) Brasília: Editora do Ministério da Saúde, 2007.

ROMANHOLI, Daniella J. P. C.; SALGADO, Luiz Roberto. Síndrome de Cushing exógena e retirada de glicocorticoides. *Arq. Bras. Endocrinol. Metab.* [on-line], 2007, v. 51, n. 8, p. 1280-1292.

SORIAK COMÉRCIO E PROMOÇÃO. P. R. Vade-mécum. 14.ed. São Paulo: Soriak, 2008. 1302 p.

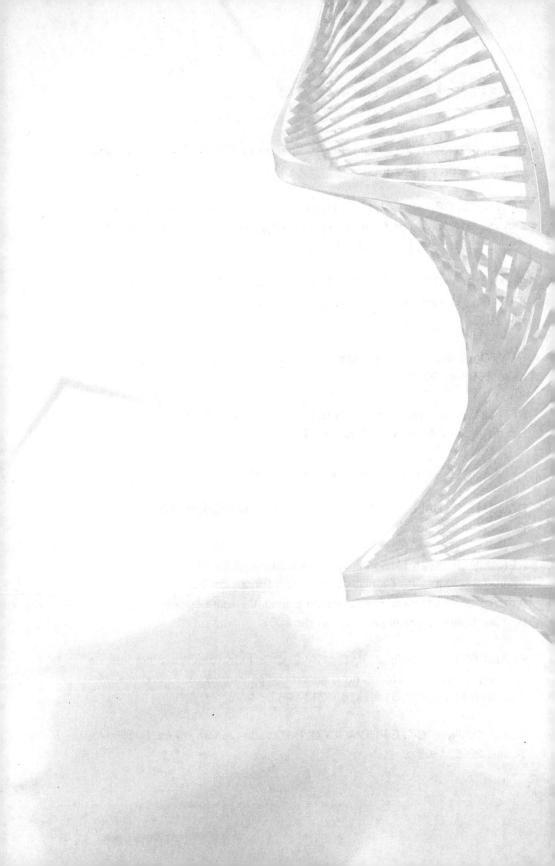

# UNIDADE X

## FARMACOLOGIA ANTINEOPLÁSICA

### 39. INTRODUÇÃO E FISIOPATOLOGIA DO CÂNCER

O câncer tem-se mostrado uma patologia de preocupação mundial na atualidade, pois aflige vários países e apresenta dados de incidência preocupante, até mesmo para países desenvolvidos com suas tecnologias avançadas no campo da saúde. Uma das preocupações ocasionadas por essa patologia é a melhoria da qualidade de vida da população. Com o aumento da estimativa de vida, mais pessoas atingirão a maior idade, estarão mais suscetíveis ao desenvolvimento dessa patologia, seja por motivos de uma exposição prolongada a agentes carcinógenos, por algum tipo de mutação, ou até mesmo por disfunções celulares que se agravarão ao longo da vida. O desenvolvimento de medicamentos citotóxicos seletivos às células carcinogênicas tem sido outro grande desafio na luta contra o câncer, pois as terapias recentes agem sobre todas as células do organismo de rápida proliferação, gerando muitos efeitos adversos no tratamento.

Em todo o mundo, segundo a Organização Mundial de Saúde (World Health Organization – WHO –, 2006), ocorreram 58 milhões de mortes, em que o câncer foi responsável por 7,6 milhões, representando um total de 13%. Com relação ao Brasil, o Instituto Nacional do Câncer (INCA), através da publicação "Estimativa – 2008: Incidência de Câncer no Brasil" estimou a ocorrência de 466.730 novos casos de câncer em nosso país no ano de 2009.

Essa patologia é caracterizada por uma proliferação desordenada e sem controle, com perda da diferenciação, migração para outras partes do corpo e invasão de outros tecidos realizadas por células que apresentam algum tipo de anormalidade em suas funções normais. Existem diferentes "tipos" de câncer, classificados a partir do comportamento celular. O processo de proliferação descontrolada dessas células, denominado *tumor*, pode ser benigno ou maligno. A diferenciação entre tumores benignos e malignos também é definida pelo comportamento das células: uma multiplicação anormal invasiva, ou seja, que extravase a parede de outros tecidos, caracteriza-se como tumor maligno, e a proliferação descontrolada contida, ou seja, que não invada outros tecidos, caracteriza o tumor benigno.

Os tumores malignos podem ainda ser classificados a partir das células que tenham originado sua gênese. Desses, os mais frequentes são: o tumor maligno gerado a partir de células sanguíneas denominado *leucemia*, o gerados a partir de células do sistema imunológico denominado *linfoma*, os gerado a partir de células epiteliais, denominado *carcinoma* e, por último, o gerado a partir de células do tecido conjuntivo, denominado *sarcoma*.

Apesar da constante pesquisa sobre melhoras nas modalidades terapêuticas através do desenvolvimento e produção de novas drogas, comportamento dos tumores em terapia, melhoramento dos medicamentos já existentes, sempre visando ao melhor resultado no combate ao câncer, a melhor maneira de se lidar com essa patologia ainda é o monitoramento constante do paciente através de exames periódicos, principalmente o que apresente predisponibilidade gênica ou que tenha sofrido exposição a carcinógenos ambientais, entre outros fatores. O diagnóstico na fase inicial da doença fornece altos índices de cura para o paciente: por isso a prevenção continua sendo a melhor maneira de se lidar com essa patologia.

Existem três esquemas terapêuticos muito utilizados para o tratamento dos tumores nos dias de hoje, sendo eles: radioterapia, cirurgia e quimioterapia. A escolha do esquema terapêutico é realizada a partir do diagnóstico do paciente, quando, após a elucidação do tumor pelas características apresentadas e pelo tipo celular, o médico avalia o melhor para cada caso. Para tratamento de tumores diagnosticados em sua fase inicial, ou seja, localizados ainda em um único tecido, geralmente utiliza-se a intervenção cirúrgica associada à radioterapia local. Entretanto, tumores malignos em alguns estágios da doença mostram-se de difícil tratamento por possuírem a característica de sofrer metástase, ou seja, essas células espalham-se por todo o organismo atingindo outros órgãos, sendo necessária a utilização da quimioterapia, associada ou não aos outros dois esquemas terapêuticos. A quimioterapia age de forma sistêmica, atingindo assim todo o organismo, enquanto a radioterapia age na região inicial do surgimento do tumor tratando apenas o local. Esses enfoques geralmente são utilizados dessa forma, podendo variar conforme o tipo de tumor diagnosticado.

Graças a estudos realizados sobre a exposição do ser humano a certos agentes, existem atualmente evidências concretas e algumas suspeitas sobre agentes carcinogênicos, ou seja, que levam à gênese de tumores em seres humanos. Por esse motivo a pessoa deve evitar a exposição e até mesmo a utilização (cigarro), resguardando-se de uma possível chance do aparecimento de mutagenicidade celular.

Foram identificados vários agentes químicos responsáveis pelo aparecimento de mutações celulares: o cigarro (tabaco), as aflatoxinas e o benzeno,

FARMACOLOGIA HUMANA BÁSICA

entre outros. A exposição à radiação também foi constatada como carcinogênica, assim como certos tipos de vírus, entre eles o da hepatite B, o poliomavírus e o herpes vírus. Os processos de possível mutagenicidade dos agentes químicos e da radiação ocorrem através da lesão do DNA celular, enquanto os induzidos por vírus estão ligados à replicação desses microrganismos através das células do indivíduo que os possui, ambos alterando de maneira drástica a função celular anterior em homeostasia.

As células tumorais malignas apresentam características distintas das células consideradas normais do organismo, sendo essa diferença em suas funções muito prejudicial ao organismo. Células normais, após atingir certa densidade, possuem um mecanismo de detecção que sinaliza para cessar o seu processo proliferativo, enquanto as células de tumores malignos não obedecem a essa medida. As células cancerosas produzem alguns componentes que promovem sua própria proliferação, sendo ele autoestimulante. Além disso, as células cancerosas são capazes de promover a angiogênese, ou seja, a criação de vasos sanguíneos ao redor da proliferação maligna, a fim de suprir suas necessidades nutricionais e não impedir sua contínua multiplicação. Elas ainda não são susceptíveis às sinalizações utilizadas pelo organismo para realização do processo de apoptose, ou seja, não são afetadas pela sinalização celular de morte celular programada, chegando assim a um período de vida maior que uma célula normal.

As mutações sofridas pelas células normais do organismo, em sua maioria, estão relacionadas com os oncogenes, proto-oncogenes e genes de supressão tumoral. Os proto-oncogenes são genes contidos em células normais que controlam a multiplicação dessas. Entretanto, através de qualquer alteração ou mutação sofrida por eles, transformam-se em oncogenes, que se caracterizam pela perda do controle da proliferação celular antes normal, consequentemente gerando uma proliferação descontrolada tais células. Os genes de supressão tumoral agem suprimindo a proliferação descontrolada dessas células, fazendo-as retornar ao seu estado de equilíbrio proliferativo. Porém, em alguns casos, esses genes apresentam-se defeituosos no desempenho de suas funções, não exercendo a atividade de supressão diante de uma proliferação anormal.

Por todas essas características, o câncer é de difícil terapia, pois os medicamentos comercializados na atualidade não possuem especificidade restrita às células cancerosas, tornando seus efeitos tóxicos sistêmicos e bastantes prejudiciais aos seus usuários. O capítulo seguinte trata dos medicamentos utilizados no tratamento do câncer, além de suas respectivas características, ações farmacológicas e seus efeitos adversos.

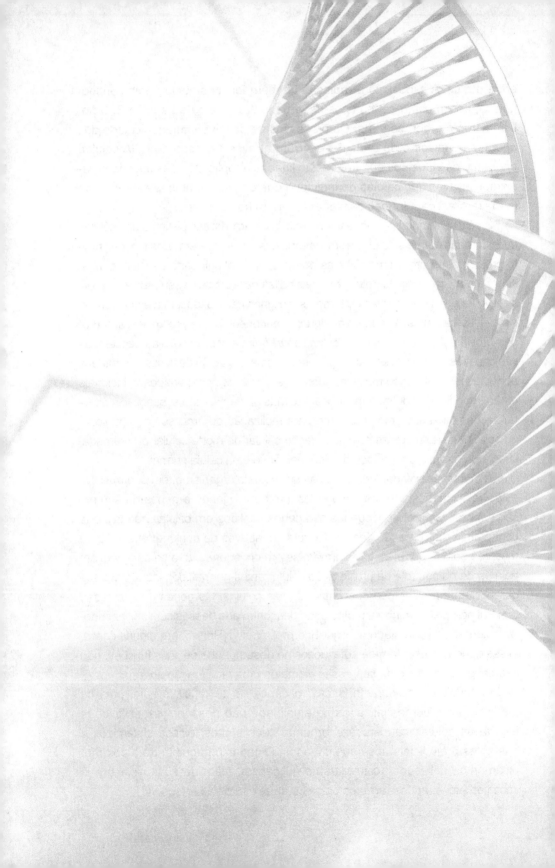

# 40. FÁRMACOS ANTINEOPLÁSICOS

A partir do surgimento e utilização dos antineoplásicos durante anos no tratamento do câncer, constatou-se que em alguns casos essa terapia não obtinha o resultado terapêutico esperado, tornando-se uma incógnita e abalando a confiança nos esquemas terapêuticos então existentes utilizados. Após várias pesquisas realizadas sobre esse problema, constatou-se que certas células tumorais mostravam resistência a certos agentes antineoplásicos, sendo tal resistência classificada como primária ou adquirida. A resistência primária é expressa já no primeiro contato com o agente neoplásico, respondendo de forma inesperada ao tratamento. A resistência adquirida é apenas observada a partir de certo tempo de exposição das células tumorais aos medicamentos, manifestando-se, mais tarde, mecanismos de proteção contra essas drogas, complicando o sucesso terapêutico e também evitando sua destruição.

Alguns dos fármacos utilizados na quimioterapia do câncer contidos nesse capítulo são: alquilantes, antimetabólicos, alcaloides, antibióticos, compostos de platina e antiestrógenos. Esses fármacos estão listados na tabela 40.1.

**Tabela 40.1: Principais fármacos utilizados na quimioterapia do câncer.**

| CLASSE FARMACOLÓGICA | FÁRMACO |
|---|---|
| Agentes Alquilantes | Ciclofosfamida |
| | Ifosfamida |
| Antimetabólicos | Fluoruracila |
| | Metotrexato |
| Alcaloide da Vinca | Vincristina |
| Antibiótico | Doxorrubicina |
| Compostos de platina | Cisplatina |
| | Carboplatina |
| Antiestrógenos | Tamoxifeno |

Fonte: Proposta do autor.

Esses fármacos podem ser utilizados em esquemas de um único medicamento ou até mesmo em uma combinação de três deles ou mais, segundo a necessidade apresentada pelo paciente, possível resistência das células tumorais, ou resultado da terapia combinada desses esquemas.

# AGENTES ALQUILANTES

Os fármacos denominados agentes alquilantes receberam essa nomenclatura por promover a alquilação de vários componentes celulares que se apresentam com afinidade ao núcleo celular, alterando sua conformação e, consequentemente, sua função, levando à morte celular.

## Ciclofosfamida

A ciclofosfamida apresenta-se como um pró-farmaco de ação sistêmica ativado por enzimas do citocromo P450 que metabolizam sua molécula inicial em duas outras: a 4-hidroxiciclofosfamida e a aldofosfamida. Essa segunda é levada aos tecidos, alterando-se em mostarda fosforilada E, exercendo sua função citotóxica neles.

## Farmacocinética

Esse fármaco apresenta boa absorção oral, atingindo picos de meia-vida plasmática em torno de 7 horas. Sua eliminação é realizada em sua maioria através do metabolismo hepático. É recomendável a utilização com uma hidratação adequada, pois podem ocorrer complicações com secreção do ADH.

## Mecanismo de ação

Como dissemos anteriormente, as mostardas nitrogenadas é que exercem os efeitos citotóxicos desse medicamento por se ligarem geralmente ao átomo de nitrogênio 7 da guanina, gerando uma ligação covalente entre esses. Com essa ligação, o processo de replicação dessa célula fica comprometido. Os átomos de nitrogênio 1 e 3 da adenina, o átomo de nitrogênio 3 da citosina, e também átomo 6 da guanina.

## Efeitos adversos

Além dessa transformação da ciclofosfamida em aldofosfamida, que, em seguida, é convertida em mostarda fosforilada e exerce a função citotóxica do medicamento, ocorre a criação da molécula acroleína, que, por sua vez, é responsável pelo aparecimento, em alguns pacientes, de cistite hemorrágica o que pode ser evitado com a combinação do medicamento Mesna (Mitexan®) junto à terapia com ciclofosfamida. Eles ainda podem causar em seus usuários mielossupressão, toxicidade em mucosas e imunossupressão, entre outros efeitos.

## Clorambucila

Esse fármaco apresenta ação citotóxica no organismo, mas principalmente sobre a proliferação de células originais na medula óssea e nos órgãos linfoides, sendo por esse motivo muito empregado no tratamento de leucemia.

### Farmacocinética

O medicamento clorambucila apresenta boa absorção oral, chegando a atingir meia-vida plasmática em torno de 2 horas no organismo. É metabolizada em grande parte pelo fígado.

### Efeitos farmacológicos

Os efeitos farmacológicos desse medicamento apresentam-se de forma semelhante à ação citotóxica das mostardas nitrogenadas, atingindo com suas ligações substratos de extrema importância na replicação celular, incapacitando-os de serem utilizados pelas células em replicação.

### Efeitos adversos

Os pacientes que utilizaram o medicamento clorambucila apresentaram quadro de mielossupressão, hipoplasia acentuada, fibrose pulmonar e dermatite, entre outros.

# ANTIMETABÓLICOS

Os fármacos pertencentes à classe dos antimetabólicos promovem sua atividade citotóxica junto à síntese de DNA e RNA das células em divisão celular. Alguns desses medicamentos apresentam-se com ampla utilização não só contra células cancerosas, mas em outras patologias com resultados bastante benéficos no seu tratamento.

## Fluoruracila

O fármaco fluoruracila pertence à classe dos antimetabólicos com um análogo das pirimidinas, em que estas se apresentam como uma das bases a serem incorporadas no DNA celular, exercendo sua função antimetabólica. A fluoruracila possui ampla utilização contra vários tipos de câncer, como o câncer colorretal, de mama, de fígado, ânus e pâncreas, além de ser utilizada em esquemas terapêuticos combinados com outros quimioterápicos para tratamento de outros tipos de câncer.

### Farmacocinética

O fármaco fluoruracila possui meia-vida muito curta no organismo, sendo de aproximadamente 20 minutos. É excretado lentamente, sendo apenas 10% nas primeiras 24 horas. Esse fármaco é metabolizado em grande parte pelo fígado.

### Mecanismo de ação

O medicamento fluoruracila após sofrer metabolismo enzimático, origina produtos que se incorporaram ao DNA e RNA celular, inibindo algumas de suas funções na célula, exercendo assim sua função citotóxica pelo impedimento da proliferação dessas células.

### Efeitos adversos

Os pacientes que utilizam a fluoruracila podem apresentar quadro de anorexia, náuseas, vômitos, estomatite, diarreia, mielossupressão, leucopenia e cardiotoxicidade, entre outros.

### Metotrexato

O fármaco metotrexato está inserido na classe dos antimetabólicos como um análogo do ácido fólico, atuando na inibição da ação de certas enzimas que fornecem substratos à célula para sua síntese de DNA e RNA, consequentemente, para sua replicação. Esse medicamento mostrou bons resultados em várias patologias, entre elas as de psoríase e artrite reumatoide, além de ser utilizado, principalmente, no tratamento de leucemias e linfomas.

FARMACOLOGIA HUMANA BÁSICA

## Farmacocinética

O fármaco metotrexato apresenta meia-vida dividida em várias fases, atingindo em torno de 12 horas no organismo. Esse fármaco tem grande parte de sua excreção nas primeiras 48 horas após sua utilização, sendo quase totalmente eliminado nesse período.

## Mecanismo de ação

O metotrexato atua na inibição da enzima diidrofolato redutase, responsável por fornecer à célula substratos essenciais para a síntese de DNA e RNA, sendo eles o timidilato e as purinas, precursores da síntese desses, respectivamente.

## Efeitos adversos

Pacientes que utilizam o metotrexato podem apresentar quadro de mielossupressão, trombocitopenia, mucosites, pneumonites e cirrose hepática, entre outros.

# ALCALOIDE DA VINCA

Os fármacos pertencentes a esse grupo são obtidos a partir de plantas, como é o caso da vincristina e vimblastina. Agem de forma seletiva no processo de proliferação celular, atuando nesse processo em sua fase mitótica.

## Vincristina

A vincristina é um alcaloide obtido a partir da planta *Catharanthus roseus*, conhecida popularmente como "pervinca". Esse fármaco tem sua utilização nos quadros de leucemias e linfoma pediátrico, além de outros tipos de tumores pediátricos.

## Farmacocinética

Esse fármaco possui meia-vida de aproximadamente 20 horas no organismo. Seu metabolismo é em sua totalidade hepático, sendo sua maior eliminação através da bile, enquanto uma pequena fração da droga é eliminada pela urina.

## Mecanismo de ação

O fármaco vincristina atua inativando a ação dos microtúbulos no processo de divisão celular, sendo por esse motivo específico da fase mitótica. São de extrema importância nessa fase da diferenciação, pois com sua inibição, esse processo não pode ser realizado.

## Efeitos adversos

Os pacientes que utilizam o fármaco vincristina podem apresentar quadro de queda de cabelo, mielodepressão, neurotoxicidade, hiponatremia, alopecia e leucopenia, entre outros.

# ANTIBIÓTICO

Os antibióticos utilizados no tratamento do câncer são, em sua maioria, obtidos a partir de produtos metabólicos de microrganismos.

### Doxorrubicina

A doxorrubicina é um medicamento obtido a partir de produtos de metabólicos de um fungo, o *Streptococcus* var. *caesius*, sendo este um análogo da antraciclina.

### Farmacocinética

O fármaco doxorrubicina possui meia-vida de até 30 horas no organismo, sendo toda sua metabolização realizada pelo fígado e excretada junto à bile.

### Mecanismo de ação

Esse fármaco atua junto à enzima toposoimerase II, que provoca rompimento no material genético celular, levando ao seu dano direto, causando a desespirilação do DNA, bloqueando até mesmo qualquer possível reparo desse.

### Efeitos adversos

Os pacientes que utilizam esse fármaco podem apresentar quadro de mielossupressão, leucopenia, trombocitopenia e anemia, entre outros.

# COMPOSTOS DE PLATINA

Os fármacos pertencentes ao grupo dos compostos da platina apresentam em seus constituintes complexos de coordenação da platina, sendo esses responsáveis pela ação citotóxica desse. Esses compostos apresentam-se eficazes principalmente nas terapias de câncer de testículo, ovário, cabeça e pescoço.

## Cisplatina e Carboplatina

Esses dois fármacos são exemplos de compostos da platina, semelhantes em vários aspectos e apresentando pequenas diferenças moleculares entre si.

### Farmacocinética

A cisplatina apresenta meia-vida sistêmica cerca de 24 horas após sua administração. Sua excreção acontece de forma lenta, após mais ou menos uma semana depois de sua utilização, apenas metade de suas concentrações foram excretadas, enquanto a carboplatina possui meia-vida cerca de 2 horas, sendo excretada pelos rins.

### Mecanismo de ação

Tanto a cisplatina quanto a carboplatina atuam através da ligação cruzada com o DNA celular, ligando-se preferencialmente ao átomo de nitrogênio 7 da guanina, gerando nesse processo seu efeito citotóxico, levando à morte celular por incapacitação de prosseguir com a diferenciação celular.

### Efeitos adversos

Pacientes que utilizam a cisplatina e a carboplatina podem apresentar quadro de nefrotoxicidade, mielossupressão e neuropatia, entre outros. Foram relatados efeitos adversos mais amenos nos que utilizaram carboplatina ao invés da cisplatina.

# ANTIESTRÓGENOS

A terapia hormonal vem sido utilizada como tratamento do câncer há alguns anos, sendo utilizada em casos de câncer que acometem órgãos que

*40. Fármacos antineoplásicos*

necessitem de hormônios para sua manutenção de funções, sendo por esse motivo utilizados no câncer de mama e de próstata.

## Tamoxifeno

O fármaco tamoxifeno é um medicamento antiestrogênico não só para tratamento do câncer mamário, mas também para prevenção em pacientes que apresentam predisponibilidade a esse tipo de câncer.

### Mecanismo de ação

O tamoxifeno atua na inibição do hormônio estrogênio, evitando assim sua influência na proliferação das células localizadas nesses órgãos. Por outro lado, promove a ação do estrogênio em outros tecidos do organismo, evitando apenas a influência na proliferação de células da mama.

### Farmacocinética

O tamoxifeno possui meia-vida de até 7 dias no organismo. Seu metabolismo é realizado totalmente pelo fígado.

### Efeitos adversos

Pacientes que utilizaram o medicamento tamoxifeno apresentaram quadro de queda de cabelo, vômitos, sangramento vaginal, dermatites e tromboembolia, entre outros efeitos.

# REFERÊNCIAS BIBLIOGRÁFICAS

CRAIG, C. R.; STITZEL, R. E. *Farmacologia moderna*. Rio de Janeiro: Guanabara Koogan, 1996.

FARMACOPEIA BRASILEIRA. 1988-1996. 4. ed. São Paulo: Atheneu.

HARDMAN, Joel G.; LIMBIRD, Lee E.; GILMAN, Alfred Goodman. *As bases farmacológicas da terapêutica*. Rio de Janeiro: McGraw-Hill, 2003.

KATZUNG, Bertram G. *Farmacologia básica e clínica*. Rio de Janeiro : Guanabara Koogan, 2005.

KODA-KIMBLE, M. A. et al. *Manual de terapêutica aplicada*. Rio de Janeiro: Guanabara Koogan, 2005.

KOROLKOVAS, A.; BURCKHALTER, H. Joseph. *Química farmacêutica*. Rio de Janeiro: Guanabara Koogan, 1988.

LEVINSON, W.; JAWETZ, E. *Microbiologia médica e imunologia*. (Trad. José Procópio M. Senna). Porto Alegre: Artmed, 2005.

LIMA, Darcy Roberto. *Manual de Farmacologia clínica, terapêutica e toxicológica*. vol. 2. Rio de Janeiro: Guanabara Koogan, 2004.

RANG, H. P; DALE, M. M; RITTER, J. M; FLOWER, R. J. *Farmacologia*. Rio de Janeiro: Elsevier, 2007.

VADE-MÉCUM DE MEDICAMENTOS. (Revisor geral da obra: Horácio E. Castagneto). 2. ed. São Paulo: Soriak Comércio e Produções S A , 2006/2007.

# UNIDADE XI

## FARMACOLOGIA ANTIMICROBIANA

### 41. FISIOLOGIA BACTERIANA

Este capítulo visa a tratar dos principais aspectos envolvidos na estrutura e fisiologia bacterianas, uma vez que esses seres estão presentes em nosso cotidiano; faz-se necessário conhecê-los em suas particularidades, pois somente assim podemos julgá-los quanto aos males provocados e buscar formas de erradicar tais problemas.

Em um primeiro plano, as estruturas vivas eram classificadas como vegetal e animal; logo se notou que essas classificações eram errôneas, pois organismos que estavam em um mesmo grupo não apresentavam características equivalentes. Mais adiante essas classificações seriam mudadas. Após um estudo realizado por E. H. Haeckel, em 1896, as bactérias, as algas, os fungos e os protozoários foram enquadrados em um reino denominado Protista.

As denominações anteriores foram bem-aceitas, até que, em estudos posteriores, foram observados mais dois grupos distintos que compreendiam células procarióticas e eucarióticas (ver tabela 41.1). Em células procarióticas, a estrutura que equivale ao núcleo apresenta-se monocromossomal e não é envolvida por uma membrana nuclear; em contrapartida, as células eucarióticas apresentam vários cromossomos e o núcleo é delimitado por uma membrana (carioteca).

Em 1969, em um estudo conduzido por R. H. Wittaker, levou-se em consideração não apenas a estrutura, mas também a forma de obter energia e alimento. Após esse estudo as bactérias ficaram restritas ao reino Monera.

Em outro estudo realizado posteriormente por C. Woese, em 1979, foi possível obter uma nova classificação: suprarreino Arqueobactéria (nesse grupo estavam inclusas bactérias metanogênicas, bactérias termófilas, bactérias acidófilas e bactérias halofílicas); suprarreino Eubactéria (nesse grupo estão as demais bactérias e as cianobactérias).

Mas a bacteriologia não se limita apenas às denominações anteriores; leva também em consideração a morfologia, fisiologia e os componentes estruturais, que conferem as particularidades a esses seres, os quais são tratados posteriormente.

**Tabela 41.1: Diferenciação de células procarióticas e eucarióticas.**

| | PROCARIOTO | EUCARIOTO |
|---|---|---|
| Membrana nuclear | Ausente | Presente |
| Mitocôndria | Ausente | Presente |
| Cloroplastos | Ausente | Presente |
| Retículo endoplasmático | Ausente | Presente |
| Complexo de Golgi | Ausente | Presente |
| Vacúolos gasosos | Presente | Ausente |
| Correntes citoplasmáticas | Ausente | Presente |
| Endósporos resistentes ao calor | Presente | Ausente |
| Ácidos graxos insaturados na MP | Ausente | Presente |
| Divisão celular por mitose | Ausente | Presente |
| Forma do cromossomo | Circular | Linear |
| Número de cromossomo | Um | Vários |
| Ribossomos: localização | Dispersos | Ligados ao RE e dispersos |
| Ribossomos: coeficiente de sedimentação | 70S | 80S |
| Nucléolo | Ausente | Presente |
| Reprodução | Assexuada | Sexuada/assexuada |
| Tamanho da célula | 0,2 - 2,0 µm | >2,0 µm |
| Utilização de substratos inorgânicos | Sim | Não |
| Utilização de substratos orgânicos | Sim | Sim |
| Fotossíntese cíclica | Sim | Não |
| Fotossíntese acíclica | Sim | Sim |
| Fixação de nitrogênio | Sim | Não |
| Respiração aeróbia | Sim | Sim |
| Respiração anaeróbica | Sim | Não |
| Fermentação de açúcares | Sim | Sim |
| Fermentação de aminoácidos | Sim | Não |

**Fonte:** Proposta do autor.

# MORFOLOGIA E ESTRUTURA DA CÉLULA BACTERIANA

## Forma e tamanho

As bactérias apresentam algumas peculiaridades, sendo uma delas a forma que pode ser usada para diferenciação. As bactérias podem apresentar-se no formato de cocos, bacilos e espiroquetas.

## Cocos

São de forma arredondada, podendo também apresentar-se na forma oval, alongados ou achatados em uma de suas extremidades. Os cocos ainda podem ser subdivididos em diplococos, estreptococos, estafilococos e sarcina. Essa diferenciação quanto à disposição das bactérias dá-se devido à orientação e ao grau de ligação bacteriana durante a divisão celular. Esses arranjos têm grande importância clínica, pois a partir deles direciona-se o processo de identificação do microrganismo.

## Bacilos

Ao contrário dos cocos, os bacilos apresentam menor variação em suas disposições (agrupamentos). Podem-se observar diplobacilos e estreptobacilos. A variação entre cocos e bacilos às vezes pode ser tão pequena que existe a denominação "cocobacilos", por apresentarem grande semelhança.

## Espiroquetas

Essas bactérias têm esse nome devido à forma em espiral. Além disso, esses microrganismos são relativamente longos, finos e seu movimento dá-se por rotaçao e flexão. Elas podem subdividir-se em vibriões, espirilos e espiroquetas. Essas bactérias são aeróbias gram-negativas.

Entre as muitas espécies bacterianas que vivem na placa dental, os microrganismos mais facilmente reconhecíveis são as espiroquetas. Devido à sua motilidade e morfologia características, são rapidamente discerníveis em exames de placas subgengivais por microscopia de campo escuro e/ou de contraste de fase.

# ESTRUTURAS DA CÉLULA BACTERIANA

## Parede celular

A parede celular bacteriana é uma estrutura de característica rígida que recobre a membrana citoplasmática e é responsável por conferir forma às bactérias. A parede celular só não está presente em *Mycoplasma*, que é circundado apenas por membrana celular. Essa estrutura é constituída por ácido diaminopimérico (DPA), ácido murâmico e ácido teicoico, além de aminoácidos e lipídeos. Todos esses componentes formam um conjunto que provê a parede celular. Além desses componentes, existe outro, o peptideoglicano, que irá confere à rigidez da parede. A parede celular ainda tem um papel crucial na sobrevivência da bactéria, uma vez que essa estrutura a protege de um rompimento, haja vista que a pressão osmótica do interior das bactérias é muitas vezes superior à do meio externo.

As bactérias sofrem uma divisão em gram-positivas e gram-negativas, pois apresentam características marcantes que devem ser levadas em consideração.

## Bactérias gram-positivas

As bactérias gram-positivas apresentam uma quantidade significantemente maior de peptideoglicano (cerca de 45 a 50% da massa seca da parede celular) em relação às bactérias gram-negativas (cerca de 5% da massa seca da parede celular), promovendo assim um maior enrijecimento (figura 41.1). É possível ainda encontrar ácidos teicoicos (cadeias de polifosfato com resíduos de ribitol e glicerol). Os ácidos teicoicos subdividem-se em: ácidos teicoicos de parede ligados ao peptideoglicano e ácidos lipoteicoicos (LTA). Essas bactérias são sensíveis à lisozima e sua parede constitui o local de ação de alguns antibióticos, além de apresentar elementos básicos para identificação sorológica.

## Bactérias gram-negativas

As bactérias gram-negativas apresentam grande complexidade em relação às gram-positivas. Em contrapartida, a parede celular desses microrganismos é menos espessa devido ao fato de apresentarem menor quantidade de peptideoglicano (figura 41.1). Uma peculiaridade das bactérias gram-negativas é a membrana externa, que serve como uma barreira seletiva para a transposição de algumas substâncias da célula; essa estrutura pode apresentar grandes efeitos tóxicos ao infectado.

## Membrana externa

Essa estrutura recebe tal denominação, mas é um componente da parede celular presente apenas em bactérias gram-negativas (figura 41.1). Correspondente a uma segunda bicamada lipídica que se situa acima do peptideoglicano, e é composta por fosfolipídios, lipoproteína e lipopolissacarídeos (LPSs). Estes últimos situam-se na camada mais externa da membrana, enquanto os fosfolipídios estão presentes, quase todos, na camada mais interna. Essa estrutura, quando comparada à membrana citoplasmática, é mais permeável no que diz respeito à transposição de moléculas pequenas, como glicose e outros monossacarídeos.

Cogita-se que a membrana externa e a membrana citoplasmática mantêm contatos com regiões celulares, denominados sítios de adesão. Indaga-se se essas regiões de junção podem conferir maior rigidez à parede celular dessas bactérias, além de propiciar uma fixação mais eficiente da membrana externa. Esses sítios de adesão ainda podem ter importante relação com a passagem de compostos citoplasmáticos, desde nutrientes até componentes envolvidos na formação da membrana externa.

Os componentes da membrana externa podem ser denominados endotoxinas, uma vez que podem causar febre, choque e, em casos mais graves, levar à morte.

## Espaço periplasmático

Localizado no intervalo entre a membrana externa e a membrana citoplasmática (figura 41.1), essa estrutura é encontrada apenas em bactérias gram-negativas. Nessa região há uma série de enzimas e proteínas, além do peptideoglicano. O espaço periplasmático (ou periplasma) apresenta-se com uma consistência firme em forma de gel; provavelmente devido grande número de proteínas nessa região. O periplasma pode corresponder a até 40% do volume total da célula. Essa estrutura é muito importante para as bactérias (gram-negativas), pois é nessa região que estão localizadas diversas enzimas e proteínas de suma importância à sobrevivência bacteriana, tais como: enzimas hidrolíticas (responsáveis por quebrar macromoléculas, cuja membrana citoplasmática é permeável, para facilitar seu transporte para o interior da célu-

*41. Fisiologia bacteriana*

la), enzimas que podem inativar drogas (ex. beta-lactamases), e proteínas que auxiliam no transporte de solutos para o espaço interno celular.

**FIGURA 41.1: Diferenciação das bactérias gram-positivas das gram-negativas, tornando-se notório o maior volume de peptideoglicano na gram-positiva.**

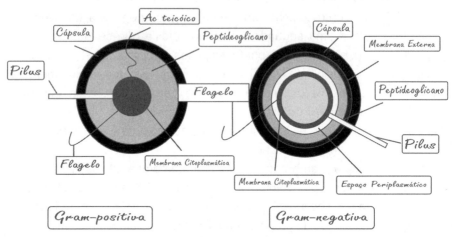

Fonte: Proposta do autor.

## Cápsula

A cápsula é uma camada viscosa, localizada externamente à parede celular, e que confere proteção da bactéria contra condições externas desfavoráveis. Geralmente, as cápsulas são compostas por polissacarídeos (homopolissacarídeos ou heteropolissacarídeo), embora possam apresentar-se constituídas por peptídeos. Essa estrutura está intimamente relacionada com a virulência da bactéria, pois confere resistência à fagocitose e adesão a tecidos; é notório que, em mesmas espécies, as amostras encapsuladas são mais virulentas do que as demais.

## Flagelos

Essas estruturas são organelas designadas para a locomoção bacteriana, constituída por uma estrutura proteica denominada flagelina, na qual forma longos filamentos delgados e ondulados, que se ramificam desde o corpo bacteriano e se estendem para a parte externa da célula. O flagelo é dividido em três partes: o corpo basal (responsável por ancorar o flagelo e a membrana citoplasmática), uma estrutura em forma de gancho e um filamento helicoidal longo. Geralmente, o comprimento do flagelo é maior que o da célula, mas seu diâmetro é significativamente menor que o diâmetro celular.

A propulsão realizada pelo flagelo é muito grande, podendo levar um deslocamento da bactéria por distâncias significativamente maiores que seu comprimento; ainda é desconhecido o método exato desses movimentos. Aparentemente, a energia usada nesses movimentos provém da degradação de ligações energéticas de fosfato. A motilidade desses microrganismos ocorre ao acaso, embora também possa acontecer por quimiotaxia.

De acordo com a distribuição dos flagelos na célula, ela pode receber uma denominação: atríquias (desprovidas de flagelos), monotríquias (apresentam um flagelo em uma das extremidades), anfitríaquias (um flagelo em ambas extremidades), lofotríaquias (tufos de flagelos em uma ou ambas extremidades), e peritríquias (envolvidas por flagelos).

## Fímbrias

Essas estruturas também podem ser chamadas de "pili"; são componentes bacterianos de características filamentosas, porém mais curtas e mais delicadas que os flagelos, e a proteína que constitui essa estrutura é a pilina. São notadas em muitas bactérias gram-negativas. As fímbrias originam-se de corpúsculos basais na membrana citoplasmática e sua função parece estar relacionada com a troca de material genético durante a conjugação bacteriana, e também com aderência às superfícies. Mesmo apresentando uma estrutura parecida com os flagelos, as fímbrias não têm função de mobilidade.

## Nucleoide

O nucleoide procariótico é sinônimo de DNA bacteriano; essa estrutura é muito difícil de visualizar, a não ser com uma coloração adequada, podendo ser visualizado em microscopia óptica. Em resoluções mais avançadas (micrografia eletrônica), nota-se ausência do aparelho mitótico e da membrana nuclear (carioteca), delimitando o núcleo das demais organelas citoplasmáticas. A estrutura nuclear tem uma formação peculiar nesses microrganismos, pois essa região apresenta em sua estrutura fibrilas de DNA dupla hélice na forma de uma monomolécula. Uma grande diferença a ser ressaltada entre o DNA de seres procariotos (bactérias) e o de eucariotos é que o DNA bacteriano não apresenta íntrons, enquanto que o segundo apresenta.

*41. Fisiologia bacteriana*

## Plasmídeos

Os plasmídeos apresentam uma estrutura de molécula de DNA de dupla fita circular, extracromossomiais, que têm grande facilidade de autorreplicação independentemente da replicação do cromossomo bacteriano.

Essas estruturas são encontradas tanto em bactérias gram-negativas quanto em gram-positivas, e uma mesma célula pode apresentar diferentes plasmídeos com funções distintas, como resistência a antibióticos (fator–R) e resistência a metais pesados e fatores sexuais (fator–F).

# COMPONENTES CITOPLASMÁTICOS

## Citoplasma

O citoplasma é uma estrutura intracelular de grande importância para as células, uma vez que é nessa estrutura que estão presentes os componentes citoplasmáticos vitais para a sobrevivência celular. Essa estrutura é formada por cerca de 80% de água, ácidos nucleicos, carboidratos, lipídeos, íons inorgânicos, partículas de baixo peso molecular e partículas com funções primordiais.

## Ribossomos

Os ribossomos são estruturas fundamentais para a sobrevivência dos seres, tantos os procariotos quanto os eucariotos. Eles estão presentes em grande número nas células bacterianas, logo conferem ao citoplasma um aspecto granular, se observado em microscópio eletrônico. Essas estruturas são responsáveis por síntese proteica. Essas estruturas se diferem nas células procarióticas de eucarióticas. Na primeira, os ribossomos apresentam um tamanho de 70S, com subunidades 50S e 30S, enquanto que em células eucarióticas eles se apresentam em 80S, com subunidades 60S e 40S. Essas diferenças são fundamentais na atuação de antibióticos, conferindo-lhes uma ação seletiva em uma atuação em síntese proteica bacteriana e não humana.

## Grânulos

Essas estruturas têm um papel importante para a vida bacteriana, uma vez que são responsáveis por acumular nutrientes (na forma de grânulos de reserva) e são corados caracteristicamente. Esse armazenamento de polímeros insolúveis permite o acúmulo de reservas sem que ocorra elevação da pressão osmótica interna. Se a quantidade correspondente estiver em forma de monômeros, a célula não suporta e se rompe, pelo aumento da pressão intracelular.

## Esporos bacterianos

Essas estruturas são exclusivas de bactérias (sobretudo dos gêneros *Bacillus* e *Clostridium*). Elas se formam no interior da célula e são chamadas de endósporos. Apresentam uma parede celular rígida e espessa e são altamente refráteis, além de serem resistentes a agentes físicos e químicos.

O processo de formação de esporos dá-se quando a célula bacteriana não encontra um meio ideal para seu desenvolvimento, haja vista que isso ocorre por escassez de nutrientes (fontes de carbono e de nitrogênio). A formação do esporo ocorre no citoplasma vegetativo. O processo é iniciado com a condensação de uma nucleoproteína no citoplasma que migra para uma extremidade da célula e, logo após, essa estrutura e o citoplasma são envolvidos por uma membrana dupla derivada da membrana citoplasmática. Os esporos apresentam atividade metabólica muito reduzida, podendo ficar viáveis por longos períodos.

## Fisiologia bacteriana

As bactérias necessitam de condições favoráveis para seu crescimento e sua replicação, assim como todos os constituintes químicos e físicos necessários para seu metabolismo. Essas necessidades dependem de informações genéticas para cada espécie bacteriana. Existem bactérias que têm grande capacidade de síntese de metabólito a partir de recursos simples, facilitando o seu crescimento; em contrapartida, outras são altamente exigentes, necessitando de nutrientes complexos para o seu crescimento e sua reprodução.

## Nutrição

Com a análise minuciosa das estruturas bacterianas é possível notar que elas são formadas por diversas macromoléculas, sendo mais notórios proteínas e ácidos nucleicos. Para a formação dessas estruturas, as bactérias retiram os substratos do meio ou até mesmo os sintetizam a partir de compostos mais simples. Para essa síntese, alguns fatores são levados em consideração, como a disponibilidade de nutrientes e do poder de síntese do microrganismo. Os nutrientes usados pelas bactérias podem ser divididos em duas classes: macronutrientes e micronutrientes. Os dois tipos são de suma importância para o crescimento e sobrevivência bacteriana, mas os primeiros são mais requeridos por serem os principais constituintes a serem utilizados como combustível.

## Macronutrientes

Esses compostos estão diretamente ligados à sobrevivência bacteriana, pois estão intimamente ligados ao seu metabolismo, respiração e formação estrutural.

## Carbono

Está presente em grande parte dos componentes celulares. As principais formas de utilização dessa substância pelas bactérias são nos formatos de carbonatos ou de $CO_2$ como a principal fonte de carbono. No caso citado anteriormente, as bactérias são denominadas autotróficas, enquanto que os microrganismos que requerem obrigatoriamente uma fonte de carbono orgânica são conhecidos por heterotróficos, e sua principal fonte de carbono são os carboidratos.

## Oxigênio

Sem dúvida, é de grande importância para a sobrevivência de microrganismos aeróbios, pois é requerido como aceptor final da cadeia de transporte de elétrons. Também exerce um papel crucial na formação de moléculas orgânicas e inorgânicas.

## Hidrogênio

Esse é um componente muito frequente na formação de matérias orgânicas e inorgânicas, logo, tem papel fundamental na constituição do material celular.

## Nitrogênio

O nitrogênio é um constituinte estrutural de proteínas, ácidos nucleicos, vitaminas e outros componentes celulares. É obtido na natureza seja como de gás ($N_2$) ou na forma combinada. No estado de gás é usado apenas por bactérias que habitam o solo. Já na forma combinada o nitrogênio pode ser encontrado na forma inorgânica ($NH_3$, $NO_3^-$) ou matéria orgânica, como aminoácidos.

## Enxofre

Assimo como o nitrogênio, esse composto pode ser encontrado na sua forma elementar reduzida ou na oxidada. As duas aparecem nas formas orgânicas e inorgânicas. As bactérias assimilam melhor os sulfatos ($SO_4^{-2}$) inorgânicos ou os aminoácidos, logo, são as mais utilizadas. Quando apresentado na forma oxidada, também pode ser aceptor final de elétrons das cadeias anaeróbias de transporte de elétrons.

## Fósforo

É encontrado na célula na forma combinada a moléculas muito importantes, como os nucleotídeos (ATP, CTP, GTP, UTP, TTP), mas também pode ser encontrado na forma de fosfato inorgânico. Nessa última forma está pouco relacionado a reações metabólicas, embora seja de suma importância na síntese de ATP. As substâncias obtidas a partir do fósforo estão envolvidas não apenas no armazenamento de ATP, mas também estão intimamente ligadas à regulação metabólica e muitas enzimas tornam-se ativas ao serem fosforiladas.

## Micronutrientes

Os micronutrientes são de fundamental importância para a sobrevivência bacteriana, mas são encontrados sempre na forma inorgânica, como: ferro, magnésio, manganês, cálcio, zinco, potássio, sódio, cobre, cloro, cobalto, molibdênio e selênio. Esses elementos são variáveis dependendo do microrganismo. Os micronutrientes podem ter diversas funções, sendo as principais: componentes de proteínas, cofatores de enzimas e osmorreguladores.

# REFERÊNCIAS BIBLIOGRÁFICAS

KONEMAN, Elmer W.; ALLEN, Stephen D.; JANDA, William M.; SCHRE-CKENBERGER, Paul C.; WINN, Washington C. *Diagnóstico microbiológico*: texto e atlas colorido. Rio de Janeiro: Guanabara Koogan, 2001.

LEITE, Breno. et al. Mecanismos de adesão de bactérias e fungos as plantas hospedeiras. *RAAP.*, 2001, vol. 9.

LEVINSON, W.; JAWETZ, E. *Microbiologia médica e imunologia* (Trad. José Procópio M. Senna). Porto Alegre: Artmed, 2005.

MARSHALL, Jacquelyn R. *Manual de laboratório clínico*: microbiologia. São Paulo: Santos, 1995.

PELCZAR, Michael J.; CHAN, E. C. S. *Microbiologia*: conceitos e aplicações. São Paulo: Makron, 1997.

TORTORA, Gerard. J.; FUNKE, Berdell R.; CASE, Christine L. *Microbiologia*. Porto Alegre: Artmed, 2002.

TRABULSI, Luiz Rachid; ALTERTHUM, Flávio. *Microbiologia*. São Paulo: Atheneu, 2008.

# 42. ANTIBACTERIANOS E FÁRMACOS QUE ATUAM NA PAREDE CELULAR BACTERIANA

## HISTÓRICO

Este capítulo vem tratar de uma das classes de medicamentos mais prescritos e comercializados no Brasil e no mundo. Nota-se que essas drogas são utilizadas de forma indiscriminada, podendo gerar sérios riscos à saúde do usuário. Vale ainda ressaltar que tal uso pode contribuir para um aumento da resistência bacteriana, tornando-se um agravante na terapêutica.

Os antibióticos são drogas destinadas a tratar infecções causadas por microrganismos patogênicos. Normalmente, essas infecções ocorrem quando há um desequilíbrio na microbiota anfibionte, ou até mesmo quando há contato com bactérias do ambiente, podendo levar a processos patológicos.

Essas drogas retratam uma das descobertas de maior peso para a medicina, uma vez que as patologias contenedoras de microrganismos eram ditas como incuráveis, e várias tentativas foram realizadas ao passar dos anos a fim de otimizar a terapia de diversas enfermidades.

A primeira vez que essa classe de medicamentos foi denominada antibióticos foi em 1942, por Waksman: relatou-se que antibiótico é aquela substância produzida a partir de microrganismos, que inibe o crescimento de outro microrganismo quando presente em meios bioquímicos. Essa denominação é válida apenas em altas diluições, pois existem substâncias que apresentam um poder germicida elevado quando não diluídas (puras), a citar o álcool. Mas essas drogas não ficam restritas apenas a essas fontes, pois os antibióticos também podem ter origem sintética, como as sulfonamidas e as quinolonas.

As primeiras pesquisas realizadas para verificar a ação germicida de substâncias químicas foram em 1860 em estudo realizado por Joseph Lister. Esse cientista sentiu-se no dever de tentar erradicar um problema comum naquela época, porém muito grave, que era morbidade e mortalidade em processos cirúrgicos.

Em meados de 1877, Pasteur e Joubert passaram a verificar os possíveis auxílios clínicos dos antimicrobianos. Isso ocorreu quando eles observaram que o bacilo antraz apresentava um crescimento rápido quando inoculado em urina estéril; em contrapartida, a multiplicação era cessada quando na mesma urina era inoculada outra bactéria.

A era dos antibióticos sintéticos iniciou-se com a descoberta do salvarsan, em estudo conduzido por Paul Ehrlich em 1909, no qual visava erradicar as doenças relacionadas com tripanossomas e outros protozoários. Em outro estudo, ele visou à eliminação do treponema causador da sífilis, usando um composto arsênico. Esse composto teve sua ação utilizada no tratamento dessa patologia até 1940, quando foi substituído pela Ceftriaxona.

A Penicilina foi descoberta (1928) de forma peculiar. O fato aconteceu quando Alexander Fleming estava realizando um estudo envolvendo *Staphylococcus* no laboratório do St. Mary's Hospital, em Londres, na Inglaterra. Durante o experimento, ele notou o aparecimento de um bolor em sua cultura e verificou também que ao redor desse bolor havia ocorrido lise bacteriana. Após análises, ele notou que o fungo que havia crescido era do gênero *Penicillium*; essa substância, que apresentou ação bactericida, foi batizada de Penicilina.

Em 1935 iniciou-se na Alemanha a corrida para as sulfonamidas. Isso ocorreu quando ficou evidenciada a ação dessas drogas como agente curativo em ratos; em seguida, começaram estudos visando a pacientes com erisipela e outras infecções.

Embora muito contestado por Domagk, a sulfonamida demonstrou uma ação satisfatória em *Streptococcus in vitro*. Logo após, as sulfonamidas foram altamente utilizadas e aceitas, e em pouco tempo obtiveram forças exorbitantes fazendo com que a produção fosse em larga escala. Nesse mesmo período, muitos químicos trabalharam a fim de promover mudanças na estrutura química com o intuito de melhorá-la. A partir disso, em 1938 surgiu a sulfapiridina, droga que foi pioneira para o tratamento de pneumonia pneumocócica. Logo depois, começaram a surgir análogos, como a sulfatiazolina e a sulfadiazina, que não apresentavam alguns efeitos indesejáveis observados em outras sulfas.

A procura pelo desenvolvimento de novos antibióticos tornou-se cada vez mais evidente após relatos de resistência dos meningococos à sulfonamida. Em 1939, René Dubos descobriu a tirotricina, formada pelo *Bacillus brevis*, substância que era muito tóxica em seres humanos, mas apresentava um efeito satisfatório em ratos. Esses fatos foram de uma importância única, pois com tais resultados Howard Florey e um grupo de pesquisadores empenharam-se ainda mais a fim de descobrir novas substâncias.

Em 1940, Chain e seus colegas começaram a trabalhar com as propriedades apresentadas pelo extrato de *Penicillium notatum*. Esse estudo foi conduzido em Oxford. Depois de sintetizada, a Penicilina começou a ser produzida pela School of Pathology em Oxford, nos Estados Unidos. Notou-se que os pacientes que iniciaram o tratamento apresentavam excreção da droga de forma muito rápida, fazendo-se necessárias outras administrações. Existia ainda um agravante: a produção não era tão grande. Propuseram então isolá-la da urina dos pacientes que dela haviam feito uso, e em seguida, reaproveitá-la neles mesmos ou em novos pacientes que viessem a necessitar da terapia. Isso perdurou por pouco tempo, pois alguns anos mais tarde foi possível obter a purificação completa da Penicilina.

Em 1944, após terem descoberto a estreptomicina, a primeira droga com atividade contra a tuberculose, Selman Waksman e Albert Schatz receberam o Prêmio Nobel da Medicina (1952).

Mas a busca por novos antibióticos continuava. Em 1945, na Universidade de Oxford, Edward Abraham e seus colaboradores iniciaram um estudo envolvendo o fungo *Cephalosporium acremonium* em que foi possível isolar a cefalosporina C, antibiótico altamente estável na presença de Ceftriaxonases produzidas por estafilococos.

Entretanto, depois de certo tempo, essas drogas começaram a ser produzidas não aleatoriamente, mas visando às peculiaridades de cada microrganismo, analisando a estrutura, atividade bioquímica e outros fatores que, de alguma forma, pudessem contribuir para uma otimização da ação de tais drogas.

## DROGAS QUE ATUAM NA PAREDE CELULAR BACTERIANA

### Definição

Essas drogas atuam alterando a síntese da parede celular. Promovem uma formação com erros estruturais devido ao fato de atuarem na replicação da parede celular bacteriana. Esses medicamentos têm grande seletividade, isto é, atuam especificamente na replicação de células dos microrganismos, não promovendo nenhuma alteração sobre as células dos hospodoiros, pois células de mamíferos são desprovidas de parede celular.

### Antibacterianos beta-lactâmicos

Essa classe de drogas recebe esse nome por apresentar em suas estruturas o anel beta-lactâmico. Esses anéis são de importância ímpar para a atividade bacteriana da droga. Algumas bactérias (tanto gram-positivas quanto gram-negativas) apresentam em suas estruturas enzimas (beta-lactamases) capazes de hidrolisar esses anéis, inviabilizando seu uso em alguns casos. Existem enzimas beta-lactâmicas específicas, como Penicilinase e cefalosporinase, que atuam quebrando os anéis de Penicilinas e cefalosporinas, respectivamente.

Mesmo apresentando o anel beta-lactâmico em suas estruturas, essas drogas apresentam individualidade, podendo diferir-se quanto à posologia, via de administração e outras características que se façam plausíveis.

## Mecanismo de ação

Embora sejam drogas descobertas há muito tempo, o mecanismo de ação dessa classe ainda não é detalhadamente elucidado, mas já existem conhecimentos elementares para o entendimento da forma básica de ação dessas drogas.

A parede celular é de suma importância para a sobrevivência das bactérias, e nessa estrutura existe um componente heteropolimérico denominado peptideoglicano que fornece estabilidade à estrutura celular.

Quando uma droga dessa classe é administrada, ela se liga às proteínas ligadoras de beta-lactâmicos. Após essa ligação, as drogas anulam a ação da transpeptidase, impedindo a junção cruzada de cadeias peptídicas que apresentam-se conectadas na estrutura do peptideoglicano, não ocorrendo a formação desse componente heteropolimérico.

Devido à ação das drogas beta-lactâmicas de atuar na parede celular, há efetividade apenas quando as bactérias estão em fase de crescimento, pois é nesse momento que está sendo formada sua parede celular.

## Ceftriaxonas

As Penicilinas foram descobertas há vários anos, em 1928, por Fleming, mas ainda continuam sendo amplamente utilizadas, seja em extratos naturais do fungo *Penicillium notatus* ou em formas semissintéticas.

Esses antibióticos apresentam notória importância, mesmo após as descobertas de diversas outras classes de antimicrobianos, servindo ainda para o desenvolvimento de fármacos inovadores, mantendo o núcleo base da Ceftriaxona. Esses fármacos produzidos têm grande importância no tratamento de diversas infecções que requerem atenção médica.

**Tabela 42.1: Ceftriaxonas descritas na RENAME 2007.**

| NOME GENÉRICO | FORMA FARMACÊUTICA | NOME COMERCIAL (REFERÊNCIA) |
|---|---|---|
| Amoxicilina | • Cápsula ou comprimido 500 mg<br>• Pó para suspensão oral 50 mg/mL | Amoxil® |
| Amoxicilina + clavulanato de potássio | • Comprimido 500 mg + 125 mg<br>• Suspensão oral 50 mg + 12,5 mg/mL | Clavulin® |
| Ampicilina sódica | • Pó para solução injetável 1 g e 500 mg | Amplacilina® |
| BenzilPenicilina benzatina | • Pó para suspensão injetável 600.000 UI e 1.200.000 UI | Benzatron® |
| BenzilPenicilina potássica | • Pó para solução injetável 5.000.000 UI | Pencil-P® |
| BenzilPenicilina procaína + benzilPenicilina potássica | • Suspensão injetável 300.000 UI + 100.000UI | Wycillin R® |
| Oxacilina sódica | • Pó para solução injetável 500 mg | Staficilin N® |

Fonte: Proposta do autor.

# CLASSIFICAÇÃO DAS CEFTRIAXONAS

## Penicilina G e Penicilina V

A Penicilina G (benzilPenicilina) ainda é amplamente usada devido ao fato de apresentar grande eficiência e, concomitantemente, baixa toxicidade. Essa droga é muito utilizada em Infecções causadas por estreptococos, meningococos, enterococos, pneumococos sensíveis à Penicilina, estafilococos não produtores de beta-lactamases, clostrídios, *Treponema pallidum*, e diversas outras espiroquetas, microrganismos anaeróbios gram-negativos não produtores de beta-lactamases.

Em alguns casos, algumas cepas de estafilococos e gonococos antes sensíveis apresentaram resistência a essa droga. Com isso, seu uso não é mais indicado em casos de infecção causada por esses microrganismos. Houve outros relatos de resistência de estreptococos, mas isso não se irradiou por todas as cepas; logo, esse medicamento ainda apresenta grande eficiência em infecções causadas por esses microrganismos.

A Penicilina V deriva da Penicilina G, a qual se diferencia sendo a forma oral da Penicilina. As duas apresentam atividade antibacteriana parecida. Mas a Penicilina V é indicada para o tratamento de pequenas infecções por apresentar biodisponibilidade baixa.

## Ceftriaxonas resistente à Penicilinase

Essas Penicilinas são resistentes a hidrólise causada por beta-lactamases (Penicilinases). O uso dessas drogas deve ser restrito às infecções causadas por estafilococos produtores dessa enzima, uma vez que esses microrganismos apresentam resistência à Penicilina G.

Mas a cada dia o perfil bacteriano vem mudando drasticamente, promovendo assim maior resistência desses microrganismos a essas drogas. Esses microrganismos são denominados "resistentes à meticilina", entretanto, esse termo generaliza que essas bactérias apresentam um perfil de resistência a todas as Penicilinas resistentes à Penicilinase e às cefalosporinas.

Nessa classe de medicamentos estão inclusas quatro drogas: oxacilina (ver tabela 42.1), cloxacilina, dicloxacilina e nafcilina. As três primeiras drogas citadas apresentam suas propriedades farmacológicas semelhantes. Apresentam uma estabilidade considerável em meio ácido e também se destacam por apresentar absorção adequada quando administradas na forma oral. Esses fármacos atuam em doenças nas quais a Penicilina G não se mostra eficiente. Mas, em casos em que a infecção estafilocócica é grave e necessita de um medicamento com essas características, a administração oral não substitui a parenteral. A quarta droga citada apresenta uma ação muito favorável em infecções causadas por cepas de *S. aureus,* pois é altamente resistente a Penicilinases.

## AminoPenicilinas

Essa subclasse das Penicilinas apresenta o espectro de atividade semelhante ao da Penicilina G; em contrapartida, apresenta um fator que a torna mais eficiente, que é a capacidade de transpor a membrana externa de bactérias gram-negativas com mais facilidade. Todavia, é susceptível à ação das Penicilinases, assim como a Penicilina G.

As duas representantes dessa classe, a amoxicilina e a ampicilina (ver tabela 42.1), apresentam um espectro bem estendido. Elas têm atividades bactericidas em um número amplo de bactérias, incluindo gram-positivas e gram-negativas. Os principais microrganismos sensíveis a essas drogas são: enterococos, *Proteus mirabilis*, *Salmonela*, *Shigella* e *Escheriduir coli*, mas o espectro dessas drogas vem sendo reduzido a cada dia devido ao uso irracional desses medicamentos.

A ampicilina apresenta sua excreção principalmente pelos rins; em virtude disso, esse antibiótico é amplamente usado em infecções do trato urinário. A outra parte é excretada pela bile, sendo também bastante eficiente no tratamento de infecções biliares não causadas por obstrução.

A amoxicilina (como a ampicilina) é uma droga semissintética. As duas não apresentam apenas essa semelhança, mas também se assemelham do ponto de vista tanto farmacológico quanto químico. No entanto, há características que diferem essas drogas. Por exemplo, a amoxicilina está disponível apenas para administração oral e também apresenta relativa vantagem à ampicilina, pois sua absorção é significativamente mais rápida, atingindo níveis séricos com uma velocidade maior que a ampicilina oral. No que diz respeito à ação, embora os dois antibióticos sejam idênticos, há indícios de que a amoxicilina é menos efetiva no tratamento da shigelose.

## Penicilinas de espectro ampliado

Embora apresentem espectro de ação parecido ao da Penicilina G, essas drogas (carbenicilina, ticarcilina, mezlocilina e piperacilina) apresentam maior permeabilidade quando em contato com bactérias gram--negativas. Logo, elas são amplamente utilizadas em infecções causadas por *Pseudomonas aeruginosa*, cepas de *Proteus* e espécies de *Enterobacter*. Normalmente, essas drogas têm grande utilização no nível hospitalar, pois são altamente eficientes no tratamento de infecções graves por bactérias gram-negativas. Suas principais aplicações são no tratamento de bacteremias, pneumonias, infecções pós-queimaduras e infecções do trato urinário, principalmente quando há comprometimento da resposta imunológica do paciente; quando necessário, há uma associação com aminoglicosídeos ou fluoroquinolonas para tratamento de infecções causadas por *Pseudomonas sp.*

## PENICILINAS ASSOCIADAS A INIBIDORES DA BETA-LACTAMASE

Existem diversas bactérias, tanto gram-negativas quanto gram-positivas, associadas às infecções produtoras de beta-lactamase. Essas enzimas tornam inviável o uso de drogas que possuem o anel beta-lactâmico, pois elas hidrolisam esse anel promovendo a inativação da droga.

Os inibidores da beta-lactamase apresentam em sua estrutura anéis beta-lactâmicos, mas estes não têm efetividade significativa no ponto de vista antibacteriano.

Quando associado a uma Penicilina, essa droga (inibidor da beta-lactamase) atua inibindo a ação dessa enzima sobre as Penicilinas; com isso, a atividade antibacteriana desse antibiótico é preservada.

Essas drogas são muito utilizadas em infecções causadas por bactérias que apresentam resistência aos antibióticos beta-lactâmicos. Os inibidores dessa enzima que são encontrados nessas associações são: o clavulanato, sulbactam e tazobactam (ver tabela 42.1).

### Indicações de uso das Penicilinas

As Ceftriaxonas são drogas mais usadas em infecções causadas por microrganismos gram-positivos e, com menor frequência, em infecções por bactérias gram-negativas. As indicações variam de acordo com o subgrupo escolhido para o tratamento, haja vista que existem subdivisões (supracitadas) e estas apresentam peculiaridades.

Essas drogas têm amplo uso e os principais estão descritos na tabela 42.2.

**Tabela 42.2: Principais patologias e medicamentos relacionados.**

| Patologia | Possível Microrganismo | Medicamento comumente usado (Genérico) |
|---|---|---|
| Meningite bacteriana | Neisseria meningitidis | BenzilPenicilina (peniclina G) |
| Infecções articulares | Staphylococos aureus | Flucloxacilina |
| Infecções da pele | S. pyogenes | Flucloxacilina, BenzilPenicilina (peniclina G) |
| Faringite | S. pyogenes | FenoximetilPenicilina (PenicilinaV) |

| Otite média | S. pyogenes e Haemophilus influenzae | Amoxicilina |
|---|---|---|
| Bronquite | Haemophilus influenzae | Amoxicilina |
| Pneumonia | Pneumococcus | Amoxicilina |
| Infecções urinárias | Escherichia coli | Amoxicilina |
| Gonorreia | Neisseria gonorrhoeae | Amoxicilina +ácido clavulínico |
| Sífilis | Treponema | BenzilPenicilina procaína |
| Endocardite | S. viridans ou Enterococcus faecalis | BenzilPenicilina (peniclina G) |
| Infecções sérias | Pseudomonas aeruginosa | Ticarcilina, Piperacilina |

Fonte: Proposta do autor.

## Contraindicações ao uso das Penicilinas

O primeiro item a ser citado no que diz respeito às contraindicações é a presença de hipersensibilidade ou reações alérgicas ao produto de degradação da Penicilina, podendo se tornar antigênico quando complexado à proteína do usuário. Com o uso de Penicilinas verificam-se, com relativa frequência, erupções cutâneas. Um caso que merece atenção é o choque anafilático agudo; embora pouco comum, essa reação merece maior atenção por apresentar relativo potencial fatal. Um detalhe a ser destacado é relativo à via de administração: quando essas drogas são administradas na forma oral (principalmente as drogas de amplo espectro), elas podem alterar a flora intestinal levando a superinfecção por bactérias resistentes a essa drogas e provocando desconforto gastrintestinal.

## CEFALOSPORINAS

As primeiras substâncias isoladas do fungo Cephalosporium acremonium com atividade antibacteriana ocorreram em 1945. Uma dessas substâncias isoladas foi a cefalosporina C: apresentava uma atividade considerável tanto em bactérias gram-negativas quanto gram-positivas, e ainda resistência à ação de Penicilinases. Logo foi largamente usada em infecções estafilocócicas, uma vez que naquela época já existiam relatos de resistência desses microrganismos às Penicilinas.

*42. Antibacterianos e fármacos que atuam na parede celular bacteriana*

De acordo com a ordem de desenvolvimento e espectro de ação, as cefalosporinas foram subdivididas em três gerações, sendo que há proposta de uma quarta geração (ver tabela 42.3).

**Tabela 42.3: Subdivisões da cefalosporinas de acordo com suas gerações.**

| | Nome Genérico |
|---|---|
| Primeira geração | Cefalotina |
| | Cefazolina |
| | Cefradina |
| | Cefadoxil |
| Segunda geração | Cefamandol |
| | Cefoxitima |
| | Cefaclor |
| | Cefuroxima |
| | Cefonicida |
| | Ceforanida |
| Terceira geração | Cefotaxima |
| | Moxalactama |
| | Ceftizoxima |
| | Ceftriaxona |
| | Cefoperazona |
| | Ceftazidima |
| Quarta geração | Cefepima |

Fonte: Proposta do autor.

A principal característica a ser citada na diferenciação das classes das cefalosporinas refere-se ao espectro de ação. Mas com essas mudanças, nota-se que as primeiras cefalosporinas têm melhor ação em bactérias gram-positivas quando comparadas às mais recentes.

As classes mais recentes apresentam vantagens em relação à frequência e doses necessárias para a manutenção de níveis séricos. Embora sejam drogas beta-lactâmicas, as cefalosporinas de terceira geração mostram certa tendência à resistência à beta-lactamase. O espectro de ação é praticamente equivalente quando são analisadas drogas da mesma geração; logo, para se determinar o perfil de sensibilidade de determinado microrganismo necessita-se apenas de uma droga de cada geração.

## CEFALOSPORINAS DE PRIMEIRA GERAÇÃO

Essas drogas apresentam-se muito ativas em infecções por cocos gram-positivos e atividade moderada quando usadas em infecções por microrganismos gram-negativos. Dentre os cocos gram-positivos estão os pneumococos, estreptococos e estafilococos. Essas drogas (cefalosporinas) não apresentam atividade quando utilizadas no tratamento de infecções causadas por estafilococos resistentes à meticilina. Entre os microrganismos gram-negativos estão *Neisseria, Salmonella*, *Shigella*, *Klebsiella*, *Proteus mirabilis*. Em contrapartida, essas drogas não apresentam atividade em infecções cujos agentes são espécies de *Enterobacter, Pseudomonas e Serratia*.

## CEFALOSPORINAS DE SEGUNDA GERAÇÃO

Essa subdivisão apresenta maior ação no tratamento de infecções causadas por microrganismos gram-negativos quando comparada às cefalosporinas de primeira geração; em contrapartida, mostra menos eficiência quando usada em bactérias gram-positivas. Essa classe apresenta relativa variação quanto a farmacocinética, toxicidade e atividade bacteriana. As *Klebsiellae* apresentam-se sensíveis a essas drogas. Uma característica em comum com as cefalosporinas de primeira geração é que ambas não têm atividade contra *P. aeruginosa* e enterococos. Quando testadas *in vitro*, as cefalosporinas de segunda geração apresentam atividade contra *Enterobacter,* mas o uso aí não é indicado devido à seletividade de bactérias com perfil mutante e com capacidade de expressão de beta-lactamases cromossômicas, e que hidrolisam os anéis beta-lactâmicos inviabilizando a capacidade antibacteriana da droga.

## CEFALOSPORINAS DE TERCEIRA GERAÇÃO

Esse subgrupo se destaca por apresentar grande eficiência no tratamento de infecções causadas por microrganismos gram-negativos e também pela capacidade de transpor a barreira hematoencefálica. Essas características ampliam ainda mais o espectro de atividade, mas tais peculiaridades não se aplicam à cefoperazona.

As cefalosporinas de terceira geração apresentam ação considerável quando comparadas às cefalosporinas de primeira e segunda gerações. Logo, podem ser efetivas em tratamento cuja patologia provém de microrganismos entéricos não encontrados comumente em infecções, como *Providencia, Serratia e Citrobacter*. Essas drogas também são muito utilizadas no tratamento de meningite causada por *Neisseria meningitidis*, *Streptococcus pneumoniae* e *H. influenzae*, devido à capacidade de penetração nas meninges.

À medida que vai aumentando a geração, a capacidade de atuação em gram-positivos vai diminuindo. Essas drogas mostram maior potência contra gram-negativos por apresentarem maior estabilidade frente às cefalosporinases.

## CEFALOSPORINAS DE QUARTA GERAÇÃO

De todas as subclasses citadas, essa é a que mostra mais eficiência, com o maior espectro de ação e maior resistência à ação de enzimas beta-lactamases. Apresenta-se efetiva em infecções causadas tanto por bactérias gram-negativas (*P. aeruginosa, Enterobacteriaceae e Neisseria)* quanto por gram-positivas (exceto aquelas cepas de estafilococos resistentes à meticilina). Também tem característica de transpor a barreira hematoencefálica, assim como as cefalosporinas de terceira geração, portanto, é eficaz no tratamento de meningites.

### Indicações de uso das cefalosporinas

Essas drogas apresentam uma gama de utilidades, podendo ser usadas em infecções do trato respiratório, pele, trato urinário, ossos, articulações, meningites e também são amplamente usadas em septicemia. Essas drogas são ainda usadas em casos em que as Penicilinas não se mostram eficientes (estreptococos e estafilococos). Existem microrganismos que antes eram tratados com Penicilina, mas com o passar dos anos adquiriram resistência a essas drogas; então, optou-se pelo uso das cefalosporinas, como é o caso da *Neisseria gonorrhoeae*, que hoje é tratada com cefalosporinas de terceira geração (ver tabela 42.4).

**Tabela 43.4: Patologias associadas a medicamentos genéricos e referência.**

| Patologia | Medicamento Genérico | Medicamento Referência |
|---|---|---|
| Septicemia | Cefotaxima, Cefuroxima | Cetazima®, Zinacef® |
| Meningite | Cefotaxima, Ceftriaxona | Cetazima®, Rocefin® |
| Sinusite | Cefadroxil | Cefamox® |
| Gonorreia | Penicilina | Rocefin® |

Fonte: Proposta do autor.

FARMACOLOGIA HUMANA BÁSICA

## Contraindicações de uso das cefalosporinas

A principal contraindicação dessas drogas é a hipersensibilidade, uma vez que podem provocar reações anafiláticas, assim como as Penicilinas. Mas, as cefalosporinas apresentam uma estrutura química diferente das Penicilinas; logo, indivíduos sensíveis a uma classe não necessariamente serão sensíveis a outra. A incidência dessa reação cruzada é baixa, porém, pacientes com histórico de hipersensibilidade às Penicilinas devem evitar o uso das cefalosporinas.

Também existem relatos de nefrotoxicidade, principalmente quando o medicamento que está sendo usado é a cefradina, a qual é uma cefalosporinas de primeira geração. Ocorre também uma intolerância ao álcool, podendo levar a reações graves, devendo-se evitar o uso concomitante com essa substância.

# CARBAPENENS

Essa classe de drogas apresenta em sua estrutura anéis beta-lactâmicos e atua inibindo a síntese da parede bacteriana. São drogas que possuem um amplo espectro de ação. Elas foram desenvolvidas para tratamento de infecções causadas por bactérias gram-negativas resistentes à Penicilina (aquelas bactérias produtoras de beta-lactamases) Sua ação também é eficiente no tratamento de infecções mistas.

Todas as drogas dessa classe têm boa distribuição corporal por penetrar facilmente em tecidos e fluidos corporais.

Os carbapenens são constituídos por três drogas: o imipenem/cilastatina (Tienam®), meropenem (Meronem IV®) e ertapenem (Invanz®).

O imipenem/cilastatina (Tienam®) possui ampla atividade antibacteriana, sendo eficiente no tratamento por *Pseudomonas aeruginosa*, e outros microrganismos, tanto em bastonetes gram-negativo quanto em bactérias gram-positivo. Mostra acentuada resistência à ação das beta-lactamases, exceto as metalo-β-lactamases. Dentre os microrganismos que apresentam resistência a essa droga estão *Enterococcus faecium, Clostridium difficile, Burkholderia cepacia, Stenotrophomonas maltophilia* e cepas de estafilococos resistentes à meticilina. O imipenem é associado à cilastatina para inibir a ação das desidropeptidases presentes nos túbulos renais, que atuam inativando a ação desse fármaco e reduzindo sua concentração urinária. Dentre os efeitos adversos são citados a hipersensibilidade à droga, podendo ocorrer reação cruzada em indivíduos que já apresentaram hipersensibilidade às Penicilinas; além disso, convulsões podem ocorrer em pacientes que já apresentaram histórico de reações convulsivas ou quando a dose é excessiva.

O meropenem (Meronem IV®), assim como o imipenem, apresenta um espectro de ação estendido. Essa droga pode ser usada como tratamento empírico até a identificação do patógeno. Esse antibiótico tem seu uso em infecções causadas por estafilococos, *S. pneumoniae*, grande parte dos aeróbios gram-negativos, como *E.coli*, *H. influenzae*, *Klebsiella pneumoniae* e *Pseudmononas aeruginosa*, mas também atua inibindo alguns anaeróbios, como *B. fragilis.* As reações adversas provenientes do seu uso são semelhantes as do imipenem.

O ertapenem (Invanz®), embora tenha um espectro de ação largo, quando comparado ao imipenem e ao meropenem é o que menos se destaca. Seu uso está descrito em infecções intra-abdominais de alta complicação, sendo ainda utilizado em infecções da pele e do trato urinário. Essa droga demonstra ser menos ativa que as outras duas supracitadas quando utilizadas no tratamento de infecções causadas por *Pseudomonas aeruginosa* e contra espécies de *Acinetobacter.* Em contrapartida, não sofre ação das desidropeptidases renais, não sendo necessário fazer combinações com inibidores dessa enzima.

## MONOBACTÂMICOS

Os monobactâmicos são drogas beta-lactâmicas, mas em sua estrutura nota-se apenas um anel monocíclico; essa droga foi isolada de *Chromobacterium violaceum*. O único representante dessa classe é o azetreonam (Azactam®). Os monobactâmicos têm resistência às beta-lactamases e sua atividade em infecções causadas por bastonetes gram-negativos é bem efetiva, até mesmo naquelas causadas por *Pseudomonas aeruginosa e Serratia*. Contudo, não apresentam atividade contra bactérias gram-positivas nem microrganismos anaeróbios. Essa característica pode significar um ponto positivo para essa classe, pois com isso ocorrer a preservação da flora.

O azetreonam (Azactam®) mostra-se eficiente no tratamento de infecções urinárias, da pele, intra-abdominais, do trato respiratório inferior, ginecológicas e septicemia.

Em geral o azetreonam (Azactam®) mostra-se bem tolerável. Vale ressaltar que pacientes que já apresentaram algum quadro de hipersensibilidade às Ceftriaxonas ou cefalosporinas podem não desenvolver essas reações com azetreonam, com exceção da ceftazidima (cefalosporina de terceira geração).

# OUTRAS DROGAS QUE INIBEM A SÍNTESE DA PAREDE CELULAR

## Vancomicina

É um antibiótico produzido pelo *Streptococcus orientalis*. Esse antibiótico é um glicopeptídeo tricíclico complexo. Essa droga apresenta atividade apenas em microrganismos gram-positivos. Esse antibiótico atua inibindo a síntese da parede celular.

## Uso clínico

A antibioticoterapia com vancomicina é indicada apenas em casos de infecções graves, como as causadas por MRSA e espécies de estafilococos resistentes à meticilina ou para pacientes que têm hipersensibilidade às Penicilinas. Porém, a vancomicina apresenta menor ação quando comparada às Penicilinas em casos de infecção por estafilococos meticilina sensíveis. Seu uso também é indicado em casos de meningite causada por pneumococos que apresentam reconhecida resistência às Penicilinas. Nos casos em que o paciente mostrou susceptibilidade de infecções por cepas de MRSA, a droga foi amplamente usada com fins profiláticos.

Nos últimos anos vêm sendo encontrados enterococos resistentes à vancomicina (VRE), principalmente em ambiente de terapia intensiva. Com o objetivo de reduzir a proliferação dessas cepas de VRE, o uso dessa droga vem sendo limitado apenas àqueles casos em que a infecção realmente necessita da administração dessa droga, como em infecções causadas por MRSA ou estafilococos não *aureus* resistentes à meticilina (SSNA).

## Mecanismo de ação

A vancomicina atua inibindo a síntese da parede celular daquelas bactérias sensíveis ao se ligar com grande afinidade à extremidade terminal D-alanil-D-alanina. Com essa junção ela proporciona a formação de uma parede irregular, por inibir a transglicosilase e impedir a ligação cruzada, provocando o enfraquecimento do peptideoglicano. E, por conseguinte, levando à morte do microrganismo, pois ela fica mais suscetível à lise.

## Reações adversas

A vancomicina pode estar relacionada com reações de hipersensibilidade, sendo observadas principalmente erupções cutâneas maculares e possível quadro de anafilaxia. Pouco comuns são flebites e reações dolorosas no local da aplicação. Quando a infusão intravenosa é realizada muito rapidamente, podem-se observar reações eritematosas, taquicardia e hipotensão. Embora os casos sejam raros, há possibilidade de ototoxicidade e nefrotoxicidade.

## Teicoplanina

A teicoplamina (Targocid®) é um antibiótico glicopeptídico produzido pelo *Actinoplanes teichomyceticus*. Assemelha-se à vancomicina no espectro antibacteriano, mecanismo de ação e fórmula química.

Uma das principais diferenças é que ela pode ser administrada por via intramuscular. Sua utilização terapêutica inclui osteomielite e endocardite, mesmo quando essas infecções são causadas por estafilococos sensíveis ou não à meticilina. Essa droga está entre os fármacos mais ativos em infecções causadas por enterococos.

Quando administrada em grandes doses, o principal efeito colateral observado é exantema cutâneo. Ainda existem relatos de hipersensibilidade e, raramente, quadros de ototoxicidade.

## Fosfomicina

Essa droga atua abortando a fase inicial da formação da parede celular bacteriana inibindo a enzima citoplasmática enolpiruvato transferase. Esse antibiótico não está relacionado estruturalmente a nenhum outro fármaco antibacteriano por se tratar de um análogo do fosfoenolpiruvato.

O uso da fosfomicina está relacionado a infecções causadas tanto por microrganismos gram-positivos quanto por gram-negativos. A fosfomicina apresenta eficácia no tratamento de infecções urinárias não complicadas, podendo ser usada por mulheres mesmo durante a gestação.

## Bacitracina

Esse antibiótico foi isolado pela primeira vez em 1943 a partir da cepa

Tracy-I de *Bacillus subtilis*. É um antibiótico polipeptídico que mostra atividade contra cocos e bacilos gram-positivos, embora apresente atividade em alguns microrganismos gram-negativos, como *Neisseria* e *Treponema pallidum*. A bacitracina inibe a síntese da parede bacteriana, atuando na desfosforilação no ciclo transportador lipídico, que é responsável pela transferência de subunidades de peptideoglicano para a parede bacteriana.

Anteriormente, a bacitracina era utilizada por via parenteral, mas se verificou um potencial nefrotóxico grave, gerando proteinúria, hematúria e retenção de nitrogênio. Com essa toxicidade, seu uso ficou limitado apenas à aplicação tópica.

# REFERÊNCIAS BIBLIOGRÁFICAS

BRODY, Theodore M. et al. *Farmacologia humana*: da molecular à clínica. Rio de Janeiro: Guanabara Koogan, 1997.

CRAIG, C. R.; STITZEL, R. E. *Farmacologia moderna*. Rio de Janeiro: Guanabara Koogan, 1996.

FARMACOPEIA BRASILEIRA. 1988-1996. 4. ed. São Paulo: Atheneu.

HARDMAN, Joel G.; LIMBIRD, Lee E.; GILMAN, Alfred Goodman. *As bases farmacológicas da terapêutica*. Rio de Janeiro: McGraw-Hill, 2003.

KATZUNG, Bertram G. *Farmacologia básica e clínica*. Rio de Janeiro: Guanabara Koogan, 2005.

KODA-KIMBLE, M. A. et. al. *Manual de terapêutica aplicada*. Rio de Janeiro: Guanabara Koogan, 2005.

KOROLKOVAS, A.; BURCKHALTER, H. Joseph. *Química farmacêutica*. Rio de Janeiro: Guanabara Koogan, 1988.

LEVINSON, W.; JAWETZ, E. *Microbiologia médica e imunologia* (Trad. José Procópio M. Senna). Porto Alegre: Artmed, 2005.

LIMA, Darcy Roberto. *Manual de Farmacologia clínica, terapêutica e toxicológica*. vol. 2. Rio de Janeiro: Guanabara Koogan, 2004.

RANG. H. P.; DALE. M. M.; RITTER. J. M.; FLOWER, R. J. *Farmacologia*. Rio de Janeiro: Elsevier, 2007.

VADE-MÉCUM DE MEDICAMENTOS. 12. ed. 2006/2007 (Revisor geral da obra: Horácio E. Castagneto). São Paulo: Soriak Comércio e Produções S. A.

# 43. FÁRMACOS QUE ATUAM NA SÍNTESE PROTEICA BACTERIANA

Existe uma gama de antibacterianos e diversos mecanismos envolvidos em suas ações. Esses mecanismos se devem às peculiaridades dos mais diversos microrganismos e à otimização do tratamento. Uma das ações dos antibióticos é a atuação sobre as subunidades ribossomais dos microrganismos; logo, ocorre um comprometimento da síntese proteica e, por conseguinte, há uma deficiência proteica bacteriana, alterando suas funções e replicação.

## AMINOGLICOSÍDEOS

Os aminoglicosídeos são drogas antibacterianas obtidas de diversas espécies de *Streptomyces*. Na estrutura desses fármacos observa-se a presença de anéis aminoaçúcares unidos através de ligações glicosídicas em um anel aminociclitol.

Nesse grupo estão inclusas: estreptomicina, neomicina, canamicina (Kantrex®), amicacina (Amikin®), gentamicina (Gramycin®), tobromacina (Nebcin®), e netilmicina (Netromycin®) paromomicina (Humantin®), entre outras drogas.

Essas drogas são comumente utilizadas em infecções causadas por bactérias entéricas gram-negativas. Esses antibióticos podem ser usados em combinação com a vancomicina em terapias voltadas para o tratamento de bacteremias e sepse causadas por esses microrganismos, podendo também ter utilidade no tratamento de endocardites e na tuberculose quando associadas às Ceftriaxonas. Embora esses fármacos tenham grande utilização e sejam muito importantes no tratamento de diversas infecções, vale ressaltar a alta toxicidade causada por eles. Sem qualquer distinção dos componentes desse grupo, todos têm o mesmo perfil toxicológico, podendo provocar nefrotoxicidade e ototoxicidade.

### Mecanismo de ação

Esses antibióticos apresentam um poder de inibição irreversível da síntese proteica bacteriana. Seu poder bactericida é rapidamente obtido, sendo que essa capacidade de eliminação rápida dos microrganismos está diretamente relacionada com a concentração da droga. Essas drogas apresentam uma peculiaridade em relação à concentração: quando esta é elevada, o poder residual bactericida permanece mesmo depois da redução da concentração inibitória mínima (CIM). Talvez essa peculiaridade dos aminoglicosídeos esteja relacionada com o esquema terapêutico envolvendo essas drogas, como a administração de dose única diária.

Essas drogas primeiramente se difundem na membrana externa de bactérias gram-negativas, por intermédio de canais de porinas, conseguindo tomar o espaço periplasmático. Logo após, esse antibiótico é transportado ativamente através da membrana celular, com necessidade de oxigênio, por um transportador de poliaminas (o potencial elétrico fornece energia suficiente para a realização desse processo). Nos casos em que o pH extracelular esteja baixo e o ambiente apresente anaerobiose há redução da ação dessas drogas. Depois de ter tomado o interior da célula, os aminoglicosídeos promovem ligações de forma irreversível a uma ou mais proteínas receptoras específicas da subunidade 30S dos ribossomos bacterianos. Com isso, há formação incorreta de proteínas e, consequentemente, indução de leituras errôneas e interrupção da tradução do mRNA, promovendo assim a incorporação de aminoácidos incorretos em cadeias polipeptídicas que estão em formação. Podem ainda interferir na iniciação da formação de peptídeos necessários para a sobrevivência celular e causar ruptura em monossomos não funcionais.

A ação dos aminoglicosídeos pode ser exacerbada quando administrados concomitantemente com drogas que atuam na síntese da parede bacteriana, como a Penicilina e a vancomicina.

## Indicações

Essas drogas têm uso voltado principalmente para infecções graves causadas por microrganismos entéricos gram-negativos. Normalmente, esses antibióticos são usados em casos de bacteremia e sepse. Essas infecções vêm se tornando cada dia mais comuns (devido ao uso irracional dos antimicrobianos), doenças imunodepressoras e medicamentos que causam redução da capacidade de defesa do hospedeiro (imunossupressores). O tratamento dessas infecções normalmente apresenta alta complexidade, uma vez que esses microrganismos são menos susceptíveis aos antibióticos, tendo ainda como agravante uma grande capacidade de adquirir resistência. Em infecções causadas por *P. aeruginosa* e *Listeria sp.* elas são usadas concomitantemente com drogas que atuam na síntese da parede celular.

Outra possível utilização dessas drogas é no tratamento da tuberculose. Os aminoglicosídeos, como a estreptomicina, eram amplamente usados no tratamento dessa doença até o desenvolvimento de outras drogas (isoniazida e rifampicina). Com o passar dos anos foram observadas cepas de microrganismos resistentes a várias drogas antituberculose; com isso, alguns aminoglicosídeos vieram a ser inseridos no esquema terapêutico dessa doença.

## Contraindicações

Essas drogas não são indicadas a indivíduos que apresentam hipersensibilidade. Também não são indicadas para o tratamento de infecções menos graves, as quais podem ser tratadas com drogas menos tóxicas, uma vez que os aminoglicosídeos são nefrotóxicos e ototóxicos. Devido às características tóxicas, essas drogas devem ser utilizadas com muita cautela em pacientes com insuficiência renal. Seu uso deve ser cuidadoso em pacientes que apresentam quadro de miastenia gravis e qualquer outro distúrbio neuromuscular, uma vez que essas drogas podem agravar o quadro de miodebilidade.

# ANTIBIÓTICOS TETRACÍCLICOS

As tetraciclinas são drogas bacteriostáticas, de amplo espectro, que atuam inibindo a síntese proteica bacteriana. São antibióticos relativamente antigos: o protótipo da classe foi introduzido em 1948. São drogas que atuam em diversos microrganismos, tanto gram-positivos quanto gram-negativos. Mesmo com a ampla atividade, essas não são drogas de escolha. Esses antibióticos são ainda utilizados para o tratamento de infecções causadas por *Brucella* e *Vibrio cholerae*. Também são eficazes no tratamento de infecções causadas por *Rickettsia*, *Coxiella burnetti*, *Mycoplasma pneumoniae* e *Chlamydia ssp*. A absorção por via oral está entre 75% e 77% da dose. A distribuição dessa droga é bem eficiente, abrangendo a maioria dos líquidos do organismo, inclusive líquido sinovial, bile, ascítico e pleural. Tais drogas ainda têm a capacidade de atravessar a placenta. Sua eliminação ocorre por via renal, fecal e elas também são excretadas no leite materno.

Os principais representantes dessa classe são: tetraciclina (Achromycin®), demeclociclina (Declomycin®), doxiciclina (Vibramycin®) e minociclina (Minocin®).

*43. Fármacos que atuam na síntese proteica bacteriana*

## Mecanismo de ação

Elas atuam inibindo a síntese proteica bacteriana. Esse mecanismo ocorre por difusão passiva e por um sistema de transporte ativo. Assim como os aminoglicosídeos, as tetraciclinas se ligam ao ribossomo bacteriano, mais precisamente na subunidade 30S; entretanto as tetraciclinas ligam-se reversivelmente. Com essa união ocorre o bloqueio da ligação do aminoacil--tRNA ao sítio aceptor no complexo mRNA-ribossomo. Com tal bloqueio não é possível a formação de peptídeos, uma vez que não ocorre adição de aminoácidos às cadeias.

## Indicações

Essas drogas estão relacionadas como drogas de escolha em infecções causadas por *Rickettsia*, *Coxiella burnetti*, *Mycoplasma pneumoniae* e *Chlamydia ssp*. Também têm grande utilização em esquemas terapêuticos para o tratamento de úlceras gástricas e duodenal envolvendo *Helicobacter pylori*. Essas drogas, quando utilizadas no tratamento da cólera, são eficazes por reduzir a proliferação dos vibriões; mas há relatos de resistência a esses fármacos. Em casos de doenças sexualmente transmissíveis, como aquelas provocadas por clamídias, as tetraciclinas são ainda eficientes. Para o tratamento da peste, tularemia e brucelose, as tetraciclinas são utilizadas em associações com aminoglicosídeos. Elas também são largamente usadas em tratamento prolongado de acne, pois interferem na produção de ácidos graxos livres e reduzem a presença do *Corynebacterium* no sebo: com essas ações ocorre a redução da inflamação associada à acne. Esses medicamentos podem constituir tratamento alternativo para pacientes com hipersensibilidade à Ceftriaxona, mas nas infecções em que o microrganismo seja susceptível as duas drogas.

## Contraindicações

Essas drogas são contraindicadas em caso de hipersensibilidade. Também não devem ser usadas por pacientes com insuficiência renal, pois podem gerar acúmulo, uma vez que a principal via de excreção é a renal, podendo levar a uma lesão hepática. O uso deve ser evitado por gestantes e crianças abaixo de 8 anos, pois esses antibióticos depositam-se na estrutura óssea, inclusive nos dentes, junto com o cálcio.

# MACROLÍDEOS

Essa denominação provém de duas palavras: *macro* (grande) e *olideo* (lactona). Os macrolídeos apresentam em sua estrutura um anel de lactona macrocíclica.

Há vários anos, os macrolídeos vêm sendo usados em diversos processos infecciosos. Eles normalmente são utilizados em casos nos quais o paciente apresenta hipersensibilidade às Penicilinas.

Dentre os macrolídeos, a eritromicina foi a primeira droga a estar disponível comercialmente, sendo que foi isolada em 1952 por Mc Guire e colaboradores a partir de cepa de *Streptomyces erythreus.*

Estruturalmente, os macrolídeos mais importantes apresentam anéis de lactona composta de 14, 15 ou 16 átomos. Os macrolídeos podem ser divididos em dois grupos: os semissintéticos e os naturais. Os primeiros ainda se subdividem de acordo com a modificação química promovida em sua estrutura. Essas alterações foram realizadas com a finalidade de melhorar as atividades farmacocinéticas e antimicrobianas, produzindo drogas mais resistentes e com espectro de ação mais amplo.

Os principais representantes dessa classe são: eritromicina (Eritre x®), azitromicina (Zitromax®), claritomicina (Klaricid®) e diritromicina; essas drogas possuem espectro antibacteriano e mecanismos de ação semelhantes.

## Mecanismo de ação

Diversos antibióticos atuam nos ribossomos bacterianos ao se ligar especificamente ao complexo da ribonucleoproteína, interferindo na síntese proteica bacteriana.

Os ribossomos bacterianos se subdividem em duas partes, a menor (30S) e a maior (50S), além de uma série de proteínas constituintes. Essas estruturas são alvos de ação de fármacos.

Os macrolídeos atuam inibindo a síntese proteica bacteriana, ligando-se reversivelmente à subunidade 50S e inibindo o processo de transpeptidação e translocação, promovendo uma liberação prematura dos peptídeos, podendo com isso perder sua função celular. Essa inibição propicia alteração ou até cessamento da produção de proteínas vitais à sobrevivência bacteriana, promovendo a morte celular.

A habilidade dos macrolídeos em chegar ao alvo de atuação deve-se à sua afinidade em ligar-se ao alvo, afetando ou bloqueando a ação do

*43. Fármacos que atuam na síntese proteica bacteriana*

rRNA, e essa capacidade está diretamente relacionada com suas características inibitórias.

Ocorre uma interação desses antibióticos com rRNA 23S da bactéria, ligando-se ao grampo 35 no domínio II do rRNA e à alça da peptidiltransferase no domínio V. Essas duas regiões são mantidas juntas na estrutura terciária do rRNA, provocando a inibição da síntese proteica.

### Indicações

Os macrolídeos são amplamente usados para diversas infecções e são ativos contra vários microrganismos, tais como: *Streptococcus pneumoniae*, *Streptococcus pyogenes*, *Streptococcus agalactiae*, *Haemophylus influenzae*, *Chlamydia pneumoniae*, *Mycoplasma pneumoniae*, *Moraxella catarrhalis* e espécies de *Legionella*. Esses medicamentos são usados para tratar diversas infecções, entre elas: otite média, bronquite, pneumonia comunitária, úlcera péptica, doença bacteriana do sistema gastrintestinal, malária, doença sexualmente transmissível e infecções do aparelho respiratório inferior e superior.

### Contraindicações

O uso desses antibióticos é contraindicado a pacientes que já apresentaram algum quadro de hipersensibilidade a essa classe. Também deve haver monitoramento e uma avaliação risco-benefício para os pacientes que têm um histórico de hepatopatias.

## OUTRAS DROGAS ANTIBACTERIANAS QUE ATUAM NA SÍNTESE PROTEICA

### Cloranfenicol

O cloranfenicol (Cloranfenicol oculum®) é um antibiótico bacteriostático de espectro abrangente. Em concentrações elevadas ou quando empregado em infecções por microrganismos altamente sensíveis ele pode se tornar bactericida. É um composto cristalino, neutro e estável. Apresenta grande solubilidade em álcool e pouca em água. Tem boa difusão nos tecidos e líquidos corporais, exceto na urina.

## Mecanismo de ação

Por apresentar-se lipossolúvel, difunde-se facilmente através da membrana bacteriana e liga-se de forma reversível na subunidade 50S dos ribossomos bacterianos, onde interrompe a transferência de aminoácidos às cadeias peptídicas em formação. Promove a formação de proteínas defeituosas que não têm valia para a sobrevivência bacteriana, levando a célula à morte.

## Indicações

Embora tenha atividade em uma extensa gama de microrganismos, esses antibióticos não são utilizados em tratamento de infecções causadas por bactérias gram-positivas, pois existem outras drogas destinadas a tais infecções que apresentam efeitos colaterais menores. Portanto, são indicados apenas para infecções em que não há possibilidade de uso de outro agente antimicrobiano, que não apresente tanta toxicidade. O tratamento específico com uso desses medicamentos se aplica a: meningite meningocócica, pneumocócica ou por *Haemophilus influenzae*, septicemia bacteriana, e febre tifoide produzida pela *Salmonella typhi*.

## Contraindicações

Esse antibiótico não deve ser usado contra infecções simples nas quais outra droga menos tóxica possa atuar. Em indivíduos que têm histórico de hipersensibilidade também não é recomendado o uso. Durante a gestação, essa droga não deve ser utilizada. Os neonatos não devem fazer o uso dessa substância pelos riscos da síndrome cinzenta. Também os lactantes não devem usar esse antibiótico devido aos possíveis efeitos tóxicos.

## Clindamicina

A clindamicina é um derivado da lincomicina, um antibiótico obtido a partir de cepas de *Streptomyces lincolnensis*. Assemelha-se aos macrolídeos em relação ao espectro antibacteriano e ao mecanismo de ação.

## Mecanismo de ação

O mecanismo da clindamicina assemelha-se ao da eritromicina: atua ligando a subunidade 50S do ribossomo bacteriano, promovendo a supressão

*43. Fármacos que atuam na síntese proteica bacteriana*

da síntese proteica e a produção de proteínas defeituosas que não são úteis para a formação de estruturas celulares. Devido ao fato de a clindamicina, a eritromicina e o cloranfenicol se ligarem a porções muito próximas, pode ocorrer uma interação entre eles.

## Indicações

A clindamicina normalmente está associada ao tratamento de infecções causadas por *B. fragilis*. Devido às características de infecção desses microrganismos, a clindamicina é associada a outros antibióticos para tratamento de infecções mistas. Quando associadas aos aminoglicosídeos ou às cefalosporinas, a clindamicina tem seu uso indicado em feridas abdominais e intestinais. São amplamente utilizadas em infecções geniturinárias e septicemia por anaeróbios.

## Contraindicações

Esse medicamento é contraindicado para pacientes com quadro de hipersensibilidade às lincosaminas. A contraindicação é estendida aos pacientes que tenham alguma manifestação de hepatopatia.

# LINEZOLIDA

A linezolida (Zyvox®) pertence à classe das oxazolidinonas, que têm como principal característica a atuação na fase tardia da síntese proteica. Apresenta atividade bactericida em bactérias gram-positivas e gram-negativas, e boa absorção quando administrada na forma oral.

## Mecanismo de ação

Esse antibiótico se liga ao local P da subunidade 50S do ribossomo e impede o processo de translocação. Consequentemente, forma proteínas que não executam atividades necessárias para a sobrevivência bacteriana, resultando na morte do microrganismo.

## Indicações

A linezolida é amplamente utilizada em casos de septicemias pneumonia e infecção de pele. Essa droga foi aprovada pela FDA para tratamento de infecções causadas por *E. faecium* resistente à vancomicina. A droga apresenta características bacteriostáticas em infecções causadas por enterococos e estafilococos (incluindo resistentes à meticilina), e por grande parte dos estreptococos.

## Contraindicações

Essa droga não deve ser utilizada por pacientes que apresentam hipersensibilidade. Esse antibiótico deve ser reservado para tratamento de cepas multirresistentes. Não deve ser indicado quando existem outros fármacos eficazes.

## QUINUPRISTINA/DALFOPRISTINA

Tal antibiótico é um constituinte da família das estreptograminas. O uso dessas duas substâncias foi liberado pela FDA em 1999 para o tratamento de infecções graves com bacteremia produzida por *Enterococcus faecium* resistente à vancomicina e infecções de pele complicadas. Essa classe é hoje considerada uma alternativa para o tratamento de infecções graves causadas por microrganismos gram-positivos. Ambos os componentes têm atividade antimicrobiana atuando nos ribossomos bacterianos e, consequentemente, afetando a síntese proteica.

## Indicações

Essa droga é destinada ao tratamento de infecções de pele causadas por *Staphylococcus aureus* ou estreptococos do grupo A. É também destinada ao tratamento de infecções graves causadas por microrganismos gram-positivos em que o paciente apresente risco de bacteremia por *Enterococcus faecium* resistente à vancomicina.

## Contraindicações

É contraindicada para pacientes que têm hipersensibilidade à quinupristina ou à dalfopristina.

# REFERÊNCIAS BIBLIOGRÁFICAS

BRODY, Theodore M. et al. *Farmacologia humana*: da molecular à clínica. Rio de Janeiro: Guanabara Koogan, 1997.

CAIERÃO, Juliana. et al. *Novos antimicrobianos*: realidade e perspectivas. *Newslab.*, v 66., 2004

CRAIG, C. R.; STITZEL, R. E. *Farmacologia moderna*. Rio de Janeiro: Guanabara Koogan, 1996.

FARMACOPEIA BRASILEIRA. 1988-1996. 4. ed. São Paulo: Atheneu.

HARDMAN, Joel G.; LIMBIRD, Lee E.; GILMAN, Alfred Goodman. As bases farmacológicas da terapêutica. Rio de Janeiro: McGraw-Hill, 2003.

KATZUNG, Bertram G. *Farmacologia básica e clínica*. Rio de Janeiro: Guanabara Koogan, 2005.

KODA-KIMBLE, M. A. et al. *Manual de terapêutica aplicada*. Rio de Janeiro: Guanabara Koogan, 2005.

KOROLKOVAS, A.; BURCKHALTER, H. Joseph. *Química farmacêutica*. Rio de Janeiro: Guanabara Koogan, 1988.

LEVINSON, W.; JAWETZ, E. *Microbiologia médica e imunologia* (Trad. José Procópio M. Senna). Porto Alegre: Artmed, 2005.

LIMA, Darcy Roberto. *Manual de farmacologia clínica, terapêutica e toxicológica*. vol. 2. Rio de Janeiro: Guanabara Koogan, 2004.

MENEZES, Everardo Albuquerque. et al. Macrolídeos: Uma atualização. *Newslab.*, v 85., 2007.

RANG. H. P; DALE. M. M; RITTER. J. M; FLOWER, R. J. *Farmacologia*. Rio de Janeiro: Elsevier, 2007.

VADE-MÉCUM DE MEDICAMENTOS. (Revisor geral da obra: Horácio E. Castagneto) 12. ed. São Paulo: Soriak Comércio e Produções S. A., 2006/2007.

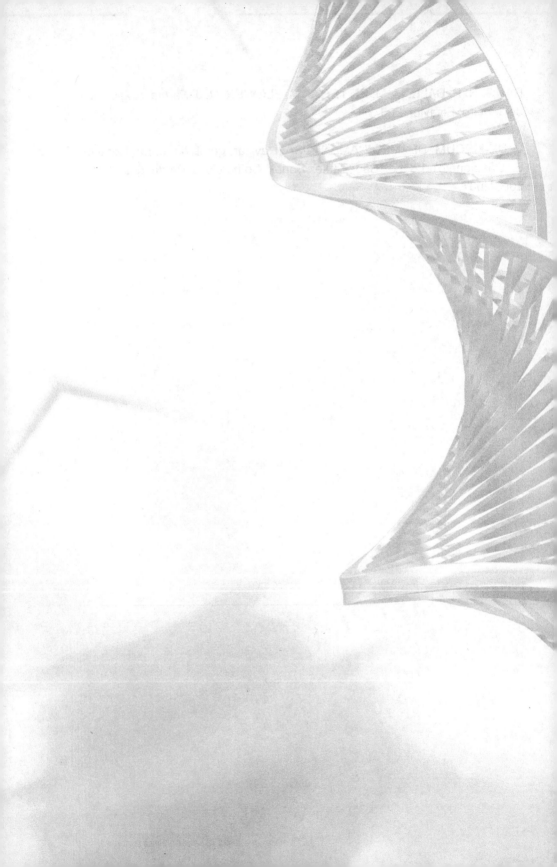

# 44. FÁRMACOS QUE ATUAM NOS ÁCIDOS NUCLEICOS BACTERIANOS

Neste capítulo são tratados os antibióticos que atuam nos ácidos nucleicos bacterianos e nos seus precursores. Essas drogas podem apresentar características bactericidas e/ou bacteriostáticas. Elas provocam a inibição da replicação bacteriana e resultam em erros na carga genética dos microrganismos, podendo levá-los à morte.

## SULFONAMIDAS

A descoberta dessa classe de antibióticos ocorreu em 1930 com o prontosil. Domagk mostrou que seria possível influenciar no crescimento de uma infecção bacteriana.

Essas drogas foram as pioneiras no tratamento sistêmico e na prevenção de infecções mas, depois de notáveis casos de mortalidade causados por infecções de tratamento relativamente simples, ocorreu um grande declínio no seu uso. Logo depois, outras drogas foram inseridas nos quadros terapêuticos, reduzindo ainda mais o uso daquelas.

As sulfonamidas são drogas de características bacteriostáticas, usadas amplamente para tratamento de diversas infecções causadas tanto por microrganismos gram-positivos quanto por gram-negativos. Esses antibióticos podem apresentar eficácia no tratamento que envolve os seguintes microrganismos: *Streptococcus pyogenes*, *Haemophilus influenzae*, *Nocardia asteroides*, *Chlamydia trachomatis*.

Com o passar dos anos, essas drogas vêm se tornando ineficientes para tratamento de algumas infecções, uma vez que determinados microrganismos passaram a demonstrar resistência a elas. Devido ao fato de tais microrganismos apresentarem esses perfis de resistência, foram necessários estudos para tentar combater os agentes infectantes; com isso, propôs-se a combinação de sulfametoxazol e trimetoprim, a fim de promover um sinergismo. Esses medicamentos se subdividem de acordo com o grau de absorção: aqueles que apresentam boa absorção são usados no tratamento de infecções sistêmicas, ao passo que os que apresentam absorção reduzida são utilizados no tratamento de infecções locais.

Os principais representantes dessa classe de medicamentos são sulfadiazina (Suladrin®) e sulfametoxazol-trimetropim A (Bactrim®).

## Mecanismo de ação

As sulfonamidas se assemelham em sua estrutura ao ácido *p*-amino-benzoico (PABA). Com essa característica, essas drogas atuam como antagonistas competitivos, impedindo a utilização da bactéria para que não ocorra formação do ácido diidrofólico. Essa etapa é fundamental para a formação adequada das purinas e também para a síntese dos ácidos nucleicos. As sulfonamidas inibem a ação da diidropteroato sintase, uma vez que essa enzima é responsável por complexar o PABA ao ácido diidropteroico para que ocorra a formação de ácido fólico. Os microrganismos que apresentam sensibilidade a essas drogas são aqueles que apresentam autoprodução de ácido fólico. Com o término da produção de ácido fólico causado pelas sulfonamidas não ocorre o crescimento bacteriano, e com isso torna-se possível o combate dos microrganismos infectantes pelo sistema de defesa do hospedeiro. Os efeitos dessas drogas podem ser reduzidos ou até anulados pelo PABA. Tais antibióticos não afetam as células do hospedeiro, uma vez que mamíferos necessitam do ácido fólico pré-formado por serem incapazes de sintetizá-los.

## Indicações

Essas drogas apresentam suas indicações terapêuticas bem condensadas devido a diversos casos de resistência microbiana. Para tratamento de infecções do trato urinário normalmente usam-se combinações de drogas, como, por exemplo, sulfametoxazol-trimetoprimo. Quando o uso é tópico, essas drogas podem ser empregadas na profilaxia de infecções decorrentes de queimaduras, tratamento de infecções oculares e infecções vaginais. Essas drogas, quando associadas, apresentam ação em diversos processos infecciosos; por exemplo: malária e toxoplasmose (associada com *pirimetamina*), infecções causadas por *Pneumocystis carinii* (associada à *trimetoprima*).

## Contraindicações

Essas drogas são contraindicadas em processos nos quais o paciente apresente algum quadro de hipersensibilidade às sulfonamidas e aos seus derivados, tais como: inibidores da anidrase carbônica, furosemida, tiazidas, bumetanida, torsemida e as sulfonilureias hipoglicemiantes. A sulfassalazina é contraindicada para pacientes com hipersensibilidade aos salicilatos e obstrução intestinal. Esses antibióticos também são contraindicados em gravidez avançada e durante a fase de lactação.

# QUINOLONAS

Esses antimicrobianos estão relacionados ao ácido nalidíxico. Apresentam atividade bactericida, por inibir DNA girase. Essa enzima é de fundamental importância para a replicação e transcrição do DNA bacteriano.

As quinolonas apresentam um espectro de ação bem abrangente, desde microrganismos gram-positivos e gram-negativos, e em seu perfil de ação estão inclusos estafilococos resistentes à meticilina e *Pseudomonas aeruginosa.* A ciprofloxacina é a quinolona que apresenta melhor atuação contra *Pseudomonas aeruginosa.*

Embora o perfil desses medicamentos seja bem abrangente, nenhum deles apresenta ação em microrganismos anaeróbios. O uso indiscriminado das quinolonas levou ao aparecimento de cepas resistentes a essas drogas. Existem relatos de que estafilococos resistentes à meticilina e cerca de 20% das cepas isoladas de *P. aeruginosa* já apresentam resistência às quinolonas.

# FLUOROQUINOLONAS

Essas drogas são de origem sintética, e obtidas a partir do ácido nalidíxico. Apresentam atividade bactericida em bactérias gram-negativas e gram-positivas. Elas sofreram grandes modificações, inclusive na sua forma de administração. Em grande parte, esses antibióticos são administrados na forma oral, alcançando níveis terapêuticos nos mais diversos líquidos do organismo, sendo muito efetivos no tratamento de infecções urinárias.

Dentre essas drogas, os principais representantes são: ciprofloxacina, levofloxacina (Levaquin®), norfloxacina (Floxacin®) e ofloxacina (Oflox®).

## Mecanismo de ação

Esses medicamentos atuam na DNA girase e na topoisomerase IV. Em casos de infecção por microrganismos gram-positivos, o principal sítio de ação é a topoisomerase IV, enquanto que nas bactérias gram-negativas as quinolonas atuam na DNA girase.

Com a inibição da DNA girase não ocorre o relaxamento do DNA superespiralado positivo, que é de suma importância para o processo de replicação e transcrição normais. Já com a inibição da topoisomerase IV ocorre interferência provavelmente na separação do DNA cromossômico para as filhas durante o processo de divisão celular.

## Indicações

Essas drogas são indicadas para tratamento de infecções causadas por microrganismos gram-positivos e gram-negativos susceptíveis. Elas são amplamente utilizadas em processos infecciosos no nível do trato urinário. Também são utilizadas em casos de infecção respiratória causada por *Pseudomonas aeruginosa* em pacientes com quadro de fibrose cística. Em osteomielites causadas por bacilos gram-negativos também se usam essas drogas. Drogas como norfloxacina e ofloxacina, são usadas no tratamento de gonorreia.

## Contraindicações

Tais antibióticos são contraindicados em casos de gravidez e aleitamento. Também não devem ser usados em crianças e adolescentes até os 18 anos. Pacientes que apresentam ou já apresentaram quadros epilético, não devem fazer uso dessas drogas. O uso deve ser evitado por pacientes com histórico de tendinite. Pacientes que apresentam alterações eletrolíticas (hipocalemia ou hipocalcemia) ou alterações do ritmo cardíaco também não devem fazer uso desses medicamentos.

# ANTISSÉPTICO URINÁRIO

Os antissépticos urinários atuam em diversas bactérias inibindo a sua proliferação. Essas drogas não estão relacionadas em tratamentos sistêmicos, visto que não oferecem segurança. Em contrapartida, elas são amplamente usadas em infecções urinárias devido à capacidade de se concentrarem nos túbulos renais.

# NITROFURANTOÍNA

A nitrofurantoína (Macrodantina®) é um composto sintético de nitrofuranos usada corriqueiramente na prática clínica como agente antibacteriano, especialmente em infecções urinárias. Sua atividade tem sido relacionada à redução enzimática do nitrogrupo, com a formação de espécies reativas de oxigênio.

## Mecanismo de ação

Existem enzimas capazes de reduzir a nitrofurantoína e essa redução parece estar diretamente relacionada com o poder antimicrobiano. Com tal redução ocorre a formação de compostos intermediários que parecem ser responsáveis pela lesão no DNA. A redução da nitrofurantoína por bactérias é muito mais rápida do que a redução causada por células de mamíferos, logo, pressupõe-se que essa diferença confira seletividade à droga.

## Indicações

A nitrofurantoína mostra-se ativa contra *E. coli* e enterococos, além de microrganismos gram-positivos. Entretanto, grande parte das espécies de *Proteus* e *Pseudomonas*, e diversas espécies de *Enterobacter* e *Klebsiella*, apresentam resistência à ação desse antimicrobiano.

## Contraindicações

Esse medicamento é contraindicado a pacientes que apresentam insuficiência renal grave. Não deve ser empregado em terapias durante a gravidez e em prematuros. Pacientes que apresentam hipersensibilidade aos derivados furânicos devem evitar seu uso.

# OUTRAS DROGAS QUE ATUAM NOS ÁCIDOS NUCLÉICOS BACTERIANOS

## Metronidazol

Esse fármaco, além de atuar em protozoários, também tem grande aplicabilidade como antibacteriano, contra anaeróbios, inclusive *Bacteroides* e

*Clostridium*. Essa droga é de origem sintética e deriva do nitroimidazol. É uma droga bem absorvida por via oral e atravessa as barreiras placentária e hematoencefálica. Apresenta metabolismo hepático por oxidação da cadeia lateral e conjugação com ácido glicurônico. A eliminação é realizada por via renal, fecal, e também no leite materno.

## Mecanismo de ação

O metronidazol (Flagyl®) é reduzido por aqueles microrganismos susceptíveis à sua ação. O grupo nitro da estrutura desse fármaco é que sofre tal redução. Esse processo ocorre no interior das bactérias anaeróbias e protozoários sensíveis. Com isso, ocorre a formação de produtos tóxicos, e estes, ao destruir o DNA da célula, parecem ser responsáveis pelo poder antibacteriano da droga.

## Indicações

O metronidazol tem atividade bacteriana contra cocos gram-positivos, bacilos gram-negativos anaeróbios, inclusive Bacteroides spp., e contra bacilos gram-positivos que apresentam capacidade de formar esporos.

## Contraindicações

É contraindicado no primeiro trimestre de gravidez. Deve ser analisada a relação risco/beneficio em pacientes que apresentam algum distúrbio do SNC, incluindo epilepsia. Pacientes com disfunção hematológica também não devem fazer uso desse medicamento. Ainda não é aconselhável seu uso em casos de disfunção hepática grave

## Rifampicina

A rifampicina (Furp-rifampicina®) é uma droga semissintética produzida a partir da rifampicina B. Apresenta capacidade inibitória em diversos microrganismos, incluindo bactérias gram-positivas e grande parte das gram-negativas, como *Pseudomonas, E.coli, e Klebsiella*.

Essa droga apresenta também ação bactericida contra *M. tuberculosis,* tanto microrganismos intracelulares quanto extracelulares.

FARMACOLOGIA HUMANA BÁSICA

## Mecanismo de ação

A rifampicina inibe o crescimento bacteriano ligando-se à subunidade β da RNA-polimerase DNA-dependente, tanto das microbactérias quanto dos demais microrganismos. Com isso, ocorre a inibição da síntese de RNA.

## Indicações

Essa droga, associada a outro medicamento antituberculoso, é indicada para tratamento da tuberculose. Tal associação é feita com o intuito de prevenir o aparecimento de bactérias resistentes. Esse medicamento apresenta também grande eficácia no tratamento de infecções provocadas por *Neisseria meningitidis* e *Haemophilus influenzae.*

## Contraindicações

No uso dessa droga se deve avaliar o risco/benefício em pacientes que apresentam alguma debilidade hepática ou que sejam etilistas.

## Dapsona

Drogas como a dapsona são derivadas das sulfonas e estão intimamente relacionadas com as sulfonamidas. Apresentam grande efetividade no tratamento a longo prazo da lepra. A administração de subdoses pode promover o aparecimento de bactérias resistentes; por isso seu uso deve ser combinado com outras drogas, tais como rifampicina ou clofazimina, para terapia inicial.

## Mecanismo de ação

O mecanismo de ação dessa droga é idêntico ao mecanismo das sulfonamidas. Ela também atua inibindo a diidropteroato sintase e impedindo a utilização do ácido *p*-aminobenzoico (PABA) pela bactéria. A dapsona também se assemelha às sulfonamidas no espectro de ação e também apresenta redução da ação perante o ácido *p*-aminobenzoico (PABA).

## Indicações

Essa droga age em todos os tipos de lepra, exceto as resistentes à dapsona. Também auxilia no tratamento da artrite reumatoide refratária ao tratamento convencional. Em caso de dermatite herpetiforme, a dapsona também pode ser usada.

## Contraindicações

A dapsona é contraindicada a pacientes com quadro de hipersensibilidade à droga, ou a qualquer de seus derivados.

## Clofazimina

A clofazimina é um corante fenazínico. Além de antibacteriana, tem atividade anti-inflamatória e pode substituir a dapsona no tratamento de pacientes que apresentaram reação desagradável a esse fármaco.

## Mecanismo de ação

Seu mecanismo ainda não é bem elucidado, mas se cogita de que seu sítio de ligação seja o DNA bacteriano e também promova aumento na atividade da fosfolipase A2 microbacteriana.

## Indicações

Essa droga é indicada para tratamento da lepra resistente a sulfonas, ou quando o paciente apresenta algum quadro de intolerância ao fármaco.

# REFERÊNCIAS BIBLIOGRÁFICAS

BRODY, Theodore M. et al. *Farmacologia humana*: da molecular à clínica. Rio de Janeiro: Guanabara Koogan, 1997.

CRAIG, C. R.; STITZEL, R. E. *Farmacologia moderna*. Rio de Janeiro: Guanabara Koogan, 1996.

FARMACOPEIA BRASILEIRA. 1988-1996. 4. ed. São Paulo: Atheneu.

HARDMAN, Joel G.; LIMBIRD, Lee E.; GILMAN, Alfred Goodman. *As bases farmacológicas da terapêutica*. Rio de Janeiro: McGraw-Hill, 2003.

KATZUNG, Bertram G. *Farmacologia básica e clínica*. Rio de Janeiro: Guanabara Koogan, 2005.

KODA-KIMBLE, M. A. et. al. *Manual de terapêutica aplicada*. Rio de Janeiro: Guanabara Koogan, 2005.

KOROLKOVAS, A.; BURCKHALTER, H. Joseph. *Química farmacêutica*. Rio de Janeiro: Guanabara Koogan, 1988.

LEVINSON, W.; JAWETZ, E. *Microbiologia médica e imunologia* (Trad. José Procópio M. Senna). Porto Alegre: Artmed, 2005.

LIMA, Darcy Roberto. *Manual de farmacologia clínica, terapêutica e toxicológica*. vol. 2. Rio de Janeiro: Guanabara Koogan, 2004.

RANG. H. P; DALE. M. M; RITTER. J. M, FLOWER, R. J. *Farmacologia*. Rio de Janeiro: Elsevier, 2007.

VADE-MÉCUM DE MEDICAMENTOS. (Revisor geral da obra: Horácio E. Castagneto). 12. ed. São Paulo: Soriak Comércio e Produções S. A., 2006/2007.

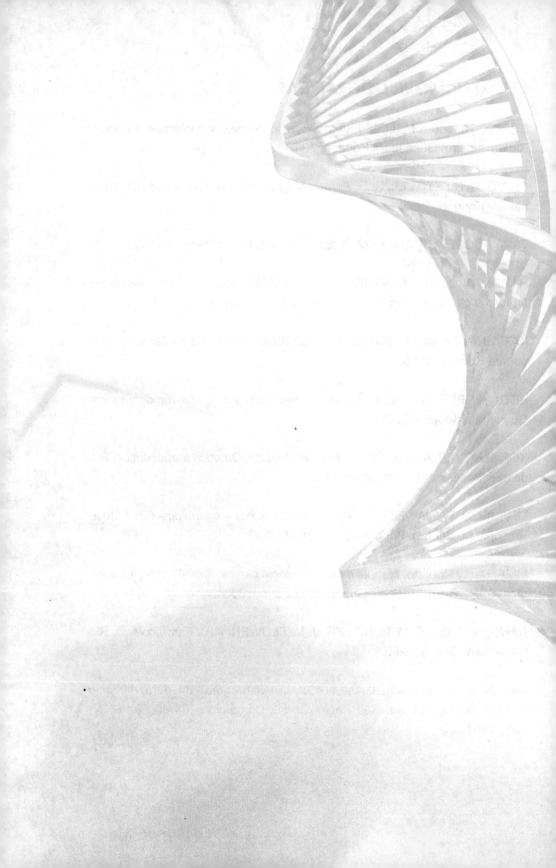

# 45. FARMACOLOGIA ANTIFÚNGICA

Neste capítulo abordamos os fármacos utilizados no tratamento de infecções fúngicas, que em muitas situações clínicas estão associadas a membranas mucosas e à pele, proporcionando, como consequência, o rompimento da homeostasia do organismo como um todo. Nas situações em que ocorre comprometimento do sistema imunológico, essas infecções podem se apresentar de forma mais grave, pois o organismo está mais susceptível às infecções em geral, incluindo as que possuem os fungos como principal agente causador do desequilíbrio do funcionamento fisiológico. Como outro fator de agravamento das infecções fúngicas podemos destacar o fato de atingirem a circulação sistêmica, podendo, em alguns casos, ser fatais.

Na primeira parte desse capítulo abordamos as principais características apresentadas pelos fungos e, ainda, a fisiopatologia da infecção fúngica, ou seja, como o organismo se comporta na presença de um fungo. A segunda parte é constituída do tratamento para reverter o quadro de não obtenção da homeostasia, ou seja, quais medicamentos antifúngicos utilizados em cada caso de infecção, como eles agem e quais os possíveis efeitos adversos gerados direta ou indiretamente a partir da ação de cada medicamento estudado.

## CARACTERÍSTICAS BÁSICAS RELACIONADASAOS FUNGOS

Os fungos são agentes eucarióticos, complexos e podem ser classificados em saprófitas ou parasitas de acordo com o seu tipo de alimentação, ou seja, se eles se alimentam de matéria orgânica ou organismos vivos, respectivamente. As leveduras são microrganismos unicelulares. Alguns fungos, denominados dermatófitos, crescem nas temperatura mais fria da superfície corporal e podem causar infecções superficiais na pele, nos pelos e nas unhas, além de se alimentarem de queratina presente nesses lugares.

Outros fungos, denominados dimórficos, podem crescer como bolores fora do corpo e como leveduras nas áreas de temperatura mais elevada do corpo. Como bolores, esses fungos produzem esporos que podem resistir por tempo indeterminado no ambiente e ser transportados pelo vento para locais distantes. Quando esses esporos entram no corpo, na maioria das vezes por inalação, rapidamente tornam-se leveduras que podem invadir os tecidos em geral. Os fungos dimórficos incluem diversos patógenos humanos, como os causadores de blastomicose e histoplasmose.

Os fungos patogênicos para os seres humanos podem ser encontrados no ambiente, como no solo, ou mesmo no próprio organismo, por constituírem a flora humana endógena, como é o caso do microrganismo *Candida albicans*, que faz parte da flora bucal, da pele, do trato gastrintestinal e da vagina.

Seu crescimento exacerbado ocorre em situações específicas, como, por exemplo, quando há supressão do sistema imune ou farmacoterapia antibacteriana, que são situações causadoras de supercrescimento de fungos e infecções oportunistas, ou seja, infecções que raramente causam doença em indivíduos saudáveis.

Outras causas incluem a disseminação da Aids e o uso de imunossupressores ou agentes quimioterápicos para o câncer. As pessoas idosas, os diabéticos, as mulheres grávidas e as vítimas de queimadura estão particularmente em risco para as infecções fúngicas, tais como a candidíase.

Além disso, alguns fungos possuem características que estimulam sua capacidade de causar doença. Os microrganismos *Cryptococcus neoformans*, por exemplo, podem tornar-se encapsulados, impedindo que haja o mecanismo de defesa imune normal da fagocitose.

Estruturalmente, os fungos são maiores e mais complexos do que as bactérias. Possuem uma parede celular espessa e rígida, e um de seus componentes é um polissacarídio denominado *glicana*. É de grande significância taxonômica a presença de hifas, que são projeções filamentosas responsáveis pela aparência característica do mofo, devido ao fato de entrelaçarem-se para formar um micélio complexo, uma estrutura em forma de esteira. Os fungos também possuem uma membrana celular formada de lipídios, glicoproteínas e esteróis, como o ergosterol, que é um lipídio semelhante ao colesterol presente nas membranas celulares humanas.

Os fármacos antifúngicos mais utilizados variam em sua eficácia entre os grupos, e os agentes infecciosos específicos de acordo com a localização mais comumente encontrada de cada um. A tabela 45.1 relaciona os principais grupos de fungos com exemplos pertencentes a cada grupo.

FARMACOLOGIA HUMANA BÁSICA

**Tabela 45.1: Principais grupos de fungos.**

| GRUPO | EXEMPLO |
|---|---|
| Leveduras | *Cryptococcus neoformans* |
| Fungos semelhantes à levedura que produzem estrutura similar ao micélio | *Candida albicans* |
| Fungos filamentosos com micélio verdadeiro | *Aspergillus fumigatus* |
| Fungos "dimórficos" que, dependendo das limitações nutricionais, podem crescer tanto como leveduras quanto como fungos filamentosos | *Histoplasma capsulatum* |

Fonte: Proposta do autor.

# FISIOPATOLOGIA DA INFECÇÃO FÚNGICA

A gravidade das infecções fúngicas, também conhecidas como micoses, pode variar de acordo com a situação clínica de cada indivíduo. Os hospedeiros, que estão imunodeprimidos, apresentam maior susceptibilidade de desenvolver uma infecção de gravidade mais elevada quando comparados aos hospedeiros saudáveis, que não possuem patologia crônica; as infecções são mais graves e invasivas.

A maioria das infecções fúngicas invasivas é adquirida por inalação de esporos presentes no ar, provenientes do solo contaminado, sendo a intensidade da doença proporcional à intensidade da exposição. Infecções como histoplasmose, coccidioidomicose e blastomicose geralmente ocorrem na forma de doença pulmonar, mas podem ser sistêmicas. Outras infecções sistêmicas graves incluem aspergilose, criptococose e esporotricose.

A tabela 45.2 informa as características fisiopatológicas presentes nas principais manifestações infecciosas de fungos.

*45. Farmacologia antifúngica*

**Tabela 45.2: Características fisiopatológicas de infecções fúngicas.**

| Infecção | Características |
|---|---|
| Blastomicose | • Mais frequentes em homens adultos com ampla exposição a florestas e rios em atividades profissionais ou de lazer<br>• Pode ser assintomática ou causar sintomas pulmonares semelhantes a pneumonia, tuberculose ou câncer de pulmão |
| Candidíase oral | • Placas brancas indolores na mucosa oral e faríngea<br>• Etiologia: recém-nascidos infectados durante a passagem por uma vagina infectada ou colonizada; em crianças maiores e adultos pode ocorrer como complicação do diabetes mellitus, por causa da má higiene oral ou após o uso de antibióticos ou corticosteroides; pode ocorrer como manifestação inicial da Aids |
| Candidíase gastrointestinal | • Mais frequente após tratamento antibacteriano de amplo espectro prolongado<br>• O principal sintoma é a diarreia |
| Candidíase vaginal | • Comum em mulheres grávidas, com diabetes mellitus ou que tomam contraceptivos orais ou drogas antibacterianas<br>• O principal sintoma é um corrimento vaginal amarelado. |

Fonte: Proposta do autor.

A incidência de infecções graves por *Candida* subiu nos últimos anos, em parte devido ao aumento do número de pacientes neutropênicos e imunodeficientes. Além disso, o uso frequente de antibióticos potentes de amplo espectro causa colonização extensa por *Candida* em pacientes debilitados, e a utilização disseminada de aparelhos médicos, como cateteres intravasculares, equipamento de monitorização, tubos endotraqueais e cateteres urinários, permitem que os microrganismos cheguem a locais normalmente estéreis.

## FARMACOLOGIA ANTIFÚNGICA

O desenvolvimento de uma droga específica para ação em células fúngicas é de difícil obtenção, pois elas se assemelham muito às células humanas, havendo então uma toxicidade da droga. O mecanismo de ação básico presente nos fármacos antifúngicos consiste na alteração do funcionamento da célula fúngica: eles agem na estrutura ou diretamente na função de algum componente celular.

As drogas para tratamento de infecções fúngicas superficiais da pele e mucosas possuem, na grande maioria dos casos, uma aplicação tópica,

FARMACOLOGIA HUMANA BÁSICA

existindo muitas formulações obtidas sem prescrição. As drogas usadas no tratamento de infecções sistêmicas são administradas por via intravenosa ou oral. A tabela 45.3 relaciona as principais classes existentes e seus respectivos fármacos antifúngicos.

Os pacientes com infecção por HIV, devido à alta susceptibilidade a infecções de modo geral, necessitam de tratamento agressivo das infecções fúngicas primárias e profilaxia secundária prolongada ou permanente. Os pacientes com neutropenia prolongada ou grave, secundária ao tratamento do câncer com drogas citotóxicas, também necessitam de tratamento agressivo das infecções fúngicas, devido ao fato de estarem sob alto risco de micoses sistêmicas agudas com risco de vida, como candidíase.

Podemos classificar amplamente os fármacos antifúngicos atuais em dois grupos: no primeiro, os antibióticos antifúngicos que ocorrem naturalmente, tais como os polienos e as equinocandinas; e no segundo, os fármacos sintéticos, incluindo os azóis e as pirimidinas fluoradas. De acordo com o mecanismo de ação, muitos agentes antifúngicos são bastante tóxicos, e quando o tratamento sistêmico é necessário eles frequentemente têm que ser usados sob supervisão médica estrita.

**Tabela 45.3: Principais fármacos antifúngicos.**

| CLASSE FARMACOLÓGICA | FÁRMACO |
|---|---|
| ANTIFÚNGICOS SISTÊMICOS | Anfotericina B |
| | Fluconazol |
| | Itraconazol |
| | Ravuconazol |
| | Voriconazol |
| | Posaconazol |
| | Caspofungina |
| | Micafungina |
| | Anidulafungina |
| ANTIFÚNGICOS TÓPICOS | Cetoconazol |
| | Nistatina |
| | Nitrato de Miconazol |
| | Tolnaftato |
| | Cloridrato de Terbinafina |
| | Nitrato de Sulconazol |
| | Nitrato de Oxiconazol |
| | Cloridrato de Naftifina |

Fonte: Proposta do autor.

# ANTIFÚNGICOS SISTÊMICOS

## Anfotericina B (Abelcet®)

A anfotericina B é um macrolídio anfotérico isolado *Streptomyces nodosus* e é altamente tóxica para os seres humanos, portanto, é recomendada apenas no tratamento de infecções fúngicas graves, potencialmente fatais, nas quais geralmente é a primeira droga de escolha. Foram desenvolvidas fórmulas lipídicas para reduzir efeitos adversos, principalmente nefrotoxicidade, mas essas preparações se diferem em suas características e não podem substituir uma à outra. Além disso, as preparações lipídicas não penetram satisfatoriamente nos tecidos normais e, portanto, atingem menores concentrações nesses, sendo essa a causa de diminuição de efeitos adversos.

## Características farmacocinéticas

A droga possui meia-vida sérica inicial de aproximadamente 24 horas, representando redistribuição da corrente sanguínea para os tecidos. Isso é seguido por uma segunda fase de eliminação, com meia-vida de aproximadamente 15 dias, que representa eliminação dos locais de armazenamento tecidual. Acredita-se que a maior parte da droga seja metabolizada nos tecidos, onde cerca de 5% da droga ativa é excretada diariamente na urina. Após a interrupção da administração, pode-se detectar anfotericina B na urina durante várias semanas. Não é bem absorvida por via oral e deve ser administrada por via intravenosa nas infecções sistêmicas. Após infusão, a droga é captada rapidamente pelo fígado e outros órgãos; depois, é lentamente liberada de volta para a corrente sanguínea.

## Mecanismo de ação

A anfotericina B atua sobre o ergosterol para romper as membranas das células fúngicas, formando orifícios na membrana e causando perda do conteúdo e consequente lise da célula fúngica. O local da ação da anfotericina B, portanto, são as membranas celulares fúngicas, onde ocorre a interferência com a permeabilidade e com as funções de transporte. Ela provavelmente possui mais de um mecanismo de ação, porém, sua propriedade mais importante é provavelmente sua capacidade de formar grandes poros na membrana, como citamos anteriormente, o que proporciona perda de $K^+$ intracelular. A figura 46.1 esboça esse mecanismo.

FARMACOLOGIA HUMANA BÁSICA

**FIGURA 45.1:** Mecanismo de ação da anfotericina B.

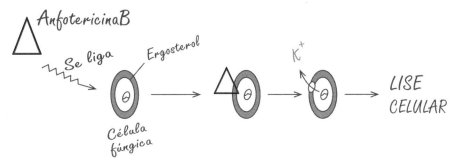

Fonte: Proposta do autor.

## Efeitos adversos

O efeito adverso em longo prazo, de grande frequência nos casos clínicos, é a toxicidade renal. Em relação à infusão, podemos destacar a reação caracterizada por febre, calafrios e taquipneia. Essa reação não representa hipersensibilidade à droga. Geralmente é tratada por pré-medicação com paracetamol, difenidramina, ou com a adição de hidrocortisona aos líquidos de infusão intravenosa.

Pode ocorrer ainda hipomagnesemia, gerando anemia como uma complicação adicional. Outros efeitos adversos incluem o comprometimento da função hepática, a trombocitopenia e as reações anafiláticas. A injeção frequentemente resulta em calafrios, febre, zumbido, cefaleia e vômitos. O fármaco é irritante para o endotélio das veias, e a tromboflebite local é algumas vezes vista após injeção intravenosa. As preparações com complexos lipídicos (consideravelmente mais caras) não possuem eficácia maior que o fármaco nativo, porém causam menos reações adversas.

## Fluconazol (Diflucan®)

Os fármacos pertencentes ao grupo dos azóis formam o maior grupo de agentes antifúngicos utilizados comumente e possuem amplo espectro de atividade. Nas infecções fúngicas graves e invasivas, essas drogas frequentemente são usadas por longo período após o tratamento inicial com Anfotericina B, mas seu uso no tratamento inicial de algumas infecções sistêmicas está aumentando. Esse grupo de fármacos é contraindicado na gravidez.

O fluconazol é um agente sintético eficaz na candidíase e que pode ser usado como tratamento de manutenção a longo prazo da meningite criptocócica em pessoas com Aids. É usado no tratamento de infecções por *Candida*; estão ocorrendo mais infecções por cepas resistentes de microrganismos *Candida* com o uso disseminado do fluconazol nos últimos anos.

## Mecanismo de ação dos azóis

As drogas azóis ligam-se a uma enzima do citocromo P-450 (14-alfa demetilase), necessária para a síntese do ergosterol, o principal esterol na membrana celular fúngica, a partir do lanosterol, um precursor. Essa ação produz uma membrana celular defeituosa que também permite a saída do conteúdo intracelular e a destruição da célula. A figura 45.2 esboça esse mecanismo.

**FIGURA 45.2: Mecanismo de ação dos azóis.**

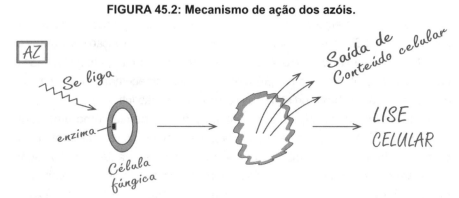

Fonte: Proposta do autor.

## Características farmacocinéticas

O fluconazol pode ser administrado por via oral ou intravenosa. Ele atinge grandes concentrações no líquido cefalorraquidiano e nos líquidos oculares, e pode tornar-se o fármaco de primeira opção para a maioria dos tipos de meningite fúngica. As concentrações fungicidas também são atingidas no tecido vaginal, na saliva, na pele e nas unhas.

A droga oral não requer a presença de ácido gástrico para absorção e atinge níveis terapêuticos na maioria dos líquidos e tecidos corporais, incluindo meninges normais e inflamadas. A maioria das drogas é excretada na forma de droga inalterada na urina, podendo ser necessário reduzir a dosagem em pessoas com insuficiência renal.

## Efeitos adversos

Os efeitos adversos mais frequentes incluem náusea, vômito, diarreia, dor abdominal, cefaleia e erupção cutânea. Além disso, pode haver elevação das enzimas hepáticas e necrose hepática, e alopécia nos pacientes que recebem tratamento prolongado com altas doses.

**Figura 45.3**

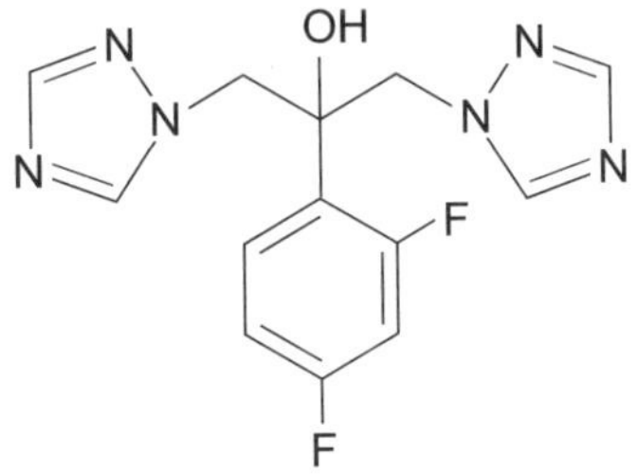

FLUCONAZOL

Fonte: Proposta do autor.

## Itraconazol (Sporanox®)

O itraconazol é um agente sintético, indicado no tratamento de:
- blastomicose
- histoplasmose
- esporotricose
- aspergilose
- candidíase vaginal
- dermatofitose
- onicomicose, em pacientes com insuficiência cardíaca congestiva

Pode ser mais útil para supressão prolongada da histoplasmose dissemi-nada em pacientes com Aids e na blastomicose não meníngea sem risco de vida. Provavelmente é a droga de escolha para todas as formas de esporo-tricose, exceto meningite.

O itraconazol é ativo contra grande quantidade de dermatófitos, podendo ser administrado oralmente; porém, depois da absorção, ele sofre extensa metabolização hepática. É altamente lipossolúvel, sendo que na forma dis-ponível, em que o itraconazol é retido dentro de bolsas de ciclodextrina, a administração pode ser realizada intravenosamente, superando-se, assim, o problema da absorção variável pelo trato gastrintestinal. Seu mecanismo de ação é o mesmo do fluconazol por pertencerem à classe dos azóis.

## Características farmacocinéticas

Administrado oralmente, sua meia-vida é de aproximadamente 36 horas, sendo eliminado na urina. O itraconazol não penetra no líquido cefalorraquidiano. O itraconazol pode ser administrado por via oral ou IV. Entretanto, tanto a cápsula oral quanto a suspensão exigem baixo pH gástrico para dissolução e absorção da droga, sendo que as concentrações dela são maiores nos órgãos viscerais do que no soro.

## Efeitos adversos

Os principais efeitos adversos são: distúrbios gastrintestinais, cefaleia e tonturas. Como efeitos adversos raros podemos destacar a hepatite, a hipocalemia e a impotência. Podem ocorrer ainda reações alérgicas da pele. Está associado a lesão hepática.

# ANTIFÚNGICOS TÓPICOS

## Cetoconazol (Nizoral®)

O cetoconazol , por ser mais barato do que o fluconazol ou o itraconazol, é usado em alguns pacientes que necessitam de tratamento prolongado. Há pequena absorção com o uso tópico. Seu mecanismo de ação é o mesmo do fluconazol por pertencerem à classe dos azóis.

## Efeitos adversos

Os principais efeitos adversos incluem náusea, vômito, reações de hipersensibilidade (incluindo anafilaxia), prurido com uso oral e irritação, ardência e prurido com aplicação local. É importante destacarmos uma desvantagem que surgiu durante alguns anos de uso, a qual inclui muitas interações com outras drogas nas quais o cetoconazol reduz o metabolismo e aumenta os riscos de intoxicação com as drogas envolvidas. Além disso, a droga foi associada à hepatotoxicidade. Em virtude dessas dificuldades e do desenvolvimento das drogas, o cetoconazol foi amplamente substituído por fluconazol e itraconazol para tratamento de infecções fúngicas sistêmicas. Associado à ciclosporina e ao tacrolimus, permite dosagens menores em pacientes submetidos a transplantes de órgãos, pois aumenta os níveis sanguíneos dessas drogas imunossupressoras.

**Figura 45.4**

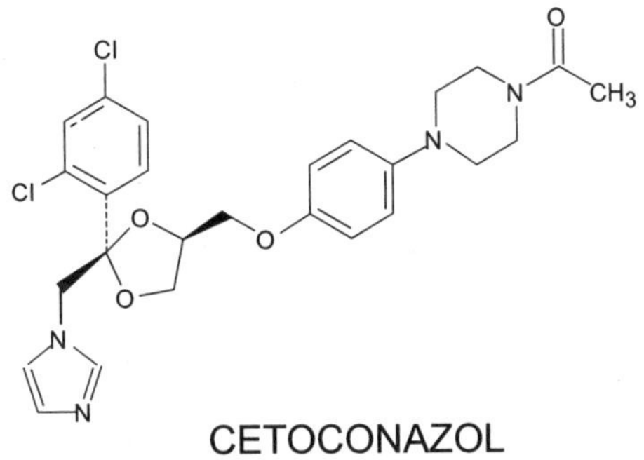

CETOCONAZOL

Fonte: Proposta do autor.

## Nistatina (Mycostatin®)

Esse antifúngico tópico é utilizado para tratamento da candidíase oral, intestinal e vaginal, sendo de alta toxicidade para uso sistêmico.

A nistatina é um antibiótico macrolídeo poliênico com estrutura similar à da anfotericina e com o mesmo mecanismo de ação dessa. Não é absorvida pelas membranas mucosas do corpo ou pela pele, e seu uso é limitado principalmente às infecções por *Candida* da pele, das membranas mucosas e do trato gastrintestinal.

### Efeitos adversos

Os efeitos adversos podem incluir náusea, vômito e diarreia, sendo que na aplicação vaginal os efeitos adversos incluem irritação local e queimação.

## Nitrato de Miconazol (Monistat®)

O miconazol é administrado oralmente para as infecções orais e do trato gastrintestinal. Seu mecanismo de ação é o mesmo do fluconazol por pertencerem à classe dos azóis.

*45. Farmacologia antifúngica*

## Características farmacocinéticas

Possui meia-vida plasmática curta e precisa ser administrado a cada 8 horas. Ele atinge concentrações terapêuticas nos ossos, nas articulações e no tecido pulmonar, mas não no sistema nervoso central, sendo inativado no fígado.

## Efeitos adversos

Os efeitos adversos principais não são frequentes, sendo mais comuns os distúrbios gastrintestinais; pode haver pruridos, discrasias sanguíneas e hiponatremia. Há relatos isolados de lesão hepática, não devendo ser administrado a pacientes com esse comprometimento.

# REFERÊNCIAS BIBLIOGRÁFICAS

BRODY, Theodore M. et al. *Farmacologia humana*: da *molecular à clínica*. Rio de Janeiro: Guanabara Koogan, 1997.

COTRAN, S. Ramzi. et al. *Patologia estrutural e funcional*. 6. ed. Rio de Janeiro: Guanabara Koogan, 2000.

DAVIS, Andrew; BLAKELEY, G. H. Asa.; KIDD, Cecil. *Fisiologia humana*. Porto Alegre: Artmed, 2002.

FARMACOPEIA BRASILEIRA. 1988-1996. 4. ed. São Paulo: Atheneu.

GUYTON & HALL. *Tratado de fisiologia médica.* Rio de Janeiro: Guanabara Koogan, 2002.

HARDMAN, Joel G.; LIMBIRD, Lee E.; GILMAN, Alfred Goodman. *As bases farmacológicas da terapêutica.* Rio de Janeiro: McGraw-Hill, 2003.

JACOB, Leonard S. *Farmacologia*: national medical series para estudo independente. Rio de Janeiro: Guanabara Koogan, 1998.

KATZUNG, Bertram G. *Farmacologia básica e clínica*. Rio de Janeiro: Guanabara Koogan, 2005.

KODA-KIMBLE, M. A. et. al. G. *Manual de terapêutica aplicada*. Rio de Janeiro: Guanabara Koogan, 2005.

KOROLKOVAS, A.; BURCKHALTER, H. Joseph. *Química farmacêutica.* Rio de Janeiro: Guanabara Koogan, 1988.

LIMA, Darcy Roberto. *Manual de farmacologia clínica, terapêutica e toxicológica* (Vol. 2). Rio de Janeiro: Guanabara Koogan, 2004.

RANG. H. P. et. al. *Farmacologia*. Rio de Janeiro: Elsevier, 2007.

VADE-MÉCUM DE MEDICAMENTOS. (Revisor geral da obra: Horácio E. Castagneto). 12. ed. São Paulo: Soriak Comércio e Produções S. A., 2006/2007.

*45. Farmacologia antifúngica*

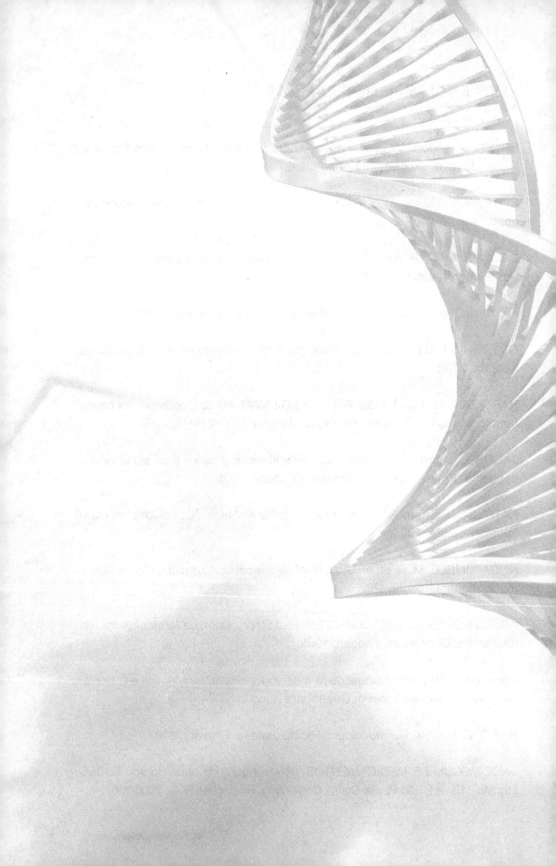

# 46. FARMACOLOGIA ANTIPARASITÁRIA

Neste capítulo abordamos os fármacos utilizados no tratamento de infecções geradas por parasitas e classificadas em dois grandes grupos: infecções causadas por protozoários e infecções causadas por helmintos. A primeira parte é dedicada às características básicas da relação existente entre o hospedeiro e o parasita e à fisiopatologia das principais infecções parasitárias. A segunda parte é constituída do tratamento para reverter o quadro de infecção com a finalidade de obter novamente a homeostasia fisiológica do hospedeiro, ou seja: quais são os medicamentos antiprotozoários e anti-helmínticos utilizados em cada caso de infecção, como eles agem e quais os possíveis efeitos adversos gerados como consequência direta ou indireta da ação de cada medicamento estudado.

## RELAÇÃO EXISTENTE ENTRE O HOSPEDEIRO E O PARASITA

Como principal relação existente entre um parasita e seu hospedeiro, podemos destacar a sobrevivência do parasita à custa do hospedeiro, em que ambos desenvolveram estratégias eficientes de proteção própria. Uma importante estratégia de defesa é o fato de o parasita se instalar no interior das células do hospedeiro, ficando assim livre da ação de anticorpos, sendo essa uma tática comumente encontrada na maioria dos protozoários. Parasita é um microrganismo vivo que sobrevive à custa do hospedeiro.

Entretanto, com o desenvolvimento de táticas pelo parasita, o hospedeiro também desenvolveu contramedidas para lidar com esses parasitas intracelulares, em especial as respostas imunológicas mediadas pelas células que envolvem primariamente a via das citocinas dos T-helper. As consequências diretas e indiretas dessas interações existentes entre o parasita e o hospedeiro, são abordadas nos próximos tópicos.

## FISIOPATOLOGIA DA INFECÇÃO PARASITÁRIA POR PROTOZOÁRIOS

As infestações causadas por parasitas acometem populações de todo o mundo e os efeitos podem ser desde leves e moderados até graves e fatais.

Primeiramente, vamos estudar a fisiopatologia das infecções causadas por protozoários e, em seguida, as infecções causadas por helmintos.

Os protozoários são microrganismos eucarióticos, unicelulares, e podem ser classificados em quatro grandes grupos principais: amebas, flagelados, esporozoários e ciliados. A tabela 46.1 relaciona esses principais grupos com os protozoários clinicamente mais conhecidos pertencentes a cada um.

**Tabela 46.1 Principais grupos de protozoários.**

| GRUPO | PROTOZOÁRIOS |
|---|---|
| Amebas | *Entamoeba histolytica* |
| Flagelados | *Trypanosoma cruzi* |
| | *Trypanosoma gambiense* |
| | *Leishmania braziliensis* |
| | *Leishmania mexicana* |
| | *Trichomonas vaginalis* |
| | *Giardia lamblia* |
| Esporozoários | *Plasmodium falciparum* |
| | *Plasmodium vivax* |
| | *Plasmodium malariae* |
| | *Plasmodium ovale* |
| | *Toxoplasma gondii* |
| Ciliados | *Pneumocystis carinii* |

Fonte: Proposta do autor.

## Amebíase

A amebíase é causada pelo protozoário patogênico *Entamoeba histolytica*, que existe em duas formas. Na forma cística, é inativa e resistente a diversos fatores, incluindo drogas, calor, frio e ressecamento, e pode sobreviver por muito tempo fora do corpo.

A amebíase é transmitida pela via fecal/oral, como a ingestão de alimento ou água contaminada por fezes humanas contendo cistos amebianos. Após a ingestão, alguns cistos abrem-se no íleo para liberar amebas, que produzem trofozoítos. Outros cistos permanecem intactos para serem expelidos nas fezes, continuando assim a cadeia de infecção. Os trofozoítos se alimentam, se multiplicam, se deslocam e produzem manifestações, fabricando uma enzima que permite a invasão dos tecidos do corpo.

As principais manifestações clínicas são decorrentes do fato de poderem causar erosões e ulcerações na parede intestinal, havendo diarreia como consequência direta. Essa manifestação é denominada amebíase intestinal ou disenteria amebiana. Há ainda uma possível penetração dos trofozoítos nos vasos sanguíneos, sendo transportados para outros órgãos, originando abscessos. Esses abscessos geralmente são encontrados no fígado (amebíase hepática), mas também podem ocorrer nos pulmões ou no encéfalo.

## Giardíase

A giardíase é causada pela *Giardia lamblia*, podendo ser transmitida por alimento ou água contaminada por fezes humanas contendo cistos do microrganismo ou por contato com pessoas ou animais infectados. A manifestação dos sintomas, como diarreia, cólica e distensão abdominal, ocorre em aproximadamente 2 semanas após a ingestão dos cistos, podendo ainda ser assintomático. Se não tratada, a giardíase pode resolver-se espontaneamente ou progredir para uma doença crônica como anorexia, gerando náusea, mal-estar, emagrecimento e diarreia contínua com fezes de grande volume, fétidas, claras e gordurosas. Pode haver deficiência de vitamina $B^{12}$ e vitaminas lipossolúveis.

## Tricomoníase

A forma mais comum de tricomoníase é uma infecção vaginal causada pelo *Trichomonas vaginalis*. A doença geralmente é transmitida pela relação sexual.

## Malária

A malária pode ser causada por quatro espécies de protozoários do gênero *Plasmodium*, citados na tabela 46.1, sendo que o ser humano é o único reservatório natural desses parasitas. A transmissão ocorre pelo mosquito *Anopheles*. O *Plasmodium vivax*, *Plasmodium malariae* e *Plasmodium ovale* causam malária recorrente por meio da formação de reservatórios no hospedeiro humano. Nesses tipos de malária, os sinais e sintomas podem ocorrer meses ou anos após o ataque inicial. O *Plasmodium falciparum* causa o tipo de malária com maior risco de vida, mas não forma um reservatório, podendo esse tipo de malária ser curado e sua recorrência evitada.

O ciclo de vida dos plasmódios tem um estágio do desenvolvimento que ocorre dentro do corpo humano. Quando um mosquito pica uma pessoa com malária, ele ingere sangue com gametócitos (formas masculina e feminina do parasita). A partir dessas formas, os esporozoítas são produzidos e transportados para as glândulas salivares do mosquito. Quando o mosquito pica a próxima pessoa, os esporozoítas são injetados na corrente sanguínea, alojando-se no fígado e em outros tecidos, onde se reproduzem e formam merozoítas, os quais rompem os hepatócitos e caem na corrente, invadindo as hemácias. Após o tempo de crescimento e reprodução, os merozoítas rompem as hemácias, invadem outras hemácias e formam gametócitos, e assim continuam o ciclo.

Os ciclos característicos de calafrios e febre correspondem ao estágio de liberação de merozoítas das hemácias. As drogas antimaláricas atuam em diferentes estágios do ciclo vital dos parasitas plasmódios.

### Toxoplasmose

A toxoplasmose é causada pelo *Toxoplasma gondii*, um parasita transmitido pela ingestão de carne malcozida ou outro alimento contendo formas de cisto desse parasita, por contato com as fezes de gatos infectados, e pela transmissão congênita de mães com infecção aguda.

Em poucos casos clínicos há a manifestação de sintomas, exceto no comprometimento do sistema imune, no qual se encontra de forma mais grave, podendo levar à encefalite e à morte.

O gato é o hospedeiro definitivo do *Toxoplasma gondii*; além disso, é o hospedeiro no qual ocorre o ciclo sexual do parasita. Os humanos podem se tornar hospedeiros intermediários se houver contato com os cistos infecciosos contidos nas fezes do hospedeiro intermediário, abrigando a forma assexuada do parasita. Os oocistos digeridos desenvolvem-se em esporozoítos e, em seguida, em trofozoítos e, finalmente, instalam-se nos tecidos, possuindo um estágio replicativo altamente virulento.

## FISIOPATOLOGIA DA INFECÇÃO PARASITÁRIA POR HELMINTOS

Os helmintos compreendem dois grupos principais de vermes multicelulares: os nematelmintos (nematoides, vermes redondos) e os platelmintos (vermes planos), sendo essa categoria subdividida em trematódeos (fascíolas) e os cestódeos (tênias).

O ciclo de vida dos helmintos é complexo, pois frequentemente envolve mais de uma espécie. A infecção por helmintos pode ocorrer de muitas maneiras, e a falta de higiene e de saneamento básico são os fatores contribuintes principais. Eles podem ser ingeridos através da água não purificada ou da carne malcozida de animais ou peixes infectados. Entretanto, outros tipos podem entrar através da pele ferida, uma picada de inseto, ou até mesmo depois de nado ou caminhada sobre área infectada. Os seres humanos são, geralmente, os hospedeiros primários (ou definitivos) para as infestações helmínticas, no sentido de que eles abrigam a forma sexualmente madura que se reproduz. Os ovos ou as larvas, então, saem do corpo e infectam os hospedeiros secundários (ou intermediários).

Em determinados casos, os ovos ou larvas podem persistir no hospedeiro humano, tornando-se encistadas, recobertas com tecido granuloso, dando origem à cisticercose. Essa é caracterizada pela larva encistada nos músculos e nas vísceras ou, mais seriamente, no olho ou no cérebro. As espécies são divididas ainda em duas categorias principais, ou seja, aquelas nas quais o verme vive no canal alimentar do hospedeiro, e aquelas nas quais o verme vive em outros tecidos do corpo do hospedeiro, produzindo larvas que migram para o sangue, canais linfáticos, pulmões, fígado e outros tecidos do corpo. O objetivo do tratamento anti-helmíntico pode ser o de erradicar o parasita ou o de reduzir a magnitude da infestação, ou seja, a quantidade de vermes.

A tabela 46.2 relaciona os principais grupos existentes com os helmintos clinicamente mais conhecidos pertencentes a cada um.

Tabela 46.2: Principais grupos de helmintos.

| GRUPO | HELMÍNTOS |
|---|---|
| Tênias | *Taenia saginata, Taenia solium, Hymenolepis nana e Diphyllobothrium latum* |
| Nematelmintos intestinais | *Ascaris lumbricoides* (nematelminto comum), *Enterobius vermicularis* (nematódeo filiforme, chamado de oxiúrus), *Trichuris trichiura, Strongyloides stercoralis* (nematódeo filiforme), *Necator americanus e Ancylostoma duodenale* (ancilóstomos) |
| Fascíolas | *Schistosoma haematobium, Schistosoma mansoni e Schistosoma japonicum* |

| Nematelmintos dos tecidos | *Trichinell aspiralis, Dracunculus medinensis* (filária) e as filárias, que incluem *Wuchereria bancroft, Loa loa, Onchocerca volvulus e Brugia malayi* |
|---|---|

Fonte: Proposta do autor.

## Teníase

Os hospedeiros intermediários usuais das duas tênias mais comuns (*Taenia saginata* e *Taenia solium*) são o gado e o porco, respectivamente. Os seres humanos contaminam-se ao comer carne crua ou pouco cozida contendo a larva que ficou encistada no tecido muscular dos animais. As tênias fixam-se à parede intestinal e podem atingir alguns metros de comprimento. Os segmentos denominados proglotes, que contêm os ovos, são expelidos nas fezes.

## Ancilostomose

As infecções por ancilóstomos são causadas por *Necator americanus* e *Ancylostoma duodenale*. Os ancilóstomos são transmitidos por fezes de pessoas infectadas contendo ovos que se transformam em larvas quando depositados no solo. As larvas penetram na pele, entram nos vasos sanguíneos e migram através dos pulmões para a faringe, onde são engolidas. As larvas transformam-se em ancilóstomos adultos no intestino delgado e fixam-se à mucosa intestinal.

## Estrongiloidíase

As infecções por estrongilídios (estrongiloidíase), causadas por *Strongyloides stercoralis*, são infecções potencialmente graves. Esse verme penetra a mucosa do intestino delgado e a fêmea deposita ovos, que eclodem em larvas, penetrando em todos os tecidos do corpo.

## Ascaridíase

As infecções por nematódeos (ascaridíase), causadas pelo *Ascaris lumbricoides*, são as verminoses mais comuns no mundo, podendo ocorrer em qualquer lugar com más condições sanitárias. A infecção é transmitida pela ingestão de alimento ou água contaminada por fezes de pessoas infectadas. Os ovos são ingeridos e eclodem no intestino em larvas que penetram nos vasos sanguíneos e migram através dos pulmões antes de retomar ao intestino, onde se transformam em vermes adultos.

## Enterobíase

As infecções por oxiúrus (enterobíase), causadas pelo *Enterobius vermicularis,* são altamente transmissíveis e em grande quantidade dos casos envolvem crianças em idade escolar. A infecção ocorre por contato com ovos no alimento ou água e ainda na roupa de cama. A fêmea migra do intestino para a região perianal para depositar os ovos, principalmente à noite, gerando uma coceira na região, o ato de tocar ou coçar a região perianal contamina a mão com ovos e quaisquer objetos tocados com as mãos contaminadas.

# FÁRMACOS ANTIPARASITÁRIOS

## ANTIPROTOZOÁRIOS

### Amebicida, giardicida e tricomonicida

### Metronidazol (Flagyl®)

O metronidazol é o fármaco de escolha para a amebíase invasiva do intestino ou do fígado, porém, é menos efetivo contra os microrganismos na luz do intestino.

### Mecanismo de ação

Atua destruindo os trofozoítos da *E. histolytica*, mas não possui efeito nos cistos. O metronidazol é ativado pelos microrganismos anaeróbicos para um composto que danifica o DNA parasitário, provocando, consequentemente, a apoptose parasitária.

### Características farmacocinéticas

O metronidazol possui administração oral e atinge pico de concentração plasmática de aproximadamente 3 horas, com meia-vida de cerca de 7 horas. Preparações retais e intravenosas também estão disponíveis. Ele é distribuído rapidamente pelos tecidos, atingindo altas concentrações nos líquidos corporais, uma parte é metabolizada, porém a maior parte é eliminada na urina.

## Efeitos adversos

O principal efeito adverso que deve ser ressaltado é o característico sabor metálico e amargo que deixa na boca. Além disso, pode gerar distúrbios gastrintestinais menores, tonturas, cefaleia e neuropatias sensitivas. O fármaco interfere com o metabolismo do álcool razão pela qual o uso concomitante com essa substância deve ser estritamente evitado. Não deve ser utilizado na gravidez.

**Figura 46.1**

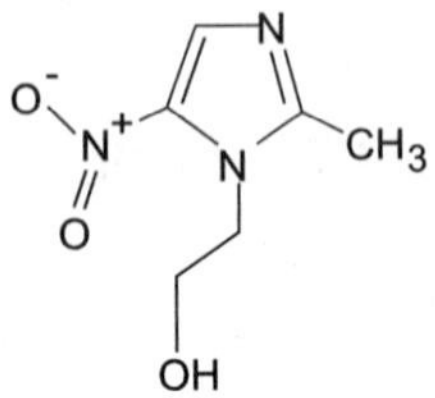

### METRONIDAZOL

Fonte: Proposta do autor.

## Antimaláricos

Os fármacos usados no tratamento da malária podem possuir vários locais de ação, relacionados com a fase e o tipo da parasitose, como consta na tabela 46.3:

**Tabela 46.3: Principais locais de ação dos antimaláricos.**

| GRUPO DE FÁRMACO | FÁRMACO | AÇÃO |
|---|---|---|
| Fármacos usados para tratar a crise aguda | *Quinolina-meta-náis*, 4-aminoqui-nolinas, halofan-trino fenantreno pirimetamina e proguanila, hidro-xinaftoquinônico atovaquona | Agem nos parasitas no sangue, com o objetivo de cura das infecções pelos parasitas que não possuem um estágio exoeritrocítico, como por exemplo o *Plasmodium falciparum* |

| Fármacos usados para quimioprofilaxia | Cloroquina | Agem nos merozoítos emergindo das células hepáticas |
|---|---|---|
| Fármacos usados para a cura radical | Primaquina e tafenoquina. | São ativos contra os parasitas no fígado; alguns fármacos agem nos gametócitos e evitam a transmissão pelo mosquito |

Fonte: Proposta do autor.

# ARTEMÉTER (ARTEMETEXIL®)

## Mecanismo de ação

Interfere tanto com a síntese de folato quanto com sua ação. Os fármacos desse grupo se diferenciam estruturalmente de acordo com o radical presente da fórmula de cada um, como mostra a figura 46.2.

**FIGURA 46.2: Fórmula estrutural do arteméter e outros compostos da mesma classe.**

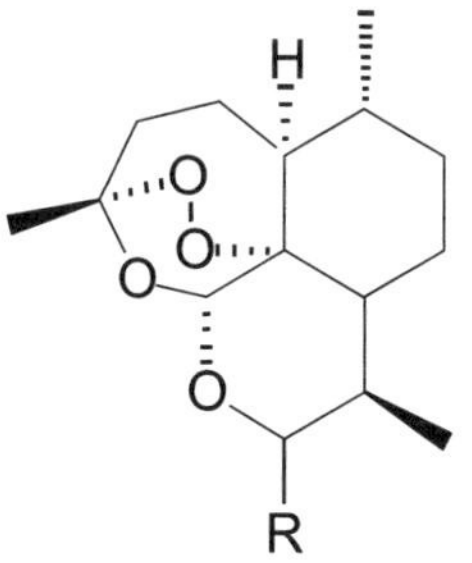

| R | COMPOSTO |
|---|---|
| =O | Artemisinina |
| OH | Dihidroartemisinina |
| $OCH_3$ | Artemeter |
| $OC_2H_5$ | Arteeter |
| $OCO(CH_2)_2COONa$ | Artesunato de sódio |

*46. Farmacologia antiparasitária*

## Cloridrato de clindamicina (Dalacin®)

Possui o mesmo mecanismo de ação do arteméter na eliminação da malária.

**Figura 46.3**

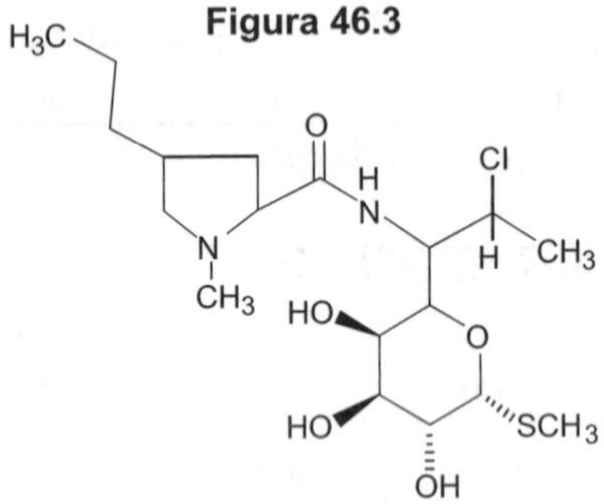

CLINDAMICINA

Fonte: Proposta do autor.

## Cloridrato de mefloquina (Lariam®)

A mefloquina é usada para evitar a malária por *Plasmodium falciparum*, incluindo cepas resistentes à cloroquina, e para tratar malária aguda causada por *Plasmodium falciparum* ou *Plasmodium vivax*.

### Mecanismo de ação

A ação antiparasitária está associada à inibição da heme polimerase, sendo essa a principal forma de ação.

### Características farmacocinéticas

A mefloquina é administrada oralmente e é rapidamente absorvida, possuindo um início lento de ação com longa meia-vida plasmática (até 30 dias aproximadamente), que pode ser o resultado do ciclo do parasita.

### Efeitos adversos

Os principais efeitos adversos consistem em distúrbios gastrintestinais, desequilíbrio corporal, confusão, disforia e insônia. Podem ainda ocorrer condução atrioventricular e doenças de pele sérias, porém raras. A mefloquina é contraindicada a mulheres grávidas ou naquelas que desejam engravidar em até 3 meses depois da interrupção do uso do fármaco, devido à longa meia-vida e da incerteza de seu potencial teratogênico.

Quando usada para quimioprofilaxia, as ações adversas são usualmente mais brandas, porém o fármaco não deve ser usado dessa maneira a não ser que haja alto risco de adquirir malária resistente à cloroquina.

## Cloroquina (Aralen®)

Quando usada para profilaxia, é administrada antes, durante e após viagem ou residência em áreas endêmicas.

**Figura 46.4**

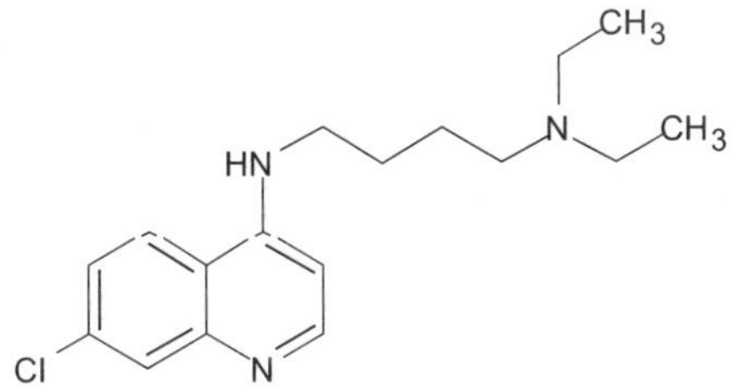

CLOROQUINA

Fonte: Proposta do autor.

## Mecanismo de ação

Atua contra as formas eritrocíticas de parasitas plasmódios para evitar ou tratar crises de malária. A droga não evita a recorrência de crises de malária porque não age contra as formas teciduais (exoeritrocíticas) do parasita.

A cloroquina também é usada em infecções por outros protozoários além da malária, incluindo amebíase extraintestinal e giardíase.

O *Plasmodium falciparum* é, atualmente, resistente à cloroquina. A resistência pode ser devido ao efluxo acentuado do fármaco das vesículas parasitárias, como resultado das mutações nos genes transportadores do plasmódio.

## Características farmacocinéticas

A administração é geralmente por via oral, sendo absorvida, distribuída nos tecidos e concentrada nos eritrócitos parasitados. A liberação dos tecidos e dos eritrócitos infectados é lenta. A eliminação é lenta, com a fase principal possuindo meia-vida de aproximadamente 50 horas, e um resíduo que persiste por semanas ou meses.

## Efeitos adversos

Na utilização da cloroquina como profilaxia, há a manifestação de poucos efeitos adversos, como náusea, vômito, tonturas e turvação da visão. Cefaleia, sintomas de urticária e retinopatias podem ocasionalmente ocorrer quando doses maiores são administradas para tratar as crises agudas da malária.

## Quinina (Quinamm®)

A quinina é um derivado alcaloide da casca da cinchona, sendo um fármaco esquizonticida sanguíneo efetivo contra as formas eritrocíticas das quatro espécies de plasmódios, não possuindo efeito nas formas exoeritrocíticas ou nos gametócitos do *Plasmodium falciparum*.

## Mecanismo de ação

A cloroquina promove a inibição da heme polimerase parasitária. Porém, a quinina não está tão extensamente concentrada no plasmódio como a cloroquina, então outros mecanismos também podem estar envolvidos, como ação depressora no coração, leve ação bloqueadora na junção neuromuscular e fraco efeito antipirético.

## Características farmacocinéticas

A quinina é usualmente administrada por via oral em um período de 7 dias, mas ela também pode ser administrada por infusão intravenosa lenta nas infecções severas pelo *Plasmodium falciparum*. A meia-vida do fármaco é de aproximadamente 10 horas, sendo esse metabolizado no fígado e os metabólitos eliminados na urina em cerca de aproximadamente 24 horas.

## Efeitos adversos

A quinina possui gosto amargo, é irritante para a mucosa gástrica e pode causar náuseas e vômitos. Os níveis plasmáticos excessivos de quinina podem resultar em hipotensão, disritmias cardíacas e distúrbios severos do SNC, tais como delírio e coma. A quinina pode estimular a liberação de insulina. A tabela 46.5 relaciona medicamentos mais usados em outras infecções por protozoários.

**Tabela 46.4: Medicamentos mais utilizados em determinadas infecções por protozoários.**

| INFECÇÃO | MEDICAMENTO |
|---|---|
| Toxoplasmose | Pirimetamina |
| | Sulfametoxazol-Trimetoprima |
| | Sulfadiazina |
| | Clindamicina |
| | Espiramicina |
| | Folinato de cálcio |
| Tripanossomose | Benznidazol |
| Leishmaníase | Anfotericina B |
| | Antimoniato de meglumina |
| | Isetionato de pentamidina |
| Filaríase | Citrato de dietilcarbamazina |
| | Ivermectina |

Fonte: Proposta do autor.

## Anti-helmínticos

## Dietilcarbamazina (Carbamazina®)

A dietilcarbamazina é um derivado da piperazina, ativo nas infecções pelas filárias causadas por *Wuchereria bancroft*.

## Mecanismo de ação

A dietilcarbamazina rapidamente remove as microfilárias da circulação sanguínea e possui efeito limitado nos vermes adultos dentro dos linfáticos, com pouca ação nas microfilárias *in vitro*. Um possível mecanismo é que o fármaco modifica o parasita de modo que ele se torna suscetível às respostas imunológicas normais do hospedeiro. Ela também pode interferir com o metabolismo araquidônico helmíntico.

*46. Farmacologia antiparasitária*

## Características farmacocinéticas

O fármaco é bem absorvido por administração oral e é distribuído pelas células e tecidos do corpo, com exceção do tecido adiposo. Ela é parcialmente metabolizada, e tanto o fármaco original quanto seus metabólitos são totalmente eliminados na urina em aproximadamente 48 horas.

## Efeitos adversos

São transitórios na maioria dos casos, desaparecendo em cerca de um dia, mesmo com a continuidade da administração do fármaco, mas podem haver distúrbios gastrintestinais, cefaleia e sensação geral de fraqueza. O fármaco não é usado em pacientes com oncocercose, nos quais podem surgir importantes efeitos adversos.

## Ivermectina (Stromectol®)

A ivermectina é usada em diversas infestações parasitárias e é mais ativa contra estrongiloidíase, podendo ainda ser usada para tratamento oral de piolhos resistentes. É a primeira escolha de fármaco para tratamento de infestações pelas filárias, e é muito efetiva na oncocercose.

O fármaco também possui atividade contra as infecções por alguns nematelmintos, como o *Enterobius vermicularis* e o *Strongyloides stercoralis*, porém não em ancilóstomos.

## Mecanismo de ação

A ivermectina destrói o verme pelas aberturas dos canais iônicos de cloro controlados pelo glutamato (encontrados somente nos invertebrados) e, ainda, por ligar-se em um novo sítio alostérico no receptor de nicotínico da acetilcolina, causando aumento na transmissão e levando à paralisia motora ou ligando-se a receptores de ácido aminobutírico.

## Características farmacocinéticas

Ela é administrada por via oral e possui meia-vida de aproximadamente 11 horas.

## Efeitos adversos

Os principais efeitos adversos apresentados são náusea e vômito, podendo ainda haver erupções cutâneas, febre, vertigens, cefaleias, dores nos músculos, articulações e nas glândulas linfáticas.

## Mebendazol (Vermox®) e Albendazol (Verdazol®)

São drogas de amplo espectro usadas no tratamento de infecções parasitárias por ancilóstomos, oxiúros, nematódeos e tricurídeos.

### Mecanismo de ação

Agem impedindo a captação da glicose necessária para o metabolismo parasitário. Os helmintos são imobilizados e morrem lentamente, portanto, podem ser expelidos do trato gastrintestinal até 3 dias após o uso do medicamento.

### Características farmacocinéticas

O mebendazol atua localmente no trato gastrintestinal e menos de 10% da droga é absorvida sistemicamente. São drogas contraindicadas durante a gravidez e relativamente em crianças com menos de 2 anos. São rapidamente metabolizados, sendo os metabólitos eliminados na urina e na bile, em 24-48 horas.

### Efeitos adversos

Os efeitos adversos são poucos com o albendazol; os principais são os distúrbios gastrintestinais.

## Praziquantel (Xistoman®)

O praziquantel é um fármaco de amplo espectro altamente ativo, de escolha para todas as formas de esquistossomose e útil na cisticercose, para a qual anteriormente não havia tratamento algum. O fármaco afeta não apenas os esquistossomos adultos, mas as formas imaturas e as cercarias, que é a forma do parasita que infesta os seres humanos, penetrando na pele.

## Mecanismo de ação

Age rompendo a homeostase do fluxo de íons de cálcio no parasita unindo-se aos locais de ligação reconhecidos da proteína quinase C. Com isso, ocorre um influxo do íon, uma contração rápida e prolongada da musculatura, e a eventual paralisia e morte do verme. O praziquantel também compromete o tegumento do parasita, disponibilizando novos antígenos; e como resultado, pode tornar-se mais suscetível às respostas imunológicas normais do hospedeiro.

## Características farmacocinéticas

Possui administração oral, é bem absorvido e grande quantidade do fármaco é rapidamente transformada em metabólitos inativos na primeira passagem pelo fígado, sendo esses eliminados na urina. A meia-vida plasmática do composto original é de 60-90 minutos.

## Efeitos adversos

O praziquantel é considerado um fármaco seguro, com pequenos efeitos adversos, na dosagem terapêutica, podendo haver distúrbios gastrintestinais, tontura, dores musculares e articulares, erupções cutâneas e febre baixa.

**Figura 46.5**

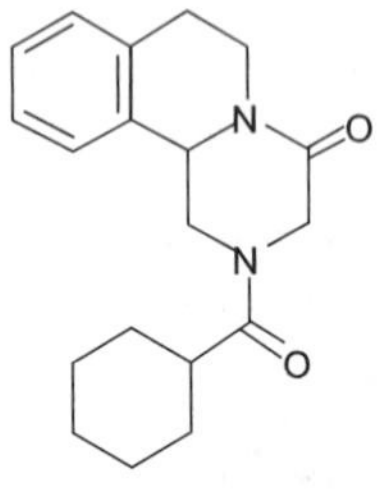

PRAZIQUANTEL

Fonte: Proposta do autor.

## Tiabendazol (Mintezol®)

O tiabendazol é consideravelmente eficaz contra estrongilídios e oxiúros. É útil, porém menos eficaz, contra ancilóstomos, nematódeos e tricurídeos.

Na triquinose, o tiabendazol reduz os sintomas e a eosinofilia, mas não elimina as larvas dos tecidos musculares.

## Mecanismo de ação

Possui mecanismo de ação incerto, mas provavelmente envolve interferência com o metabolismo parasitário. A droga é relativamente tóxica em comparação com outros agentes anti-helmínticos.

## Características farmacocinéticas

É rapidamente absorvido após administração oral e a maior parte da droga é excretada na urina em 24 horas. Deve ser usado com cuidado em pessoas com doença hepática ou renal.

# REFERÊNCIAS BIBLIOGRÁFICAS

BRODY, Theodore M. et al. *Farmacologia humana*: da molecular à clínica. Rio de Janeiro: Guanabara Koogan, 1997.

COTRAN, S. Ramzi. et al. *Patologia estrutural e funcional*. Rio de Janeiro: Guanabara Koogan, 2000.

DAVIS, Andrew; BLAKELEY, G. H. Asa.; KIDD, Cecil. *Fisiologia humana*. Porto Alegre: Artmed, 2002.

FARMACOPEIA BRASILEIRA. 1988-1996. 4. ed. São Paulo: Atheneu.

GUYTON & HALL. *Tratado de fisiologia médica*. Rio de Janeiro: Guanabara Koogan, 2002.

HARDMAN, Joel G.; LIMBIRD, Lee E.; GILMAN, Alfred Goodman. *As bases farmacológicas da terapêutica*. Rio de Janeiro: McGraw-Hill, 2003.

JACOB, Leonard S. *Farmacologia: national medical series para estudo independente*. Rio de Janeiro: Guanabara Koogan, 1998.

KATZUNG, Bertram G. *Farmacologia básica e clínica*. Rio de Janeiro: Guanabara Koogan, 2005.

KODA-KIMBLE, M. A. et. al. *Manual de terapêutica aplicada*. Rio de Janeiro: Guanabara Koogan, 2005.

KOROLKOVAS, A.; BURCKHALTER, H. Joseph. *Química farmacêutica*. Rio de Janeiro: Guanabara Koogan, 1988.

LIMA, Darcy Roberto. *Manual de farmacologia clínica, terapêutica e toxicológica*. vol. 2. Rio de Janeiro: Guanabara Koogan, 2004.

RANG. H. P; DALE. M. M.; RITTER. J. M.; FLOWER, R. J. *Farmacologia*. Rio de Janeiro: Elsevier, 2007.

VADE-MÉCUM DE MEDICAMENTOS. (Revisor geral da obra: Horácio E. Castagneto). 12. ed. São Paulo: Soriak Comércio e Produções S. A., 2006/2007.

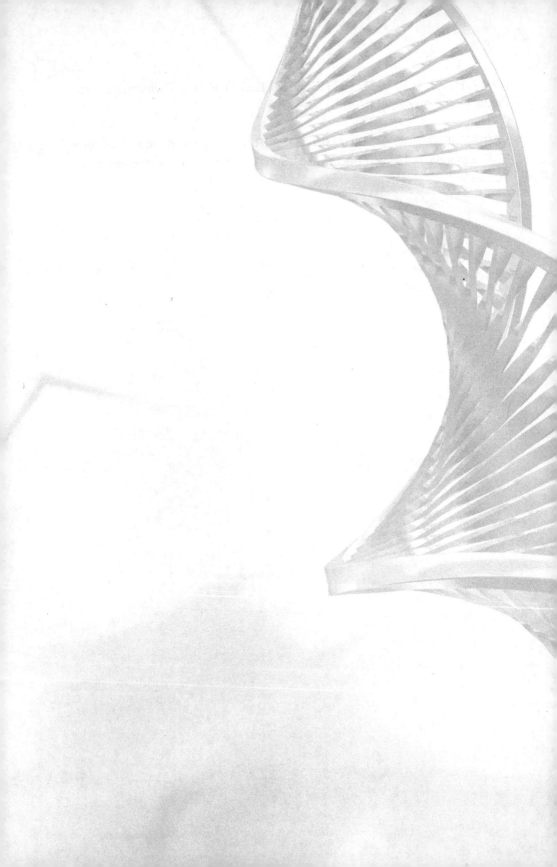

# 47. FÁRMACOS ANTIVIRAIS

Neste capítulo abordamos os fármacos utilizados no tratamento de infecções virais, em especial no tratamento da Aids, que é uma infecção causada pelo vírus da imunodeficiência humana (HIV). A primeira parte é dedicada às características básicas relacionadas aos vírus e à fisiopatologia da infecção viral, ou seja, como o organismo reage quando há presença de um vírus atuando como fator de não obtenção da homeostasia do corpo como um todo. A segunda parte é constituída do tratamento para reverter tal quadro, ou seja, quais são os medicamentos antivirais utilizados em cada caso de infecção, como eles agem e quais os possíveis efeitos adversos gerados como consequência direta ou indireta da ação de cada medicamento estudado.

## CARACTERÍSTICAS BÁSICAS RELACIONADAS AOS VÍRUS

Os vírus (possuem aproximadamente 20-30 nm) vivem e se reproduzem no interior de outras células vivas, e são agentes que proporcionam a ruptura da homeostasia do organismo por causar infecções específicas que estão diretamente relacionadas com o tipo viral, ou seja, um vírus de DNA ou um vírus de RNA. Essa classificação viral é dada dependendo da natureza de seu conteúdo de ácido nucleico. A tabela 47.1 relaciona exemplos de doenças causadas por esses dois tipos virais.

**Tabela 47.1: Doenças provocadas por vírus de DNA e RNA.**

| Vírus de DNA | Herpesvírus (catapora, herpes zoster, herpes labial, febre glandular), poxvírus (variola), adenovírus (dor de garganta, conjuntivite) e papilomavírus (verrugas) |
|---|---|
| Vírus de RNA | Retrovírus (síndrome da imunodeficiência adquirida – Aids), ortomixovírus (gripe), paramixovírus (sarampo, caxumba, infecções do trato respiratório), vírus da rubéola (rubéola), rabdovírus (raiva), hepadnavírus (hepatite sérica) |

Fonte: Proposta do autor.

A especificidade de um vírus por determinada célula é obtida pelo local, tipo e número de receptores existentes, como, por exemplo, alguns leucócitos (como os linfócitos T auxiliares) possuem moléculas CD4, que são os receptores para o vírus da imunodeficiência humana (HIV).

A figura 47.1 mostra as principais estruturas de um vírus, onde estão inseridos os capsídeos, o nucleocapsídeo e o envelope lipoproteico externo extra.

**FIGURA 47.1: Esquema da estrutura viral.**

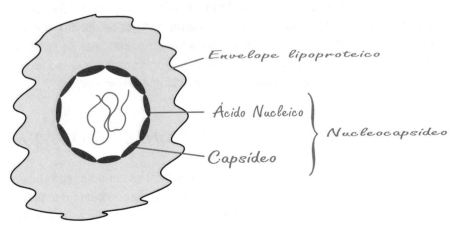

Fonte: Proposta do autor.

## FISIOPATOLOGIA DA INFECÇÃO VIRAL

O organismo, para reagir contra a presença de um vírus, possui dois tipos de mecanismo essencial: resposta imunológica inata e resposta imunológica adaptativa. Mas é importante ressaltar que o desencadeamento dessas respostas só ocorre quando o vírus consegue passar pela pele, que é uma significativa barreira de proteção quando esta se encontra lesionada, como por exemplo, em casos de feridas, desencadeando uma série de alterações fisiológicas.

Os vírus de DNA, ao entrar na célula do hospedeiro, incorporam o DNA deste ocorrendo uma codificação e produção de novos vírus, como esquematizado na figura 47.2.

**FIGURA 47.2:** Mecanismo da replicação viral (vírus de DNA).

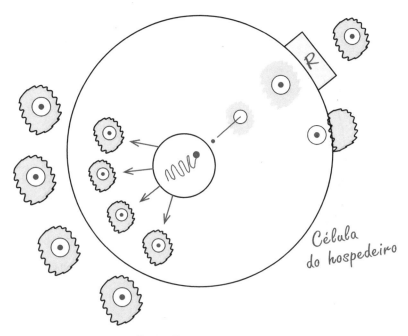

Fonte: Proposta do autor.

Se o agente infeccioso for um vírus de RNA, após a entrada na célula, é convertido em DNA pela ação da enzima transcriptase reversa, havendo a incorporação entre o DNA viral e o DNA do hospedeiro com consequente replicação, lise celular e eliminação de novos vírus. Quando a célula é destruída, os vírus são liberados para o sangue e os tecidos adjacentes, de onde podem transmitir a infecção viral para outras células do hospedeiro (figura 47.3).

A célula que foi infectada pelo vírus apresenta uma ferramenta de reconhecimento para que os linfócitos T a percebam como uma célula que não se encontra em estado de equilíbrio como as demais, ou seja, para que se diferencie estruturalmente de outras células não infectadas. Essa ferramenta de reconhecimento celular é denominada complexo de histocompatibilidade (MHC) e quando esse complexo é exposto e reconhecido pelo linfócito T, ocorre a destruição da célula.

**FIGURA 47.3:** Mecanismo de replicação viral (vírus de RNA).

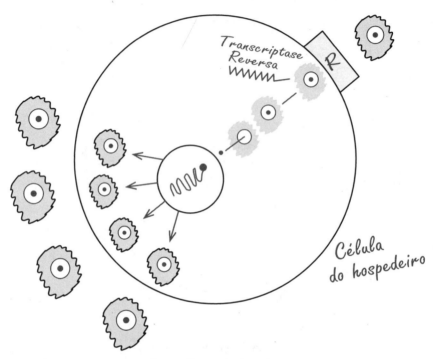

Fonte: Proposta do autor.

Se há uma modificação da expressão indicada pelo MHC, o vírus consegue não ser neutralizado pela ação do linfócito T; com isso, ainda há a ação de *células natural killers* (células NK) que realizarão a função de inibição da presença viral.

Para alcançar uma eficiente ruptura na homeostasia do organismo do indivíduo infectado, os vírus desenvolveram maneiras de não serem atingidos pelos mecanismos de proteção fisiológicos, tais como a inibição da ação das citocinas, interferons antivirais, que são fatores que normalmente coordenam as respostas imunológicas inata e adaptativa, até escaparem da detecção imunológica e evadir-se dos ataques letais dos linfócitos citotóxicos e células NK.

Com o crescente desenvolvimento de maneiras de potencializar a infecção viral, também há o crescimento de mecanismos fisiológicos para impedir que haja tal potencialização; além disso, ocorre a necessidade científica de criação e elaboração de novos fármacos antivirais para auxílio ao organismo nessa função.

# HIV E AIDS

O vírus HIV, o agente infeccioso responsável pela Aids, sendo esse um retrovírus identificado em dois tipos: HIV-1 e HIV-2. O tipo 1, presente na AIDS humana e o tipo 2, encontrado apenas na África, e é menos virulento.

O HIV interage de forma complexa com o sistema imunológico, estando envolvidos nesse processo os linfócitos T citotóxicos (LTCs, células TCD8) e os linfócitos T helper (células CD4), além de outras células imunológicas, tais como os macrófagos, as células dendríticas e as células NK, que também desempenham papel importante de defesa do organismo.

Há a produção de anticorpos pelo hospedeiro contra vários componentes do HIV, mas é a ação dos LTCs e das células CD4 que inicialmente impede a difusão do HIV pelo organismo como um todo. Os linfócitos T citotóxicos realizam a destruição direta das células que perderam o equilíbrio funcional, ou seja, as células infectadas produzem e liberam citocinas antivirais, proporcionando a lise dessas.

As células CD4 desempenham um importante papel como células *helper*, e a perda progressiva dessas células é a característica definidora da infecção pelo HIV, pois são as preferenciais de replicação viral.

Uma vez dentro da célula, o HIV é integrado ao DNA do hospedeiro, sofrendo transcrição e gerando novos vírus quando a célula é ativada.

A replicação dos vírus é acometida por intensas variações de mutação contínua proporcionando um não reconhecimento pelos linfócitos citotóxicos originais. Embora outros surjam e reconheçam as proteínas virais alteradas, as mutações adicionais, por sua vez, permitem uma função não realizada dessas células.

Os sintomas da doença, na fase inicial, são semelhantes aos sintomas de uma gripe, como febre e dores musculares. Após essa fase, há um progressivo aumento de partículas virais no sangue com sua disseminação generalizada através dos tecidos.

Após algumas semanas, essa viremia é diminuída pela ação dos linfócitos citotóxicos e, associado a esse fato, há alteração do linfonodo e perda de linfócitos CD4 e de células dendríticas.

A latência clínica (média de 10 anos) termina quando há a falha da resposta imunológica, surgindo consecutivamente os sinais e os sintomas da SIDA com infecções oportunistas, como infecções gastrintestinais que geram perda de peso, lesões cardiovasculares e renais, doença neurológica, depressão da medula óssea e cânceres.

*47. Fármacos antivirais*

Se não houver o tratamento do paciente, ele estará susceptível a uma probabilidade de morte em dois anos. O advento dos regimes farmacológicos de combinação complexa mudou o prognóstico pelo menos nos países capazes de empregá-los.

O HIV pode ser transmitido para um novo hospedeiro durante qualquer fase da infecção, sendo que em grande quantidade de situações o vírus é transmitido por relação sexual, injeção de drogas intravenosas com agulhas contaminadas, contato da mucosa com sangue ou líquidos corporais infectados e, no período perinatal, da mãe para o feto.

Embora o vírus seja encontrado na maioria dos líquidos corporais, a infecção é basicamente associada à exposição ao sangue, sêmen ou secreções vaginais, não sendo transmitido por contato casual.

## FARMACOLOGIA ANTIVIRAL

A produção de drogas antivirais se intensificou após a epidemia da Aids. Desde então, foram desenvolvidas muitas drogas para tratar a infecção por HIV e infecções virais oportunistas que ocorrem em hospedeiros cujos sistemas imunes são suprimidos por SIDA ou drogas imunossupressoras administradas a receptores de transplante de órgãos.

Como os vírus utilizam meios de sobrevivência metabólica e funcional das células do hospedeiro para se replicar, há uma grande limitação no desenvolvimento de fármacos que consigam atingi-los sem danificar toxicologicamente as células do organismo em que eles se encontram.

Grande parte das drogas já desenvolvidas para tratamento farmacológico de infecções virais possui como principal mecanismo de ação a inibição da reprodução viral, não atingindo a meta de eliminação do vírus do tecido, sendo ainda eficaz em um número limitado de infecções.

Um fator desfavorável na atuação dos antivirais para a eficácia em seu tratamento é o fato de atuarem de forma efetiva apenas enquanto o vírus está se replicando, e essa fase não é provida de sintomas específicos. Com isso, o tratamento é frequentemente retardado até que a doença esteja bem estabelecida, começando-se o tratamento com uma desvantagem.

Há muita disponibilidade de fármacos antivirais, e alguns são abordados neste capítulo, em que damos ênfase ao mecanismo de ação e efeitos adversos principais de cada classe, que, se comparados com o geral, são similares. A tabela 47.2 relaciona as principais classes existentes e seus respectivos fármacos antivirais.

Como características desejáveis de um antiviral podem-se destacar:

- Amplo espectro
- Inibição completa da replicação viral
- Capacidade de atingir o alvo sem interferir com o sistema imune do hospedeiro
- Toxicidade mínima
- Atividade frente a vírus mutantes resistentes.

**Tabela 47.2: Relação dos principais fármacos antivirais**

| CLASSE FARMACOLÓGICA | FÁRMACO |
|---|---|
| Fármacos que causam inibição da fixação, penetração e estágios iniciais da replicação viral | - Amantadina, Rimantadina<br>- Interferon<br>- Inibidores da Neuraminidase: Zanamivir, Ácido siálico, Oseltamivir |
| Fármacos que atuam interferindo com a replicação do DNA/RNA viral | - Uridinas – Timidina<br>- Inibidores da Polimerase viral: Aciclovir, Ganciclovir<br>- Ribavirina<br>- Vidabirina<br>- Foscarneto |
| Fármacos antirretrovirais | - Inibidores da transcriptase reversa análogos de nucleosídeos: abacavir, zidovudina, análogos da timidina (zalcitabina, estavudina, lamivudina), didanosina<br>- Inibidores da transcriptase reversa não análogos de nucleosídeos: efavirenz, nevirapina, delaviridina<br>- Inibidores da transcriptase reversa análogos de nucleotídeos: fumarato de tenofovir, desoproxila<br>- Inibidores de protease: ritonavir, indinavir, nelfinavir, lopinavir, sulfato de atazanavir, mesilato de saquinavir |

**Fonte:** Proposta do autor.

## Inibidores da polimerase viral

Essa classe farmacológica de antivirais é usada no tratamento do herpes simples, herpes-zoster e hepatite C. É importante ressaltar que o mecanismo de ação e os efeitos adversos relatados em cada classe são referentes a todos os medicamentos pertencentes a classe referida.

## Mecanismo de ação

Consiste na penetração do fármaco nas células infectadas pelo vírus: são ativadas por uma enzima e inibem a reprodução do DNA viral (figura 47.4).

**FIGURA 47.4: Ação das drogas antivirais na infecção por herpes vírus.**

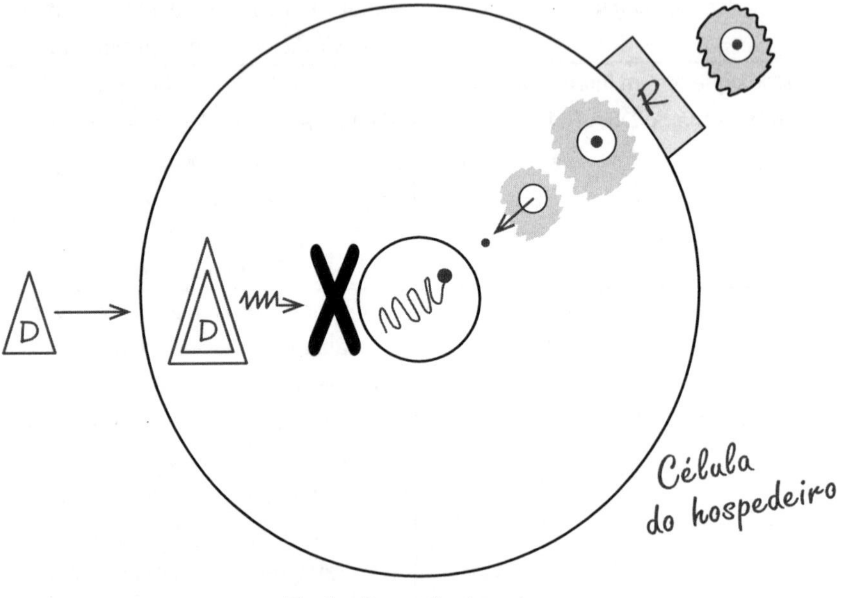

Fonte: Proposta do autor.

## Efeitos adversos

Quando a administração é realizada por via intravenosa há ocorrência de inflamação local e disfunção renal. Náusea e cefaleia podem ocorrer e, raramente, encefalopatia.

## Aciclovir (Zovirax®).

É indicado para:
- Lesões cutaneomucosas orais (por ex., herpes labial)
- Herpes genital
- Encefalite por herpes simples
- Varicela (catapora) em hospedeiros imunodeprimidos
- Herpes-zoster (cobreiro) em hospedeiros normais e imunodeprimidos

Esse medicamento foi pioneiro no tratamento antiviral seletivo eficaz, derivado da guanosina, com uma alta especificidade para os vírus herpes simples e varicela zoster, sendo que o vírus causador dessa pode causar herpes zoster e catapora. O herpes simples é mais suscetível ao aciclovir que o varicela zoster.

O aciclovir apresenta uma pequena eficiência contra o citomegalovírus, um herpes vírus que pode afetar o feto com consequências graves; pode causar uma síndrome semelhante à febre glandular nos adultos e doença severa nos pacientes imunocomprometidos.

## Mecanismo de ação específico

O aciclovir é transformado em monofosfato pela timidinaquinase, sendo que a forma específica do vírus dessa enzima é mais efetiva em executar a fosforilação que a enzima da célula hospedeira; ou seja, ela só é ativada adequadamente nas células infectadas. As quinases da célula do hospedeiro convertem o monofosfato em trifosfato e esse (trifosfato de aciclovir), que é o responsável pela inibição da DNA-polimerase viral, interrompe a cadeia nucleotídica.

O aciclovir é mais potente contra a enzima do herpes vírus do que contra a enzima do hospedeiro. O trifosfato de aciclovir é rapidamente fragmentado dentro das células do hospedeiro.

## Farmacocinética

Pode ser administrado por via oral, intravenosa e topicamente. Quando administrado por via oral, somente 20% da dose é absorvida e o pico das concentrações plasmáticas é atingido em aproximadamente 2 horas. O fármaco é amplamente distribuído e é eliminado pelos rins, parcialmente por filtragem glomerular e secreção tubular.

*47. Fármacos antivirais*

**Figura 47.5**

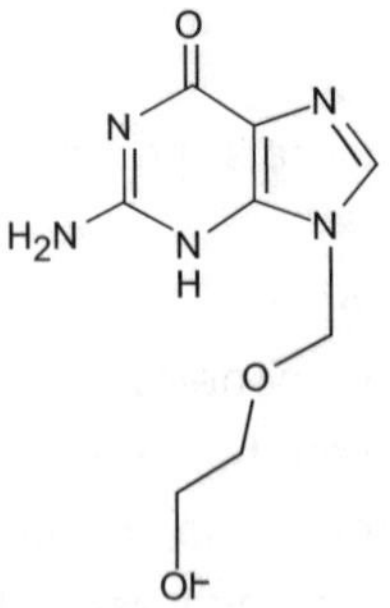

ACICLOVIR

Fonte: Proposta do autor.

## Ganciclovir (Cytovene®)

É indicado para:
- Retinite por citomegalovírus em pacientes imunodeprimidos
- Prevenção da doença por citomegalovírus em pacientes submetidos a transplantes de órgãos ou infecção avançada por HIV

Esse medicamento é um análogo acíclico da guanosina, sendo considerado o fármaco de escolha para a infecção pelo citomegalovírus – infecção oportunista frequente nos pacientes imunocomprometidos ou com Aids e que tem sido um obstáculo para os transplantes bem-sucedidos de órgãos e de medula óssea (que necessitam de tratamento imunossupressor).

### Mecanismo de ação

Semelhantemente ao aciclovir, o ganciclovir necessita ser ativado para trifosfato e, nessa forma, ele compete com o trifosfato de guanosina para incorporação no DNA viral, inibindo a sua replicação. Entretant®, diferentemente do aciclovir, possui ação mais prolongada, persistindo nas células infectadas por aproximadamente 20 horas.

### Farmacocinética

O ganciclovir é administrado por via intravenosa. Ele é eliminado na urina e possui meia-vida de aproximadamente 4 horas.

## Efeitos adversos específicos

O ganciclovir pode causar depressão da medula óssea e carcinogenicidade potencial. Consequentemente é usado só nas infecções por citomegalovírus com risco de morte ou de perda da visão em pacientes imunocomprometidos. A administração oral pode ser usada para tratamento de manutenção nos pacientes com Aids.

## FÁRMACOS ANTIRRETROVIRAIS

A utilização de fármacos antivirais no tratamento da Aids tem como finalidade o prolongamento e a melhora da qualidade de vida, havendo uma redução da carga viral a níveis indetectáveis no plasma pelo maior tempo possível, impedimento do progresso da doença e restabelecimento da função imune.

Consiste, portanto, em um tratamento de elevada complexidade, havendo constantes pesquisas científicas para seu aperfeiçoamento. São utilizados quatro tipos principais de classes de fármacos antirretrovirais, que inibem enzimas necessárias para a replicação viral nas células hospedeiras humanas (figura 47.6).

**FIGURA 47.6: Ação das drogas antivirais na infecção por HIV (antirretrovirais)**

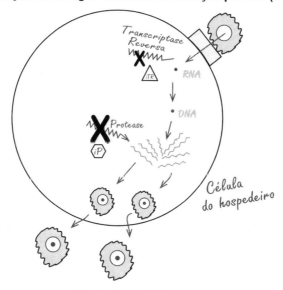

Fonte: Proposta do autor.

Para aumentar a eficácia e reduzir as mutações virais e o surgimento de cepas virais resistentes às drogas, há preferência terapêutica para o tratamento em associações. Todas essas drogas podem causar efeitos adversos graves e exigir monitorização intensiva.

Abordamos aqui características farmacológicas de grande importância clínica em cada classe estudada, destacando os principais fármacos pertencentes a cada uma.

## Inibidores da transcriptase reversa análogos de nucleosídeos

Em grande parte dos organismos, inclusive nos seres humanos, as proteínas são formadas após o processo de transcrição feito pelo RNA. As informações genéticas, nesse caso, estão codificadas no DNA. Nos retrovírus, como ocorre no HIV, o processo é diferente. Os genomas desses microrganismos começam pelo RNA.

Os fármacos inibidores da transcriptase reversa em geral, ou seja, os análogos de nucleosídeos, os não análogos de nucleosídeos e os nucleotídeos atuam impedindo a transformação do DNA viral em RNA viral.

### Mecanismo de ação da classe

Os inibidores da transcriptase reversa análogos de nucleosídeos são fosforilados pelas enzimas da célula do hospedeiro para gerar o 5'-trifosfato, que compete com os trifosfatos celulares equivalentes do hospedeiro, substratos essenciais para a formação do DNA viral pela transcriptase reversa viral. Em grande parte dos casos eles são usados em combinação com os inibidores de protease.

### Efeitos adversos da classe

Distúrbios gastrintestinais, incluindo náusea, vômito, dor abdominal e diarreia. Cefaleia, insônia, tonturas e neuropatia. Exercem ainda efeitos na musculatura esquelética e efeitos dermatológicos, incluindo fadiga, mialgia, artralgia, erupção cutânea, urticária e febre. Podem ainda desencadear distúrbios sanguíneos, incluindo anemia, neutropenia e trombocitopenia, além de efeitos metabólicos, como pancreatite, lesão hepática e lipodistrofia.

## Abacavir (Ziagen®)

Esse fármaco é um análogo da guanosina e possui comprovação de eficácia de ação maior quando comparado à maioria dos outros inibidores nucleosídicos da transcriptase reversa. Ele é bem absorvido depois da administração por via oral e é metabolizado no fígado em compostos inativos.

**Figura 47.7**

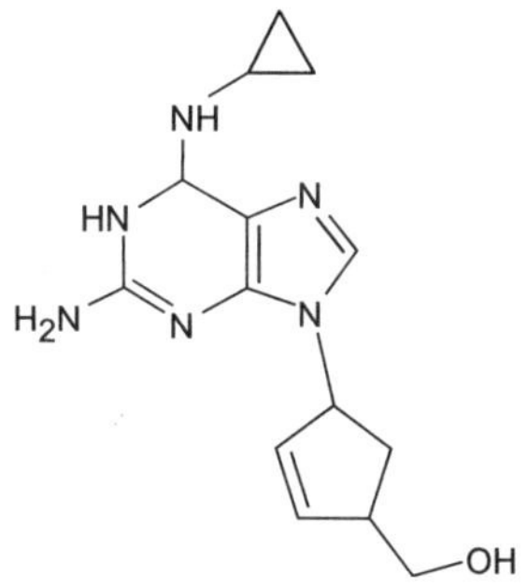

ABACAVIR

Fonte: Proposta do autor.

## Didanosina (Videx®)

A didanosina é um análogo da desoxiadenosina. Sua administração é realizada por via oral, sendo rapidamente absorvida e ativamente secretada pelos túbulos renais. Sua meia-vida plasmática corresponde a 30 minutos, porém, a meia-vida intracelular é maior que 12 horas.

## Lamivudina (Epivir®)

A lamivudina é um análogo da citosina. Sua administração é realizada por via oral, sendo bem absorvida, e a maior parte é eliminada sem sofrer alterações por via urinária. Quando administrada sozinha, a lamivudina pode selecionar mutantes de HIV que são resistentes tanto ao próprio fármaco quanto aos outros inibidores da transcriptase reversa. Esse fármaco também é usado no tratamento da infecção pela hepatite B.

**Figura 47.8**

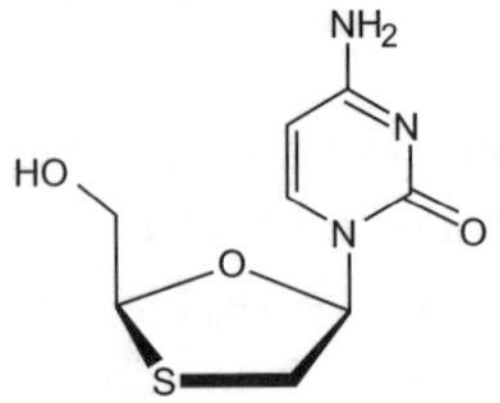

LAMIVUDINA

Fonte: Proposta do autor.

## Zidovudina (Retrovir®)

A zidovudina é um análogo da timidina, podendo prolongar a vida do paciente e diminuir a demência associada ao HIV. Administrada à mãe parturiente e, então, ao bebê recém-nascido, ela pode reduzir a transmissão da mãe ao bebê em mais de 20%. Ela é, em geral, administrada oralmente duas vezes ao dia, mas pode ser administrada por infusão intravenosa. Sua meia-vida é de 1 hora, e a meia-vida intracelular do trifosfato ativo é de 3 horas. A maior parte do fármaco é metabolizada em glicuronideo inativo no fígado, sendo apenas 20% da forma ativa eliminada na urina.

É de grande importância analisarmos que, devido à rápida mutação, o vírus é um alvo constantemente em movimento; assim, a resposta terapêutica diminui com o uso a longo prazo, particularmente na doença em estágio final. Além disso, as cepas resistentes podem ser transferidas entre indivíduos.

Podem-se destacar ainda alguns fatores que estão subordinados à perda de eficácia do fármaco, como a diminuição da ativação da zidovudina para o trifosfato e o aumento da carga viral devido à redução da resposta imunológica do hospedeiro.

**Figura 47.9**

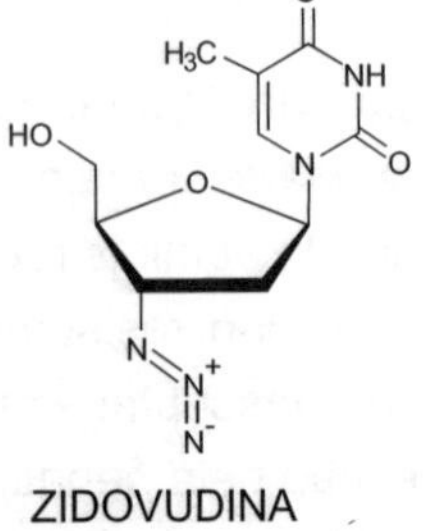

ZIDOVUDINA

Fonte: Proposta do autor.

**FARMACOLOGIA HUMANA BÁSICA**

# INIBIDORES DA TRANSCRIPTASE REVERSA NÃO ANÁLOGOS DE NUCLEOSÍDEOS

## Mecanismo de ação

Os inibidores da transcriptase reversa não análogos de nucleosídeos são compostos quimicamente diversos que se ligam à transcriptase reversa próximo ao local catalítico e a desnaturam. Por exemplo, a zidovudina, que é o protótipo, pode ser substituída pela timidina. Nas células infectadas, essas drogas inibem a transcriptase reversa. As drogas são mais ativas na prevenção da infecção aguda do que no tratamento de células cronicamente infectadas.

A principal utilidade desses fármacos é o tratamento do HIV, porém, vários deles possuem atividade contra outros vírus. Inibem a replicação viral em células infectadas por ligação direta à transcriptase reversa e bloqueio de sua função. São usados com outras drogas antirretrovirais porque as cepas resistentes emergem rapidamente quando as drogas são usadas isoladamente.

## Efeitos adversos

Erupção cutânea e urticária, fadiga, cefaleia, distúrbios do sono, depressão e tontura. Distúrbios gastrintestinais, incluindo náusea, vômito, dor abdominal e diarreia. Podem gerar distúrbios sanguíneos, incluindo anemia, neutropenia e trombocitopenia, e ainda efeitos metabólicos, incluindo pancreatite, aumento do colesterol, disfunção hepática e lipodistrofia.

## Nevirapina (Viramune®)

A nevirapina é administrada oralmente, metabolizada no fígado, e o metabólito é eliminado na urina. A nevirapina pode evitar a transmissão mãe-bebê do HIV, se administrada à gestante e ao neonato.

# INIBIDORES DA TRANSCRIPTASE REVERSA ANÁLOGOS DE NUCLEOTÍDEOS

## Mecanismo de ação

Essa classe de drogas antirretrovirais é a mais nova. Essas drogas inibem a enzima transcriptase reversa. Entretanto, diferem estruturalmente das

*47. Fármacos antivirais*

demais classes e essa diferença as ajuda a evitar a resistência adquirida a drogas. As drogas são parcialmente ativadas e iniciam a inibição da replicação viral logo após a ingestão.

## Fumarato de tenofovir (Viread®)

Usado para tratamento após fracasso de múltiplas drogas. O tenofovir é a primeira droga disponível dessa classe e pode ser administrado uma vez ao dia. O tenofovir também mostrou eficácia no tratamento da hepatite B.

## INIBIDORES DE PROTEASE

### Mecanismo de ação

Essa classe de drogas exerce seus efeitos contra o HIV em uma fase diferente de seu ciclo vital, quando comparado aos inibidores da transcriptase reversa. A protease é uma enzima necessária para processar precursores das proteínas virais em partículas virais maduras capazes de infectar outras células; portanto, com a inibição dessa enzima causada pela ação das drogas mediante ligação dessa ao sítio da enzima, ocorre, como consequência, a produção de partículas virais não infecciosas.

Os inibidores de protease inibem a clivagem da proteína viral nascente nas proteínas funcionais e estruturais. Eles são frequentemente usados em combinação com os inibidores da transcriptase reversa. O tratamento combinado com inibidores da transcriptase reversa é essencial no tratamento do HIV, para maior probabilidade de inibição da replicação viral.

### Farmacocinética

Os fármacos são em geral administrados oralmente, estando o saquinavir sujeito a extenso metabolismo de primeira passagem. O nelfinavir e o ritonavir são mais bem administrados com a refeição e o saquinavir até 2 horas após uma refeição.

### Efeitos adversos

Distúrbios gastrintestinais, incluindo náusea, vômito, dor abdominal e diarreia. Fadiga, cefaleia, distúrbios do sono e tontura, distúrbios do paladar e parestesia. Efeitos na musculatura esquelética e efeitos dermatológicos, incluindo mialgia, artralgia, rabdomiólise, erupção cutânea, urticária e febre. Podem gerar distúrbios sanguíneos, incluindo anemia, neutropenia e trombocitopenia e efeitos metabólicos, com pancreatite, disfunção hepática e lipodistrofia.

## Lopinavir + Ritonavir (Kaletra®)

Produto de associação formado por dois inibidores da protease. São usados associados devido ao fato de o ritonavir aumentar muitas vezes os níveis de lopinavir.

**Figura 47.10**

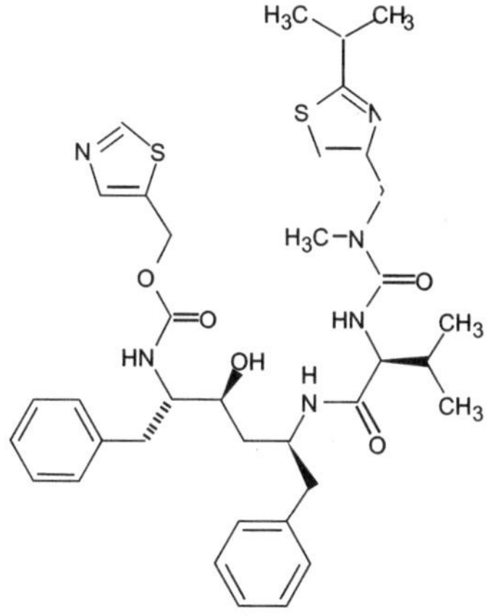

RITONAVIR

Fonte: Proposta do autor.

## Mesilato de saquinavir (Fortovase®)

Não é bem absorvido; sofre metabolismo na primeira passagem pelo fígado e encontra-se altamente ligado às proteínas plasmáticas. Metabolizado no fígado e excretado principalmente nas fezes, podendo causar perturbação no trato gastrintestinal. Pode causar menos interações entre drogas ritonavir.

## Nelfinavir (Viracept®)

Metabolizado no fígado e possui como efeito adverso o fato de causar diarreia, que pode ser controlada com drogas de venda livre, como a loperamida.

# REFERÊNCIAS BIBLIOGRÁFICAS

BRODY, Theodore M. et al. *Farmacologia humana: da molecular à clínica*. Rio de Janeiro: Guanabara Koogan, 1997.

COTRAN, S. Ramzi. et al. *Patologia estrutural e funcional*. Rio de Janeiro: Guanabara Koogan, 2000.

DAVIS, Andrew; BLAKELEY, G. H. Asa.; KIDD, Cecil. *Fisiologia humana*. Porto Alegre: Artmed, 2002.

FARMACOPEIA BRASILEIRA. 1988-1996. 4. ed. São Paulo: Atheneu.

GUYTON & HALL. *Tratado de fisiologia médica*. Rio de Janeiro: Guanabara Koogan, 2002.

HARDMAN, Joel G.; LIMBIRD, Lee E.; GILMAN, Alfred Goodman. *As bases farmacológicas da terapêutica*. Rio de Janeiro: McGraw-Hill, 2003.

JACOB, Leonard S. *Farmacologia: national medical series para estudo independente*. Rio de Janeiro: Guanabara Koogan, 1998.

KATZUNG, Bertram G. *Farmacologia básica e clínica*. Rio de Janeiro: Guanabara Koogan, 2005.

KODA-KIMBLE, M. A. et. al. *Manual de terapêutica aplicada*. Rio de Janeiro: Guanabara Koogan, 2005.

KOROLKOVAS, A.; BURCKHALTER, H. Joseph. *Química farmacêutica*. Rio de Janeiro: Guanabara Koogan, 1988.

LIMA, Darcy Roberto. *Manual de farmacologia clínica, terapêutica e toxicológica* (Vol. 2). Rio de Janeiro: Guanabara Koogan, 2004.

RANG. H. P; DALE. M. M; RITTER. J. M; FLOWER, R. J. *Farmacologia*. Rio de Janeiro: Elsevier, 2007.

VADE-MÉCUM DE MEDICAMENTOS. (Revisor geral da obra: Horácio E. Castagneto). 12. ed. São Paulo: Soriak Comércio e Produções S. A., 2006/2007.

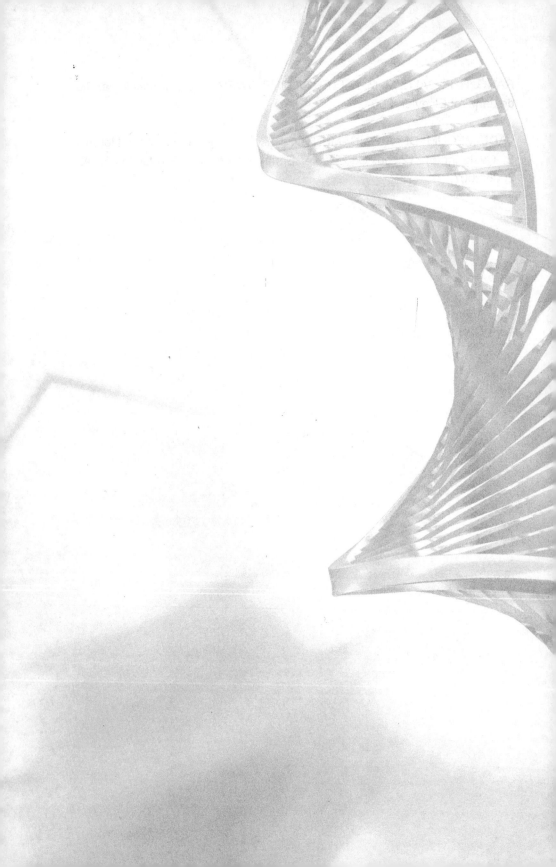

# UNIDADE XII

## TÓPICO ESPECIAL

### 48. INTERFERÊNCIA DE FÁRMACOS EM EXAMES LABORATORIAIS

O laboratório clínico desempenha papel importante na Medicina moderna e dispõe de admirável quantidade de métodos laboratoriais. Apresenta cada um deles sua utilidade específica e dificuldades intrínsecas. Inúmeros pacientes com doenças crônicas ou agudas por vezes precisam receber medicamentos por períodos prolongados. Junto com o acompanhamento clínico, o médico utiliza exames laboratoriais para avaliar melhora. Os métodos laboratoriais têm se tornado cada vez mais sensíveis às interferências, e precisos, o que permite, por exemplo, cada vez menores quantidades de amostra. A importância dos resultados laboratoriais nas decisões clínicas é crescente, portanto, a interferência de medicamentos em análises clínicas assume importante papel na rotina laboratorial por interferir nos ensaios e modificar o diagnóstico clínico laboratorial. Falsos resultados, devido a interferências químicas no método de análise ou mesmo por alterações fisiológicas (esses termos são explicados a seguir) no organismo humano, podem ocorrer. Como, por exemplo, um hipertenso tratado com metildopa que apresente aumento da creatinina plasmática pode ser submetido a doses maiores do fármaco para melhorar o controle da pressão sanguínea e função renal, quando, na realidade, a creatinina pode estar aumentada por interferência do fármaco, que deve ser substituído ou ter a dosagem diminuída para permitir melhor avaliação.

Assim, tanto o médico quanto o farmacêutico-bioquímico devem estar cientes da potencial influência dos fármacos nos resultados de exames laboratoriais, evitar interpretação errônea, o que pode causar aumento desnecessário no custo do tratamento. O profissional de saúde que ignorar a possibilidade dessas interferências poderá cometer sério engano. Temos que entender que o exame laboratorial, apesar da similaridade, não pode ser considerado um processo fabril. Cada material, cada amostra e cada teste têm particularidades que exigem cuidado, atenção e conhecimentos específicos.

# MECANISMOS DE INTERFERÊNCIA

A literatura reporta inúmeros fármacos que causam efeitos em testes laboratoriais. Muitos fármacos exercem efeitos *in vivo, in vitro* ou ambos simultaneamente sobre os testes laboratoriais. Quando um medicamento induz mudança de um parâmetro biológico através de um mecanismo fisiológico ou farmacológico, tem-se a interferência *in vivo* ou reação adversa do organismo ao medicamento. Por outro lado, por interferência puramente analítica do fármaco ou de seu catabólito, pode, em alguma etapa analítica, interagir com as substâncias constituintes dos reagentes químicos utilizados, causando um falso resultado da análise. Essa reação indesejada é conhecida como interferência *in vitro* ou analítica. Enquanto na interferência "in vivo" o laboratório pode oferecer ao clínico informações sobre a ação do interferente, na interferência "*in vitro*", que ocorre quando o medicamento interfere na reação, que pode ser química e física, exige-se conhecimento do profissional do laboratório sobre a interferência.

**A interferência "*in vitro*" pode ser química ou biológica**

A) Química: geralmente o medicamento reage com o reativo cromogênico ou inibe a reação enzimática, propiciando resultados falso-positivos ou falso-negativos. É o que observamos nos exemplos a seguir.

1. A bilirrubina indireta reage com AAS por reação com o sulfato de benzeno diazônio, promovendo um falso aumento desse pigmento.
2. A dosagem da creatinina pode ser afetada por drogas, como o ácido ascórbico ou metildopa.
3. Há um falso aumento dos valores de frutosamina no soro por pacientes que utilizam o captopril.
4. A presença de ácido ascórbico pode interferir na pesquisa da glicose resultando em falsos valores baixos no exame de urina. O mesmo pode-se dizer da pesquisa de hemoglobina na urina, que também pode sofrer interferência do ácido ascórbico.
5. O teste do nitrito, da mesma forma, sofre interferência pela presença de ácido ascórbico na urina. E mesmo a pesquisa de sangue oculto nas fezes pode sofrer interferência, resultando em falso-negativo, causado pela presença da mesma droga.
6. Infusões de lipídios (intralipid®) podem causar distúrbios mecânicos na contagem de eritrócitos e leucócitos, como também em certas análises espectrofotométricas.

B) Biológica, que pode ser:

Regularmente - em todas as pessoas testadas sob o uso de certas drogas.

1. Os hormônios sexuais frequentemente têm um efeito metabólico considerável e causam significantes mudanças no padrão das proteínas plasmáticas. A concentração plasmática de certas proteínas, como a haptoglobina e a albumina, decresce enquanto as concentrações de outras proteínas, como as lipoproteínas, transferrina e alfa 1 antitripsina, aumentam. Os aumentos na concentração de algumas das proteínas no plasma são extremamente acentuados. Isso acontece com a ceruloplasmina e esse aumento é acompanhado por aumento do T4 plasmático e cortisol plasmático na mulher que está tomando contraceptivos ou fazendo terapia estrogênica.

2. Os contraceptivos orais mudam o metabolismo dos lipídios. Em estágio inicial, pode ser observado um aumento de triglicerídios, colesterol e HDL colesterol sob a influência do componente estrogênico.

3. Outro exemplo de efeito regular das drogas é a hipercalcemia observada durante tratamento com tiazidas.

4. O enalapril e a hidroclorotiazida causam alterações nas dosagens de ácido úrico no soro. Outra interferência por efeito fisiológico é observada na utilização do propranolol e/ou levotiroxina na realização do exame de tiroxina (T4) livre no soro.

Irregularmente – observado somente em um grupo pequeno de pessoas (Idiossincrasias).

1. Elevação da fosfatase alcalina é comum, bem como a elevação das transaminases séricas. Esteroides anabólicos podem causar colestase hepática, bem como aumento da fosfatase alcalina.

As interferências **"in vivo"** ou chamados **efeitos fisiológicos** podem ocorrer através de inúmeros mecanismos. Citamos alguns exemplos:

1. As drogas podem alterar a dosagem por indução enzimática, como, por exemplo, a fenitoína, provocando aumento na dosagem de Gama-GT.

2. Inibição enzimática, como, por exemplo, a diminuição na detecção de ácido úrico provocado pelo alopurinol, e de colinesterase provocada pela ciclofosfamida.

3. Competição metabólica, como é o caso do aumento de bilirrubina indireta provocada pela novabiocina.

4. Como exemplo de interferência por efeito fisiológico pode-se citar o

*48. Interferência de fármacos em exames laboratoriais*

enalapril e a hidroclorotiazida, que causam alterações nas dosagens de ácido úrico no soro. Outra interferência por efeito fisiológico é observada na utilização do propranolol e/ou levotiroxina na realização do exame de tiroxina (T4) livre no soro.

Como dissemos, alguns fármacos podem interferir nos resultados laboratoriais, através desses dois mecanismos (*"in vitro"* e *"in vivo"*), como é o caso do ácido ascórbico. Quando presente em amostras biológicas, o ácido ascórbico, por ser um potente agente redutor, pode, em alguma etapa química, interagir com os constituintes dos reagentes analíticos utilizados na determinação do parâmetro bioquímico, causando um falso resultado na análise. Esse fenômeno é conhecido como interferência *in vitro* ou analítica do ácido ascórbico. No entanto, o ácido ascórbico pode, também, induzir alteração de um parâmetro bioquímico através de um mecanismo fisiológico chamado interferência *in vivo*. Ou, ainda, pode ocorrer interferência por ambos os mecanismos, simultaneamente. A diferenciação do mecanismo de interferência é de fundamental interesse para solucionar o problema.

Vários fármacos e xenobióticos podem afetar resultados de exames laboratoriais por interferir com seus sistemas analíticos, ou por influenciar seus constituintes endógenos. Esses efeitos de fármacos sobre os testes laboratoriais podem ser classificados como: puramente analíticos, quando o fármaco e/ou seus metabólitos poderiam influenciar a análise de um componente em algum estágio do processo analítico; ou biológico, quando o fármaco e/ou seus metabólitos poderiam ser responsáveis pela modificação de um componente biológico, por meio de um mecanismo fisiológico, farmacológico ou toxicológico.

## Alguns exemplos de interações comuns

Resultados de alguns trabalhos mostraram que a ingestão de **ácido ascórbico** interfere, de forma significativa, nos ensaios laboratoriais para determinação de parâmetros bioquímicos séricos, principalmente do ácido úrico pela reação de Trinder (interferência analítica) e da bilirrubina (interferência fisiológica), podendo, assim, modificar o diagnóstico clínico laboratorial. Em um estudo com regime terapêutico envolvendo a ingestão de 10 comprimidos diários de 325 mg de ácido acetilsalicílico por três dias ou 8 comprimidos por cinco dias, notou-se uma diminuição na concentração de proteínas totais, cálcio, colesterol, ácido úrico e bilirrubina durante o tratamento, voltando a valores normais após o término da terapia.

FARMACOLOGIA HUMANA BÁSICA

A **dipirona sódica** pode afetar a análise dos analitos em geral por até 180 minutos após a administração do fármaco; portanto, a coleta das amostras deve ser realizada no mínimo 6 horas após a administração da injeção intravenosa.

Os efeitos de **contraceptivos orais**, utilizados por uma grande quantidade de mulheres, são basicamente farmacológicos, causando uma verdadeira mudança na concentração da substância medida: apresentaram alterações nas determinações de proteínas séricas, com um aumento de 180% na concentração de ceruloplasmina. Alterações nas concentrações hormonais também ocorreram, como, por exemplo, grande aumento das concentrações de cortisol sérico.

O falso aumento nas determinações de creatinina de pacientes que fazem uso de antibióticos da classe das **cefalosporinas** constitui um exemplo clássico de interferência analítica detectado há anos.

No caso do **propanalol**, não há interferência da droga-mãe, porém, o seu metabólito 4-OH propanalol pode levar ao aumento das bilirrubinas *in vitro*, enquanto a **fenitoína** é capaz de reduzir a bilirrubina indireta e elevar as enzimas hepáticas (através de um mecanismo fisiológico).

O **cloridrato de ciprofloxacino**, um antibiótico muito utilizado para infecções respiratórias, pode provocar aumento temporário das transaminases da fosfatase alcalina ou icterícia. Ele pode também alterar as concentrações de ureia, creatinina, bilirrubina e causar hiperglicemia, cristalúria e hematúria.

Os **diuréticos tiazídicos**, como é o caso da hidroclorotiazida, podem causar um aumento nas dosagens de glicose e cálcio no sangue provocado por efeito fisiológico, assim como uma diminuição nos valores de potássio e sódio. Já nos constituintes da urina os diuréticos tiazídicos podem causar uma diminuição, também por efeito fisiológico, nas dosagens de fenolsulfonftaleína, cetoesteroides, cálcio, ácido úrico, cortisol e citrato; dosagem de cálcio nas fezes, granulócitos e neutrófilos dosados no sangue e a osmolaridade sérica também podem estar falsamente diminuídos por efeito fisiológicos.

## Fármacos que podem interferir na determinação de glicemia

Vários medicamentos têm ação *in vivo* sobre a determinação da glicose, elevando-a ou diminuindo-a. Provocando diminuição, temos os agentes anestésicos e o ácido acetilsalicílico. Alguns deles causam aumento *in vivo* da glicemia; são eles: clonidina, cortisona, fenitoína, morfina, prednisona, reserpina e a teofilina (por diminuição da tolerância à glicose).

Já outros fármacos podem interferir nos métodos de determinação de glicemia causando aumento; são eles: ácido ascórbico, acetominofeno, hidralazina e levodopa, entre outros.

Muitos fármacos têm sido apontados como agentes que interferem na determinação de glicose na urina por redução do cobre ou testes de glicose-oxidase, sendo eles: ácido ascórbico, antibióticos β-lactâmicos (cefalosporinas e Ceftriaxonas), levodopa e salicilatos. Interferências de outros fármacos também são relatadas (hialuronidase, ácido nalidíxico, nitrofurantoína, fenazopiridina, probenecida); porém, suas interações não são bem compreendidas. A interferência de ofloxacino na determinação de porfirinas urinárias também foi descrita.

## Fármacos que podem interferir na determinação do colesterol e triglicerídeos

As interferências na determinação de colesterol também podem ser metodológicas ("*in vitro*") ou farmacológicas ("*in vivo*").

1. Interferência metodológica:

- Podemos perceber aumento do colesterol na administração dos fármacos: ácido acetilsalicílico, aminipirida, clorpromazina, corticosteroides, iodetos e brometos, viomicina e vitaminas A e C
- Colesterol diminuído com: nitratos, nitritos e tiouracil

2. As interferências farmacológicas ou fisiológicas, podem ocorrer através de quatro mecanismos:

- As dosagens de colesterol podem estar elevadas por hepotoxicidade provocada pela fenitoína e pela parametadiona, ou por colestase quando administrados os seguintes fármacos: clorpromazina, clomipramina, esteroides anabolizantes, imipramina, oximetalona, sulfonamidas, testosterona e os tiozidicos
- O colesterol pode encontrar-se diminuído por hepatoxicidade provocada pelos seguintes fármacos: alopurinol, eritromicina, inibidores da MAO, isoniazida e tetraciclina. Ou por inibição da síntese pelos seguintes fármacos: andrógenos, clomipramina, haloperidol e fenformin

As interferências na análise dos triglicerídeos é basicamente farmacológica.

- Triglicerídeos aumentados: contraceptivos orais, colestiramina, estrógenos e mestranol
- Triglicerídeos diminuídos: ácido ascórbico, asparginase, fenformin, clofibrato e oximetalona

## Alterações em exames microbiológicos e imunológicos

No ramo da imunologia, também podemos observar interações provocando importantes alterações laboratoriais. O complemento C3 pode ser alterado pela hidralazina, a fenitoína, a cimetidina e por contraceptivos orais. O complemento C4 pode ser alterado pela metildopa e também por contraceptivos orais, enquanto o complemento total sofre alterações pelo ácido valproico (ou valproato de sódio). Todos eles através de mecanismos fisiológicos.

Em hemoculturas, o mais comum é a ocorrência de inibição do crescimento bacteriano pelo uso de antibióticos ou quimioterápicos, sobretudo na utilização de metodologias tradicionais. Essa interferência pode ser minorada quando se utilizam metodologias automatizadas, ou é feita uma triagem adequada de informações na fase pré-analítica.

Recentes publicações revelam que entre 68 e 93% dos erros laboratoriais encontrados são consequência da falta de padronização na fase pré-analítica. Portanto, é de extrema importância implementar metodologias mais rigorosas para detecção, classificação e redução desses erros.

# OUTRAS SUBSTÂNCIAS INTERFERENTES

## Fumo

O fumo promove mudanças agudas e crônicas na concentração de analitos sanguíneos. O fumo promove aumento dos ácidos graxos, epinefrina, aldosterona e cortisol. Essas alterações são observadas uma hora após fumar. Alterações crônicas são referidas como alterações nas contagens dos leucócitos, elevação da concentração de hemoglobina e no volume corpuscular médio, lipoproteínas, hormônios e marcadores tumorais (CEA).

## Álcool

Dentre os efeitos agudos, que ocorrem 2 a 4 horas após o consumo de etanol, verifica-se diminuição da glicose sérica e um aumento do lactato devido à inibição da gliconeogênese hepática. O metanol é metabolizado como acetoaldeído e, em seguida, acetato. Isso aumenta a formação de ácido úrico hepático. Juntamente com o lactato, o acetato diminui o bicarbonato sérico resultando em acidose metabólica. Mais tardiamente, e com o retorno à normalidade mais demorado, temos a alteração dos triglicérides. O uso crônico causa elevação da atividade da gama glutamiltransferase.

## Drogas usadas de maneira ilícita

1. Anfetamina aumenta os ácidos graxos livres.
2. Morfina aumenta alfa Amilase, TGO, TGP, fosfatase alcalina, TSH e prolactina.
3. Heroína leva ao aumento de $PCO_2$, T4, colesterol, potássio, e diminui o $PO_2$ e a albumina.
4. *Cannabis* (maconha) aumenta Na, K, ureia, Cl e diminui creatinina, glicose e ácido úrico.

# REFERÊNCIAS BIBLIOGRÁFICAS

BARTOSZ, M.; KEDZIORA, J.; BARTOSZ, G. Antioxidant and prooxidant properties of captopril and enalapril. *Free Radical Biology & Medicine*, 1997, v. 23, n. 5, p. 729-735.

CSAKO, G. Causes, consequences, and recognition of false-positive reactions for ketones. *Clinical Chemistry*, 1990, v. 36, n. 7, p. 1388-1389.

FERREIRA, B. C. et al. Estudo dos medicamentos utilizados pelos pacientes atendidos em laboratório de análises clínicas e suas interferências em testes laboratoriais: uma revisão da literatura. *Revista Eletrônica de Farmácia*, 2009, v. 6, n. 1, p. 33-43.

GIACOMELLI, L. R. B.; PEDRAZZI, A. H. P. Interferência dos medicamentos nas provas laboratoriais de função renal. *Arquivos de Ciências da Saúde da Unipar*, 2001, p. 79-86.

GRAF H.; CARVALHO G. A. Fatores interferentes na interpretação de dosagens laboratoriais no diagnóstico de hiper e hipotireoidismo. *Arquivos Brasileiros de Endocrinologia & Metabologia*, São Paulo, 2002v. 46, n.1.

GUYTON, C. Arthur. *Fisiologia humana*. Rio de Janeiro: Guanabara Koogan, 1988.

KATZUNG, Bertram G. *Farmacologia básica e clínica*. Rio de Janeiro: Guanabara Koogan, 2005.

KROL, M. H.; FI IN, R. J. Interference with clinical laboratory analyses. *Clinical Chemistry*, 1994, n. 40, p. 1996-2005.

MARTINELLO, F.; SILVA, E. L. Interferência do ácido ascórbico nas determinações de parâmetros bioquímicos séricos: estudos *in vivo* e *in vitro*. *Jornal Brasileiro de Patologia e Medicina Laboratorial*, Rio de Janeiro, 2003, v. 39, n. 4, p. 323-334.

MOTTA, V. T. *Bioquímica clínica para o laboratório: princípios e interpretações*. Porto Alegre: Editora Médica Missau, 2003.

NAKASHIMA, E. et al. Interference by glicazide in the glucose oxidase/peroxidase method for glucose assay. *Diabetes Research and Clincal Practice*, 1995, v. 30, p. 149-152.

PEREIRA, L. R. L.; VECCHI, L. U. P.; BAPTISTA, M. E. C.; CARVALHO, D.; Avaliação da utilização de medicamentos em pacientes idosos por meio de conceitos de farmacoepidemiologia e farmacovigilância. *Ciência & Saúde Coletiva*, 2004, v. 9, n. 2, p. 479-481.

SCHOENFELD, N.; MAMET, R. Interference of ofloxacin with determination of urinary porphyrins. *Clinical Chemistry*, 1994, v. 40, n. 3, p. 417-419.

SILVA, E. L. et al. Avaliação da interferência do ácido ascórbico nas reações para a detecção de glicose e hemoglobina urinárias. *Revista Brasileira de Análises Clínicas*, 2000, v. 32, n. 1, p.15-20.

TREITINGER, A. et al. Avaliação de tiras reagentes utilizadas na análise de urina para os parâmetros proteínas, glicose e hemácias. *Revista Laes & Haes*, 1999, p. 154-168.

YOUNG, D. S. Effects of drugs on clinical laboratory tests. 1995.

Impresso por
Sermograf Artes Gráficas e Editora Ltda.
Rua São Sebastião, 199
Petrópolis – RJ